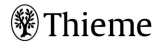

Allgemein- und Viszeralchirurgie essentials

Intensivkurs zur Weiterbildung

Herausgegeben von
Nicolas T. Schwarz

Unter Mitarbeit von
Nils Ahlgrimm, Marcus Dick, Ronald Joachim Elfeldt, Joachim Falcke,
Michael Fuchs, Benedikt Hörsch, Michael John, Jan Matthias Mayer,
Ingo Lukas Schmalbach, Alexander Selch, Burkhard Thiel, Harald Tigges,
Wolfgang Paul Tigges

8., vollständig überarbeitete Auflage

170 Abbildungen

Georg Thieme Verlag
Stuttgart • New York

Impressum

Bibliografische Information der Deutschen Nationalbibliothek
Die Deutsche Nationalbibliothek verzeichnet diese Publikation in der Deutschen Nationalbibliografie; detaillierte bibliografische Daten sind im Internet über http://dnb.d-nb.de abrufbar.

Ihre Meinung ist uns wichtig! Bitte schreiben Sie uns unter

www.thieme.de/service/feedback.html

Wichtiger Hinweis: Wie jede Wissenschaft ist die Medizin ständigen Entwicklungen unterworfen. Forschung und klinische Erfahrung erweitern unsere Erkenntnisse, insbesondere was Behandlung und medikamentöse Therapie anbelangt. Soweit in diesem Werk eine Dosierung oder eine Applikation erwähnt wird, darf der Leser zwar darauf vertrauen, dass Autoren, Herausgeber und Verlag große Sorgfalt darauf verwandt haben, dass diese Angabe **dem Wissensstand bei Fertigstellung des Werkes** entspricht.

Für Angaben über Dosierungsanweisungen und Applikationsformen kann vom Verlag jedoch keine Gewähr übernommen werden. **Jeder Benutzer ist angehalten,** durch sorgfältige Prüfung der Beipackzettel der verwendeten Präparate und gegebenenfalls nach Konsultation eines Spezialisten festzustellen, ob die dort gegebene Empfehlung für Dosierungen oder die Beachtung von Kontraindikationen gegenüber der Angabe in diesem Buch abweicht. Eine solche Prüfung ist besonders wichtig bei selten verwendeten Präparaten oder solchen, die neu auf den Markt gebracht worden sind. **Jede Dosierung oder Applikation erfolgt auf eigene Gefahr des Benutzers.** Autoren und Verlag appellieren an jeden Benutzer, ihm etwa auffallende Ungenauigkeiten dem Verlag mitzuteilen.

1. Auflage 1996
2. Auflage 1998
3. Auflage 2000
4. Auflage 2001
5. Auflage 2004
6. Auflage 2009
7. Auflage 2013

© 1996, 2017 Georg Thieme Verlag KG
Rüdigerstr. 14
70469 Stuttgart
www.thieme.de

Printed in Germany

Zeichnungen: Christiane und Dr. Michael von Solodkoff, Neckargemünd; Malgorzata & Piotr Gusta, Paris
Mit Übernahmen aus: Schünke M, Schulte E, Schumacher U. Prometheus. Lernatlas der Anatomie. Illustrationen von M.Voll und K. Wesker. Stuttgart. Thieme
Umschlaggestaltung: Thieme Verlagsgruppe
Umschlaggrafik: Martina Berge, Stadtbergen; verwendete Abbildung von © magicmine – Fotolia.com
Redaktion: Thomas Koch-Albrecht, Münchwald/Hunsrück
Satz: L42 AG, Berlin
Druck: Grafisches Centrum Cuno, Calbe

DOI 10.1055/b-004-132233

ISBN 978-3-13-126348-3   1 2 3 4 5 6

Auch erhältlich als E-Book:
eISBN (PDF) 978-3-13-159057-2
eISBN (epub) 978-3-13-168928-3

Geschützte Warennamen (Warenzeichen ®) werden nicht immer besonders kenntlich gemacht. Aus dem Fehlen eines solchen Hinweises kann also nicht geschlossen werden, dass es sich um einen freien Warennamen handelt.

Das Werk, einschließlich aller seiner Teile, ist urheberrechtlich geschützt. Jede Verwendung außerhalb der engen Grenzen des Urheberrechtsgesetzes ist ohne Zustimmung des Verlages unzulässig und strafbar. Das gilt insbesondere für Vervielfältigungen, Übersetzungen, Mikroverfilmungen oder die Einspeicherung und Verarbeitung in elektronischen Systemen.

Die abgebildeten Personen haben in keiner Weise etwas mit der Krankheit zu tun.

Vorwort zur 8. Auflage

Allgemein- und Viszeralchirurgie

Sehr geehrte Kolleginnen und Kollegen,

die chirurgische Facharztausbildung hat sich in den vergangenen Jahren kontinuierlich weiterentwickelt. Die heutige Facharztausbildung basiert auf dem Common Trunk, wonach sich die spezialisierte Facharztausbildung anschließt. Die Weiterbildungsinhalte wurden entsprechend an die Schwerpunktausbildung angepasst. Die Weiterentwicklung findet vor allen Dingen aber auf dem medizinischen Sektor und in der interdisziplinären Behandlung statt, sodass das Wissen und die technischen Möglichkeiten in der Chirurgie ständig neu angepasst werden.

Die Aufgabe dieses Lehrbuches ist die Weiterbildung und Prüfungsvorbereitung in der Allgemein- und Viszeralchirurgie. Wie bisher haben wir auch in der 8. Auflage großen Wert auf den neuesten Wissensstand sowie eine prägnante und kondensierte Wiedergabe des Wissens gelegt, sodass sich Kolleginnen und Kollegen in kürzester Zeit das notwendige theoretische Wissen aneignen können. Die 8. Auflage wurde um wichtige Kapitel zu Adipositaschirurgie und Endokriner Chirurgie ergänzt, um die wichtigen Teilbereiche der Allgemein- und Viszeralchirurgie vollständig und aktuell abzubilden.

Der Inhalt des Werkes wurde von aktiv in diesem Fach tätigen Chirurginnen und Chirurgen erstellt und entsprechend der heutigen Weiterbildung und Prüfungsvorbereitung angepasst. Daher gilt mein besonderer Dank den zahlreichen Koautoren und den ärztlichen Mitarbeiterinnen und Mitarbeitern der Kliniken für Chirurgie und Unfallchirurgie in Neumünster. Trotz zunehmenden Belastungen im chirurgischen Alltag verdanken wir die aktualisierte Neuauflage der Freude dieser Kollegen am Fach Chirurgie und dem Interesse an einer kontinuierlichen Aktualisierung des chirurgischen Wissens. In diesem Sinne hoffe ich, dass diese Begeisterung für die Allgemein- und Viszeralchirurgie auch in der 8. Auflage des Werkes an die Leserinnen und Leser weitervermittelt werden kann.

Neumünster, im Sommer 2017
Nicolas T. Schwarz

Inhaltsverzeichnis

1	**Perioperative Medizin**	15
	N. T. Schwarz	

1.1	**Präoperative Phase**	15
1.1.1	Risikoabklärung	15
1.1.2	Nüchternheit	16
1.1.3	Patienteninformation	16
1.1.4	Darmvorbereitung	16
1.1.5	Prämedikation	16
1.1.6	Prä- und perioperative Antikoagulation	17

1.2	**Intraoperative Phase**	18
1.2.1	Operationstechnik	18
1.2.2	Drainagen und Magensonde	18
1.2.3	Narkoseführung	19
1.2.4	Intraoperative Flüssigkeitssubstitution	19

1.3	**Postoperative Phase**	19

1.4	**Fast-Track-Chirurgie**	19
1.4.1	Definition	19
1.4.2	Therapeutisches Vorgehen bei Koloneingriffen	19

2	**Endokrine Chirurgie**	21

2.1	**Schilddrüse**	21
	B. Thiel	
2.1.1	Anatomie	21
2.1.2	Physiologie	23
2.1.3	Allgemeine Epidemiologie	24
2.1.4	Allgemeines diagnostisches Vorgehen	24
2.1.5	Allgemeines therapeutisches Vorgehen	28
2.1.6	Pathologien der Schilddrüse	35

2.2	**Nebenschilddrüse**	48
	B. Thiel	
2.2.1	Anatomie	48
2.2.2	Physiologie	49
2.2.3	Pathologien der Nebenschilddrüse	50

2.3	**Nebenniere**	58
	J. M. Mayer	
2.3.1	Anatomie	58
2.3.2	Physiologie	59
2.3.3	Pathologien der Nebenniere	59
2.3.4	Therapeutisches Vorgehen	64

3	**Thorax (Pleura, Lunge)**	69
	R. J. Elfeldt	

3.1	**Anatomie**	69

3.2	**Pathologien der Pleura**	69
3.2.1	Pleuraerguss	69
3.2.2	Pleuraempyem	72

3.3	**Thoraxtrauma: stumpfe Thoraxverletzungen**	73
3.3.1	Thoraxprellung (Commotio thoracis)	73
3.3.2	Thoraxquetschung (Contusio thoracis)	74
3.3.3	Rippenfrakturen	74
3.3.4	Sternumfraktur	75
3.3.5	Lungenkontusion	76

3.4	**Thoraxtrauma: penetrierende Thoraxverletzungen**	77
3.4.1	Traumatischer Pneumothorax	77
3.4.2	Hämatothorax	78
3.4.3	Chylothorax	79
3.4.4	Trachea- und Bronchusverletzungen	79

4 Mediastinum ... 80
R. J. Elfeldt

4.1	Anatomie	80	4.3	Pathologien des Mediastinums	82
4.2	Mediastinoskopie	81	4.3.1	Hautemphysem	82
			4.3.2	Mediastinalemphysem	82
4.2.1	Kollare Mediastinoskopie	81	4.3.3	Mediastinitis	83
4.2.2	Vordere oder anteriore Mediastinoskopie	82			

5 Zwerchfell ... 85
I. L. Schmalbach

5.1	Anatomie	85	5.2	Pathologien des Zwerchfells	86
			5.2.1	Zwerchfellhernien	86
			5.2.2	Seltene Pathologien des Zwerchfells	89

6 Hernien ... 90
J. M. Mayer

6.1	Allgemeine Merkmale von Hernien	90	6.2.2	Schenkelhernien	100
			6.2.3	Narbenhernien	101
			6.2.4	Nabelhernie	107
6.1.1	Klassifikation	90	6.2.5	Epigastrische Hernie	107
6.2	Spezielle Merkmale verschiedener Hernien	91	6.2.6	Parastomale Hernie	108
			6.2.7	Innere Hernien	108
6.2.1	Leistenhernien	91			

7 Ösophagus ... 109
M. John

7.1	Anatomie	109	7.5	Pathologien des Ösophagus	112
7.2	Histologie	111	7.5.1	Ösophagusdivertikel	112
7.3	Physiologie	111	7.5.2	Gastroösophageale Refluxkrankheit (GERD)	113
			7.5.3	Ösophaguskarzinom	117
7.4	Funktionsstörungen des Ösophagus	111	7.6	Verletzungen des Ösophagus	124
7.4.1	Achalasie	111	7.6.1	Verätzungen	124
7.4.2	Idiopathischer diffuser Ösophagusspasmus	112	7.6.2	Traumatische Perforation der Speiseröhre	124
			7.6.3	Spontane Ösophagusruptur (Boerhaave-Syndrom)	124

Inhaltsverzeichnis

| 8 | **Magen – Duodenum** | | 126 |

N. T. Schwarz

8.1	**Anatomie**	126	8.2.2	Blutungen aus Magen und Duodenum	143
8.2	**Pathologien von Magen und Duodenum**	127	8.2.3	Magenkarzinom	146
			8.2.4	Mucosa-associated-lymphatic-tissue-Lymphom	160
8.2.1	Ulkus	127			

| 9 | **Dünndarm** | | 163 |

I. L. Schmalbach

9.1	**Anatomie**	163	9.2.2	Meckel-Divertikel	170
			9.2.3	Jejunaldivertikel	170
9.2	**Pathologien des Dünndarms**	163			
9.2.1	Morbus Crohn	163			

| 10 | **Appendix vermiformis** | | 171 |

I. L. Schmalbach

10.1	**Anatomie**	171	10.2.3	Muzinöses Zystadenom/Pseudomyxoma peritonei	179
10.2	**Pathologien der Appendix**	171	10.2.4	Appendixkarzinom	179
			10.2.5	Appendixendometriose	180
10.2.1	Appendicitis acuta	171	10.2.6	Morbus Crohn der Appendix	180
10.2.2	Appendixkarzinoid	179	10.2.7	Appendixdivertikulitis	180

| 11 | **Kolon** | | 181 |

J. M. Mayer

11.1	**Anatomie**	181	11.2.2	Minimalinvasive Kolonchirurgie	183
11.1.1	Arterien	181	**11.3**	**Pathologien des Kolons**	184
11.1.2	Venen	182			
11.1.3	Lymphabfluss	182	11.3.1	Divertikulose und Divertikulitis	184
			11.3.2	Colitis ulcerosa	189
11.2	**Kolonchirurgie**	182	11.3.3	Polypen des Kolon	195
			11.3.4	Kolonkarzinom	196
11.2.1	Anastomosentechniken	182			

| 12 | **Rektum** | | 208 |

J. M. Mayer

12.1	**Anatomie**	208	12.1.5	Analkanal	209
12.1.1	Arterien	208	**12.2**	**Pathologien des Rektums**	210
12.1.2	Venen	209			
12.1.3	Lymphabfluss	209	12.2.1	Rektumkarzinom	210
12.1.4	Innervation	209	12.2.2	Beckenbodeninsuffizienz	217

13 Anus 221
J. M. Mayer

13.1	**Anatomie**	221	13.2.3	Analfissur.......................	225
			13.2.4	Abszesse und Analfisteln	226
13.2	**Pathologien des Anus**	221	13.2.5	Stuhlinkontinenz................	228
			13.2.6	Analkarzinom	231
13.2.1	Hämorrhoiden...................	221			
13.2.2	Perianalvenenthrombose..........	225			

14 Ileus 235
M. Dick

14.1	**Definition**	235	14.5.3	Mechanischer Dickdarmileus	240
			14.5.4	Paralytischer Ileus................	240
14.2	**Epidemiologie**	235			
			14.6	**Diagnostisches Vorgehen**.......	240
14.3	**Klassifikation**	235			
			14.6.1	Anamnese.......................	240
14.4	**Ätiologie und Pathophysiologie** .	235	14.6.2	Klinische Untersuchung	240
			14.6.3	Laboruntersuchungen............	241
14.4.1	Mechanischer Ileus	235	14.6.4	Bildgebende Diagnostik	241
14.4.2	Funktioneller (paralytischer) Ileus .	236			
14.4.3	Ileuskrankheit	236	**14.7**	**Therapeutisches Vorgehen**	243
14.4.4	Besonderheiten der einzelnen				
	Ileusformen	237	14.7.1	Erstmaßnahmen	243
			14.7.2	Klärung der Operationsindikation .	243
14.5	**Symptomatik**..................	239	14.7.3	Konservative Therapie	244
			14.7.4	Operative Therapie	245
14.5.1	Mechanischer proximaler Dünn-		14.7.5	Nachbehandlung.................	248
	darmileus	239	14.7.6	Komplikationen..................	248
14.5.2	Mechanischer distaler Dünndarm-				
	ileus...........................	239			

15 Milz 249
B. Hörsch

15.1	**Anatomie**	249	15.3.1	Hyperspleniesyndrom	249
15.2	**Physiologie**...................	249			
15.3	**Pathologien der Milz**	249			

16 Leber 253
M. John

16.1	**Anatomie**	253	**16.2**	**Benigne Lebertumoren**.........	254
16.1.1	Blutversorgung	253	16.2.1	Fokale noduläre Hyperplasie (FNH)	254
			16.2.2	Hepatozelluläres Adenom	254
			16.2.3	Leberhämangiome	254
			16.2.4	Zystische Leberveränderungen	255

16.3	**Maligne Lebertumoren**	255	**16.4**	**Weitere Pathologien der Leber**	266
16.3.1	Primäre Leberkarzinome	255	16.4.1	Echinokokkose der Leber	266
16.3.2	Lebermetastasen	258	16.4.2	Portale Hypertension	268
			16.4.3	Lebertrauma	270

17 Gallenblase und Gallenwege 272
M. John

17.1	**Anatomie**	272	**17.2**	**Pathologien der Gallenblase und Gallenwege**	274
17.1.1	Gallenblase	272			
17.1.2	Gallenwege	272	17.2.1	Cholezystolithiasis	274
17.1.3	Arterielle und venöse Versorgung	273	17.2.2	Akute Cholezystitis	280
			17.2.3	Gallenblasenkarzinom	281
			17.2.4	Extrahepatische Gallengangs-karzinome	283

18 Pankreas 286
N. T. Schwarz

18.1	**Anatomie**	286	**18.3**	**Pathologien des Pankreas**	288
18.1.1	Exkretorische Ausführungsgänge	286	18.3.1	Akute Pankreatitis	288
18.1.2	Arterien	286	18.3.2	Chronische Pankreatitis	290
18.1.3	Venen	287	18.3.3	Pankreaspseudozysten	293
18.1.4	Lymphabfluss	287	18.3.4	Pankreaskarzinom	294
			18.3.5	Endokrine Pankreastumoren	299
18.2	**Physiologie**	288	18.3.6	Pankreastrauma	300

19 Adipositas – Chirurgie der Adipositas und metabolischer Erkrankungen 302
W. Tigges, H. Tigges

19.1	**Definition Übergewicht – Adipositas**	302	19.4.3	Insulinresistenz	305
			19.4.4	Leptin	305
19.1.1	Kenngrößen und Risikoprofil	302	**19.5**	**Adipositas und Komorbidität**	306
19.2	**Epidemiologie**	303	19.5.1	Diabetes mellitus Typ 2	306
			19.5.2	Kardiovaskuläre Krankheitsbilder	306
19.3	**Ätiologie und Pathogenese**	303	19.5.3	Venöse Rückflussstörungen und Thrombosen	306
19.4	**Fettgewebe als endokrines Organ**	304	19.5.4	Karzinomentstehung	307
			19.5.5	Psychische Beeinträchtigung	307
19.4.1	Endokrine Aktivität des Fett-gewebes	304	19.5.6	Schlafapnoesyndrom	308
19.4.2	Small Inflammation Disease	304	19.5.7	Orthopädische Krankheitsbilder	308

19.6	**Gewichtsreduktion: Methoden und Ergebnisse** 308		19.6.2	Operative Therapie der Adipositas und metabolischer Erkrankungen .	309
19.6.1	Konservative Therapie	308			

20 Transplantation 326
N. T. Schwarz

20.1	**Rechtliche Grundlagen**	326	20.2.4	Dünndarmtransplantation........	329
			20.2.5	Multiviszerale Transplantation	331
20.2	**Organtransplantationen**........	327			
			20.3	**Immunsuppression**.............	331
20.2.1	Nierentransplantation	327			
20.2.2	Lebertransplantation	328	**20.4**	**Komplikationen nach**	
20.2.3	Pankreastransplantation	329		**Transplantation**	331

21 Peritoneum 333
J. Falcke

21.1	**Anatomie**	333	21.2.1	Peritonitis......................	333
21.2	**Pathologien des Peritoneums**...	333			

22 Neuroendokrine Tumoren und gastrointestinale Stromatumoren 345
J. M. Mayer

22.1	**Neuroendokrine Tumoren (NET)**	345	22.1.10	Rektum	354
22.1.1	Allgemeines	345	**22.2**	**Gastrointestinale Stroma-**	
22.1.2	Magen.........................	348		**tumoren (GIST)**	354
22.1.3	Duodenum.....................	349			
22.1.4	Pankreas – Gastrinom............	349	22.2.1	Definition	354
22.1.5	Pankreas – Insulinom............	351	22.2.2	Epidemiologie	354
22.1.6	Pankreas – nicht funktionelle		22.2.3	Ätiologie.......................	354
	Tumoren	351	22.2.4	Symptomatik	355
22.1.7	Jejunum – Ileum	352	22.2.5	Diagnostisches Vorgehen	355
22.1.8	Appendix vermiformis	353	22.2.6	Therapeutisches Vorgehen........	356
22.1.9	Kolon..........................	353			

23 Weichteiltumoren 358
N. Ahlgrimm

23.1	**Definition**	358	**23.4**	**Symptomatik**	359
23.2	**Epidemiologie**	358	**23.5**	**Diagnostisches Vorgehen**.......	359
23.3	**Klassifikation**	358	23.5.1	Klinische Untersuchung	359
			23.5.2	Bildgebende Diagnostik	359
23.3.1	Klassifikation der malignen Weich-		23.5.3	Invasive Diagnostik..............	359
	teiltumoren	359			

23.6	**Therapeutisches Vorgehen**	360	23.6.2	Operative Therapie	360
23.6.1	Konservative Therapie	360	**23.7**	**Prognose**	361

24 Gefäßchirurgie 362
A. Selch

24.1	**Arterien**	362	24.1.6	Chronische arterielle Verschlusskrankheit der Extremitäten	368
24.1.1	Allgemeines	362	24.1.7	Subclavian-Steal-Syndrom	369
24.1.2	Gefäßverletzungen	363			
24.1.3	Aneurysmen	364	**24.2**	**Venen**	370
24.1.4	Akuter Extremitätenarterienverschluss	366	24.2.1	Allgemeines	370
			24.2.2	Varikose	370
24.1.5	Akuter Mesenterialarterienverschluss	367	24.2.3	Phlebothrombose	371

25 Notfall- und Unfallchirurgie 373
M. Fuchs

25.1	**Polytrauma**	373	25.4.4	Diagnostisches Vorgehen	380
			25.4.5	Therapeutisches Vorgehen	380
25.1.1	Definition	373			
25.1.2	Scoresysteme, Dokumentation	373	**25.5**	**Weichteilverletzungen**	380
25.1.3	Management des Polytraumas	373			
25.1.4	Akute Therapieziele	373	25.5.1	Klassifikation	380
25.1.5	Therapieprinzipien	373	25.5.2	Diagnostisches Vorgehen	381
25.1.6	Phasenabhängige Diagnostik und Therapie	373	25.5.3	Therapeutisches Vorgehen	381
25.1.7	Prognose	375	**25.6**	**Knocheninfektion**	383
25.2	**Schädel-Hirn-Trauma (SHT)**	375	25.6.1	Definition	383
			25.6.2	Ätiologie	383
25.2.1	Definition	375	25.6.3	Klassifikation	383
25.2.2	Diagnostisches Vorgehen	375	25.6.4	Diagnostisches Vorgehen	383
25.2.3	Therapeutisches Vorgehen bei höhergradigem Schädel-Hirn-Trauma	376	25.6.5	Therapeutisches Vorgehen	383
			25.7	**Nervenverletzung**	384
25.3	**Frakturen**	376	25.7.1	Klassifikation	384
			25.7.2	Diagnostisches Vorgehen	384
25.3.1	Definition	376	25.7.3	Therapeutisches Vorgehen	384
25.3.2	Klassifikation	376			
25.3.3	Diagnostisches Vorgehen	378	**25.8**	**Sehnenruptur**	384
25.3.4	Therapeutisches Vorgehen	378			
			25.8.1	Ätiologie	384
25.4	**Luxationen**	380	25.8.2	Symptomatik	385
			25.8.3	Diagnostisches Vorgehen	385
25.4.1	Definition	380	25.8.4	Therapeutisches Vorgehen	385
25.4.2	Klassifikation	380			
25.4.3	Symptomatik	380			

Sachverzeichnis 386

Anschriften

Herausgeber

PD Dr. med. Nicolas T. **Schwarz**
Friedrich-Ebert-Krankenhaus GmbH
Chirurgische Klinik
Abt. Gefäßchirurgie
Friesenstr. 11
24534 Neumünster

Mitarbeiter

Dr. med. Nils **Ahlgrimm**
Friedrich-Ebert-Krankenhaus GmbH
Chirurgische Klinik
Friesenstr. 11
24534 Neumünster

Marcus **Dick**
Friedrich-Ebert-Krankenhaus GmbH
Chirurgische Klinik
Friesenstr. 11
24534 Neumünster

PD Dr. med. Ronald Joachim **Elfeldt**
Friedrich-Ebert-Krankenhaus GmbH
Chirurgische Klinik
Abt. Thoraxchirurgie
Friesenstr. 11
24534 Neumünster

Dr. med. Joachim **Falcke**
Friedrich-Ebert-Krankenhaus GmbH
Chirurgische Klinik
Friesenstr. 11
24534 Neumünster

PD Dr. med. Michael **Fuchs**
Friedrich-Ebert-Krankenhaus GmbH
Unfall- u. Orthopädische Chirurgie
Sporttraumatologie
Friesenstr. 11
24534 Neumünster

Benedikt **Hörsch**
Friedrich-Ebert-Krankenhaus GmbH
Chirurgische Klinik
Friesenstr. 11
24534 Neumünster

Dr. med. Michael **John**
Op de Wisch 10
24539 Neumünster

Dr. med. Jan Matthias **Mayer**
Friedrich-Ebert-Krankenhaus GmbH
Chirurgische Klinik
Friesenstr. 11
24534 Neumünster

Dr. med. Ingo Lukas **Schmalbach**
Friedrich-Ebert-Krankenhaus GmbH
Chirurgische Klinik
Friesenstr. 11
24534 Neumünster

Alexander **Selch**
Friedrich-Ebert-Krankenhaus GmbH
Chirurgische Klinik
Abt. Gefäßchirurgie
Friesenstr. 11
24534 Neumünster

Dr. med. Burkhard **Thiel**
Klinikum Westfalen GmbH
Standort Klinik am Park Lünen
Klinik für Thoraxchirurgie
Am Knappschaftskrankenhaus 1
44309 Dortmund

Dr. med. Harald **Tigges**
Klinikum Landsberg am Lech
Allgemein-, Viszeral- u. Gefäßchirurgie
Bürgermeister-Dr.-Hartmann-Str. 50
86899 Landsberg

Dr. med. Wolfgang Paul **Tigges**
Agaplesion Diakonieklinikum Hamburg gGmbH
Klinik für Gefäßmedizin
Hohe Weide 17
20259 Hamburg

1 Perioperative Medizin

N. T. Schwarz

Die postoperative Genesung eines Patienten wird multifaktoriell beeinflusst. Die perfekte operative Technik alleine genügt nicht. Der Verlauf wird insbesondere auch durch physiologische und psychologische Faktoren beeinflusst. Die „evidenzbasierte Medizin" rückt hierbei traditionelle perioperative Maßnahmen in ein neues Licht und erwirkt neue Behandlungskonzepte, deren Ziel der Erhalt oder die Wiederherstellung der Patientenautonomie und der Homöostase ist (▶ Abb. 1.1).

1.1 Präoperative Phase

1.1.1 Risikoabklärung

- Mit steigender Anzahl individueller Risikofaktoren steigt das perioperative Risiko. Die Einteilung der Patienten vor Narkose erfolgt nach der ASA-Klassifikation (▶ Tab. 1.1; ASA: American Society of Anesthesiologists) [1].
- Zusätzlich kann man patientenspezifische (▶ Tab. 1.2) [1] und operationsspezifische (▶ Tab. 1.3) [1] Risiken unterscheiden. Entspre-

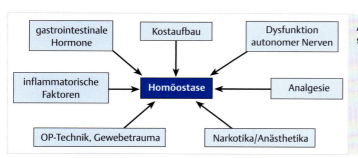

Abb. 1.1 Multifaktorielle Beeinflussung der Homöostase.

Tab. 1.1 ASA-Klassifikation.

Gruppe	Beschreibung
I	gesund, keine Medikamenteneinnahme
II	Patient mit geringer systemischer Erkrankung, geringe Gesundheitsstörung ohne Einschränkung und Medikamentenpflichtigkeit
III	Patient mit schwerer systemischer Erkrankung, medikamentenpflichtige Gesundheitsstörung, geringe Einschränkung der Aktivität
IV	Patient mit schwerer systemischer Erkrankung, die eine dauerhafte Lebensbedrohung darstellt, schwere Gesundheitsstörung, dauerhafte schwere Beeinträchtigung der Leistungsfähigkeit
V	moribunder Patient, der ohne eine Operation nicht überleben wird, Lebenserwartung < 24 h
VI	hirntoter Patient, der als Organspender infrage kommt, Notfalleingriffe unabhängig von I–V

Tab. 1.2 Patientenspezifische Risikofaktoren.

geringes Risiko	mäßiges Risiko	hohes Risiko
• fortgeschrittenes Alter • EKG-Abnormalitäten • andere Rhythmen außer Sinusrhythmus • geringe funktionelle Kapazität • Schlaganfall in der Anamnese • schlecht eingestellte arterielle Hypertonie	• milde Angina pectoris • vorheriger Myokardinfarkt • kompensierte oder frühere Herzinsuffizienz • Diabetes mellitus	• instabiles Koronarsyndrom • dekompensierte Herzinsuffizienz • schwerwiegende Arrhythmien

Tab. 1.3 Operationsspezifische Risikofaktoren.

geringes Risiko	mäßiges Risiko	hohes Risiko
• endoskopische und oberflächliche Eingriffe • Katarakt-OP • Brustchirurgie	• Karotisendarteriektomie • Kopf- und Halschirurgie • intraperitoneale, intrathorakale und orthopädische Eingriffe sowie Prostatachirurgie	• Eingriffe an Aorta, andere große Gefäßoperationen, sowie an peripheren Gefäßen • lang anhaltende Operationen mit großem „Volumenshift" und/oder Blutverlust

chend sind präoperative Untersuchungen zur Abwägung des OP-Risikos notwendig. Sie werden in der Regel dann sinnvoll angeordnet, wenn entsprechende Untersuchungsergebnisse eine Konsequenz bewirken.
- Postoperative Übelkeit und Erbrechen (PONV-Syndrom für engl. postoperative nausea and vomiting) werden vermehrt beobachtet bei
  - weiblichem Geschlecht,
  - Nichtrauchern,
  - Reisekrankheit,
  - intraoperativer Opioidgabe,
  - Lachgasbeimengung.
- Das PONV-Syndrom kann prophylaktisch durch unterschiedliche medikamentöse Maßnahmen effektiv behandelt werden (Serotoninantagonisten, Dexamethason, Droperidol, Propofol)

1.1.2 Nüchternheit

Präoperative Nüchternheit wird zum Schutz vor Aspiration eingehalten. Sie kann bei fester Nahrung zu vagalen Reaktionen, Bradykardie und Asystolie sowie zusätzlich auch bei flüssiger Nahrung zu Pneumonie, respiratorischer Insuffizienz und im Extremfall zum ARDS (Acute Respiratory Distress Syndrome) führen. Ausreichende präoperative Hydratation ist eine wesentliche Voraussetzung zum Erhalt der perioperativen Homöostase.
- weniger als 6 h präoperativ: keine fettreichen Getränke und festen Speisen
- bis 2 h präoperativ: klare Flüssigkeiten
- Abweichungen bei:
  - Notfalleingriffen
  - massiver Adipositas
  - Magenentleerungsstörung
  - Pylorusstenose
  - Magenatonie
  - Ösophagusstenosen und -divertikeln
  - bestimmten neurologischen Erkrankungen
  - apparenter Hypothyreose
- In zahlreichen Studien wurde die Vorbeugung der stressbedingten postoperativen Insulinresistenz untersucht. Es gibt Hinweise auf einen positiven Effekt präoperativer kohlenhydratreicher Getränke, welche bis 2 h vor dem Eingriff eingenommen werden.

1.1.3 Patienteninformation

- Außer einer forensisch korrekten Patientenaufklärung ist die aktive Einbindung des Patienten in den postoperativen Heilungsverlauf im präoperativen Gespräch oftmals positiv motivierend. Patient sowie Angehörige erhalten umfangreiche Informationen, um sich bestmöglich vorzubereiten und gegenseitig zu unterstützen.

1.1.4 Darmvorbereitung

- Die orthograde Darmspülung zur Darmvorbereitung vor größeren abdominalen Eingriffen ist obsolet. Wie auch osmotisch wirksame Spüllösungen können sie zu messbaren Elektrolytverschiebungen und damit zu Flüssigkeitsverlusten in das Darmlumen führen, was eine Gefährdung für Patienten mit kardiovaskulären Risiken darstellt.
- Im Rahmen der Fast-Track-Chirurgie bei elektiven kolorektalen Eingriffen hat sich die Vorbereitung mit einem Laxans und der vorabendlichen Klistierbehandlung als ausreichend erwiesen. Bei rektumresezierenden Eingriffen wird allerdings weiterhin häufig eine osmotisch wirksame Spüllösung eingesetzt.

1.1.5 Prämedikation

- Abgesehen von der Abklärung des Narkoserisikos und den forensischen Pflichten dient die Prämedikation zur Festlegung des perioperativen anästhesiologischen Behandlungskonzepts, insbesondere der Schmerztherapie. Der Patient erhält eine medikamentöse Prämedikation zur Anxiolyse und Sedierung.

1.1.6 Prä- und perioperative Antikoagulation

- Die perioperative Thrombosehäufigkeit in der Abdominalchirurgie beträgt in Studien durchschnittlich 25 %. Es gibt dispositionelle Risikofaktoren, die mit den expositionellen Faktoren (▶ Tab. 1.4) [2] das individuelle Thromboserisiko definieren (▶ Tab. 1.5) [2].

Dispositionelle Risikofaktoren

- Thrombophilie:
  - venöse Thromboembolie in der Anamnese
  - angeborene oder erworbene thrombophile Hämostasedefekte (z. B. Antiphospholipidsyndrom, Antithrombin-, Protein-C-, Protein-S-Mangel, APC-Resistenz/Faktor-V-Leiden-Mutation, thrombophiler Prothrombinpolymorphismus, u. a.)
- Malignome
- Schwangerschaft und Postpartalperiode
- höheres Alter (> 50 Jahre; Risikozunahme mit dem Alter)
- Therapie mit oder Blockade von Sexualhormonen (einschließlich Kontrazeptiva und Hormonersatztherapien)
- chronisch venöse Insuffizienz
- schwere systemisch wirksame Infektion
- starkes Übergewicht (Body-Mass-Index > 30)
- Herzinsuffizienz NYHA Grad III oder IV
- nephrotisches Syndrom
- Die Thromboseprophylaxe setzt sich aus physikalischen Maßnahmen und – bei Bedarf – einer medikamentösen Thromboembolieprophylaxe zusammen. Der systematische Nutzen von Antithrombosestrümpfen wird inzwischen infrage gestellt.
- Bei Patienten mit niedrigem Thromboserisiko reichen physikalische und frühmobilisierende Maßnahmen aus, bei Patienten mit mittlerem und höherem Thromboserisiko ist in der Regel zusätzlich eine medikamentöse Thromboseprophylaxe indiziert.

Tab. 1.4 Expositionelle Faktoren.

niedriges Risiko	mittleres Risiko	hohes Risiko
- kleinere oder mittlere operative Eingriffe mit geringer Traumatisierung - Verletzungen ohne oder mit geringem Weichteilschaden - kein zusätzliches bzw. nur geringes dispositionelles Risiko	- länger dauernde Operationen - gelenkübergreifende Immobilisation der unteren Extremität im Hartverband - niedriges operations- bzw. verletzungsbedingtes Thromboembolierisiko und zusätzlich dispositionelles Thromboembolierisiko	- größere Eingriffe in der Bauch- und Beckenregion bei malignen Tumoren oder entzündlichen Erkrankungen - Polytrauma, schwerere Verletzungen der Wirbelsäule, des Beckens und/oder der unteren Extremität - größere Eingriffe an Wirbelsäule, Becken, Hüft- und Kniegelenk - größere operative Eingriffe in den Körperhöhlen der Brust-, Bauch- und/oder Beckenregion - mittleres operations- bzw. verletzungsbedingtes und zusätzliches dispositionelles Risiko - Patienten mit Thrombosen oder Lungenembolien in der Eigenanamnese

Tab. 1.5 Individuelles Thromboserisiko.

thromboembolische Komplikationen	niedriges Thromboembolierisiko	mittleres Thromboembolierisiko	hohes Thromboembolierisiko
distale Beinvenenthrombose	< 10 %	10–40 %	40–80 %
proximale Beinvenenthrombose	< 1 %	1–10 %	10–30 %
tödliche Lungenembolie	< 0,1 %	0,1–1 %	≥ 1 %

Medikamentöse Thromboembolieprophylaxe

- Im Gegensatz zu Nordamerika wird in Europa die medikamentöse Thromboembolieprophylaxe mittels unfraktioniertem Heparin (UFH) oder niedermolekularem Heparin (NMH) bereits am Vorabend der Operation begonnen.
- Die Dauer der medikamentösen Thromboembolieprophylaxe hängt von dispositionellen Risikofaktoren, dem Grad des operativen Traumas und der postoperativen Immobilisation ab. Nach größeren Malignomoperationen des Abdomens dauert sie im Schnitt 4–5 Wochen, verbindliche Empfehlungen existieren bisher nicht.
- gängige Medikamente zur Thromboembolieprophylaxe:
  - Heparine
    - unfraktioniertes Heparin (UFH)
    - niedermolekulare Heparine (NMH)
  - Danaparoid
  - Fondaparinux
  - Dabigatran (Pradaxa)
  - Rivaroxaban (Xarelto)
  - Apixaban
  - Thrombininhibitoren
    - Hirudin
  - Vitamin-K-Antagonisten (Kumarin)
- Präoperatives Pausieren der Antikoagulanzien vor operativen Eingriffen mit perioperativer Periduralanästhesie ist Thema der ▶ Tab. 1.6 [5].

1.2 Intraoperative Phase

In Bezug auf diese Phase wurden in den letzten Jahren die meisten Veränderungen vorgenommen.

1.2.1 Operationstechnik

- Minimalinvasive Operationstechniken führen im Vergleich zu Laparotomien zu postoperativen funktionellen Vorteilen wie
  - geringerer Schmerzsymptomatik,
  - geringerer postoperativer Darmatonie,
  - veränderter postoperativer Immunantwort und inflammatorischer Reaktion,
  - geringerer postoperativer Lungenfunktionsstörung.
- Bei Laparotomien konnte die Überlegenheit der queren im Vergleich zur medianen und paramedianen Laparotomie in puncto postoperative Schmerzen und Lungenfunktion nachgewiesen werden. Im Allgemeinen hinterlassen sie weniger Narbenhernien.

1.2.2 Drainagen und Magensonde

- Die Erfahrungen zeigen, dass trotz intraperitonealer Drainagen Anastomoseninsuffizienzen oder Nachblutungen nicht erkannt werden. Dies konnte auch in randomisiert kontrollierten Studien nachgewiesen werden.

Tab. 1.6 Zeitintervall zwischen rückenmarknaher Punktion/Katheterentfernung und medikamentöser Thromboseprophylaxe bei normaler Nierenfunktion (* bei normaler Leberfunktion).

Medikament	letzte Medikamentengabe vor Punktion/Katheterentfernung in Stunden	nächste Medikamentengabe vor Punktion/Katheterentfernung in Stunden
UFH (Prophylaxe)	4	1
UFH (Therapie)	4–6	1
NMH (Prophylaxe)	12	4
NMH (Therapie)	24	4
Danaparoid	möglichst keine rückenmarksnahe Anästhesie oder „Single shot"-Verfahren	
Fondaparinux	36–42	6–12
Hirudine	8–10	2–4
Argatroban*	4	2
Vitamin-K-Antagonisten	INR < 1,4	nach Katheterentfernung
Dabigatran	nicht empfohlen oder „single shot"	6 (nach „single shot")
Rivaroxaban in Prophylaxedosis	22–26	4–6
Apixaban	26–30	4–6

UFH: unfraktioniertes Heparin; NMH: niedermolekulares Heparin; INR: „international normalized ratio"; „single shot": Einmalgabe

- Auch der Nutzen einer routinemäßigen Einlage einer nasogastralen Sonde konnte nicht nachgewiesen werden. Sie verhindert nicht, sondern fördert die postoperative Darmatonie und ermöglicht unter Umständen eine stille Aspiration.
- Perioperative Magensonden sollten deshalb so kurz wie möglich belassen werden. Eine Ausnahme ist beispielsweise die Entlastung frischer Anastomosen im oberen Gastrointestinaltrakt.

> **Merke**
>
> Perioperative Magensonden so kurzzeitig wie möglich belassen.

1.2.3 Narkoseführung

- Narkoseführung, Anästhesie und Analgesie haben einen wesentlichen Einfluss auf den postoperativen Verlauf allgemein- und viszeralchirurgischer Eingriffe. Vorteilhaft für diese Eingriffe erweisen sich
  - schnell steuerbare Anästhetika,
  - Erhöhung der inspiratorischen Sauerstoffkonzentration,
  - Normothermie,
  - regionalanästhetische Verfahren (Periduralanästhesie → Analgesie und Sympathikolyse),
  - kalkulierte intraoperative Flüssigkeitssubstitution.

1.2.4 Intraoperative Flüssigkeitssubstitution

- Aufrechterhaltung der Normovolämie und des ausgeglichenen Elektrolythaushalts sind wichtigstes Ziel. Bisher waren hohe Infusionsvolumina üblich, um vermeintliche Flüssigkeitsverluste in den „3. Raum" zu kompensieren. Vermeidung präoperativer Hypovolämie erlaubt ein restriktives Infusionsregime mit Vollelektrolytlösung und kolloidaler Lösung im Verhältnis 2 : 1.
- Überhöhte Infusionsmengen können
  - Ödeme der Darmwand verursachen,
  - eine protrahierte postoperative Darmmotilitätsstörung bewirken,
  - Auswirkungen auf die kardiale Funktion haben,
  - pulmonale Nebenwirkungen verursachen,
  - zu verlängerten Rekonvaleszenzen und Aufenthaltsdauern führen.

1.3 Postoperative Phase

- Grundsätzlich erfolgt auch die postoperative Betreuung der Patienten multidisziplinär. Die postoperative Phase wird geprägt von Schmerztherapie, Ernährung, Mobilisation und Planung der Entlassung. Ziel ist Schmerzarmut unter Vermeidung systemischer Opioidgaben. Die Mobilisation sollte wenn möglich bereits am OP-Tag beginnen.
- In Metaanalysen randomisierter Studien konnte kein Vorteil einer postoperativen Nahrungskarenz im Vergleich zur frühen enteralen Ernährung gefunden werden. Insbesondere sind die Anastomoseninsuffizienzraten bei früher enteraler Ernährung nicht erhöht und die allgemeinen infektiösen Komplikationen geringer.

1.4 Fast-Track-Chirurgie

1.4.1 Definition

- Fast Track bezeichnet ein interdisziplinäres multimodales Vorgehen zur Verbesserung und Beschleunigung der Rekonvaleszenz und zur Reduktion perioperativer Komplikationen und somit zur Verkürzung des Krankenhausaufenthalts.
- Es beinhaltet
  - die präoperative Information des Patienten,
  - eine atraumatische chirurgische Technik,
  - die Verminderung von Stress,
  - Schmerzausschaltung – meist durch regionalanästhesiologische Techniken (vorwiegend in Form der thorakalen Periduralanästhesie) –,
  - optimiertes Flüssigkeits- und Temperaturmanagement,
  - frühe enterale Ernährung,
  - Prophylaxe gastrointestinaler Atonie sowie postoperativer Übelkeit und Erbrechen,
  - rasche postoperative Mobilisation.

1.4.2 Therapeutisches Vorgehen bei Koloneingriffen

Präoperativ

- Operationsaufklärung, Gespräch mit Patient und Angehörigen, avisierte Entlassung ab dem 3.–4. postoperativen Tag
- keine Darmlavage, ggf. Laxans oder Klistier
- Nahrungskarenz: bis 6 h fest, bis 2 h flüssig

Intraoperativ

- thorakale kombinierte PDA (LA/Opioid; PDA: Periduralanästhesie, LA: Lokalanästhesie), ggf. Coxibe i. v.
- möglichst laparoskopische Operation, ansonsten quere oder gebogene Laparotomien
- möglichst Verzicht auf Drainagen
- Magensonde bei Extubation entfernen

OP-Tag

- Verlegung aus Aufwachraum auf die Normalstation
- Begrenzung der postoperativen Infusion auf 500 ml Elektrolytlösung
- kontinuierliche thorakale PDA (LA/Opioid), ggf. Coxibe i. v., Vermeidung von systemischen Opiaten, Morphinsulfat 5 mg s. c. nur bei Bedarf
- Magnesiumoxid oder Natriumpicosulfat täglich bis 1. Stuhlgang
- Tee (maximal 1500 ml), 2 Portionen Joghurt
- frühe Mobilisation

1. postoperativer Tag

- kontinuierliche PDA (LA/Opiod), Coxibe oral, Vermeidung von systemischen Opiaten; Morphinsulfat 10 mg oral nur bei Bedarf
- bei Bedarf Magnesiumoxid oder Natriumpicosulfat täglich bis 1. Stuhlgang
- Krankenhausbasisdiät, Trinkmenge > 1500 ml, Mobilisation aus dem Bett mindestens 8 h oder mindestens 2-mal täglich
- eventuelle Drainagen und Blasenkatheter entfernen

2. postoperativer Tag

- PDK und ZVK morgens entfernen, Coxibe oral, Vermeidung von systemischen Opiaten, Morphinsulfat 10 mg oral nur bei Bedarf
- bei Bedarf Magnesiumoxid oder Natriumpicosulfat täglich bis 1. Stuhlgang, Krankenhausbasisdiät, Trinkmenge > 1500 ml
- vollständige Mobilisation (im Bett nur zur Mittagsruhe und nachts)

3. postoperativer Tag

- entsprechend 2. postoperativer Tag
- Entlassungsgespräch mit Patienten und Angehörigen, Informationsbogen poststationärer Verlauf (sofortige Wiedervorstellung bei Problemen!)
- Ernährungsberatung

Ab 4. postoperativen Tag

- entsprechend 2. postoperativer Tag
- Abschlussgespräch mit Patienten und Angehörigen
- Entlassung nach Absprache

Poststationäre ambulante Wiedervorstellung

- Entfernen des Hautnahtmaterials
- Besprechung des histologischen Befunds, ggf. Terminierung der adjuvanten Therapie

Literatur

[1] ACC/AHA guideline on perioperative cardiovascular evaluation and management of patients undergoing noncardiac surgery. A report of the American College of Cardiology/American Heart Association task force on practice guidelines. Circulation 2014; 130: e278–e333, DOI: 10.1161/CIR.000 000 0000 000 106
[2] Arbeitsgemeinschaft der Wissenschaftlichen Medizinischen Fachgesellschaften e. V. (AWMF). S 3-Leitlinie Prophylaxe der venösen Thromboembolie (VTE). 2. komplett überarbeitete Aufl., Stand 15.10.2015. Im Internet: http://www.awmf.org/uploads/tx_szleitlinien/003–001l_S 3_VTE-Prophylaxe_2015–12.pdf; Stand: 12.12.2016
[3] Fearon KCH, Ljungqvist O, von Meyenfeldt M et al. Enhanced recovery after surgery: a consensus review of clinical care for patients undergoing colonic resections. Clin Nutr 2005; 24: 466–477
[4] Kehlet H, Buchler MW, Beart jr. RW et al. Care after colonic operation – is it evidence based? Results from a multinational survey in Europe and the Unites States. J Am Coll Surg 2006; 202: 45–54
[5] Schlitt A, Jámbor C, Spannagl M et al. Perioperativer Umgang mit Antikoagulanzien und Thrombozytenaggregationshemmern. Dtsch Arztebl Int 2013; 110: 525–532

2 Endokrine Chirurgie

2.1 Schilddrüse

B. Thiel

2.1.1 Anatomie

Ontogenetische Entwicklung

Die Anlage der Schilddrüse entwickelt sich beim Embryo ab dem 24. Tag aus dem Mundboden (Kopfdarm) zunächst als Ductus thyroglossalis. Aus ihm gehen beide Schilddrüsenlappen hervor. Ab der 7. Woche liegen sie vor der Luftröhre. Oftmals verbleibt der Duktus als Lobus pyramidalis kranial der Schilddrüse.

Histologie

Zentrales Merkmal sind die Follikel aus Epithelzellen. Diese sind einschichtig angeordnet und bilden im Follikel die Vorstufe der Schilddrüsenhormone, das Thyreoglobulin. Die Schilddrüse wird von einer Bindegewebskapsel (Capsula fibrosa) umgeben, von der Bindegewebsscheiden (Septen) ausgehen und das Organ in einzelne Läppchen unterteilen. Jedes Läppchen besteht aus mehreren Follikeln. Zwischen den Epithelzellen der Follikel und ihrer Basalmembran liegen bei Säugetieren die parafollikulären C-Zellen. Um die Follikel sind retikuläre Fasern und ein dichtes Kapillarnetz (Blut- und Lymphkapillaren) ausgebildet.

Arterien

(▶ Abb. 2.1)
- Aa. thyroideae superiores aus der A. carotis externa
- Aa. thyroideae inferiores aus dem Truncus thyrocervicalis (aus A. subclavia)

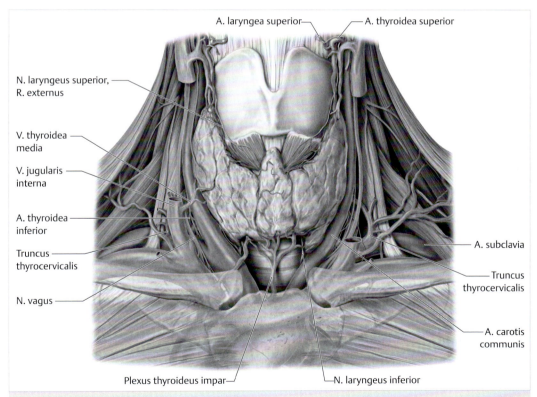

Abb. 2.1 Arterielle und venöse Versorgung der Schilddrüse. (Schünke M, Schulte E, Schumacher U. Prometheus. LernAtlas der Anatomie. Allgemeine Anatomie und Bewegungssystem. Illustration von M. Voll und K. Wesker. 4. Aufl. Stuttgart: Thieme; 2012)

- A. thyroidea ima: Bei 10 % der Bevölkerung findet man diese unpaare Arterie. Sie geht vom Truncus brachiocephalicus oder vom Aortenbogen ab und tritt von kaudal an den Isthmus heran. Innerhalb der Schilddrüse gibt es zahlreiche Anastomosen. Die Schilddrüsenarterien sind keine Endarterien. Die gute Kollateralversorgung mit extraglandulären Arterien ermöglicht die Ligatur aller 4 Schilddrüsenarterien ohne Ernährungsstörung der Drüse.
- De-Quervain-Punkt = mediale Unterkreuzung der A. carotis communis

Venen

(▶ Abb. 2.1)
- Plexus thyroideus impar: Abfluss über V. thyroidea inferior und V. brachiocephalica (nach unten)
- V. thyroidea media (Kocher-Seitenvene): Abfluss über V. jugularis interna (seitlich)
- V. thyroidea superior: Abfluss über V. jugularis interna (nach oben)

Nerven

- N. laryngeus superior aus dem Ganglion inferius des N. vagus. Der R. externus innerviert den M. cricothyroideus. Er ist bei der Ligatur der oberen Polgefäße gefährdet.
- R. internus enthält vorwiegend sensible Fasern und versorgt die Schleimhaut der Epiglottis und des Kehlkopfs bis unterhalb der Stimmritze.
- N. laryngeus recurrens verläuft in der Rinne zwischen Ösophagus und Trachea und kreuzt die A. thyroidea inferior variabel. Er kann vor, hinter sowie teils vor und teils hinter den Ästen der A. thyroidea verlaufen. Er ist bei der Ligatur der A. thyroidea inferior besonders gefährdet. Die motorischen Äste des N. recurrens innervieren die Kehlkopfmuskulatur mit Ausnahme des M. cricothyroideus. ▶ Abb. 2.2 zeigt die Nervenverläufe.

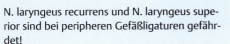

> **Cave**
> N. laryngeus recurrens und N. laryngeus superior sind bei peripheren Gefäßligaturen gefährdet!

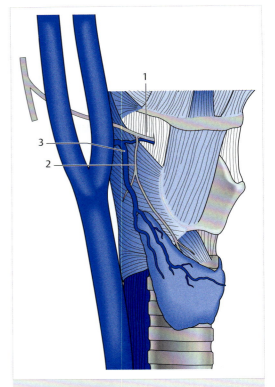

Abb. 2.2 Nervenverläufe. Der in etwa 15 % schilddrüsennah verlaufende R. externus n. laryngei superioris kann durch kapselnahe Ligatur der oberen Polgefäße geschont werden.
- 1: Ramus internus n. laryngei superioris
- 2: Ramus externus n. laryngei superioris
- 3: A. thyroidea superior

Chirurgisch relevante Lymphknotengruppen

Unter Berücksichtigung der Einteilung der lokoregionären Lymphknotengruppen und der anatomischen Grenzen wurden 4 Kompartments definiert (▶ Tab. 2.1, ▶ Abb. 2.3). Für die Mehrzahl der differenzierten Schilddrüsenkarzinome gilt, dass deren Lymphknotenmetastasen vorrangig in dem zervikozentralen (44 %) und dem ipsilateral-zervikolateralen (34 %) Kompartment zu erwarten sind (▶ Abb. 2.3).

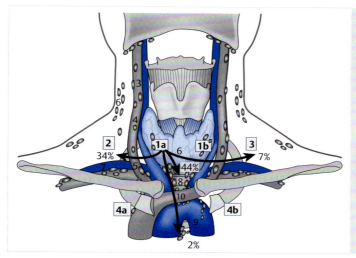

Abb. 2.3 Kompartments. Darstellung der Lymphknotenkompartments zervikozentral (1a, 1b), zervikolateral (2, 3) und mediastinal (4a, 4b) mit den Prozentangaben der Häufigkeit von Lymphknotenmetastasen, von einem rechtseitig ausgehenden Karzinom.

Tab. 2.1 Lokoregionäre Lymphknoten (LK) und Lymphabflusswege.

3 lokoregionäre Lymphknotenstationen	4 chirurgisch relevante Kompartments
zervikozentrale LK-Station	zervikozentrales Kompartment rechts und links (1a und 1b)
zervikolaterale LK-Station	zervikolaterales Kompartment rechts (2)
	zervikolaterales Kompartment links (3)
obere mediastinale LK-Station	mediastinal-infrabrachiozephales Kompartment rechts und links (4a und 4b)

2.1.2 Physiologie

- Die Schilddrüse bildet die Hormone **Thyroxin** (T_4), **Trijodthyronin** (T_3) und **Kalzitonin**. T_3 und T_4 werden von den Follikelepithelzellen gebildet. Dazu wird die Vorstufe Thyreoglobulin in die Follikelhöhle abgegeben, mit Jod angereichert (Jodierung) und in die Hormone Thyroxin und Trijodthyronin aufgespalten. Die parafollikulären C-Zellen bilden das Kalzitonin.
- Die Schilddrüsenhormone Thyroxin und Trijodthyronin wirken an fast allen Körperzellen und regen den Energiestoffwechsel an. Sie sind für Wachstum und Differenzierung notwendig. Weitere Wirkungen bestehen z. B. in einer Gefäßerweiterung, Anstieg der Körpertemperatur, Erhöhung des Blutdrucks und des Pulses. Das Kalzitonin senkt den Kalziumspiegel im Blut und ist somit der Antagonist des Parathormons (PTH), das die extrazelluläre Kalziumkonzentration regelt.
- Um das Maß der Ausschüttung von Schilddrüsenhormonen zu kontrollieren, bzw. bei Bedarf zu regulieren, gibt es im Körper einen Rückkopplungsmechanismus, den hormonellen Regelkreis:
  - Bei einem Mangel an Schilddrüsenhormonen sinkt der Schilddrüsenhormonspiegel im Blut.
  - Der Hypothalamus setzt vermehrt Thyreoliberin TRH (thyroid releasing hormone) frei.
  - TRH wiederum bewirkt, dass in der Hypophyse vermehrt das Thyreotropin TSH (Thyroideastimulierendes Hormon) an das Blut abgegeben wird.
  - Das TSH erreicht über den Blutweg die Schilddrüse. Dort stimuliert es die Produktion der Schilddrüsenhormone T_3 und T_4.
  - negatives Feedback: Hohe Konzentrationen an T_3 und T_4 hemmen die Ausschüttung von TSH und TRH.
- Ziel dieses Regelkreises ist die Konstanthaltung der Konzentration des freien T_3 und T_4. Eine anhaltende TSH-Sekretion führt zu einer Hyperplasie der Schilddrüse (Struma).

> **Merke**
> Regelkreis: TRH ↑ → TSH ↑ → T_4 und T_3 ↑ → TSH ↓ → TRH ↓.

2.1.3 Allgemeine Epidemiologie

- Jeder 3. Deutsche hat eine krankhaft veränderte Schilddrüse.
- Jeder 4. Bundesbürger hat einen Knoten.
- Frauen und Männer sind gleichermaßen betroffen.
- Ab dem 45. Lebensjahr ist bereits jeder 2. Bundesbürger betroffen.
- Ursache ist in 95 % der Fälle chronischer Jodmangel.
- Die vergrößerte Schilddrüse, „Struma" oder auch „Kropf", ist dabei die häufigste Erkrankung.
- Die Schilddrüsenoperation ist mit mehr als 120 000 Eingriffen pro Jahr eine der häufigsten Operationen in Deutschland.
- In Deutschland gehen ca. 30 000–50 000 Neuerkrankungen pro Jahr mit einer Überfunktion einher.

2.1.4 Allgemeines diagnostisches Vorgehen

Klinische Untersuchung

- Am Anfang der Diagnostik stehen die Anamnese und die körperliche Untersuchung (▶ Abb. 2.4). Es werden die Größe, die Schluckverschieblichkeit und die Konsistenz der Schilddrüse getastet.
- Bei der Anamnese wird auf die unterschiedlichsten Symptome geachtet, sie werden im Folgenden bei den jeweiligen Schilddrüsenerkrankungen geschildert.

Laboruntersuchung

Basisdiagnostik

- **TSH basal:** Normbereich: 0,27–4,2 µIU/ml. Die Regulation der TSH-Sekretion ist sensitiv und spezifisch schon bei grenzwertigen Hypo- bzw. Hyperthyreosen.
- Ein normales TSH schließt manifeste Hyperthyreosen und Hypothyreosen aus.

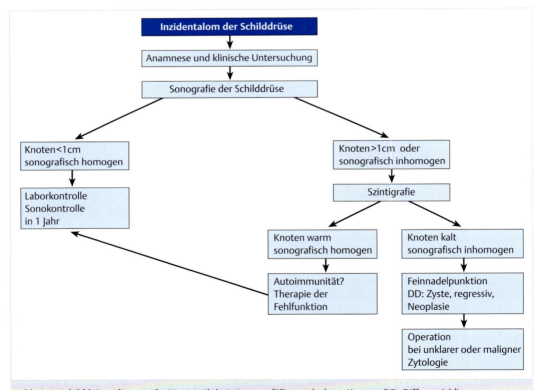

Abb. 2.4 Schilddrüsendiagnostik. Diagnostik bei einem zufällig entdeckten Knoten. DD: Differenzialdiagnose.

- Zur Therapiekontrolle unter T_4-Medikation wichtigste Parameter:
    - bei Substitutionstherapie (z. B. bei Hypothyreose) TSH normal einstellen,
    - bei Suppressionstherapie (z. B. Struma) TSH niedrig einstellen,
    - TSH nicht vollständig supprimieren, sonst wird die Jodaufnahme nicht stimuliert (Jodverarmung = Proliferationsreiz).
- **fT_3 und fT_4:** Normbereich: fT_3 = 3,4–7,2 pmol/l und fT_4 = 0,73–1,95 ng/dl. Schilddrüsenhormone sind nur in freier Form biologisch verfügbar und wirksam.

> **Merke**
>
> Hinter einer euthyreoten Stoffwechsellage kann sich dennoch eine Schilddrüsenerkrankung, z. B. ein Schilddrüsenkarzinom oder ein kompensiertes Adenom, verbergen.

Spezielle Diagnostik

- **TRH-Test** („TSH nach TRH"): TSH-Spiegel steigt 30 min nach i. v.-TRH-Gabe über den Normbereich an (positiver Test); Indikation: grenzwertige TSH-Spiegel
    - latente und manifeste Hypothyreose: überschießender TSH-Anstieg
    - Hyperthyreose: kein TSH-Anstieg (negativer Test)
- **spezifische Antikörper** gegen Schilddrüsengewebe bei Autoimmunthyreoiditis:
    - TRAK (TSH-Rezeptor-Autoantikörper)
    - TAK (Thyreoglobulinantikörper)
    - TPO-MAK (TPO = Thyroidperoxidase, membranständiges Protein der Schilddrüsenzellen, MAK = mikrosomale Antikörper)
- **Thyreoglobulin:** Normbereich: bei Gesunden: < 75 µg/ml, bei thyreoidektomierten Patienten: < 3 µg/ml
    - bei kleinen Karzinomen auch normale Werte möglich
    - bei Metastasen stark erhöhte Werte zu erwarten
    - nach erfolgreicher Therapie ist eine Normalisierung zu erwarten
    - bei nicht entfernten Metastasen fehlende Normalisierung
    - bei Rezidiven erneuter Anstieg
- **Kalzitonin:** Normbereich: Frauen bis 4,6 pg/ml, Männer bis 11, pg/ml

Bildgebende Diagnostik

Sonografie

Die Ultraschalluntersuchung ist zentraler Bestandteil der bildgebenden Diagnostik der Schilddrüse.

Volumetrie

Bestimmung des Schilddrüsenvolumens: Annäherungswerte durch die Berechnung
Länge × Höhe × Breite (in cm) × 0,5 = Volumen in ml
Normwerte: bei erwachsenen Frauen 18 ml, bei Männern 25 ml.

Beurteilung des Echomusters

Eine diffuse Echoarmut des Parenchyms kann eine Autoimmunerkrankung darstellen, daraus alleine lassen sich jedoch weder ein Morbus Basedow noch eine Hashimoto-Thyreoiditis ableiten.

Beurteilung der Vaskularisation (farbkodierte Doppler- oder Duplexsonografie)

- Das Durchblutungsverhalten ergänzt die übrigen Befunde und erlaubt weder eine Funktionsbeurteilung noch eine zuverlässige Malignomdiagnostik.
- Im aktiven hyperthyreoten Stadium eines Morbus Basedow findet sich häufig eine verstärkte Vaskularisation. Sie ist jedoch nicht pathognomonisch, da sie auch bei einer Hypothyreose mit hoher TSH-Stimulation vorkommt.
- Im Rahmen einer Hypothyreose bei Thyreoiditis (Hashimoto) ist die Vaskularisation vermindert.
- In der Literatur werden eine Sensitivität von 83–99 % und eine Spezifität von 56–85 % für das Vorliegen eines Schilddrüsenkarzinoms beschrieben.
- Bei einem Knoten sind Randgefäße eher ein Benignitätszeichen, zentrale Gefäße ein Malignitätskriterium.

Herdbefunde und Knoten

Die exakte Beschreibung von Schilddrüsenknoten beinhaltet Angaben zu:
- Lage
- Beschaffenheit wie: solider Knoten, zystische Anteile, Zysten
- Größenmaße in 3 Ebenen
- Echogenität
    - echofrei: Zyste
    - echoarm: Adenom, maligner Tumor, Einblutung
    - echodicht: Fibrose, Adenom, Verkalkung

- Randsaum
- Abgrenzbarkeit
- Verkalkungen, Makro-, Mikroverkalkungen
- Durchblutungsverhalten am Rand (möglicher benigner Befund) und im Zentrum des Knotens (malignitätsverdächtig)
- Bei Schilddrüsenknoten ist ein Randgefäß ein Benignitätszeichen; suspekt sind echoarme solitäre Knoten (normales TSH, szintigrafisch funktionslos) mit unscharfer Begrenzung und/oder Mikrokalk und/oder zentraler Durchblutung.
- Als auffällig sind Lymphknoten > 1 cm und Lymphknoten mit einem nahezu gleich großen Quer- wie Längsdurchmesser anzusehen.

Nebenschilddrüse

Die Sensitivität der Sonografie zum Nachweis eines Nebenschilddrüsenadenoms bei primärem oder sekundärem Hyperparathyreoidismus beträgt ca. 50 %, in Zusammenhang mit einem Sestamibi-Scan bis zu 85 %.

Elastografie

- Die Veränderung der Gewebekonsistenz durch Ultraschall wird gemessen.
- Malignome zeigen eine verminderte Komprimierbarkeit.
- Ein erniedrigter Elastizitätswert ist ein Indikator für ein Karzinom.
- Elastografie ist eine sehr untersucherabhängige Diagnostik und hat daher einen immer geringeren Stellenwert.

Szintigrafie

Verwendet wird fast ausschließlich das Radionuklid Pertechnat ^{99m}Tc. Es ist ein reiner Gammastrahler mit kurzer Halbwertszeit (6 h) und wird von den Thyreozyten wie Jod aufgenommen („trapping"). Für Jodisotope gibt es nur noch spezielle Indikationen, da Pertechnat nicht weiter verstoffwechselt wird, z. B. zum Nachweis dystopen Schilddrüsengewebes.

Indikationen

- Klärung eines Verdachts auf funktionelle Autonomie oder Morbus Basedow
- Abklärung tastbarer Knoten oder sonografisch festgestellter Raumforderungen (Malignitätsverdacht)
- Identifikation und Lokalisation dystopen Schilddrüsengewebes
- Untersuchung auf Restgewebe oder Lokalrezidiv beim differenzierten Schilddrüsenkarzinom

Befundinterpretation

Bei der Szintigrafie wird – unter Berücksichtigung der klinischen Symptomatik, einer möglichen Vorbehandlung, des Ultraschallbefunds und der Laborwerte – das Speicherungsmuster beurteilt bezüglich
- mehrspeichernden (= heißen) Arealen,
- minderspeichernden (= kalten) Arealen,
- ^{99m}Tc-Thyreoidea-Uptake (TcTU).

Kalter Knoten im Szintigramm

Minderspeicherndes Areal in der Schilddrüse. Mögliche Ursachen:
- Karzinom
- Zyste
- Einblutung
- follikuläres Adenom
- regressive Veränderungen
- fokale Entzündungsherde

Häufig erlaubt das Reflexionsmuster im Ultraschall eine Differenzialdiagnose, bei echoarmem oder komplexem Schallmuster muss jedoch stets durch eine Feinnadelpunktion eine Gewebeprobe für die Zytologie entnommen werden.

Heißer Knoten im Szintigramm

Mehrspeicherndes Areal in der Schilddrüse.
- Autonome Adenome sind oft nur dann im Szintigramm erkennbar, wenn das übrige Schilddrüsengewebe aufgrund eines Überangebots an Hormonen keine oder nur geringe Speicherung zeigt (▶ Tab. 2.2).
- **kompensiertes autonomes Adenom:** In einer nicht supprimierten Schilddrüse heben sie sich oft nicht von dem umliegenden Gewebe ab.
- **dekompensiertes autonomes Adenom:** Die Suppression kann bei aktiven Adenomen, die häufig eine Hyperthyreose bewirken, endogen durch die im Adenom produzierten Hormone schon vorhanden sein.

Die Beurteilung der funktionellen Aktivität im Verlauf kann oftmals erst durch eine Wiederholung des Szintigramms unter exogener TSH-Suppression (durch orale Applikation von Schilddrüsenhormonen T_3) oder durch Übersteuerung (TSH-Sti-

2.1 Schilddrüse

Tab. 2.2 T₃-Suppression und TSH-Stimulation zur Demaskierung eines Adenomknotens.

Tastbefund	Szintigrafie	weiterführende Diagnostik	Verdachtsdiagnose
einseitiger Solitärknoten		T₃-Suppression	kompensiertes autonomes Adenom
einseitiger Solitärknoten		TSH-Stimulation	dekompensiertes autonomes Adenom

mulation) möglich werden, z. B. um warme Knoten zu demaskieren oder eine disseminierte Autonomie nachzuweisen.

Weitere bildgebende Verfahren

- Eine MRT- oder CT-Untersuchung (ohne Kontrastmittel) kommt bei der Abklärung der umgebenden Weichteile in Betracht.
- Insbesondere bei ausgedehnten Strumen oder invasiv wachsenden Schilddrüsenkarzinomen kann die Bildgebung das weitere Vorgehen beeinflussen, z. B. inwieweit eine ausgedehnte Resektion bei lokaler Metastasierung indiziert ist.
- In der Routinediagnostik der Schilddrüse spielen sie eine untergeordnete Rolle.

Invasive Diagnostik

Feinnadelbiopsie (FNB)

- Bei Knotenbildung der Schilddrüse sollte eine möglichst eng umschriebene Gruppe verdächtiger Läsionen selektiert und einer operativen Abklärung bzw. Therapie zugeführt werden.
- Voraussetzungen der Feinnadelpunktion sind, dass der durchführende Arzt in der Punktionstechnik und der Pathologe in der zytologischen Beurteilung erfahren sind und der Anteil an nicht beurteilbaren Punktaten unter 10 % liegt.
- Eine Schilddrüsensonografie (Differenzierung Zyste – Herdbefund, Beurteilung von Echogenität und Randbegrenzung) und eine Schilddrüsenszintigrafie sollten vorher angefertigt worden sein.

Indikation

- Verdacht auf Malignität
- Vorliegen von solitären, echoarmen, kalten oder schnell wachsenden oder unscharf begrenzten Knoten
- Verdacht auf eine subakute oder chronisch lymphozytäre Thyreoiditis
- solitäre Knoten bei Zustand nach perkutaner Hochvoltbestrahlung der Halsregion
- als therapeutische FNP möglich bei großen Schilddrüsenzysten, die zu lokalen Verdrängungserscheinungen führen oder bei einer akuten eitrigen Thyreoiditis

Befundinterpretation

- Bei der follikulären Neoplasie ist eine zytologische Unterscheidung eines follikulären Schilddrüsenkarzinoms von einem benignen follikulären Adenom nicht weiter möglich. Hier ist eine Histologiegewinnung notwendig.
- Die diagnostische Sicherheit ist bei den unterschiedlichen Knoten sehr verschieden, die Angaben für Sensitivität variieren von 70–100 %, für Spezifität von 20–90 %.
- Im Falle eines papillären, medullären oder anaplastischen Karzinoms lässt sich oft eine eindeutige Aussage machen, die eine weitere Diagnostik und Therapie erfordert, beziehungsweise die weitere Beobachtung eines kalten Knotens verbietet.

2.1.5 Allgemeines therapeutisches Vorgehen

Präoperatives Vorgehen

Planung

- Einschätzung des Resektionsausmaßes nach der erhobenen Befundausdehnung in der Bildgebung und laborchemischen Diagnostik
- daraus sich ergebendes Operationsverfahren
- Anwendung des TNM-Systems in der 8. Auflage bei Karzinom (TNM: Tumor – Nodulus – Metastase)

Vorbereitung

- euthyreote Stoffwechsellage präoperativ erreichen
- Möglichkeit von verschiedenen Zugangswegen einplanen: minimalinvasiv, Sternotomie, Thorakotomie
- Stimmbandfunktionsprüfung

Aufklärung des Patienten

- Verwendung des allgemein üblichen Standardbogens „Schilddrüse" mit handschriftlichen Zusätzen
- Ansprechen einer Verletzung des N. recurrens mit Heiserkeit bis zur beidseitigen Stimmlippenparese und Anlage eines Tracheostomas
- Darstellen der Gefahr der Verletzung der Nebenschilddrüsen mit Hypokalzämie und den sich daraus ergebenen Konsequenzen
- darüber hinaus Aufzeigen der sich aus einem Schnellschnitt ergebenden Konsequenzen mit Ausdehnung oder Einschränkung des Resektionsausmaßes bei der Karzinomoperation
- Darstellung des Neuromonitorings, mit der möglichen Notwendigkeit (bei Signalverlust auf der einen Seite), den Eingriff mit Resektion dieser Seite zu beenden und ggf. die Gegenseite 2-zeitig zu resezieren, als begründetes aber vermeintlich unnützes Vorgehen
- Notwendigkeit der präoperativen Stimmbandfunktionsprüfung

> **Merke**
> Kopie des Aufklärungsbogens dem Patienten mitgeben!

Indikationsstellung

- **absolute OP-Indikationen:**
  - große Strumen mit mechanischer Behinderung (Grad II–III; z. B. Engegefühl, Dyspnoe, Schluckbeschwerden, Einflussstauung, Trachealstenose oder Tracheomalazie)
  - Malignitätsverdacht
  - Karzinomausschluss
  - Karzinombehandlung
  - solitärer, kalter Knoten
  - Strumen mit Autonomie
- **relative OP-Indikation:**
  - kosmetische Gründe bei Strumen Grad I–II

Grundlagen der operativen Therapie

Taktische Überlegungen

- Die moderne Schilddrüsenchirurgie hat die befundorientierte und wenn möglich funktionserhaltende Resektion zum Ziel (▶ Abb. 2.5). Krankhaft verändertes oder funktionell überaktives Schilddrüsengewebe sollte komplett entfernt werden. Dabei nimmt die makroskopische Beurteilung des Gewebes durch den Operateur einen hohen Stellenwert ein.
- Aufgrund dieser taktischen Überlegungen hat sich die operative Therapie der Schilddrüsenerkrankung von der früher häufig durchgeführten subtotalen Resektion der Struma beidseits hin zur Hemithyreoidektomie mit subtotaler Resektion der Gegenseite bewegt. Dabei werden die oberen Polgefäße nicht ligiert; hier findet sich meistens noch unauffälliges Gewebe.
- Aus der Veränderung des Konzepts resultiert die zunehmende Bedeutung der Darstellung des N. laryngeus recurrens und der Nebenschilddrüsen, da nun vermehrt dorsal der Grenzlamelle und in Nervennähe operiert wird. Die Inspektion beider Schilddrüsenlappen ist obligat, eine vollständige Mobilisation beider Lappen bei zuverlässiger präoperativer Diagnostik eines unilateralen Befunds allerdings nicht.
- Der Eingriff wird in Intubationsnarkose durchgeführt, idealerweise mit einem Elektrodentubus, um ein intraoperatives Neuromonitoring durchführen zu können.
- Die früher gewünschte extreme Überstreckung des Kopfes ist heute verlassen. Entweder wird in 30°-Oberkörperhochlagerung oder in Rückenlagerung mit allenfalls moderater Streckung der Halswirbelsäule operiert.

OP-Technik

- Der Zugang erfolgt über eine quere Inzision 1–2 Querfinger oberhalb des Jugulum, wenn möglich in einer Hautfalte oder nach Anzeichen bzw. Markierung mittels Faden. Durch moderne Operationsverfahren (Ligatur mittels Ultraschallschere oder bipolarer Strompinzette) kann die Schnittlänge oft auf 4–5 cm Länge beschränkt werden. Ist ein komplizierter Verlauf zu erwarten, sollte von vornherein ein größerer Schnitt geplant werden, da die nachträgliche Schnitterweiterung lateral zu einem kosmetisch schlechteren Ergebnis führt.
- Durchtrennen des subkutanen Fettgewebes und des Platysma mit bipolarer Schere. Die hier verlaufenden Vv. jugulares anteriores können geschont werden, um die postoperative Schwellneigung zu vermindern.
- Spaltung der geraden Halsmuskulatur in der Mittellinie vom Schildknorpel bis nach kaudal auf die Trachea.
- Präparation in der Mittellinie bis auf die gefäßfreie Schicht auf der Kapsel.
- Zuwendung zu einer Seite. Eine in der Literatur immer wieder beschriebene Durchtrennung der infrahyoidalen Halsmuskulatur ist in den seltensten Fällen notwendig. Bei unübersichtlichem Situs (Rezidivstruma, Struma per magna) ist dies manchmal nicht zu umgehen.
- Für die weitere Präparation ist das Aufsuchen der „richtigen" Schicht zwischen äußerer und innerer Schilddrüsenkapsel sehr wichtig, um so den Schilddrüsenlappen anatomisch vollständig und blutarm mobilisieren zu können.
- Die laterale Mobilisation streng kapselnah mit bipolarer Pinzette ermöglicht den lateralen Zugang zum oberen Pol. Präparation des oberen Schilddrüsenpols mit der bipolaren Pinzette oder der Ultraschallschere. Dabei muss streng kapselnah präpariert werden, um den N. laryngeus superior nicht zu irritieren.
- Die Versorgung der oberen Polgefäße erfolgt mit der Ultraschallschere, mit bipolarem Strom (z. B. Ligashure), Clips oder mit Ligaturen.
- Nach Durchtrennung der Kocher-Vene lässt sich der obere Pol mit dem Lappen zunehmend hervorluxieren.
- Darstellen der Kapseläste der A. thyroidea inferior und kapselnahes Ligieren.

Darstellung des N. laryngeus recurrens

- Bei Präparation in Nervennähe obligat, z. B. bei der Hemithyreoidektomie, Thyreoidektomie, Rezidivstrumaresektion und Enukleation dorsaler Knoten. Gerade das Vorkommen verschiedener Variationen der Nervenverläufe ist ein Argument für die intraoperative Identifizierung des Nervs. Hierbei können Lupenbrille und Neuromonitoring helfen.
- Ist der Nerv bei der Präparation nicht darzustellen, kann unter Umständen das Belassen eines dorsalen Schilddrüsenkapselrests notwendig werden. Ist eine vollständige Resektion z. B. bei diffuser Autonomie oder Karzinom zwingend und der Nerv lässt sich beidseits nicht darstellen, sollte zunächst nur eine Seite reseziert werden. Nach Prüfung der Stimmbandfunktion am wachen Patienten kann 2-zeitig und frühzeitig die andere Seite operiert werden. Dieses Vorgehen ist dem Patienten besser zu vermitteln, wenn man ihn präoperativ in die Möglichkeit der Entscheidung zur 2-zeitigen Operation einbindet.

Präparation der Nebenschilddrüsen

- Bei jeder ausgedehnteren Präparation müssen die Epithelkörperchen dargestellt und durchblutet erhalten werden, außer wenn die Radikalität die Entfernung der Nebenschilddrüsen erfordert. Bei der Darstellung des N. recurrens finden sich im Bereich der A. thyroidea inferior leicht kranial von der Überkreuzungsstelle die oberen Epithelkörperchen, die unteren liegen ventral und kaudal davon, auch im zervikalen Anteil des Lig. thyrothymicum.
- Die kapselnahe Präparation der Äste der A. thyroidea inferior verhindert die Durchblutungsstörung der Nebenschilddrüsen. Besteht zu Ende der Operation doch eine Minderdurchblutung, sollte das betreffende Epithelkörperchen asserviert werden und in eine Tasche des M. sternocleidomastoideus, in 3–4 kleinere Stücke geteilt, reimplantiert werden.

Unterbindung der Gefäßversorgung

- Bei der Hemithyreoidektomie werden die oberen Polgefäße unterbunden und auf der Gegenseite bei subtotaler Resektion geschont, da der obere Pol nicht durch die paratracheale Gefäßversorgung erreicht wird.

- Die Gefäßversorgung der unteren Pole wird kapselnah versorgt, z. B. mit bipolarer Pinzette, mit Ultraschallschere oder mit Ligaturen.

Operativer Rückzug
Nach Entfernung der Schilddrüse erfolgt
- die subtile Blutstillung, nervennah mit Ligaturen oder Clips, nervenfern mit bipolarer Pinzette oder Ultraschallschere,
- das abschließende Neuromonitoring der Nn. recurrentes,
- die Naht der geraden Halsmuskulatur,
- die Naht des subkutanen Gewebes, insbesondere des Platysmas,
- Dabei sollte nicht zu kutan gestochen werden, um Hauteinziehungen am Hals zu vermeiden. Bei sorgfältiger Blutstillung ist die Einlage von Drainagen nicht zu empfehlen. Eine Nachblutung durch Abrutschen einer Ligatur ist dadurch nicht zu verhindern, der Patientenkomfort ist jedoch durch die Drainage beeinträchtigt.

Intraoperatives Neuromonitoring

- Mithilfe des intraoperativen Neuromonitorings (IONM) können die nervalen Strukturen am Schilddrüsenhilus paratracheal besser von anderen bindegewebigen oder gefäßigen Strukturen unterschieden werden.
- Eine 100%ige Sicherheit gibt es auch bei Einsatz des IONM nicht. Verlässt man sich alleinig auf das intraoperative Monitoring, ist die Rate der Rekurrensparesen nicht geringer. Dem erfahrenen Operator bietet das IONM bei unübersichtlichen anatomischen Verhältnissen eine zusätzliche Technik, schnell und sicher zu präparieren.
- Zu Beginn des Einsatzes des intraoperativen Neuromonitorings wurde die Ableitung über transligamentäre Elektroden (Lig. cricothyroideum) direkt im M. vocalis durchgeführt. Heutzutage werden Tubuselektroden benutzt, die eine atraumatische Ableitung ermöglichen.
- Immer mehr setzt sich das kontinuierliche intraoperative Neuromonitoring (CIONM) durch, sodass ein kontinuierliches N.-vagus-Signal abgeleitet wird. Intraoperativ kann komfortabel mittels Fußschalter die Handelektrode aktiviert werden, um so direkt den N. laryngeus recurrens zu stimulieren. Insbesondere bei Rezidiveingriffen hat der erfahrene Operator hier eine zusätzliche Kontrollmöglichkeit.
- Nur die intraoperative Stimulation des N. vagus erfasst die gesamte Strecke des N. laryngeus recurrens.

Spezielle operative Therapie
(▶ Abb. 2.5).

Enukleation eines Knotens

Indikation
- glatt beranderter kleiner Knoten
- kein funktionsgestörtes Gewebe der Restschilddrüse
- kein Anhalt für Malignität, ggf. vorher Feinnadelpunktion
- histologische Abklärung
- kosmetisch störend

OP-Technik
- kleiner Hautschnitt im Jugulum
- Präparation bis auf die Kapsel der betreffenden Seite
- Enukleation des Knotens mit bipolarer Pinzette und subtiler Blutstillung oder durch Resektion mit Ultraschallschere
- Naht der Kapsel
- Subkutannaht
- Hautnaht intrakutan

Die Enukleation ist auch als minimalinvasives Verfahren (S. 32) möglich.

Subtotale Resektion

Indikation
- Die subtotale Resektion mit beidseitiger Verringerung des Schilddrüsenvolumens ist heute eher ein seltener Eingriff.
- Bei diffuser Autonomie mit dorsal beidseits unauffälligem Gewebe kann sie noch zur Anwendung kommen.

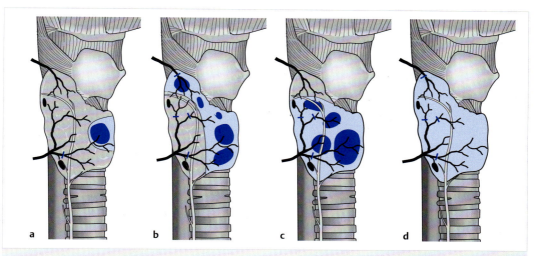

Abb. 2.5 Operationstechniken. Techniken nach dem Konzept der morphologiegerechten funktionserhaltenden Therapie.
- a: Enukleation
- b: subtotale Resektion (herkömmlich)
- c: subtotale Resektion mit Belassen des oberen Pols
- d: Lobektomie

OP-Technik

Die Präparation erfolgt wie oben beschrieben.
- Bei der Resektion wird die dorsale Kapsel nicht freipräpariert, sondern der Schilddrüsenbereich um die Nerven und Nebenschilddrüsen belassen.
- Dies beinhaltet auch die Ungewissheit, ob bei dem Resektionsausmaß die Nerven und die Nebenschilddrüsen unbeeinträchtigt bleiben.
- Festlegung des Resektionsrands
- Durchtrennung des Schilddrüsengewebes von lateral nach medial
- Blutstillung und Naht der verbliebenen Schilddrüsenkapsel
- Hautnaht

Cave

Verletzung der Nerven bei der Kapselnaht!

Hemithyreoidektomie

Indikation

- großer oder mehrere Konten bei Struma nodosa unilateral
- Abklärung eines Karzinomverdachts (kalter Knoten)
- papilläres Mikrokarzinom

OP-Technik

- Präparation des Schilddrüsenlappens einseitig
- Neuromonitoring
- Durchtrennung des Isthmus mit Ligaturen, bipolarer Pinzette/Schere oder Ultraschallschere
- Resektion des Schilddrüsenlappens und Exploration der Gegenseite
- Wundverschluss

Hemithyreoidektomie mit subtotaler Resektion der Gegenseite (OP nach Dunhill)

Indikation

- einseitige Struma nodosa mit Knoten am unteren Pol der Gegenseite
- Volumenverkleinerung bei euthyreoter Struma
- Verringerung des funktionell veränderten Gewebes bei Hyperthyreose

Im Gegensatz zur subtotalen Schilddrüsenresektion beidseits ist die Entfernung des den Hauptanteil der Schilddrüsenerkrankung tragenden Schilddrüsenlappens mit der befundadaptierten subtotalen Resektion der Gegenseite das sich durchsetzende Vorgehen. Hier wird nicht schematisch das Volumen der Schilddrüse verkleinert, sondern funktionell das Ausmaß der Resektion festgelegt. Meist findet sich am oberen Pol gesundes Gewebe, sodass der obere Pol der nicht so stark betroffenen Seite belassen werden kann.

OP-Technik

- Präparation mit Mobilisation des stärker befallenen Lappens
- Neuromonitoring
- Schonung der Nebenschilddrüsenkörperchen
- Präparation über die Trachea hinaus zur Gegenseite
- kapselnahe Versorgung der Äste der A. thyroidea superior
- Festlegung der Resektionsgrenzen am Schilddrüsenlappen der Gegenseite
- Durchtrennung des Schilddrüsengewebes mit bipolarem Strom oder Ultraschalldissektor
- Schonung des oberen Pols, wenn möglich, sonst Erweiterung des Eingriffs zur Thyreoidektomie bei verändertem Gewebe auch am oberen Pol
- Blutstillung
- Wundverschluss

Thyreoidektomie

Indikation

- Struma nodosa beidseits
- Struma per magna beidseits
- Karzinomoperation bei Tumoren ≥ 1 cm
- medulläres Karzinom
- differenziertes Karzinom (außer papilläres Mikrokarzinom)
- undifferenziertes Karzinom
- als sichere Rezidivprophylaxe beim Morbus Basedow
- thyreotoxische Krise
- relative Indikationen: konservativ nicht beherrschbare Thyreoiditis oder Hyperthyreose

Die Thyreoidektomie erfordert eine umsichtige Präparation beider dorsaler Schilddrüsenkapseln. Ein Neuromonitoring ist hier unablässig, um die intraoperative Schädigung einer Seite frühzeitig zu erkennen und auf die Änderung des operativen Vorgehens, die Durchführung einer 2-zeitigen Resektion, umzuschwenken.

OP-Technik

- Präparation beider Schilddrüsenlappen als anatomische Einheit, d. h. das Präparat wird nicht am Isthmus durchtrennt
- Neuromonitoring
- Darstellung der Nebenschilddrüsenkörperchen, ggf. Neueinpflanzung in eine Muskeltasche des linken M. sternocleidomastoideus bei Durchblutungsstörungen
- Fadenmarkierung des Präparats

Minimalinvasive Chirurgie der Schilddrüse

In den letzten Jahren wurden minimalinvasive Techniken auch in der Schilddrüsenchirurgie entwickelt, heute beträgt der Anteil dieser Operationen in Zentren ungefähr 10–20 %.

Da die Inzisionen in der konventionellen Schilddrüsenchirurgie immer kleiner werden, wird nicht mehr so sehr zwischen einer Operation mit oder ohne Videokamera unterschieden, sondern dahingehend, ob ein zervikaler oder extrazervikaler Zugangsweg gewählt wird:

- zervikaler Zugang:
  - kollar (nach Gagner/Hüscher/Ikeda/Kataoka)
  - präthorakal (nach Ishii/Kim/Shimizu/Yamashita)
  - medial (nach Miccoli/Bellantone)
  - lateral (nach Henry)
  - offen minimalinvasiv (nach Park)
- extrazervikaler Zugang:
  - axillär, ABBA (axillo-bilateral-breast approach), BABA (bilateral-axillo-breast approach), rein transaxillär (nach Ikeda/Ohgami/Shiamazu)
  - supra-/submandibulär (nach Inabent III/Yamashita)
  - retroaurikulär (nach Schardey)
  - transoral (nach Witzel)
  - roboterassistiert (nach Kang, Lee)

Zervikaler Zugang

Als häufigste Technik hat sich die **minimalinvasive videoassistierte Thyreoidektomie (MIVAT)** etabliert, wobei nicht immer die Thyreoidektomie durchgeführt wird, sondern der Begriff MIVAT synonym für die minimalinvasive Technik steht.

Bei der Anwendung der MIVAT kommt es auf die richtige Indikationsstellung an. Die Kriterien (▶ Tab. 2.3) sind relativ und werden zzt. erweitert.

2.1 Schilddrüse

Tab. 2.3 Ein- und Ausschlusskriterien zur minimalinvasiven videoassistierten Thyreoidektomie (MIVAT).

Einschlusskriterien	Ausschlusskriterien
• Knoten bis 3,5 cm • Struma mit 25–30 ml Volumen • kleine Basedow-Strumen • bilaterale Struma	• multiple große Knoten • Struma mit > 40 ml Volumen • Thyreoiditis • Schilddrüsenkarzinomoperation mit Lymphadenektomie

OP-Technik

- Videoeinheit am Kopfende des Patienten
- in Rückenlage ohne Überstreckung des Kopfes und des Halses
- Operateur rechts oder links, je nach Befund, 1. Assistenz gegenüber, 2. Assistenz am Kopfende
- kleiner Hautschnitt im Jugulum von 1–3 cm, je nach Befund
- Durchtrennung der Halsmuskulatur in der Mittellinie
- Einsatz der 5-mm-Kamera, beim offenen Verfahren teils als „Grubenlampe" mit direkter Sicht in den Situs oder – am oberen Pol – als Endoskopiekamera
- Präparation der Schilddrüsenkapsel mit Dissektor/Spatel
- kapselnahe Versorgung der Äste der A. thyroidea am unteren Pol zur Mobilisation des Lappens
- Darstellung der Epithelkörperchen
- Präparation an der dorsalen Kapsel mit Darstellung des N. laryngeus recurrens
- Präparation des oberen Pols mit Dissektor und mikrochirurgischen Instrumenten, bipolarer Pinzette
- Versorgung der oberen Polgefäße mit Clips, bipolarem Strom oder Koagulation, z. B. mit Ligashure precise
- Hervorluxieren des mobilisierten Schilddrüsenlappens und Durchtrennung am Isthmus
- Exploration der Gegenseite
- Wundverschluss, Hautnaht mit resorbierbarem Intrakutanfaden

Die MIVAT wird heute noch immer kontrovers diskutiert, hat sich jedoch wegen der zunehmenden Patientenakzeptanz weiter etabliert.

Als Vorteile werden das kosmetische Ergebnis, die geringeren Beschwerden postoperativ und die gute Detailansicht bei Vergrößerung angeführt. Die aufgeführten Nachteile, wie längere Operationsdauer und schlechtere Übersicht und dadurch mögliche höhere Gefahr von Komplikationen, haben sich in Vergleichsbeobachtungen nicht bestätigt.

Extrazervikale Zugänge

Extrazervikale Zugangswege haben zum Ziel, eine Narbe im Halsbereich zu vermeiden. Dabei kommen Operationstechniken zur Anwendung, die ein erhöhtes operatives Trauma zur Folge haben.

Als einer der wenigen extrazervikalen Zugangswege wird der **ABBA** (**axillo-bilateral-breast approach**) in einigen Zentren in Deutschland mit guten Ergebnissen und hoher Patientenzufriedenheit durchgeführt.

Weitere Verfahren werden beschrieben, z. B. die Exploration der Schilddrüse mit einem Endoskop über eine Inzision am Mundboden, im Sinne einer transoralen Schilddrüsenresektion.

Indikation

- Patientenwunsch

OP-Technik

- Hautinzisionen axillar und am Mamillenrand
- Einsetzen von Trokaren
- Präparation mit dem Ultraschalldissektor
- Vorgehen wie bei der MIVAT
- Präparatebergung über die Axilla

Die Alternative der minimalinvasiven gegenüber der konventionellen Chirurgie ergibt sich jedoch nur in 5–10 % aller Fälle. Alle anderen Patienten werden auch weiterhin konventionell operiert.

Nachbehandlung

- Routinebehandlung:
  - Überwachung im Aufwachraum
  - Schmerzbehandlung
- Routinekontrollen:
  - Ca^{2+}-Kontrolle am 1. Tag, Substitution nur bei Klinik oder sehr niedrigem Wert und bei zu erwartenden Symptomen
  - HNO-Kontrolle am 2. Tag, wenn der Patient noch stationär ist, sonst ambulant
  - Schilddrüsenhormonkontrolle in 4–6 Wochen und TSH-basal-adaptierte Substitution bei benigner Struma

Komplikationen

Nachblutung

Eine Nachblutung ereignet sich in den ersten 12–24 h. Die Gefahr der Nachblutung erfordert eine engmaschige Kontrolle auch bei geringeren Befunden. Kommt es zur Luftnot bei starker Schwellung außerhalb des Operationstrakts, ist eine Eröffnung der Wunde mit Entlastung des Hämatoms eine lebensrettende Maßnahme. Danach kann das weitere Vorgehen in Ruhe geplant werden. Die operative Revision ist dann unumgänglich.

Rekurrensläsion

- einseitige Läsion:
  - meist ohne respiratorische Komplikation
  - Kontrolle des HNO-ärztlichen Befunds in 4 und 8 Wochen
  - Beginn einer logopädischen Behandlung
- bei Verdacht auf beidseitige Rekurrensparese:
  - intensivmedizinische Überwachung und frühzeitige HNO-Kontrolle
  - bei zunehmendem Stridor wird die Intubation notwendig
  - bei längerfristiger Beatmung Punktionstracheotomie
  - weiteres Vorgehen mit HNO-ärztlicher Behandlungsstrategie

Hypoparathyreoidismus

Die heute häufiger angewandten Operationsverfahren wie die Thyreoidektomie und die Hemithyreoidektomie zeigen postoperativ öfter eine Absenkung des Serumkalziumwerts ohne klinische Symptome. Dies geschieht bei regelhafter Darstellung der Epithelkörperchen durch die Traumatisierung bei der Mobilisation. Bei unmittelbarer, also zu früher Substitution erniedrigter Laborwerte werden die Nebenschilddrüsen ihre Arbeit nur verzögert aufnehmen. So kann sich eine längerfristige Kalziumsubstitution ohne organisches Korrelat manifestieren.

Symptome der Hypokalzämie sind:
- Kribbeln
- Spasmen der Muskulatur
- Pfötchenstellung der Hände
- Karpfenmund

Vorgehen bei erniedrigtem Serumkalzium

- ohne Symptome: engmaschige Kontrolle
- mit Symptomen: engmaschige Kontrolle, Gabe von Kalzium i. v. sofort, bis zu 3-mal 1 g/d, baldige Umstellung auf Kalzium oral 2–8 g, Parathormonbestimmung
- In den meisten Fällen ist eine Nebenschilddrüseninsuffizienz reversibel und die symptomorientierte Therapie mit oraler Substitution ausreichend. Nach 2–4 Wochen sollte die orale Therapie mit Kalzium den Kalziumwert normalisieren, sonst muss von einer permanenten Nebenschilddrüseninsuffizienz ausgegangen werden.
- Langzeittherapie: Kalzium mit Vitamin-D-Präparat
  - Vitamin D_3 (1,25-Dihydroxycholecalciferol): 0,25–0,5 µg/d, Dosisanpassung durch Laborkontrollen
  - A.T.10 (Dihydrotachysterol): 0,5–1 mg/d

In der Folge kann es trotz der vorhandenen Hypokalzämie aufgrund wechselnder Hyperphosphatämien in Abhängigkeit vom Phosphatreichtum der Nahrung zu sogenannten paradoxen Verkalkungen kommen, die sich in typischer Weise als tetanischer Katarakt oder Stammganglienverkalkung manifestieren.

> **Merke**
>
> Dauert die Hypokalzämie länger als 6 Monate, besteht ein permanenter Hypoparathyreoidismus.

Nachkontrolle und Rezidivprophylaxe bei benignen Schilddrüsenbefunden

Die Funktion der Schilddrüse muss postoperativ kontrolliert werden. Die Substitutionsprophylaxe darf erst nach Erhalt der Histologie begonnen werden, um nicht bei zufälligem Karzinombefund im Präparat den Beginn der Radiojodtherapie zu verzögern. Die Notwendigkeit und die Höhe der Substitutionsprophylaxe nach Schilddrüsenoperationen wird noch diskutiert, klinisch richtet sich das postoperative Vorgehen nach den in ▶ Tab. 2.4 aufgeführten Richtlinien.

- Lebenslange jährliche Kontrollen sind notwendig.
- Die TSH-Suppression ist zu vermeiden, da sonst ein erhöhtes Risiko für Vorhofflimmern und einen pathologischen Knochenstoffwechsel besteht.

2.1.6 Pathologien der Schilddrüse

Euthyreote/blande Struma

Epidemiologie

- Die Schilddrüsenvergrößerung bei normaler Schilddrüsenstoffwechsellage (euthyreote, blande Struma) ist die häufigste Schilddrüsenerkrankung (90 % aller Schilddrüsenerkrankungen).
- 10–15 % der Bevölkerung sind betroffen, Frauen 4-mal häufiger als Männer.
- In der Literatur: 35 % der Bevölkerung mit Schilddrüsenerkrankungen haben eine Struma, 20 % haben Knoten.

Ätiologie

Die weitaus häufigste Ursache einer euthyreoten Struma ist die mangelnde Jodzufuhr über die Nahrung. In vielen Gegenden Mitteleuropas enthält das Trinkwasser zu wenig Jod, sodass weniger als die erforderlichen 150–200 µg Jod täglich aufgenommen werden. Dadurch ist die Schilddrüsenhormonsynthese verringert, die Schilddrüse wird über den Regelkreis angeregt, durch mehr Wachstum die Schilddrüsenhormonproduktion zu steigern.

Klassifikation

Die Weltgesundheitsorganisation WHO teilt die Schilddrüse nach ihrer Größe in die Strumagrade 0–III ein (▶ Tab. 2.5).

Eine sichtbare Vergrößerung besteht ab einem Volumen von ca. 40 ml.

Tab. 2.4 Richtlinien zur Substitutionsprophylaxe nach Schilddrüsenoperationen.

Operation	Richtlinien
Thyreoidektomie oder Near-Total-Thyreoidektomie	• körpergewichtsadaptierte L-Thyroxinsubstitution 1,6–1,8 µg L-Thyroxin/kgKG • TSH-Kontrolle nach 4–6 Wochen • Ziel: TSH im euthyreoten Bereich
Hemithyreoidektomie	• keine generelle Substitution bei Unsicherheit über das Ausmaß der Funktion des verbliebenen Schilddrüsenrests • kurzfristige Kontrolle der Schilddrüsenparameter, bei erniedrigten Werten Beginn der Substitution mit 50–75 µg L-Thyroxin und Jodid • Dosisanpassung nach 4–6 Wochen, dann TSH basal optimiert
Enukleation	Prophylaxe mit Jodid

Tab. 2.5 Struma: WHO-Klassifikation.

Grad	Klassifikation
Grad 0a	keine Struma
Grad 0b	tastbare, aber nicht sichtbare Struma
Grad I	tastbare und bei zurückgebeugtem Kopf eben sichtbare Struma
Grad II	sichtbare Struma
Grad III	große sichtbare Struma

Symptomatik

Die euthyreote Struma ist oftmals ein Zufallsbefund. Die Patienten zeigen am Anfang der Erkrankung keinerlei Symptome. Später, bei Vergrößerung der Schilddrüse, können entstehen:
- Engegefühl
- Schluckbeschwerden
- sichtbare Vermehrung des Halsumfangs
- Luftnot bei Belastung, Stridor

Diagnostisches Vorgehen

- Labor: TSH, fT_3 und fT_4 normal, bei Euthyreose keine weitere Labordiagnostik notwendig
- Sonografie: Größe, Knotenanalyse, Therapiekontrolle
- Szintigrafie: zur Funktionskontrolle bei Knotenstruma, bei diffuser Struma nicht erforderlich
- Punktionszytologie: bei konservativer Therapie fakultativ, bei Struma nodosa mit kaltem Knoten obligat
- Elastografie: Messung der Elastizität des Gewebes, maligne Knoten haben einen niedrigen Elastizitätswert

Therapeutisches Vorgehen

Indikationsstellung

- OP nach erfolgloser längerer medikamentöser Behandlung, möglichst nicht vor dem 16. Lebensjahr
- mechanische Behinderung, meist ab Grad III

Konservative Therapie

- bei diffuser Struma bis Grad II Suppression der TSH-Stimulation mit Schilddrüsenhormonen, hauptsächlich T_4-Präparate, auch in Kombination mit Jodid, ca. 100–250 µg L-Thyroxin und 100–150 µg Jodid
- Erreichen eines TSH-Zielwerts (0,2–0,8 mU/l)

Operative Therapie

- Die früher durchgeführte Standardresektion mit Belassen eines definierten Rests der Schilddrüse dorsal ist heute verlassen, zugunsten eines an der Funktion - und Morphologie orientierten operativen Vorgehens.
- Das Ausmaß der Resektion richtet sich nach den lokalen Gegebenheiten intraoperativ, individuell wird das funktionell oder zystisch regressiv veränderte Gewebe reseziert.
- Operationsverfahren:
  - Ausmaß der Resektion individuell, morphologie- und funktionsorientiert
  - selektive Enukleation eines Knotens aus einer sonst unauffälligen Schilddrüse zur Abklärung und Therapie
  - subtotale Resektion mit Belassen von normalem Schilddrüsengewebe dorsal oder am oberen Pol
  - Hemithyreoidektomie bei überwiegend einseitiger Veränderung
  - Hemithyreoidektomie mit kontralateraler Resektion, wenn ein Lappen überwiegend und der kontralaterale Lappen nur teilweise befallen ist. Oftmals ist der obere Pol nicht verändert, sodass die oberen Polgefäße und das Epithelkörperchen belassen werden.
  - Thyreoidektomie, wenn beide Lappen vergrößert und befallen sind

Hyperthyreose

Ätiologie

- häufigste Ursachen:
  - 3 verschiedene thyreoidale morphologische Autonomieformen (uni-/multifokal, disseminiert)
  - immunogene Hyperthyreose (Morbus Basedow)
- weniger häufige Ursachen:
  - jodhaltige Präparate
  - Thyreoiditiden
- seltene Ursachen:
  - TSH-produzierendes Hypophysenadenom
  - hypophysäre Schilddrüsenhormonresistenz
  - Hyperthyreose bei differenziertem Schilddrüsenkarzinom

Schilddrüsenautonomien

In der Schilddrüse gibt es immer Bezirke, die vom TSH-Regelkreis abgekoppelt Hormone produzieren, sogenannte autonome Adenome. Sie werden in 3 morphologische Formen eingeteilt:
- unifokale Autonomie mit solitärem Knoten in der Schilddrüse
- multifokale Autonomie mit mehreren Knoten
- disseminierte Form mit engmaschiger Verteilung von autonomen Zellen über die gesamte Schilddrüse

Zusätzlich muss die Stoffwechsellage diagnostiziert werden, um die weitere Therapie zu planen. Es findet sich bei den Autonomien eine euthyreote Stoffwechsellage (nicht toxische Knoten), es kann sich aber auch eine Hyperthyreose entwickeln (toxische Knoten). Autonome Adenome haben einen Anteil von 15–50 % an hyperthyreoten Krankheiten der Schilddrüse, in Jodmangelgebieten findet sich eine Häufung. Frauen sind häufiger betroffen, insbesondere ab dem 40. Lebensjahr.

Symptomatik

- Nervosität, Schlaflosigkeit, Ruhelosigkeit
- Gewichtsverlust trotz vermehrtem Appetit
- Wärmeunverträglichkeit mit vermehrtem Schwitzen
- vermehrte Darmentleerungen, eventuell mit Durchfall
- Haarausfall
- Zyklusunregelmäßigkeiten bei Frauen
- Muskelkrämpfe

Diagnostisches Vorgehen

- **Labor** mit fT_3/fT_4, TSH dabei erniedrigt; Schilddrüsenantikörper MAK (TPO-AK), TRAK, TAK
- Knoten im **Ultraschall**
- heiße Knoten im **Szintigramm**, ggf. Demaskierung mittels Suppressionsszintigramm (▸ Tab. 2.2)
- **Punktionszytologie** bei szintigrafisch kalten Arealen

Therapeutisches Vorgehen

Indikationsstellung

Grundsätzlich muss jeder Patient mit autonomem Adenom und Hyperthyreose in eine euthyreote Stoffwechsellage gebracht werden. Kleine solitäre Adenome ohne funktionelle Einschränkungen können beobachtet werden. Ergibt sich eine Behandlungsindikation, kann man zwischen operativer Therapie und Radiojodtherapie wählen. Verändert sich der Knoten jedoch, wird er größer oder die Stoffwechsellage ändert sich, oder ist das übrige Schilddrüsengewebe auffällig, so wird die operative Therapie (▸ Tab. 2.3), auch zur Histologiegewinnung, empfohlen.

OP-Indikation insbesondere bei
- Hyperthyreose
- dekompensiertem Adenom
- großem Adenom mit mechanischen Symptomen
- mehrknotiger Struma mit Adenom
- kühlen Arealen
- Karzinomverdacht

Konservative Therapie

- Perchlorate

oder besser:
- Thiamazol initial 20–40 mg/d, dann 2,5–10 mg/d
- Carbimazol initial 40–60 mg/d, dann 5–20 mg/d
- Kombination mit Schilddrüsenhormonsubstitution (wegen Aktivierung des Hypophysenvorderlappens und Gefahr der Strumavergrößerung)
- im Intervall (nach Euthyreose) → elektive operative Therapie
- begleitend β-Blocker und eventuell Benzodiazepam zur Linderung der durch den erhöhten Sympathikotonus hervorgerufenen Symptome

Operative Therapie

(▸ Tab. 2.6).

Tab. 2.6 Befundorientiertes operatives Vorgehen beim autonomen Adenom.

Art der Autonomie	Vorgehen
unifokale Autonomie	- Resektion des solitären Knotens mit Randsaum bei unauffälligem Restgewebe - Hemithyreoidektomie bei geringem Volumen der Restschilddrüse oder knotigem Umbau des Schilddrüsenlappens
multifokale Autonomie	- Hemithyreoidektomie des den Hauptbefund tragenden Schilddrüsenlappens mit subtotaler Resektion der Gegenseite - Thyreoidektomie bei knotigem Umbau der gesamten Schilddrüse
disseminierte Autonomie	- an das Gewebe angepasste Resektion, z. B. Hemithyreoidektomie mit subtotaler Resektion der Gegenseite - Thyreoidektomie bei kompletter Autonomie oder knotigem Umbau der gesamten Schilddrüse

Immunogene Hyperthyreose – Morbus Basedow

Ätiologie, Pathogenese

Die immunogene Hyperthyreose vom Typ Morbus Basedow ist eine Autoimmunerkrankung, die eine Überfunktion und Vergrößerung der Schilddrüse bewirkt. Bei der Erkrankung werden TSH-Rezeptorantikörper (TRAK) gebildet, die sich an die Rezeptoren der Zellen anlagern und die Zelle zur Produktion von T_3 und T_4 anregen.

Der Morbus Basedow kommt in jedem Lebensalter vor, jeder 3. Patient ist unter 35 Jahre, das Verhältnis Frauen zu Männer beträgt 5 : 1.

Die genauen Ursachen sind nicht eindeutig ermittelt. Man geht von einem multifaktoriellen Geschehen aus.

- Eine große Rolle spielt offenbar eine genetische Prädisposition, denn bei Patienten mit bestimmten HLA-Subtypen (HLA: humanes Leukozytenantigen) kommt es im Laufe des Lebens zu einer höheren Inzidenz von Autoimmunerkrankungen.
- Infektionen durch Viren und Bakterien (Yersinien); wird zunehmend kontrovers diskutiert
- Psychische Belastung, Stress
- Auslösende Faktoren können auch immunstimulierende Medikamente wie Interferon-α oder Interleukin-2 sein.
- Selten kommt es in der Schwangerschaft, häufig aber im Anschluss an eine Schwangerschaft zum Auftreten eines Morbus Basedow. Eine Schwangerschaft gilt als gesicherter Auslösefaktor, der Grund dafür ist nicht bekannt. Die hormonellen Veränderungen in und nach der Schwangerschaft spielen wahrscheinlich eine wichtige Rolle.
- Zu hohe Jodzufuhr

Symptomatik

Der Symptomenkomplex ergibt sich aus den thyreoidalen und extrathyreoidalen Manifestationen des Morbus Basedow. Typisch für die Basedow-Erkrankung ist die Merseburger Trias:
- Struma
- Tachykardie
- Exophthalmus

Spezieller lassen sich die Symptome in 3 Symptomgruppen einteilen:
- Symptome der **Überfunktion**:
  - Herzklopfen, Herzrasen
  - hoher Blutdruck
  - Nervosität, Reizbarkeit, Rastlosigkeit
  - Muskelschwäche, Muskelschmerzen
  - Zittern der Hände
  - Schlafstörungen
  - Schwitzen, feuchtwarme Haut
  - Heißhunger und Durst
  - Gewichtsverlust trotz großer Essensmengen
  - Kopfschmerzen
  - Durchfall
  - Störungen im Menstruationszyklus (unregelmäßige oder verstärkte Blutungen, Ausbleiben der Regelblutung)
  - Zunahme des sexuellen Bedürfnisses (auch Abnahme möglich, wenn auch seltener)
- Symptome der **Immunopathie**:
  - Gelenkschmerzen
  - Muskel- und Rückenschmerzen
  - grippeähnliche Symptome
  - Haarausfall
  - prätibiale Ödeme
- Symptome der **endokrinen Orbitopathie**: immunologisch bedingte Entzündung der Augenhöhle mit
  - Schwellung der retroorbitalen Muskeln
  - Exophthalmus
  - Sehstörungen
  - ungenügender Lidschluss, erweiterte Lidspalte (Dalrymple-Zeichen)
  - Zurückbleiben des Oberlids bei Blicksenkung (Graefe-Zeichen)
  - Trockenheit und seltener Lidschlag (Stellwag-Zeichen)
  - Konvergenzschwäche

Diagnostisches Vorgehen

- **Labor:** TSH erniedrigt, fT_3 und fT_4 erhöht, TSH-Rezeptorantikörper erhöht; TRAK bis zu 90 % positiv, in 70 % der Fälle ist auch der Anti-TPO positiv, in 10–20 % der Anti-hTg.
- **Sonografie:** diffus verminderte Echogenität, Organ hypervaskularisiert
- **Szintigrafie:** diffuse Struma mit homogener Radioaktivitätsanreicherung
- Die radiologische Bildgebung beim Morbus Basedow ist für die Diagnosestellung eher zweitrangig.

Therapeutisches Vorgehen

Es gibt keine die Ursachen behandelnde Therapie, hauptsächlich werden die Symptome therapiert.

Indikationsstellung

- **konservative Therapie:**
  - bei Patienten mit Hyperthyreose und kleiner Schilddrüse ohne endokrine Orbitopathie
  - zur Vorbereitung der ablativen Therapieverfahren
  - insbesondere bei Kindern und Jugendlichen
  - Patienten mit Kontraindikationen zur Radiojod- oder operativen Therapie (Kinder und Jugendliche, Patienten in höherem Alter)

Zeigt die medikamentöse Therapie keinen Erfolg, werden die ablativen Therapieformen eingesetzt.

- **Radiojodtherapie:**
  - Therapieversager bei thyreostatisch-medikamentöser Behandlung nach 1 Jahr
  - Patienten mit Kontraindikationen für eine operative Therapie
  - bei starken Nebenwirkungen der Thyreostatika
  - Patientenwunsch
  - Rezidiv nach operativer Therapie
  - **Kontraindikation:**
    - Kinder und Jugendliche
    - Schwangere
    - große Struma mit mechanischen Behinderungen
  - **Vorteil:** keine Schädigung des N. recurrens und der Nebenschilddrüsen
- **Operation:**
  - große Strumen mit lokalen Komplikationen
  - Rezidiv einer Thyreostatikatherapie
  - schwer einstellbare Hyperthyreose
  - mangelnde Compliance des Patienten
  - Z. n. thyreotoxischer Krise
  - Hyperthyreose bei Schwangeren
  - knotiger Umbau mit kalten Knoten, Malignomverdacht
  - schwere Orbitopathie
  - **Kontraindikation:**
    - Patienten mit erhöhtem Operationsrisiko
    - bei leichten Krankheitsverläufen ohne vorherigen medikamentösen Behandlungsversuch

Konservative Therapie

- **medikamentöse Therapie:**
  - Thyreostatika (s. autonomes Adenom)
  - Unterdrückung der Hormonüberproduktion
  - Behandlung der Symptome der Hyperthyreose, keine kausale Therapie
  - Durchführung der Therapie für 1 Jahr, Langzeitergebnisse nicht gut
  - Nach 1 Jahr kommt es in 50 % der Fälle zur erneuten Erhöhung der Schilddrüsenwerte.
  - Eine nochmalige medikamentös-thyreostatische Therapie zeigt nur in 20 % der Fälle einen Behandlungserfolg.
- **Radiojodtherapie:**
  - mittels radioaktivem Isotop ^{131}Jod in Kapselform
  - Das radioaktive Jod wird hauptsächlich in der Schilddrüse aufgenommen, die Betastrahlen bewirken den Zelltod der Schilddrüsenzellen. Da die Wirkung erst nach Wochen eintritt, muss mit Thyreostatika vor- und nachbehandelt werden.

Operative Therapie

Das Ziel der Operation ist die Beseitigung der Hyperthyreose durch Beendigung der Immunreaktion, Behebung der lokalen mechanischen Probleme und die bestmögliche Rezidivprophylaxe. Eine weitgehende Reduktion oder vollständige Entfernung des Schilddrüsengewebes ist hierzu notwendig.

- Near-Total-Thyreoidektomie, Hemithyreoidektomie mit subtotaler Resektion der Gegenseite. Dabei wird der belassene Schilddrüsenrest am oberen Pol unter 2–4 ml gehalten. Da die Patienten jedoch immer eine Substitution erhalten, wird heute die vollständige Entfernung der Schilddrüse empfohlen!
- Thyreoidektomie als sicherste Rezidivprophylaxe, Beendigung der Immunreaktion

Therapie der endokrinen Orbitopathie

- bei 3-phasigem Verlauf der Krankheit möglichst Beginn der Therapie in der ersten aktiven Phase, um ein günstigeres inaktives Endstadium zu erreichen
- Euthyreose durch Thyreostatika, Radiojodtherapie, Operation
- Steroidstoßtherapie
- Dekompressionsoperation oder Orbitaspitzenbestrahlung bei Optikuskompression

Endokrine Chirurgie

Thyreotoxische Krise

Ätiologie

Eine thyreotoxische Krise wird meistens auf dem Boden einer nicht therapierten bzw. nicht diagnostizierten Schilddrüsenautonomie oder einer Autoimmunhyperthyreose vom Basedow-Typ durch multiple endogene wie exogene Mechanismen getriggert (▶ Tab. 2.7).

In Deutschland gibt es ca. 800 Fälle pro Jahr, im Verhältnis Frauen zu Männer 3 : 1, mit einem Erkrankungsgipfel um das 60. Lebensjahr.

Klassifikation

(▶ Tab. 2.8).

Diagnostisches Vorgehen

- Kardinalsymptome der thyreotoxischen Krise sind Fieber, ungeklärte Tachykardie und Agitiertheit bei Hyperthyreose.
- Die Diagnose beruht ausschließlich auf klinischen Befunden.
- Es gibt keine Laborparameter, die eine Differenzierung zwischen manifester Hyperthyreose und thyreotoxischer Krise erlauben.

Differenzialdiagnosen

- Intoxikationen mit Koma: Amphetamine, Designerdrogen
- Sepsis und kardiovaskuläre Erkrankungen mit zusätzlicher Hyperthyreose
- neurologisch-psychiatrische Krankheiten: Delir, Psychose, Enzephalitis

Therapeutisches Vorgehen

- unverzüglicher Beginn auf einer Intensivstation
- Behandlung des Triggermechanismus (Infektionsbehandlung etc.)
- multimodal
- Blockade der peripheren Schilddrüsenhormonwirkung (antiadrenerge Blockade)
- thyreostatische Behandlung
- Behandlung systemischer Komplikationen, supportive Maßnahmen
- Tritt in 12–24 h keine Stabilisierung ein, ist die Notfallthyreoidektomie indiziert.

Prognose

> **Merke**
>
> Die Notfallthyreoidektomie als radikale, aber einzige kausale Maßnahme.

Tab. 2.7 Endogene und exogene Triggermechanismen thyreotoxischer Krisen.

endogen	exogen
• Stoffwechselentgleisungen • akutes kardiovaskuläres Ereignis • Schwangerschaft • emotionaler Stress • Manie	• Infektion • Jodexposition • Absetzen von Thyreostatika • chirurgische Interventionen • akutes Trauma • Radiojodtherapie

Tab. 2.8 Stadieneinteilung der thyreotoxischen Krise.

Stadium I	Stadium II	Stadium III
• Tachykardie > 150/min • Herzrhythmusstörungen • Hypertonie • Hyperthermie • hochrotes Gesicht, Exsikose • Muskelschwäche, Tremor • Unruhe, Agitiertheit	zusätzlich: • Bewusstseinsstörungen • Verwirrtheit, Psychose, Stupor • Somnolenz	zusätzlich: Koma

Stadien I, II und III: a < 50 Jahre, b > 50 Jahre

Entscheidend ist die frühzeitige, von Endokrinologen, Anästhesisten und Chirurgen interdisziplinär gefällte Entscheidung zur Notfallthyreoidektomie. Es werden Mortalitätsraten von 0–10 % bei frühzeitiger Operation aufgeführt, im Stadium III wird eine Mortalitätsrate von 28 % angegeben.

Thyreoiditis

- seltene Erkrankungen der Schilddrüse
- mögliche Einteilung nach Verlauf und Ätiologie in
  - akut (bakteriell)
  - subakut (De Quervain)
  - chronisch (Hashimoto)
- Darin sind andere Thyreoiditisformen nicht abgebildet, sodass die Einteilung in schmerzhafte und schmerzlose Formen angewandt wird (▶ Tab. 2.9).

Schmerzhafte Thyreoiditis

- **subakute Thyreoiditis** (De Quervain):
  - Ätiologie:
    - Ungeklärt, oft findet sich ein vorangegangener Infekt des oberen Respirationstrakts in der Anamnese als Ausdruck einer viralen Genese.
    - Auch eine genetische Prädisposition (z. B. HLA-B35) wird vermutet.
  - Symptomatik:
    - allgemeines Krankheitsgefühl
    - Muskelschmerzen
    - subfebrile Temperaturen
    - diffuse Halsschmerzen
  - diagnostisches Vorgehen:
    - Labor: transiente Hyperthyreose, mündet in 5 % der Fälle in eine dauernde Hypothyreose, Blutsenkung erhöht, keine Antikörper nachweisbar
    - Sonografie: inhomogenes Bild
    - Szintigrafie: verminderte Nuklidaufnahme (im Gegensatz zum Morbus Basedow mit erhöhter Nuklidaufnahme)
    - Feinnadelpunktion (FNP): granulomatöse Entzündung mit Riesenzellen
  - therapeutisches Vorgehen: nicht steroidale Antiphlogistika, Kortikoidstoßtherapie
- **akute eitrige Thyreoiditis:**
  - Ätiologie: meist bakterielle Infektionen, lokal, hämatogen oder lymphogen
  - Symptomatik:
    - einseitig betonte Schmerzsymptomatik
    - Fieber
    - Druckempfindlichkeit am Hals
    - Hautrötung
  - diagnostisches Vorgehen:
    - Labor: CRP und Leukozyten erhöht
    - Sonografie: ggf. Abszessbildung
  - therapeutisches Vorgehen:
    - sofortige Antibiose, Antiphlogistikagabe
    - bei Abszessbildung chirurgische Intervention, um eine Ausdehnung der Entzündung zu stoppen (z. B. eine Mediastinitis)
- **Strahlenthyreoiditis:**
  - Ätiologie: Nach Kapselgabe bei Radiojodbehandlung kann es in 1 % der Fälle nach 5–10 Tagen zu einer entzündlichen Reaktion kommen, auch nach perkutaner Strahlenbehandlung.
  - Symptomatik: ähnlich wie bei subakuter Thyreoiditis
  - therapeutisches Vorgehen:
    - lokale Maßnahmen (Eiskrawatte)
    - Antiphlogistika
    - Kortikosteroide

Schmerzlose Thyreoiditis

- **chronische lymphozytäre Thyreoiditis** (Hashimoto):
  - Epidemiologie: Diese Form der Thyreoiditis ist die häufigste entzündliche Schilddrüsenerkrankung, sie betrifft deutlich mehr Frauen.
  - Ätiologie:
    - Im Zentrum der Pathogenese steht die Infiltration mit zytotoxischen T-Lymphozyten.
    - Triggermechanismen können eine hohe Jodaufnahme oder das Rauchen sein.

Tab. 2.9 Thyreoiditisformen.

schmerzhafte Formen	schmerzlose Formen
• subakute Thyreoiditis (De Quervain) • akute eitrige Thyreoiditis • Strahlenthyreoiditis	• Hashimoto-Thyreoiditis • Postpartum-Thyreoiditis • Silent Thyreoiditis • medikamentös induziert • fibröse Thyreoiditis Riedel

- Symptomatik:
  - meist ohne lokale Symptome, ergibt sich aus der Stoffwechsellage
  - zu Beginn Symptome der Hyperthyreose, langfristig in eine Unterfunktion mündend
  - auch psychische Begleiterscheinungen, die oft nicht mit der Hashimoto-Thyreoiditis in Verbindung gebracht werden
- diagnostisches Vorgehen:
  - Labor: initial Hyperthyreose, danach mündet die Erkrankung in eine Hypothyreose, TPO-Antikörper
  - Szintigrafie: verminderte Radionuklidaufnahme
  - Sonografie: verminderte Echodichte
- therapeutisches Vorgehen:
  - Das Vorgehen richtet sich nach der aktuellen Stoffwechsellage; in der hypothyreoten Phase kann eine lebenslange Substitution notwendig werden.
  - Die Hashimoto-Thyreoiditis ist mit einem gehäuften Auftreten von Lymphomen der Schilddrüse und papillären Schilddrüsenkarzinomen assoziiert, deshalb sollten Patienten regelmäßig klinisch und sonografisch kontrolliert werden.
  - Bei Knotenbildung engmaschige Kontrolle und ggf. Feinnadelpunktion oder histologische Abklärung.
  - Oft länger dauernde Einstellung der Hypothyreose bei immer wieder wechselnder Stoffwechsellage.

- **Postpartum-Thyreoiditis und „Silent Thyreoiditis":**
  - Epidemiologie:
    - Die Postpartum-Thyreoiditis lehnt sich in ihrem Verlauf an die Hashimoto-Thyreoiditis an und tritt bei Müttern ca. 2–8 Monate nach Entbindung auf. Nach 1 Jahr normalisiert sich bei 80 % der Patientinnen die Stoffwechsellage, jedoch können längerfristig 30–50 % eine Unterfunktion entwickeln, die kontrolliert und aufgefangen werden muss. Können bei den Patientinnen Schilddrüsenautoantikörper nachgewiesen werden, kann bei erneuter Schwangerschaft in 70 % der Fälle wieder eine Postpartum-Thyreoiditis auftreten.
    - Eine Sonderform ist die mild verlaufende „Silent Thyreoiditis" mit kurz dauernder Hyperthyreose und folgender Hypothyreose mit nachfolgender Normalisierung. Auch hier lassen sich TPO-Antikörper nachweisen.
  - Symptomatik: je nach Stoffwechsellage
    - therapeutisches Vorgehen: symptomatisch wie bei der Hashimoto-Thyreoiditis
- **medikamentös induzierte Thyreoiditis:**
  - Ätiologie: Einige Medikamente können eine destruktive Thyreoiditis mit wechselnder Stoffwechsellage verursachen: Amiodaron, Lithium, Thalidomid, Interleukin, Interferon-α und Lenalidomid.
  - therapeutisches Vorgehen: symptomatisch
- **fibröse Thyreoiditis** (Riedel):
  - Ätiologie:
    - ungeklärt, Manifestation einer systemischen Fibrose
    - kann sich auf das Nachbargewebe kapselübergreifend ausdehnen und zu lokalen Beschwerden führen
  - Symptomatik: zunehmendes Engegefühl, Schluckbeschwerden
  - therapeutisches Vorgehen:
    - Glukokortikoide
    - Bei lokalen Beschwerden oder Malignitätsverdacht kann ein chirurgischer Eingriff bis hin zur Thyreoidektomie notwendig werden.

Schilddrüsenkarzinom

Ein Großteil der Operationen betrifft gutartige Schilddrüsenerkrankungen, jedoch steigt die Zahl der Patienten mit einem Schilddrüsenmalignom ständig. Dies ergibt sich einerseits aus der besseren Diagnostik als auch aus der zunehmenden Bereitschaft, knotige Veränderungen zu operieren. Eine Vielzahl der Fälle wird oft erst postoperativ histologisch erkannt und benötigt einen Zweiteingriff. Durch die Operation und die Möglichkeit der Radiojodtherapie hat diese Erkrankung eine gute Überlebensrate. Die 5 primären Schilddrüsenkarzinome sind das

- papilläre Karzinom (PTC),
- das follikuläre Karzinom (FTC),
- das gering differenzierte Karzinom (PDTC),
- das undifferenzierte Karzinom (UTC) und
- das medulläre Karzinom (MTC).

Epidemiologie, Inzidenz

- jährlich ca. 4 000 Neuerkrankungen
- Häufigkeit bezogen auf alle Malignomerkrankungen in Deutschland: Frauen 1,9 %, Männer 0,7 %
- 0,2–0,3 % der krebsbedingten Todesfälle auf ein Schilddrüsenkarzinom zurückführbar

- Inzidenz bei Männern 3,1-fach und bei Frauen 6,9-fach erhöht, weltweit ansteigende Inzidenz in allen Altersklassen
- mittleres Erkrankungsalter bei 55 Jahren mit einem Altersgipfel zwischen dem 6. und 7. Lebensjahrzehnt
- im Kindesalter selten, meist aggressiv wachsend
- Die Mehrzahl der Schilddrüsenkarzinome entsteht aus den Follikelzellen (bis 90%) oder den parafollikulären kalzitoninproduzierenden C-Zellen (3–5%).
- Es gibt deutliche geografische Unterschiede:
  - In Regionen mit guter Jodversorgung finden sich 80% papilläre Schilddrüsenkarzinome, 14% folllikuläre Karzinome.
  - In jodunterversorgten Regionen finden sich in 66% der Fälle die papillären und in 27% der Fälle zunehmend die follikulären Tumorformen.

Ätiologie

- ionisierende Strahlen
- insbesondere Strahlenexposition im Kindesalter
- perkutane Strahlentherapie von zervikalen Erkrankungen
- verbesserte Diagnostik

Schilddrüsenkarzinomformen

(▶ Tab. 2.10, ▶ Tab. 2.11).

Schilddrüsenkarzinome mit Follikelzelldifferenzierung

Die Karzinome mit Follikelzellursprung werden nach der neuen WHO-Klassifikation in 3 Gruppen unterteilt:
- **differenzierte Karzinome** (sehr gute Prognose):
  - Das papilläre Karzinom metastasiert bevorzugt lymphogen in die zervikomediastinalen Lymphknoten. Die Zahl der Lymphknotenmetastasen steigt ab einer Primärtumorgröße von 3 cm signifikant an.

Tab. 2.10 Schilddrüsenkarzinome: TNM-Klassifikation von 2010.

TNM-Stadium	Beschreibung
papillär, follikulär und medullär	
T1	≤2 cm, begrenzt auf Schilddrüse
T1a	≤1 cm, begrenzt auf Schilddrüse
T1b	>1–2 cm, begrenzt auf Schilddrüse
T2	>2–4 cm, begrenzt auf Schilddrüse
T3	>4 cm oder minimale Ausbreitung jenseits der Schilddrüse
T4a	Subkutangewebe, Larynx, Trachea, Ösophagus, N. recurrens
T4b	prävertebrale Faszie, mediastinale Gefäße, A. carotis
undifferenziert/anaplastisch	
T4a	begrenzt auf Schilddrüse
T4b	Ausbreitung jenseits der Schilddrüsenkapsel
alle Typen	
N1a	Level VI
N1b	andere regionäre

Tab. 2.11 Formen des medullären Schilddrüsenkarzinoms im Rahmen des Syndroms der multiplen endokrinen Neoplasie Typ II (MEN II).

Typ MEN IIA	Typ MEN IIB	3. Manifestation
• medulläres familiäres Karzinom • bilaterales Phäochromozytom • Hyperplasie oder Adenom der Nebenschilddrüsen	• medulläres familiäres Karzinom • bilaterales Phäochromozytom • intestinale Ganglioneuromatose • marfanoider Habitus	Einzig das medulläre familiäre Karzinom (FMTC) tritt klinisch zutage.

- Follikuläre Karzinome metastasieren bevorzugt hämatogen. Hier finden sich jedoch Lymphknotenmetastasen auch in 10–20 % der Fälle.
- Insgesamt findet sich eine gute Prognose mit einer 10-Jahres-Überlebensrate von 75–90 %.
- **gering differenzierte Karzinome** (schlechte Prognose):
  - Diese sind zwischen den differenzierten und anaplastischen Schilddrüsentumoren eingestuft.
  - Sie gehen schon initial mit einer hämatogenen Metastasierung einher.
  - Daraus ergibt sich eine deutlich schlechtere 10-Jahres-Überlebensrate von nur 25–35 %.
- **undifferenzierte (anaplastische) Karzinome** (sehr schlechte Prognose):
  - Die Häufigkeit liegt bei unter 10 % aller Schilddrüsenkarzinome.
  - Das Auftreten ereignet sich jenseits der 5. Lebensdekade.
  - Es ist kein Thyreoglobulin im Tumor nachweisbar.
  - Diese Karzinome sind prognostisch am schlechtesten aufgestellt, mit einer Überlebensdauer von weniger als 12 Monaten nach Diagnosestellung.

Merke

Metastasierung
- papilläres Karzinom: pa-pi-llär → lym-pho-gen (3 Silben)
- follikuläres Karzinom: fol-li-ku-lär → hä-ma-to-gen (4 Silben)

Schilddrüsenkarzinome ausgehend von parafollikulären C-Zellen

- C-Zell-Karzinome sind medulläre Schilddrüsenkarzinome (MTC), die ihren Ursprung in den parafollikulären C-Zellen haben.
- Sie treten familiär gehäuft in 20–50 % der Fälle auf.
- Es liegt ein autosomal-dominanter Erbgang vor, hier dann als isoliertes familiäres MTC auftretend oder mit I00%iger Penetranz im Rahmen der multiplen endokrinen Neoplasie Typ II (MEN IIA und IIB) als einzig maligne Komponente im Rahmen des Syndroms schon im Kindesalter oder mit 20–30 Jahren.
- Der Rest ist sporadisch nicht hereditär und findet sich überwiegend nach dem 45. Lebensalter.

- genetische Veränderungen: Ursächlich für das MEN-II-Syndrom ist eine Keimbahnmutation im RET-Protoonkogen. In etwa 98 % aller MEN-II-Fälle lässt sich eine Punktmutation in diesem RET-Protoonkogen nachweisen. Diese Mutationen gehen mit einer engen Genotyp-Phänotyp-Korrelation einher, sodass bei Patienten mit MEN-II-Syndromen zunehmend individualisierter therapiert werden kann.

Symptomatik

- unspezifische Symptomatik
- klinisch relevante Symptome wie Dyspnoe, Rekurrensparese, Schluckbeschwerden treten hauptsächlich in fortgeschritteneren Tumorstadien auf
- plötzliche Stimmbandnervenlähmung mit Heiserkeit: als Zeichen einer malignen Erkrankung zu werten

Diagnostisches Vorgehen

Die Diagnose eines Schilddrüsenkarzinoms wird oft erst im Rahmen einer Operation wegen einer nodösen Schilddrüsenvergrößerung gestellt. Häufig wird der Befund aus einer Feinnadelpunktion eines kühlen Areals oder durch die Entfernung von auffälligen Halslymphknoten gestellt. Als verdächtig wirken solitär schnell wachsende, derbe und nicht verschiebliche Knoten. Klinische Symptome treten meist erst in fortgeschrittenen Stadien mit Infiltration von Nachbarstrukturen auf.

Anamnese und klinische Untersuchung

- Wachstumsgeschwindigkeit des Knotens, familiäre Häufung, allgemeine Symptome
- Verschieblichkeit des Knotens, auffällige Lymphknoten, Heiserkeit, Konsistenz des Knotens
- Laryngoskopie: HNO-ärztliche Stimmbandnervfunktionsprüfung
- Hämoptysen bei Infiltration der Trachea
- obere Einflussstauung bei Gefäßeinbruch
- Schluckbeschwerden oder Dyspnoe bei Verdrängung der Trachea oder des Ösophagus

Laboruntersuchung

- kein spezifischer Tumormarker für die Karzinome mit Follikelzellursprung
- fT_3, fT_4, TSH, Parathormon zur präoperativen Funktionsdiagnostik
- Thyreoglobulin und CEA (karzinoembryonales Antigen) sind erst in der Tumornachsorge zur Rezidiv- und Verlaufskontrolle relevant.

- Die Diagnose des medullären Schilddrüsenkarzinoms geschieht immunhistochemisch und basiert auf dem Nachweis von Kalzitonin (▶ Abb. 2.6). Daher sollte die Kalzitoninbestimmung bei der Diagnostik von auffälligen Schilddrüsenknoten in Betracht gezogen werden.

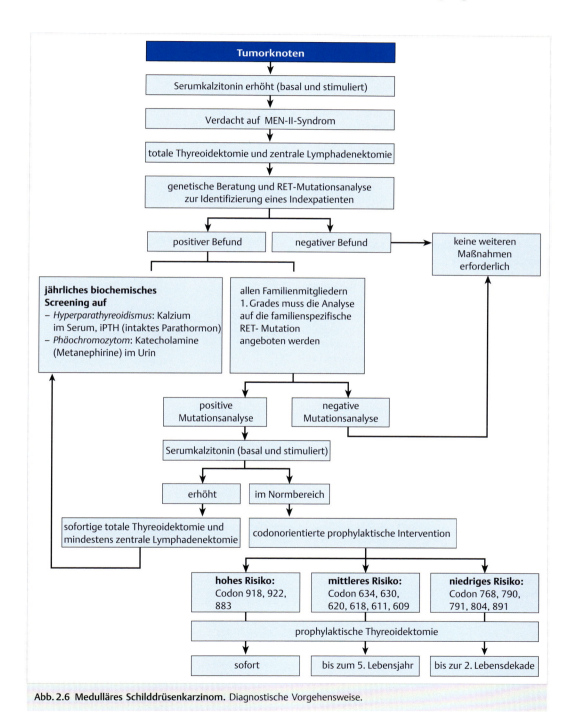

Abb. 2.6 Medulläres Schilddrüsenkarzinom. Diagnostische Vorgehensweise.

Bildgebende Verfahren

- Sonografie zeigt Knoten mit Echoarmut, unregelmäßiger Begrenzung, verstärkter Gefäßversorgung und Mikroverkalkungen.
- Das Szintigramm zeigt ein Areal mit herabgesetzter oder fehlender Radionuklidaufnahme.
- Röntgen des Thorax dient dem Nachweis/dem Ausschluss von Lungenmetastasen.
- Bei Malignomnachweis ist ein MRT oder CT relevant, um organüberschreitendes Wachstum, Lymphknotenvergößerung und eine z. B. intrathorakale Lage präoperativ zu erkennen.
- Bei einem Rezidiv kann auch ein PET-CT in Betracht gezogen werden.

Invasive Diagnostik

Jeder Schilddrüsenknoten, der sich in der Bildgebung als suspekt darstellt oder wenn klinisch schon ein Malignitätsverdacht besteht, sollte durch eine **Feinnadelpunktion (FNP, FNB [Feinnadelbiopsie])** abgeklärt werden. Finden sich in der Feinnadelpunktion abklärungsbedürftige und verdächtige Befunde oder wird von einer follikulären Neoplasie gesprochen, ist eine histologische Abklärung obligat. Bei einer follikulären Neoplasie können sich sowohl ein Adenom als auch ein follikuläres Schilddrüsenkarzinom dahinter verbergen. Der Nachweis eines Karzinoms mit kapselüberschreitendem Wachstum oder follikulärer Invasion kann nur im Rahmen einer histologischen Untersuchung erbracht werden.

Die FNB unterstützt den Operateur
- bei der Wahl der Operationsstrategie (funktionserhaltend oder radikal, Planung mit oder ohne Schnellschnitt),
- bei der Terminplanung (dringlich oder planbar),
- in der Erhärtung der Indikationsstellung.

Genetische Analyse

Liegt bei einem Patienten ein medulläres Karzinom vor, muss abgeklärt werden, ob es sich dabei um eine sporadische oder eine hereditäre Form handelt. Bei der weiteren Untersuchung finden sich bei 5 % der Fälle nicht erkannte MEN IIA oder familiär medulläre Schilddrüsenkarzinomfamilien. Bei dem Typ MEN IIB finden sich oft in 50 % der Fälle Patienten, bei denen die familiäre Anamnese noch nicht erhoben ist. Daraus ergibt sich, dass bei allen Patienten mit einem medullären Schilddrüsenkarzinom eine genetische Analyse zum Nachweis von RET-Mutationen durchgeführt werden sollte.

Therapeutisches Vorgehen

(▶ Tab. 2.12).

Tab. 2.12 Therapie der Schilddrüsenkarzinomtypen.

Karzinomtyp	Hemithyreoidektomie	Thyreoidektomie	funktionelle Neck Dissection	funktionelle Neck Dissection	Radiojodtherapie	Suppressionstherapie mit T_4	Strahlentherapie
Mikrokarzinom	+	–	–	–	–	–	–
papilläres Karzinom T 2–4	–	+	zentral	lateral ggf. einseitig	+	+	palliativ
follikuläres Karzinom	–	+	zentral	lateral ggf. einseitig	+	+	palliativ
nicht differenziertes Karzinom	–	+	zentral	k.A.	–	– (+)	palliativ
MEN II	–	+	zentral	beidseits lateral	–	–	palliativ
sporadisch	–	+	zentral	beidseits lateral	–	–	palliativ

k.A.: keine Angabe

Indikationsstellung

- Bei gesicherter Diagnose des Schilddrüsenkarzinoms wird leitliniengerecht eine Thyreoidektomie mit Lymphknotendissektion im zentralen Kompartment durchgeführt.
- Bei Karzinomverdacht wird im 1. Schritt der knotentragende Schilddrüsenlappen komplett als Hemithyreoidektomie entfernt. Bei Bestätigung eines Karzinoms wird der Eingriff durch die Hemithyreoidektomie der Gegenseite und die Lymphadenektomie im zentralen Kompartment vervollständigt.
- Die Thyreoidektomie und die Hemithyreoidektomie mit Lymphknotenentfernung sollten im Regelfall en bloc durchgeführt werden, auch bei Infiltration von Nachbarorganen, z. B. der Halsmuskulatur.

Besonderheiten der Indikationsstellung

- **differenzierte Schilddrüsenkarzinome:**
  - Oft liegt das PTC unifokal mit einer Größe unter 1 cm als solitäres differenziertes Mikrokarzinom vor, das zufällig bei einer partiellen Schilddrüsenresektion postoperativ diagnostiziert wird. Bei fehlendem Hinweis auf Lymphknotenmetastasen und bei histologisch gesicherter kompletter Tumorentfernung ist eine Nachresektion nicht erforderlich, auch wird keine Radiojodtherapie angeschlossen.
  - Ist das PTC multifokal oder ≥ 1 cm so ist eine Thyreoidektomie mit zentraler Lymphknotendissektion indiziert, bei klinischen Verdacht kann eine laterale Lymphknotenkompartmententfernung, auch beidseits, notwendig werden.
  - Beim FTC, das minimalinvasiv nur mit Kapselinfiltration vorliegt, ist im Falle eines postoperativen Zufallsbefunds eine Nachresektion nicht notwendig.
  - Bei allen anderen zufällig postoperativ histologisch diagnostizierten differenzierten Schilddrüsenkarzinomen, sei es aufgrund von Gefäß- oder Kapselinvasion oder der Größe oder des Zellursprungs, ist eine Nachresektion im Sinne einer Thyreoidektomie erforderlich. Bei klinischen Verdacht auch mit Resektion des zentralen und verdächtigen lateralen Kompartments. Dies kann im Rahmen des Erstaufenthalts innerhalb von 24–48 h nach dem Primäreingriff erfolgen oder 6–8 Wochen später. Auch wenn die Patienten bei Erhalt der Diagnose oftmals eine frühzeitige Operation wünschen, ist eine Komplettierungsoperation aus onkologischen Gründen nach 4–6 Wochen vertretbar. Die lokale Gewebebeschaffenheit ist für den Reeingriff dann günstiger.
  - Liegt ein organüberschreitendes differenziertes Schilddrüsenkarzinom vor, ist eine multiviszerale Resektion gerechtfertigt, wenn der Tumor als R0-Resektion entfernt wird, da hiermit eine gute Prognose erreicht werden kann.

Indikationsstellung bei von parafollikulären C-Zellen ausgehenden Schilddrüsenkarzinomen

- **sporadisches medulläres Schilddrüsenkarzinom:**
  - Unabhängig von der Primärtumorgröße ist eine Thyreoidektomie mit Lymphadenektomie im zervikozentralen und beidseitigen zervikolateralen Kompartment eine sichere Therapie.
  - In den Leitlinien wird ein risikoadaptiertes, sich an den basalen Kalzitoninwerten orientierendes Vorgehen empfohlen:
    – bei basalen Kalzitoninwerten zwischen 20 und 200 pg/ml: primär zentrale und ipsilateral-laterale Kompartmentresektion
    – bei basalen Kalzitoninwerten > 200 pg/ml: kontralaterales Kompartment mitresezieren
- **klinisch manifestes hereditäres Schilddrüsenkarzinom:**
  - Einteilung des Erkrankungsrisikos auf Grundlage der Genotyp-Phänotyp-Korrelationen von der American Thyroid Association in 4 Gruppen von A (niedrigstes Risiko) bis D (höchstes Risiko).
  - Auch hier ist das Standardverfahren die Thyreoidektomie mit Lymphadenektomie in allen 3 zervikalen Kompartments als sichere Therapie.
  - Eine Besonderheit stellen die unauffälligen Gen-Träger eines MEN II oder eines familiär auftretenden medullären Schilddrüsenkarzinomsyndroms (FMTC) dar. Es wird eine dem Kalzitoninspiegel und der vorliegenden RET-Mutation angepasste Vorgehensweise empfohlen:
    – Finden sich pathologisch basale und pentagastrinstimulierte Kalzitoninspiegel, sollte eine Thyreoidektomie mit Lymphadenektomie, unabhängig vom Alter und der Art der Mutation, erfolgen.
    – Liegt der stimulierte Kalzitoninwert noch im Normbereich, richtet sich der OP-Zeitpunkt nach der Ausprägung der RET-Mutation nach den 4 ATA-Risikogruppen.

- In den Risikogruppen A–C mit stabilen Kalzitoninwerten und einem Lebensalter unter 5 Jahren ist eine engmaschige Kontrolle statthaft, bei Anstieg des Kalzitoninwerts und Anstieg des Alters auf über 5 Jahre ist die Operation Therapie der Wahl.
- In der Risikogruppe D (Typ MEN IIB) mit hohem Risiko einer frühen Erkrankung erfolgt Thyreoidektomie und Lymphknotenresektion des bilateral zentralen und lateralen zervikalen Kompartments.
- Bei Vorliegen eines niedrigen Risikoprofils kann die Thyreoidektomie auch in die 2. Lebensdekade verschoben werden.

Indikationsstellung bei gering oder undifferenzierten Schilddrüsenkarzinomen

- Wenn die Karzinome noch auf die Schilddrüse begrenzt sind, entspricht die chirurgische Therapie gering differenzierter und undifferenzierter Karzinome der Therapie differenzierter Karzinome. Zusätzlich sollte eine adjuvante perkutane Strahlentherapie erfolgen.
- Bei organüberschreitendem Wachstum wird der Patient nach histologischer Diagnosesicherung im Rahmen einer multimodalen onkologischen Therapie weiterbehandelt.

Operative Therapie

OP-Technik

- allgemeine OP-Schritte s. Kap. 2.1.5.
- zusätzlich Lymphknotendissektion:
  - zervikozentrales Kompartment medial der V. jugularis beidseits
  - ipsilateral zervikolaterales und kontralateral zervikolaterales Kompartment lateral der V. jugularis beidseits
  - mediastinal infrabrachiozephales Kompartment retrosternal (s. ▶ Tab. 2.1)
- Beim papillären und differenzierten follikulären Schilddrüsenkarzinom < 1 cm finden sich Lymphknotenmetastasen vorrangig im zervikozentralen (44 %) und im ipsilateralen zervikolateralen Kompartment (34 %), daher Lymphadenektomie mit Resektion des zervikozentralen und ipsilateralen zervikolateralen Kompartments.
- Für alle anderen Karzinome und höhere Stadien gilt die Lymphadenektomie aller 4 Kompartments.

Nachbehandlung

- Beim unifokalen PTC < 1 cm und beim minimalinvasiven FTC nur mit Kapselinfiltration wird eine ablative Radiojodtherapie nicht empfohlen.
- Nach erfolgter Thyreoidektomie wegen eines differenzierten Schilddrüsenkarzinoms wird nach 4–6 Wochen eine Radiojodtherapie durchgeführt. Ziel ist, eventuell noch vorhandenes Schilddrüsengewebe zu abladieren.
- Auch kann das Posttherapieszintigramm Informationen zum definitiven Tumorstaging liefern, da hier differenzierte Schilddrüsenkarzinommetastasen sichtbar werden. Nach erfolgreicher Ablation wird eine TSH-basal-optimierte Levothyroxinsubstitution begonnen.
- Zunehmend wird mittels eines exogenen rekombinant hergestellten humanen TSH (rh-TSH) kurzfristig bei erhaltender Substitutionsdosis ein erhöhter TSH-Wert erreicht, um nach 4–6 Wochen die Radiojodtherapie zu beginnen.
- Chemotherapie und perkutane Bestrahlung haben einen palliativen Ansatz bei nicht auf [131]Jod ansprechende differenzierte Karzinome oder R1-Situationen.

Prognose

Das Schilddrüsenkarzinom hat im Allgemeinen eine gute Prognose. Faktoren sind das Tumorstadium und das Patientenalter sowie der Zellursprung des Karzinoms.

Die 10-Jahres-Überlebensrate sind
- 93 % für das papilläre Karzinom,
- 85 % für das follikuläre Karzinom,
- 75 % für das C-Zell-Karzinom,
- 14 % für das anaplastische Karzinom.

2.2 Nebenschilddrüse

B. Thiel

2.2.1 Anatomie

- 4 Nebenschilddrüsen (NSD), zwischen der Organfaszie und der Capsula fibrosa der Schilddrüse (▶ Abb. 2.7, ▶ Tab. 2.13)
- weniger als 4 Nebenschilddrüsen in 3 % der Fälle, mehr als 4 in 13–37 % der Fälle
- bilden das Parathormon, das zusammen mit Vitamin D_3 und Kalzitonin der Schilddrüse den Kalzium-Phosphat-Haushalt reguliert

2.2.2 Physiologie

Normalwerte

- Parathormon im Serum: 12–72 ng/l bzw. 1,5–6,0 pmol/l
- Kalzitonin bei Erwachsenen: < 10 ng/dl (entspricht 2,8 pmol/l)
- Kalzium: im Serum 2,15–2,75 mmol/l, im 24-h-Urin 4,02–4,99 mmol/l
- Phosphat: im Serum 0,84–1,45 mmol/l

Wirkung des Parathormons: Regelkreis durch negatives Feedback

(▶ Abb. 2.8).
- Hypokalzämie und Mangel an 1,25-Dihydroxy-Vitamin D_3 fördern die Sekretion von Parathormon.
- Parathormon erhöht den Kalziumspiegel im Serum durch
  - Steigerung des Knochenabbaus durch Freisetzung von Kalziumphosphat,
  - Erhöhung der Kalziumresorption aus dem Dünndarm,
  - Zunahme der Rückresorption in den Nieren durch erhöhte Phosphatausscheidung
- Dazu wird Vitamin D benötigt.
- Ist der Kalziumspiegel oder die Vitamin-D-Konzentration im Blut zu hoch, wird die Parathormonausschüttung in den Nebenschilddrüsen gehemmt.

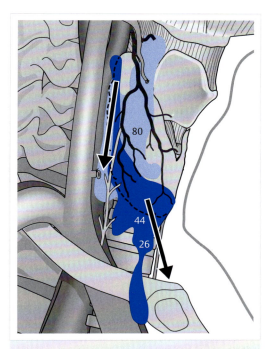

Abb. 2.7 Lokalisation der Nebenschilddrüsen. Obere Nebenschilddrüsen in 80% der Fälle kranial und dorsal der Kreuzung Nerv – Arterie, untere in 44% der Fälle kaudal und ventral, in 26% der Fälle in der Thymusloge. Pfeile: Dislokationsrichtung der NSD, untere in Richtung Thymus.

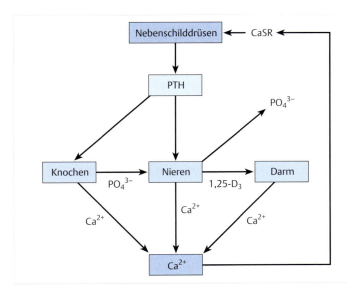

Abb. 2.8 Regulation der Kalziumhomöostase. Ca^{2+}: Kalzium; PTH: Parathormon; PO_4^{3-}: Phosphat; 1,25-D_3: 1,23-Dihydroxy-Vitamin-D_3; CaSR: Kalzium-Sensing-Rezeptor. (Schlosser K, Wirkowski D. Primärer Hyperparathyreoidismus. Teil 1: Epidemiologie, Anatomie und Symptomatik. Allgemein- und Viszeralchirurgie up2date 2013; 7: 26)

Tab. 2.13 Typische Lage der Nebenschilddrüsen.

obere Nebenschilddrüsen	untere Nebenschilddrüsen
• Rückseite der Schilddrüse im oberen und mittleren Bereich, kranial und dorsal der Kreuzungsstelle von N. laryngeus recurrens und der A. thyroidea inferior (in 80 % der Fälle) • eher selten eine atypische Lage: kaudale Lage in 4 % der Fälle, retropharyngeal oder retroösophageal in 1 % und intrathyreoidal nur in 0,2 % der Fälle	• eher variabler, meist kaudal und ventral der Kreuzungsstelle von Nerv und Arterie (in 44 % der Fälle) • häufig auch im oberen Anteil des Thymus, bei ca. 26 % der Fälle im zervikalen und in 2 % der Fälle im mediastinalen Anteil des Lig. thyrothymicum

- Kalzitonin senkt den Kalziumspiegel im Blut durch
  - die Hemmung der Kalziumfreisetzung aus dem Knochen,
  - die erhöhte Kalziumausscheidung in der Niere.

> **Merke**
>
> $Ca^{2+} \downarrow$, Vit. $D_3 \downarrow \rightarrow$ Parathormon $\uparrow$

2.2.3 Pathologien der Nebenschilddrüse

Primärer Hyperparathyreoidismus (pHPT)

Definition

- Es liegt eine kontinuierliche Mehrsekretion von Parathormon vor.
- Beim primären Hyperparathyreoidismus liegt die Ursache der Mehrsekretion in den Nebenschilddrüsen selbst.

Epidemiologie

- 4 Erkrankungen pro 100 000 Einwohner
- dritthäufigste endokrinologische Erkrankung nach Schilddrüsenerkrankungen und Diabetes mellitus
- im Verhältnis 3 : 1 Frauen zu Männer betroffen

Ätiologie

Ursachen und ihre Häufigkeiten

- solitäres Adenom: 80–85 %
- Mehrdrüsenhyperplasie: 10–15 %
- Doppeladenom: 5 %
- Karzinom: < 1 %

Bei der Mehrdrüsenhyperplasie oder dem Doppeladenom kann in bis zu 25 % der Fälle ein vererbbares Syndrom vorliegen, daher muss sich weitere Diagnostik anschließen, um ein MEN-Syndrom Typ I oder IIA auszuschließen.

- Nebenschilddrüsenhyperplasie in Zusammenhang mit einer multiplen endokrinen Neoplasie (MEN) beim pHPT:
  - Typ I: Tumoren des Pankreas, meist Insulinome, Hypophysentumoren, in 90 % der Fälle Nebenschilddrüsenhyperplasie vorhanden
  - Typ IIA: bilaterale Phäochromozytome, medulläres Schilddrüsenkarzinom in 50 % Nebenschilddrüsenhyperplasie vorhanden

Symptomatik

Klinik beim primären Hyperparathyreoidismus

- **renale Manifestation:**
  - Nephrolithiasis in bis zu 40 % der Fälle
  - Nephrokalzinose mit Niereninsuffizienz, renaler Wasserverlust mit Polyurie, Dehydratation
- **ossäre Manifestation:**
  - Knochenabbau mit charakteristischen Veränderungen an den subperiostalen Resorptionszonen an der Radialseite der Fingerphalangen bis hin zur Ostitis fibrosa generalisata (heute selten)
- **gastrointestinale Manifestation:**
  - Appetitlosigkeit, Gewichtsverlust, Erbrechen
  - Obstipation, Meteorismus
  - Ulcera duodeni und ventriculi sowie eine Pankreatitis eher selten assoziiert
- **neuromuskuläre Manifestation:**
  - Muskelschwäche
  - neurologische Veränderungen mit Abgeschlagenheit, Antriebslosigkeit
- **neuropsychatrische Beschwerden:**
  - Depression
  - Lethargie
  - verminderte kognitive und soziale Kompetenz
  - Psychosen, Koma
- **kardiovaskuläre Manifestation:**
  - linksventrikuläre Hypertrophie
  - koronare Herzkrankheit (KHK), Reizleitungsstörungen

2.2 Nebenschilddrüse

Tab. 2.14 Typische Kalzium- und Phosphatspiegel bei den verschiedenen Formen des HPT.

Form des HPT	Serumwert		Urinwert	
	Kalzium	Phosphat	Kalzium	Phosphat
primär	erhöht	erniedrigt	erhöht	erhöht
sekundär	erniedrigt/normal	erhöht	erhöht	erniedrigt
tertiär	erhöht	erhöht	erhöht	erniedrigt
akut	erhöht	k.A.	erhöht	k.A.
Referenzbereich	2,15–2,6 mmol/l	0,83–1,67 mmol/l	2,5–10 mmol/24 h	23–48 mmol/24 h

k.A.: keine Angabe

Diagnostisches Vorgehen

Labordiagnostik

(▶ Tab. 2.14).
- Serumwerte: Kalzium ↑, Phospat ↓, Parathormon ↑
- Urinwerte: Kalzium ↑, Phosphat ↑
- gleichbleibende Konstellation nach Kontrollen: Diagnose des pHPTs sehr sicher
- 24-h-Urin-Kalziumbestimmung: Bei der seltenen familiären hypokalzurischen Hyperkalzämie ist der Wert niedrig normal bei hohen Serumkalziumwerten.

Bildgebende Diagnostik

Die Diagnosestellung eines pHPTs ist anhand der Laborparameter sicher, bildgebende Verfahren dienen der Lokalisation. Die vorherige Lokalisation ist insbesondere bei den minimalinvasiven Techniken von Bedeutung für ein fokusorientiertes Vorgehen.
- **Sonografie:**
  - Lokalisation eines vergrößerten Epithelkörperchens
  - Feststellung, ob ein Doppeladenom oder eine Mehrdrüsenerkrankung vorliegt
  - Möglichkeit der Feinnadelpunktion zur eindeutigen Identifizierung des Adenoms und der Lokalisation (bei minimalinvasivem Vorgehen in der Hand des Geübten eine elegante Lokalisationsdiagnostik)
- **Szintigrafie:**
  - ^{99m}Tc-Sestamibi-Szintigrafie
  - ^{99m}Tc-Sestamibi reichert sich verstärkt und verlängert in mitochondrienreichem Gewebe wie in hyperplastisch oder adenomatös veränderten Nebenschilddrüsen an.
- **CT oder MRT**
  - sind nicht Mittel der 1. Wahl, sie dienen
  - zur Lokalisation bei unklarer Lage nach Sonografie und Szintigrafie
  - nach Eingriffen am Hals zur präoperativen Darstellung der anatomischen Verhältnisse,
  - bei persistierendem pHPT oder Rezidiv-pHPT,
  - zur Lokalisation einer ektopen NSD.

Trotz dieser Lokalisationsmöglichkeiten ist keines dieser Verfahren in der Lage, eine Mehrdrüsenerkrankung eindeutig zu erkennen oder auszuschließen.

Differenzialdiagnose
- Malignome (Tumorhyperkalzämie)
- sHPT
- Vitamin-D-Intoxikation
- Sarkoidose
- Immobilisation
- Hyperthyreose
- Addison-Krise
- Medikamentenwirkung (Lithium, Thiazide)
- Milch-Alkali-Syndrom
- familiäre hypokalzurische Hyperkalzämie (heterozygote Mutation im CaSR-Gen)
- schwerer neonataler Hyperparathyreoidismus (homozygote Mutation im CaSR-Gen)

Therapeutisches Vorgehen

Indikationsstellung
- OP erfolgt prinzipiell bei symptomatischem pHPT
- Gesicherte Hyperkalzämie durch mindestens 3 Bestimmungen an verschiedenen Tagen und Parathormonbestimmung.
- Auch bei asymptomatischem pHPT besteht frühe Indikation zur operativen Therapie, da die vermeintlich milden Symptome nach der erfolgreichen Operation dann meistens offensichtlich werden.
- Eine längerfristige Hyperkalzämie geht mit einer erhöhten Morbidität und Mortalität einher.

- Reoperation ist indiziert bei Persistenz des Hyperparathyreoidismus.

Operative Therapie

- **allgemeine operationstaktische Überlegungen:**
  - Ziel ist die vollständige Entfernung des zu viel Parathormon produzierenden Gewebes unter Belassen eines Rests normalen Nebenschilddrüsengewebes zur Normalisierung des Serumkalziumspiegels.
  - Beim pHPT erreicht man dies meist durch eine Adenomentfernung; eine Persistenz des Hyperparathyreoidismus vermeidet man durch den intraoperativen Schnelltest zur Parathormonbestimmung (iPTH) und eine Schnellschnittuntersuchung.
  - Bei nicht eindeutiger präoperativer Lokalisation und erhöhten Werten der intraoperativen Parathormonbestimmung (iPTH) ist die weitere Exploration notwendig.
  - Die Unsicherheit, eine diffuse Hyperplasie oder ein 2. Adenom zu übersehen, bleibt immer, ist aber durch die Möglichkeit der frühen Zweitoperation zu vertreten.
- **präoperative Checkliste pHPT:**
  - Anamnese, klinische Untersuchung
  - Labor: Serumkalzium, Parathormon, Kalzitonin, Phosphat, Kreatinin, Harnstoff; fakultativ: fT_3, fT_4, TSH
  - Sonografie des Halses, fakultativ: Feinnadelpunktionszytologie
  - ^{99m}TC-Sestamibi-Szintigrafie
  - Laryngoskopie: HNO-ärztliche Stimmbandnervfunktionsprüfung
  - vor Reoperation: OP-Bericht, erneute ^{99m}TC-Sestamibi-Szintigrafie, CT oder MRT

Standardoperation: bilaterale zervikale Exploration

- Jeder NSD-Operateur sollte die bilaterale Exploration beherrschen.
- Diese Operationstechnik ist immer noch notwendig, wenn die Lokalisationsdiagnostik nicht eindeutig ist oder intraoperativ der Parathormonspiegel nicht adäquat sinkt.
- Dennoch tritt die offene Exploration heute zunehmend in den Hintergrund durch vorhergehende Lokalisationsdiagnostik und intraoperative Untersuchungen wie iPTH (Halbwertszeit 3–5 min) und Schnellschnittdiagnostik. In diesen Fällen werden an Zentren minimal-invasive Operationsmethoden propagiert.

OP-Technik

- Lagerung wie bei der Schilddrüsenoperation, bei nur mild rekliniertem Kopf.
- Zugang über eine quere Inzision 1–2 Querfinger oberhalb des Jugulum, wenn möglich in einer Hautfalte oder nach Anzeichen am wachen Patienten.
- Beginn der Exploration auf der Seite der Lokalisation.
- Darstellung des N. laryngeus recurrens und der A. thyroidea inferior; bei der beidseitigen Exploration sollte vor einer Resektion der Nerv dargestellt sein.
- Die NSD liegen meist in dem Fettgewebe hinter der Schilddrüse; durch vorsichtiges Präparieren des Fettgewebes kommen sie aufgrund ihrer anderen Konsistenz und vor allem Farbe zum Vorschein (etwas dunkler und bräunlicher, daher ist zur Identifikation Bluttrockenheit unerlässlich).
- Die Exploration beginnt von oben, hier finden sich meist die oberen NSD kranial und dorsal der Kreuzungsstelle von N. laryngeus recurrens und der A. thyroidea inferior.
- Variabler ist die Lage der unteren NSD, häufig liegen sie kaudal und ventral der Kreuzungsstelle von Nerv und Arterie, auch im oberen Anteil des Thymus.
- Darstellung der 4 NSD, die vergrößerte wird entfernt und mittels Schnellschnitt untersucht; wird die Diagnose Adenom bestätigt und ist der Parathormonspiegel adäquat abgesunken, ist die Operation beendet.
- Sind 3 oder mehr NSD vergrößert, sollte eine 3½-Drüsenresektion erfolgen, wenn vorher ein familiärer HPT oder ein MEN-Syndrom ausgeschlossen wurden; dabei wird vom unauffälligsten Epithelkörperchen ein Teil in situ belassen; eine andere Möglichkeit ist die komplette Entfernung der Nebenschilddrüsen und die Reimplantation in einer Muskeltasche des M. sternocleidomastoideus oder der Unterarmmuskulatur.

Eine **Kryokonservierung** eines Teils einer Nebenschilddrüse ermöglicht die operative Behandlung eines permanenten Hypoparathyreoidismus nach 6 Monaten postoperativ.

Vorgehen bei Nichtauffinden einer vergrößerten Nebenschilddrüse

- Voraussetzung ist die eindeutige Diagnostik mit Ausschluss eines familiären HPT oder eines MEN-Syndroms, sodass man intraoperativ von einer Mehrdrüsenhyperplasie oder einem nicht aufgefundenen Adenom ausgehen kann.
- Persistiert der Parathormonspiegel und ist eine isolierte Vergrößerung einer NSD nicht zu erkennen geht man wie in ▶ Abb. 2.9 gezeigt vor.

Dystope Nebenschilddrüsen

- In 15 % der Fälle vorkommend, im thyreothymischen Ligament, intrathyreoidal oder als nicht deszendierte Epithelkörperchen am Abgang der A. thyroidea superior und entlang der Karotisscheide.
- Intramediastinal gelegene NSD können via Sternotomie oder minimalinvasive videoassistierte mediastinoskopische oder thorakoskopische Techniken, z. B. bis zum unteren Rand des Thymus oder im aortopulmonalen Fenster, erreicht werden.

Auf die Lokalisation fokussierte Operationsverfahren

- **MIVAP:** minimalinvasive videoassistierte Parathyreoidektomie über eine 2 cm lange Hautinzision am Jugulum, mithilfe der 30°-Optik videoassistiert
- **OMIP:** offene minimalinvasive Parathyreoidektomie mit Zugang von ca. 3 cm Länge über dem lokalisierten Adenom, eine Operation in Lokalanästhesie kann im günstigen Fall möglich sein
- **ELPA:** endoskopische Parathyreoidektomie über einen lateralen Zugang mit Präparation im Raum hinter der Schilddrüse; es werden 3 Trokare eingesetzt, ähnlich wie bei der Thyreoidektomie in ABBA-Technik (S. 33).

Reoperation

- **Indikation:**
  - nochmalige Diagnosesicherung des pHPT
  - ausgeprägte Hyperkalzämie (> 2,9 mmol/l)
  - krankheitsspezifische Symptome bei milderen Verlaufsformen
- **Notwendigkeit:**
  - Persistenz des pHPT, definiert durch bleibend hohe Kalziumspiegel postoperativ oder durch Wiederanstieg nach vorübergehender Normokalzämie innerhalb eines halben Jahres
  - durch ein Rezidiv, das durch eine postoperative Normokalzämie mit Anstieg erst nach mindestens einem halben Jahr gekennzeichnet ist

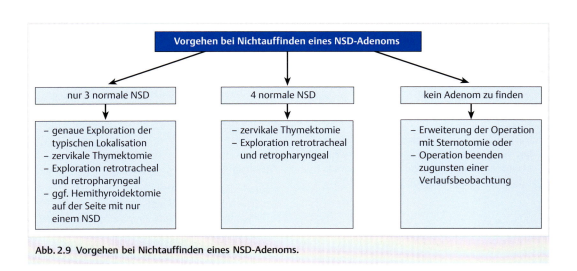

Abb. 2.9 Vorgehen bei Nichtauffinden eines NSD-Adenoms.

- Ursachen für eine Persistenz oder ein Rezidiv mit nachfolgender Reoperation:
  - ungenügende Exploration des Halses bei der Erstoperation
  - Übersehen einer Mehrdrüsenerkrankung
  - überzählige Nebenschilddrüsen
  - ektope Lage
- **Diagnostik:**
  - erneute Diagnostik eines pHPT
  - CT oder MRT zur Lokalisationshilfe und Darstellung der Anatomie nach Voroperation
- **Zeitpunkt:** sobald als möglich oder vor der 2. und erst wieder nach der 6. Woche, wegen ungünstiger Verwachsungen
- **operatives Vorgehen:**
  - erneute Exploration über den vorhandenen Zugang, außer bei mediastinalem Adenom
  - bilaterale Halsexploration, wenn nicht ein fokussiertes Verfahren durch eindeutige Lokalisationsdiagnostik möglich ist
  - bei Verwachsungen dorsal der geraden Halsmuskulatur und vor dem M. sternocleidomastoideus in den retropharyngealen Raum präparieren, um Verwachsungen zu umgehen
  - Nervendarstellung obligat, intraoperatives Neuromonitoring mit Darstellung des N. vagus und des N. laryngeus recurrens
  - intraoperative Parathormonbestimmung

Nachbehandlung

- Kalziumkontrolle postoperativ engmaschig
- Prüfung klinischer Zeichen einer Hypokalzämie
- bei fokussierter Operationstechnik bei pHPT in den meisten Fällen keine Substitution erforderlich
- Normalisierung des Kalziumspiegels in 2–4 Tagen
- Parathormonbestimmung vor Entlassung
- Stimmlippenkontrolle vor Entlassung

Merke

Nach ausgeprägtem Hyperparathyreoidismus kann es durch verstärkte Rekalzifizierung zu Mangelzuständen kommen, die eine i. v.-Substitution von Kalzium erforderlich machen.

Komplikationen

- Letalität gering (0,1–1 %)
- Rekurrenspareserate nach Primäreingriff unter 1 %, nach Reoperation bis zu 10 % der Fälle
- postoperative Hypokalzämie in 2 %, nach Operation einer Mehrdrüsenhyperplasie bis zu 10 % der Fälle
- persistierender HPT oder Rezidiv-HPT

Postoperative Probleme

- **unmittelbar postoperative Hypokalzämie:**
  - zunächst Kalziumsubstitution i. v. nach Bedarf
  - später per os bis zu 4-mal 1–2 g/d
  - ggf. Gabe von Magnesium und Phosphat
- **permanente Hypokalzämie:**
  - Autotransplantation von kryokonserviertem Nebenschilddrüsengewebe
  - Dauersubstitution mit Kalzium per os 0,5–1,5 g/d und Vitamin D_3 20 000–100 000 IE/d, Dihydrotachysterin 0,5–1,5 mg A. T. 10/d oder 1,25-Dihydroxy-Vitamin D_3 0,25–2 mg/d
  - bei persistierendem HPT oder Rezidiv-HPT frühzeitige Reoperation

Sekundärer Hyperparathyreoidismus (sHPT)

Definition

- Es liegt eine kompensatorische Mehrsekretion von Parathormon bei Hypokalzämie vor.
- Beim sekundären Hyperparathyreoidismus liegt die Ursache der Mehrsekretion außerhalb der Nebenschilddrüse, zu 90 % verursacht durch eine endokrine und exokrine Funktionsstörung der Niere.

Epidemiologie

- zu mehr als 90 % bei chronischer dialysepflichtiger Niereninsuffizienz diagnostiziert
- seltener durch andere Grunderkrankungen
- ca. 5–20 % der Patienten entwickeln einen operationspflichtigen sHPT

Ätiologie

- **renal bedingter sHPT:**
  - Eine Niereninsuffizienz mit Erhöhung des Phosphatspiegels und Hemmung der renalen Kalzitriolproduktion liegt vor.
  - Es folgt eine Hypokalzämie mit kompensatorischer Hyperplasie der Nebenschilddrüsen und Stimulation der Parathormonproduktion.

- **extrarenal bedingter sHPT:**
  - Mangel an Kalzium und/oder Kalzitriol, geografisch oder regional bedingt
  - Malabsorptionssyndrome (Sprue, Morbus Crohn)
  - Leberzirrhose, Cholestase
  - Vitamin-D-Resistenz, Hypomagnesiämie

Symptomatik

- ohne Dialyse zunächst keine Symptome
- Knochenschmerzen im Fersenbereich, an Brustwirbelsäule, Schultergelenken
- extraossäre Verkalkungen, periartikuläre Verkalkungen
- periartikuläre Verkalkung des Gewebes der kleinen Handgelenke mit gichtartigen Symptomen
- vorzeitige Gefäßverkalkungen mit Myokard- oder Nierenparenchymverkalkungen als Extrem

Diagnostisches Vorgehen

- Diagnostik gleicht der beim pHPT, zur Laborkonstellation s. ▶ Tab. 2.14
- Labor: Parathormon, Kalzium, Phosphat, alkalische Phosphatase, 25-Hydroxy- und 1,25-Dihydroxy-Vitamin-D im Serum bestimmen (im Serum Kalzium normal bis ↓, Phosphat ↑; im Urin Kalzium ↑, Phosphat ↓)
- Röntgen: Der betreffende Skelettabschnitt wird geröntgt, z. B. die Hand in Weichteiltechnik
- Reoperation: Nebenschilddrüsenlokalisationsdiagnostik erforderlich zur Identifikation ektoper Drüsen, insbesondere im Mediastinum (Sesta-Mibi-SPECT, auch CT und MRT)
- Sonografie zur Beurteilung möglicher Schilddrüsenpathologien

Therapeutisches Vorgehen

Konservative Therapie

- vorrangige Therapie ist konservativ medikamentös
- engmaschige Kontrolle von Kalzium, Phosphat, Vitamin D, Aluminium, Parathormon
- Ausgleich der Hyperphosphatämie durch Verringerung der Phosphatzufuhr (Diät), Anwendung von Phosphatbindern, Entzug durch Dialyse
- Gabe von Kalzium je nach Bedarf
- vorsichtige Substitution von Vitamin D (z. B. 0,125 µg/d Kalzitriol) zur Prophylaxe
- Kalziummimetikum Cinacalcet, verhindert durch Rezeptorblockade an der Nebenschilddrüse die Freisetzung von Parathormon

Operative Therapie

OP-Indikation liegt vor
- bei Versagen der konservativen Therapie
- bei Hyperkalzämie:
  - Hyperkalzämie absolute Indikation, nur unmittelbar nach Nierentransplantation ist ein erhöhter Kalziumwert zu tolerieren
  - vor geplanter Nierentransplantation zur Vermeidung der Exazerbation eines sHPT mit hoher Morbidität
- bei Normokalzämie:
  - 10-fach erhöhter Parathormonwert
  - therapieresistente Hyperphosphatämie mit extraossären Verkalkungen
  - fortgeschrittene renale Osteopathie mit erhöhter AP (alkalische Phosphatase)
  - radiologische Zeichen der Fibroosteoklastie, therapierefraktäre Knochenschmerzen, Spontanfrakturen
  - Kalziphylaxie: Verkalkung und Verschluss arterieller Hautgefäße mit ischämischen Hautnekrosen und Ulzera (Letalität > 50 %)

Standardoperation

Drei Operationsverfahren werden angewandt:
- **subtotale Parathyreoidektomie:**
  - 3½-Nebenschilddrüsenextirpation, die unauffälligste NSD wird halbiert und mit intakter Durchblutung in situ belassen.
  - Bei diesem Verfahren findet sich postoperativ weniger häufig ein Hypoparathyreoidismus, aber eine höhere Rezidivrate (bis 16 % der Fälle).
  - Primäreingriff bei Patienten mit geplanter Nierentransplantation
  - bilaterale zervikale Thymektomie
  - qPTH-Bestimmung (qPTH: Intraoperative Paratyroid Hormone Monitoring)
  - bei Nichtauffinden aller NSD zunächst eine umfangreiche Lokalisationsdiagnostik der transsternalen Erweiterung der Operation vorziehen
  - Vorteile: rein zervikaler Zugang, bei erhaltenem Restnebenschilddrüsengewebe schnellere Rekompensation
  - Nachteile: möglicher zu großer belassener Geweberest, erhöhte Rezidivrate, daraus resultierendes Morbiditätsrisiko einer Reoperation
- **Parathyreoidektomie mit simultaner ortho- oder heterotoper Autotransplantation:**
  - Resektion aller, auch ektoper NSD, von der am wenigsten veränderten NSD wird ein Teil in zwanzig 1 mm große Stücke geteilt. Diese wer-

den in den M. brachialioradialis des nicht shuntführenden Unterarms implantiert, unter die Faszie in Muskeltaschen.
  - Clip-Markierung
  - Wegen der Möglichkeit überzähliger NSD schließen sich eine Thymektomie und eine zentrale Halsdissektion an.
  - qPTH-Bestimmung intraoperativ
  - Vorteile: vollständige zervikale Thyreoidektomie, gute Zugänglichkeit des Autotransplantats bei Rezidiv
  - Nachteile: längere Zeit bis zur Funktionsaufnahme des Transplantats, Fehleinschätzung der Gewebemenge des Autotransplantats, Risiko des Transplantatrezidivs
- **totale Parathyreoidektomie ohne Autotransplantation:**
  - Resektion aller, auch ektoper NSD, ohne Autotransplanantion
  - bei Patienten mit schwerem sHPT ohne Aussicht auf eine Nierentransplanation
  - 1 NSD sollte kryokonserviert werden
  - Vorteil: sichere Beseitigung des Hyperparathyreoidismus mit bestmöglicher Rezidivprophylaxe
  - Nachteil: Hypoparathyreoidismus bis zur medikamentösen Einstellung, Spätkomplikationen

Minimalinvasive Techniken sind durchführbar, aufgrund der Notwendigkeit der vollständigen Exploration bei oftmals schwer erkrankten Patienten aber nicht weit verbreitet. Vereinzelt werden mediastinale Explorationen roboterassistiert durchgeführt, Vorteile sind hier die 3-D-Darstellung und die Vergrößerung.

Reoperation

- Die Definition von Persistenz und Rezidiv eines sHPT entspricht der beim pHPT.
- Die Persistenz beträgt beim Primäreingriff 7–10 %, beim Rezidiveingriff 10–30 %.
- Die Rezidivrate beträgt nach Primäreingriff 6–30 %, nach Rezidiveingriff bei 10–30 %.
- Ursachen von Persistenz oder Rezidiv sind ein zu großer Rest, eine überzählige NSD oder ein vom Autotransplantat ausgehendes Rezidiv.
- Bei der Transplantation in den Unterarm ist die Lokalisation einfacher; durch Ausschalten des Implantats durch eine 30-minütige Ischämie (Blutsperre am Unterarm) kann eine Unterscheidung der Rezidivursache am Hals oder am Unterarm erfolgen.
- Ein Rezidiv ausgehend vom Autotransplantat zieht eine subtotale Resektion in Lokalanästhesie in mehreren Schritten nach sich.
- Bei einem Rezidiv am Hals erfolgt die Reoperation nach den gleichen Prinzipien wie beim pHPT.
- Die Möglichkeit einer Kryokonservierung sollte gegeben sein.

Nachbehandlung

- Nach subtotaler Parathyreoidektomie erfordert die Rekalzifizierung ebenfalls eine Substitution.
- Nach längerer Substitution muss von einer Insuffizienz des verbliebenen Rests ausgegangen werden.
- Bei der Parathyreoidektomie mit Autotransplantation nimmt das Transplantat erst innerhalb von Wochen oder Monaten die Funktion auf, bis dahin muss substituiert werden.
- Erfolgt kein Parathormonnachweis nach Monaten oder nach Auslassversuch der Substitution, sollte eine Implantation einer kryokonservierten NSD erfolgen.

Tertiärer Hyperparathyreoidismus

Definition

Ein ursprünglich sekundärer Hyperparathyreoidismus wird autonom, z. B. wenn nach erfolgreicher Nierentransplantation der sHPT nicht mehr ausgeglichen werden kann.

Ätiologie

- Ein tertiärer Hyperparathyreoidismus entwickelt sich nach lange bestehendem sHPT.
- Kompensatorisch bilden sich hyperplastische Nebenschilddrüsen.
- Diese zeigen zunächst eine Überkompensation mit Kalziummobilisierung aus dem Knochen und der Überproduktion von Parathormon.
- Auch nach Behandlung der Ursache, also nach einer Nierentransplantation.
- Der sHPT wird autonom und so zum tertiären Hyperparathyreoidismus.

Therapeutisches Vorgehen

Operative Therapie

- Die **Indikation** ist unter den gleichen Voraussetzungen wie beim klinisch auffälligen pHPT gegeben.

- operatives Vorgehen:
  - bilaterale Exploration
  - 3½-Resektion
  - Autotransplantation eines Anteils der unauffälligsten Nebenschilddrüse in den Unterarm

Nachbehandlung

Die Nachbehandlung erfolgt wie beim sHPT.

Nebenschilddrüsenkarzinom

Epidemiologie

- äußerst selten, tritt in 0,5 % der Fälle auf
- Frauen häufiger betroffen als Männer (3 : 1)
- Spitze zwischen dem 50. und 60. Lebensjahr

Symptome

Die Symptome entsprechen denen beim pHPT.

Diagnostisches Vorgehen

- Es finden sich extrem hohe Serumkalzium- und Parathormonspiegel.
- Ein Nebenschilddrüsenkarzinom wird selten präoperativ, eher intraoperativ diagnostiziert, bei Infiltration des Nebenschilddrüsentumors in die Umgebung und Durchführung eines Schnellschnitts.

Therapeutisches Vorgehen

Operative Therapie

- Parathyreoidektomie mit Hemithyreoidektomie der betroffenen Seite
- ggf. En-block-Resektion infiltrierter Weichteile
- systematische Lymphadenektomie

Nachbehandlung

- Die Nachbehandlung erfolgt wie bei der Parathyreoidektomie ohne Autotransplantation mit Substitution von Kalzium und Vitamin D_3.
- Externe Bestrahlung und Chemotherapie sind eher palliativer Ansatz.

Hypoparathyreoidismus

Ätiologie

- meist iatrogen postoperativ nach Schilddrüsen- oder Nebenschilddrüsenoperationen, idiopathisch
- angeboren:
  - NSD-Aplasie, isoliert oder im Rahmen von Syndromen (Di-George-Syndrom)
  - Pseudohypoparathyreoidismus Typ Ia, Ib, II (endorganresistent gegenüber PTH)
  - Genmutationen am Kalziumrezeptor der Endorgane
- erworben:
  - meist iatrogen postoperativ nach Schilddrüsen- oder Nebenschilddrüsenoperationen oder nach Bestrahlung
  - funktional nach Hypomagnesiämie, neonatal
  - autoimmunologisch isoliert oder im Rahmen von Syndromen (polyglanduläres Autoimmunsyndrom)

Symptomatik

Die funktionellen Folgen sind reversibel, die strukturellen Folgen lassen sich nur in geringem Maße therapeutisch beeinflussen.

Symptome

- Tetanien, Krampfanfälle
- Stimmritzenkrampf
- viszerale Spasmen
- Haut- und Nageldefekte
- Chvostek- und Trousseau-Zeichen positiv

Funktionelle Folgen

- ZNS: tetanisches Syndrom, Angstzustände, Psychose
- Auge: Papillenödem
- Niere: Hyperkalzurie, Hypophosphaturie
- Haut: Parästhesien
- Herz: QT-Verlängerung, Kardiomyopathie

Strukturelle Folgen

- ZNS: Stammganglienverkalkung (Morbus Fahr)
- Auge: Katarakt
- Niere: Nephrokalzinose
- Haut: subkutane Verkalkungen
- Knochen: Hyperostose, Wachstumsstörungen

Diagnostisches Vorgehen

Labor: PTH, Kalzium, Magnesium erniedrigt, Phosphat erhöht.

Endokrine Chirurgie

Therapeutisches Vorgehen
- beim akuten tetanischen Anfall: 10 ml 10 %ige Kalziumglukonatlösung i. v., 1,5–2 ml/min
- Dauertherapie: Kalzium oral 0,5–2 g/d
- Vitamin D zur Steigerung der Kalziumabsorption aus dem Darm

2.3 Nebenniere

J. M. Mayer

2.3.1 Anatomie
- Die paarig angelegten, 3-eckigen Nebennieren liegen retroperitoneal im Gerota'schen Fett am Oberpol der Nieren.
- Sie bestehen histologisch aus der Nebennierenrinde, die aus dem Zölomepithel hervorgeht (Mesoderm) und dem Nebennierenmark, das der Neuralleiste (Ektoderm) entspringt.
- Die arterielle Versorgung (▶ Abb. 2.10) erfolgt über die A. suprarenalis superior (aus der A. phrenica inferior), A. suprarenalis media (aus der Aorta) und A. suprarenalis inferior (aus der A. renalis).
- Der venöse Abfluss (▶ Abb. 2.10) findet hauptsächlich über eine zentrale V. suprarenalis statt, die rechts direkt in die V. cava und links in die V. renalis mündet.

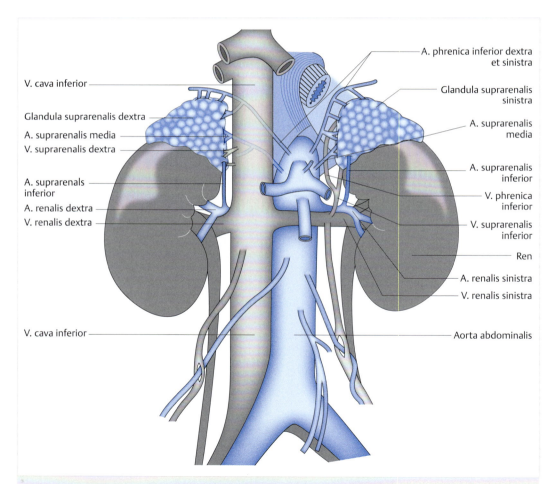

Abb. 2.10 Nebennieren. Arterielle und venöse Blutversorgung. (Perré S, Wirowski D, Schwarz K. Nebennierentumoren. Allgemein- und Viszeralchirurgie up2date 2013; 7: 326)

Tab. 2.15 Aufbau der Nebenniere.

Lokalisation	Zonen	Hormone
Nebennierenrinde	Zona glomerulosa	Mineralokortikoide (Aldosteron)
Nebennierenrinde	Zona fasciculata	Glucokortikoide (Kortisol)
Nebennierenrinde	Zona reticularis	Sexualhormone (Progesteron, Östrogenvorläufer, Androgene)
Nebennierenmark	entspricht einem sympathischen Paraganglion	Katecholamine (Adrenalin, Noradrenalin)

2.3.2 Physiologie

- Bei den Nebennieren handelt es sich um ein endokrines Organ, das zum einen Steroidhormone und zum anderen Katecholamine produziert (▶ Tab. 2.15).
- Über diese Hormone werden Blutdruck, Salzhaushalt, Zuckerstoffwechsel und Sexualfunktionen reguliert.
- Die Kortisolfreisetzung in der Nebenniere wird über die hypothalamisch-hypophysäre Achse mit den Hormonen CRH (Kortikotropin-Releasing-Hormon) und ACTH (adrenokortikotropes Hormon, Kortikotropin) gesteuert.
- Die chromaffinen Zellen des Nebennierenmarks schütten hauptsächlich Adrenalin auf eine nervale Stimulation (Sympathikus) hin aus.
- Gehen 90% oder mehr des Nebennierenrindengewebes verloren, kommt es zu einem Morbus Addison (Hypokortisolismus).

2.3.3 Pathologien der Nebenniere

Nebennierentumoren

(▶ Tab. 2.16).

Tab. 2.16 Übersicht adrenaler Tumoren.

Lokalisation/Ursprung	Tumor
Nebennierenrinde	• Adenom • Karzinom
Nebennierenmark	• Phäochromozytom (benigne/maligne) • Neuroblastom
Metastasen	• Mamma • Lunge • Niere • Melanom
seltene Entitäten	• Myelolipome • Zysten • Ganglioneurome • Hämatome

Nebennierenrindentumoren

- Mehr als 70 % der Nebennierenrindenadenome sind nicht hormonell aktiv.
- Die Ätiologie ist meist unklar, sie entstehen sporadisch.
- Ein kleiner Anteil kann auch im Rahmen familiärer Erkrankungen wie dem MEN-I-Syndrom auftreten.

Primärer Hyperaldosteronismus – Morbus Conn

Ursachen

Ursächlich für den primären Hyperaldosteronismus (PHA) können
- aldosteronproduzierende Adenome (ca. 1 Drittel der Fälle),
- bilaterale mikro- oder makronoduläre Hyperplasien (ca. 2 Drittel der Fälle),
- sehr selten Karzinome sein.

Symptomatik

- arterieller Hypertonus (bei ca. 5–10 % der Hypertoniker liegt ein primärer Hyperalderonismus vor)
- Symptome der Hypokaliämie (Muskelschwäche, metabolische Alkalose, Polyurie, Polydipsie, Obstipation)

> **Cave**
>
> Es finden sich zunehmend Fälle von normokaliämischem primärem Hyperaldosteronismus (PHA).

Tab. 2.17 Formen des Cushing-Syndroms.

Form		Ursache
endogen	ACTH-abhängig (80 %)	• Hypophysenadenom (80 %) (Morbus Cushing) • ektope ACTH-Produktion (20 %) (z. B. paraneoplastisch)
endogen	ACTH-unabhängig (20 %)	• Nebennierenrindenadenom • Nebennierenrindenkarzinom (adrenokortikales Karzinom, ACC) • mikro- oder makronoduläre Hyperplasie
exogen		• Kortisontherapie • Doping

Diagnostisches Vorgehen

- Blutdruckmessung
- Nachweis eines erniedrigten Serumkaliumspiegels
- Bestimmung des Plasmaaldosteronspiegels und des Plasmareninspiegels (bei einem Aldosteron-Renin-Quotient > 20 sollte weitere Diagnostik erfolgen)
- Kochsalzbelastungstest (fehlende Suppression des Plasmaaldosterons nach Infusion von 2 l 0,9 %iger NaCl-Lösung über 4 h)
- selektive venöse Katheterblutentnahme seitengetrennt aus den Nebennierenvenen
- CT/MRT (häufig sehr kleine Adenome, die der Schnittbildgebung entgehen)

> **Cave**
> Pausieren der Therapie mit Antihypertensiva wie Diuretika, Spironolacton, ACE-Hemmern, Betablockern, Nifedipin.

Konservative Therapie

- Die medikamentöse Behandlung der bilateralen Hyperplasie erfolgt mit Aldosteronantagonisten ggf. in Kombination mit weiteren Antihypertensiva.
- Bei eindeutiger und ausgeprägter Lateralisation der bilateralen Hyperplasie (selektive Katheterblutentnahme) kann die Klinik durch eine unilaterale Adrenalektomie verbessert werden.

Perioperative Behandlung

- antihypertensive Therapie (kann in ca. 70 % der Fälle postoperativ abgesetzt werden)
- Ausgleich einer Hypokaliämie mittels Spironolacton oder Kaliumsubstitution

Primärer Hyperkortisolismus – Cushing-Syndrom

Ursachen

Ursächlich sind in der Regel Nebennierenrindenadenome, selten Karzinome oder eine Nebennierenrindenhyperplasie (► Tab. 2.17).

Symptomatik

- stammbetonte Adipositas
- Mondgesicht/Stiernacken
- Hautveränderungen: Striae rubrae, Gesichtsrötung, Akne, Ekchymosen, Hirsutismus
- allgemeine Muskelschwäche, Müdigkeit, Depression
- diabetogene Stoffwechsellage
- Osteoporose
- arterieller Hypertonus

Diagnostisches Vorgehen

- (mitternächtliche) Kortisolbestimmung (aufgehobene zirkadiane Rhythmik)
- 1-mg-Dexamethason-Hemmtest (Einnahme um Mitternacht, Suppression des Kortisolspiegels am nächsten Morgen beim Gesunden)
- ACTH-Bestimmung, CRH-Test (Überprüfung der ACTH-Abhängigkeit)
- CT/MRT zur Suche einer Nebennierenraumforderung
- ggf. Kathetervenenblutuntersuchung zur Seitenbestimmung bei der Hyperplasie

Tab. 2.18 Schema zur Hydrokortisonsubstitution.

Behandlungstag	Hydrokortison
OP-Tag	200–300 mg
1. postoperativer Tag	200 mg
2. postoperativer Tag	100 mg
3. postoperativer Tag	75 mg
Schrittweise Reduktion der Hydrokortisonsubstitution nach Klinik, kann bis zu 2 Jahre dauern. Der Hydrokortisonbedarf kann individuell unterschiedlich sein.	

Perioperative Behandlung

- Ausgleich der Elektrolyte
- Behandlung möglicher metabolischer oder kardiovaskulärer Störungen
- peri- und postoperative Hormonsubstitution aufgrund der Suppression der kontralateralen Nebenniere (▶ Tab. 2.18)

Sexualhormonproduzierende Tumoren

Es handelt sich in der Regel um hormonproduzierende Nebennierenrindenkarzinome. Insbesondere ist bei Östrogennachweis und der Produktion mehrerer Hormone mit Malignität zu rechnen.

Symptomatik

Die klinische Manifestation zeigt sich durch die gegengeschlechtliche Hormonproduktion.

Tab. 2.19 Geschlechtsspezifische Symptome.

Frauen	Männer
- Hirsutismus - sekundäre Amenorrhö - Klitorishypertrophie - tiefe Stimmlage	- Hodenatrophie - Gynäkomastie - Oligospermie - Impotenz

Diagnostisches Vorgehen

- Hormonbestimmung
- CT/MRT (häufig große Tumoren)

Nebennierenrindenkarzinom (adrenokortikales Karzinom)

- Nebennierenrindenkarzinome (ACC, adrenokortikale Karzinome) sind sehr seltene, hochaggressive Karzinome, die größtenteils nicht hormonell aktiv sind.
- In ca. 30 % der Fälle bestehen zum Zeitpunkt der Erstdiagnose schon Fernmetastasen.
- Die 5-Jahres-Überlebensrate beträgt 19–35 %.

Symptomatik

- häufig späte Manifestation hormoninaktiver ACC durch lokale Verdrängung/Infiltration (tastbarer Flankentumor, Kavakompression)
- ggf. hormonspezifische Symptome

Diagnostisches Vorgehen

- Hormondiagnostik (Dehydroxyepiandrosteronsulfat, Testosteron, Androstendion, Östradiol, 17-Hydroxy-Progesteron)
- CT/MRT (häufig große, heterogene Tumoren)

Phäochromozytom

Definition

- Phäochromozytome sind katecholaminproduzierende Tumoren, die im Nebennierenmark (80 % der Fälle, hauptsächlich Adrenalin) oder in Paraganglien des Grenzstrangs extraadrenal (20 % der Fälle, hauptsächlich Noradrenalin) entstehen.
- In ca. 15 % der Fälle findet sich bilaterale Manifestation.
- 10–15 % der Fälle treten im Rahmen familiärer Tumorsyndrome auf (MEN IIA, MEN IIB, Von-Hippel-Lindau-Syndrom, Neurofibromatose I).

Malignes Phäochromozytom

- Etwa 15 % der Phäochromozytome sind maligne (insbesondere bei Dopaminausschüttung oder extraadrenaler Lokalisation).
- Die Dignitätsbestimmung ist histologisch nahezu unmöglich, sicherer Malignitätsnachweis gelingt bei lokal infiltrierendem Wachstum oder Metastasen.
- Die Symptomatik entspricht benigner Phäochromozytome.
- Metastasenorte sind Knochen, Leber, Lymphknoten, ZNS, Lunge, Peritoneum.
- Die 5-Jahres-Überlebensrate beträgt ca. 50 %.

Symptomatik

Es finden sich sehr unterschiedlich stark ausgeprägte Symptome, die anfallsartig oder dauerhaft auftreten können.
- Hypertonie
- Kopfschmerzen
- Palpitationen
- Schwitzen
- Tremor
- Gewichtsverlust
- Blässe
- Hyperglykämie
- psychische Symptome wie Nervosität

Diagnostisches Vorgehen

- Bestimmung des Metanephrins und Normetanephrins im Plasma (höchste Sensitivität und Spezifität):
  - Blutabnahme am liegenden Patienten nach etwa 30 min Ruhe
  - zuvor Weglassen interferierender Medikamente und Genussmittel (z. B. trizyklische Antidrepressiva, Paracetamol, Nikotin, Alkohol, Koffein)
- Bestimmung von Adrenalin, Noradrenalin und Metanephrinen im angesäuerten 24-h-Sammelurin
- CT: Swiss-Cheese-Bild nach Kontrastmittelgabe
- MRT: Light-Bulb-Phänomen (weiße Tumordarstellung in der T 2-Wichtung)
- Metaiodobenzylguanidin/MIBG-Szintigrafie bei V. a. das Vorliegen extraadrenaler Phäochromozytome, zur Metastasensuche
- ^{18}F-DOPA-PET-CT: Ganzkörperuntersuchung für spezielle Indikationen

Cave

Keine diagnostischen Punktionen → Risiko schwerster hypertensiver Krisen.

Präoperative Vorbereitung

- Gabe eines Alphablockers in steigender Dosierung bis zum Auftreten typischer Nebenwirkungen wie orthostatische Dysregulation oder verstopfte Nase, z. B. Phenoxybenzamin (Startdosis 10–20 mg/d, Zieldosis ca. 100 mg/d)
- Alternativen: α-Methyl-L-Tyrosin, Nifedipin
- bei Tachykardie zusätzlich Gabe eines Betablockers
- gleichzeitig viel trinken lassen (3–4 Liter/d)

Intraoperative Maßnahmen

- möglichst geringe Manipulation am Tumor
- frühzeitiger Verschluss der Nebennierenvene
- großzügige Flüssigkeitssubstitution (Vermeidung starker Hypotension nach Wegfall der Katecholaminwirkung durch Verschluss der Nebennierenvene)
- Therapie einer hypertensiven Krise mittels Phentolamin oder Nitroprussid-Natrium (schnell und kurz wirksam)

Nebennereninzidentalom

Definition

- Nebennereninzidentalom sind zufällig in der Schnittbilddiagnostik entdeckte Nebennierenraumforderungen.
- Die Inzidenz in CT- und MRT-Untersuchungen beträgt ca. 1–4 %.
- Raumforderungen, die im Rahmen von Staging oder Nachsorgeuntersuchungen anderer Malignome entdeckt werden, zählen nicht zu den Inzidentalomen, hier besteht insbesondere bei beidseitigem Auftreten Metastasenverdacht.

Diagnostisches Vorgehen

(▶ Abb. 2.11).

Nebennierenmetastasen

Bei mehr als 70 % aller Nebennierenraumforderungen bei Patienten mit extraadrenalen Malignomen handelt es sich um Metastasen.

Diagnostisches Vorgehen

- Zur Klärung kann eine diagnostische Punktion erwogen werden.
- Vorher muss zwingend ein Phäochromozytom ausgeschlossen werden.

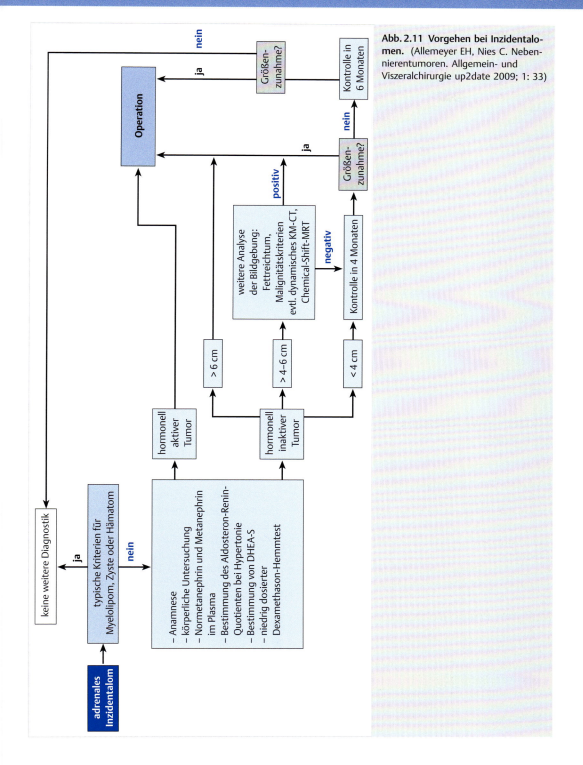

Abb. 2.11 Vorgehen bei Inzidentalomen. (Allemeyer EH, Nies C. Nebennierentumoren. Allgemein- und Viszeralchirurgie up2date 2009; 1: 33)

Tab. 2.20 Indikationsstellung zur Operation.

Indikation	bei
absolute OP-Indikation	• hormonproduzierende Tumoren • alle Tumoren > 6 cm (Malignität in ca. 25 % der Fälle)
relative OP-Indikation	• hormoninaktive Tumoren 4–6 cm • solitäre Nebennierenmetastasen
keine OP-Indikation	hormoninaktive Tumoren < 4 cm

Tab. 2.21 Zugangswege zur Nebenniere.

Zugangsweg	Lagerung
offen transabdominal	Rückenlagerung
offen lumbal	Seitlagerung
offen thorakoabdominal	Seitlagerung
laparoskopisch	Rücken- oder Seitlagerung
retroperitoneoskopisch	Seit- oder Bauchlagerung

2.3.4 Therapeutisches Vorgehen

Indikationsstellung

(▶ Tab. 2.20).
- Bei Vorliegen einer bilateralen Hyperplasie ist Heilung nur durch eine Biadrenalektomie möglich, mit der anschließenden Notwendigkeit der lebenslangen Substitutionstherapie und der Gefahr der Addison-Krise.
- Die individuelle Entscheidung ist zu treffen, ob eine subtotale Resektion insbesondere der stärker hormonbildenden Seite bei hohem Rezidivrisiko sinnvoll ist.
- Häufig sollte der konservativ-medikamentösen Behandlung der Vorzug gegeben werden.

Konservative Therapie bei Malignität

Nebennierenrindenkarzinom (ACC)

- Mitotane, ein Abkömmling des Insektizids Dichlordiphenyltrichlorethan (DDT), ist zur palliativen Behandlung eines fortgeschrittenen ACCs zugelassen. Es hemmt die Kortisolproduktion und wirkt selektiv zytostatisch auf die Nebennierenrinde.
- Auf herkömmliche Chemotherapeutika und Strahlen spricht das ACC kaum an.

Malignes Phäochromozytom

- symptomatische Behandlung des Hypertonus: Alphablocker, Metyrosin, Octreotid
- palliative Chemotherapie (Cyclophosphamid, Vincristin, Dacarbazine)
- ^{131}Jod-MIBG als lokale Strahlentherapie (Voraussetzung: ausreichende Traceraufnahme des Tumorgewebes)

Operative Therapie

Operative Zugangswege

(▶ Tab. 2.21).

Wahl des Operationsverfahrens

- Kleine, benigne Tumore sollten minimalinvasiv operiert werden (Goldstandard) (▶ Abb. 2.12). Vorteile sind: geringere Morbidität, weniger Schmerzen, kürzerer Krankenhausaufenthalt, bessere Kosmetik
- Ab einem Tumordurchmesser > 6 cm ist das offene transabdominale Vorgehen zu bevorzugen, bei ausreichender Expertise kann auch laparoskopisch vorgegangen werden.
- Bei großen, lokal fortgeschrittenen Karzinomen kann eine En-bloc-Multiviszeralresektion (mit Leberteilresektion, Nephrektomie) zum Erzielen einer R0-Situation angezeigt sein, hier ist primär ein offenes transabdominales Vorgehen indiziert.
- Kleine Metastasen können minimalinvasiv entfernt werden, ggf. auch parenchymsparend als Teilresektion (Einzelfallentscheidung).
- Beim hereditären bilateralen Phäochromozytom sollte eine parenchymsparende beidseitige Teilresektion zum Erhalt der kortikalen Funktion erwogen werden (regelmäßige Nachsorge wegen der Gefahr von erneuten Tumoren).

Cave
Bei jedem Verfahren ist eine intraoperative Tumorruptur zu vermeiden.

2.3 Nebenniere

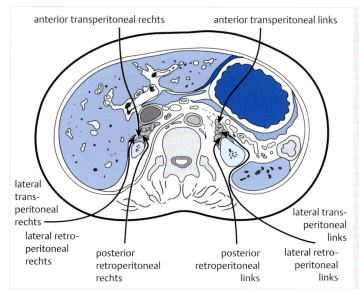

Abb. 2.12 Minimalinvasive Zugangswege. (Walz MK. Minimal-invasive Nebennierenchirurgie. Chirurg 1998; 69: 613–620)

OP-Technik

Offene transabdominale Adrenalektomie
- Rippenbogenrandschnitt auf der entsprechenden Seite, ggf. Oberbauchquerlaparotomie
- links:
  - Durchtrennung des Lig. gastrocolicum, Eröffnung der Bursa omentalis, Mobilisation der linken Kolonflexur
  - Mobilisation der Milz von lateral, Abheben des Pankreasschwanzes nach Inzision des Peritoneums entlang des Pankreasunterrands, ggf. werden Milz und Pankreasschwanz nach medial geklappt
  - dahinter Darstellung der Nebenniere unter der Gerota'schen Faszie mediokranial des Nierenoberpols
  - Verschluss der von medial einmündenden Gefäße
- rechts:
  - Mobilisation der rechten Kolonflexur
  - Kocher-Manöver und Darstellung der V. cava
  - Retraktion des rechten Leberlappens nach medial, ggf. Mobilisation bis an die V. cava
  - -Aufsuchen der Nebenniere mediokranial des Nierenoberpols direkt lateral der V. cava
  - Inzision des Peritoneums entlang der V. cava, dabei Verschluss der kurzen Nebennierenvene

Laparoskopische transabdominale Adrenalektomie
- überstreckte Seitlagerung auf der gesunden Seite
- Platzieren von 3–4 Trokaren entlang des Rippenbogens
- links:
  - Mobilisation von linker Kolonflexur und Milz von lateral bis an den linken Zwerchfellschenkel
  - Ablösen der Milz und Pankreasschwanz vom Retroperitoneum und Klappen nach medial (▶ Abb. 2.13)
  - dahinter Darstellung der Nebenniere unter der Gerota'schen Faszie mediokranial des Nierenoberpols
  - abschließend Auslösen der Nebenniere aus dem retroperitonealen Fett und Bergen mittels Bergebeutel
- rechts:
  - Mobilisation des rechten Leberlappens bis an die V. cava (Durchtrennung des Lig. coronarium) (▶ Abb. 2.14)
  - ggf. Mobilisation von rechter Kolonflexur und Duodenum nach Kocher
  - Aufsuchen der Nebenniere mediokranial des Nierenoberpols direkt lateral der V. cava

Endokrine Chirurgie

- Inzision des Peritoneums entlang der V. cava, dabei Verschluss der kurzen Nebennierenvene
- abschließend Auslösen der Nebenniere aus dem retroperitonealen Fett und Bergen mittels Bergebeutel

Retroperitoneoskopische Adrenalektomie
- Bauchlage, Rücken in Kyphose
- stumpfes Eingehen ins Retroperitoneum unterhalb der Spitze der 12. Rippe, stumpfe Präparation und Herstellen eines retroperitonealen Raumes (Gasdruck 20–30 mmHg)
- Einbringen weiterer Arbeitstrokare dorsal paravertebral und ventral in der mittleren Axillarlinie
- Eröffnung der Gerota'schen Faszie parallel zum M. psoas
- Päparation dorsal der Niere nach kraniomedial bis sich das Zwerchfell darstellt
- Mobilisation des Nierenoberpols, sodass dieser nach kaudal gehalten werden kann

- links (▶ Abb. 2.15):
  - Darstellen und Verschluss der V. suprarenalis zwischen Nierenoberpol und linkem Zwerchfellschenkel
  - Präparation medial der Nebenniere entlang des linken Zwerchfellschenkels nach kranial, dabei Verschluss kleinerer Nebennierenarterien und einer relativ konstanten Zwerchfellvene
  - abschließend Auslösen der Nebenniere aus dem retroperitonealen Fett und Bergen mittels Bergebeutel
- rechts (▶ Abb. 2.16):
  - Darstellen der Nebenniere von kaudal bis an die V. cava
  - Präparation entlang der V. cava nach kranial, dabei Verschluss der V. suprarenalis und kleinerer Nebennierenarterien
  - abschließend Auslösen der Nebenniere aus dem retroperitonealen Fett und Bergen mittels Bergebeutel

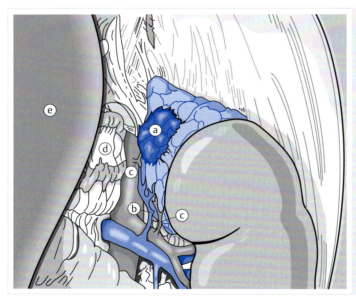

Abb. 2.13 Transabdominale Adrenalektomie. Laparoskopischer Blick links nach Mobilisation von Milz und Pankreasschwanz. a: Nebennierentumor; b: V. suprarenalis; c: A. suprarenalis; d: Pankreasschwanz; e: Milz.

2.3 Nebenniere

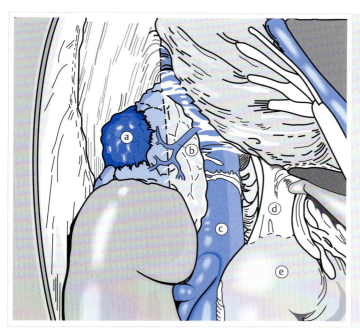

Abb. 2.14 Transabdominale Adrenalektomie. Laparoskopischer Blick rechts nach Mobilisation der Leber.
a: Nebennierentumor; b: V. suprarenalis; c: V. cava; d: Lig. Hepatoduodenale; e: Bulbus duodeni.

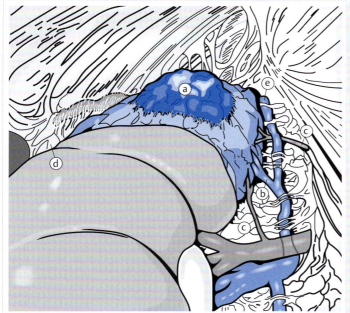

Abb. 2.15 Retroperitoneoskopische Adrenalektomie. Retroperitoneoskopischer Blick links. a: Nebennierentumor; b: V. suprarenalis; c: A. suprarenalis; d: Pankreasschwanz; e: V. phrenica inferior.

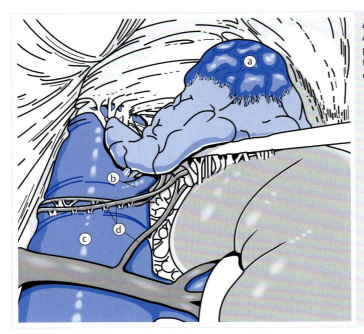

Abb. 2.16 **Retroperitoneoskopische Adrenalektomie.** Retroperitoneoskopischer Blick rechts. a: Nebennierentumor; b: V. suprarenalis; c: V. cava; d: A. suprarenalis.

Addison-Krise

Bei der Addison-Krise handelt es sich um eine schwere **postoperative Komplikation** nach beidseitiger Adrenalektomie, bedingt durch Kortisolmangel.

> **Cave**
> Addison-Krise → Lebensgefahr!

- Auslöser: Stress, Infektionen, Salzverlust
- Symptomatik:
  - Übelkeit, Erbrechen, Bauchschmerzen
  - Hypotonie
  - Schwäche bis Koma
  - Oligurie
  - Dehydration
- Therapie:
  - sofortige intravenöse Gabe von Hydrokortison, Volumen und Glukose
  - Ausgleich der Elektrolyte
  - intensivmedizinische Betreuung
- Prophylaxe:
  - dauerhafte Substitution mit Hydrokortison und Fludrokortison
  - Aufklärung des Patienten (Notfallausweis)

Literatur

[1] Allemeyer EH, Nies C. Nebennierentumoren. Allgemein- und Viszeralchirurgie up2date 2009; 3: 21–40, DOI: 10.1055/s-2008-1039264
[2] von Breitenbuch P, Iesalnieks I, Pompiliu P et al. Der primäre Hyperparathyreoidismus: klinische Beschwerden, diagnostische Wertigkeit und Lokalisation – eine retrospektive Analyse. Zentralbl Chir 2007; 132: 497–503
[3] Dralle H. Schilddrüse. In: Nagel E, Löhlein D, Hrsg. Pichlmayrs Chirurgische Therapie. 3. Aufl. Heidelberg, Berlin: Springer; 2006: 1–46
[4] Frilling A, Weber F. Schilddrüsenkarzinom. Allgemein- und Viszeralchirurgie up2date 2007; 2: 1–15
[5] Karakas E. Hyperparathyreoidismus. Allgemeine und Viszeralchirurgie up2date 2007; 2: 141–154
[6] Karger S, Führer D. Thyreotoxische Krise – ein Update. Dtsch Med Wochenschr 2008; 133: 479–484
[7] Lorenz K, Sekulla C, Dralle H. Chirurgisches Management des renalen Hyperparathyreoidismus. Zentralbl Chir 2013; 138: e47–e54
[8] Lorenz K. Schilddrüsenkarzinom. Allgemein- und Viszeralchirurgie up2date 2014; 8: 251–264
[9] Musholt TJ, Clerici T, Dralle H et al. German association of endocrine surgeons practice guidelines for the surgical treatment of benign thyroid disease. Langenbecks Arch Surg 2011; 396: 639–649
[10] Abb. 1 Perré S, Wirowski D, Schwarz K. Nebennierentumoren. Allgemein- und Viszeralchirurgie up2date 2013; 7: 323–350, DOI: 10.1055/s-0033-1346693
[11] Schlosser K, Wirkowski D. Primärer Hyperparathyreoidismus. Teil 1: Epidemiologie, Anatomie und Symptomatik. Allgemein- und Viszeralchirurgie up2date 2013; 7: 23–36, DOI: 10.1055/s-0032-1324937
[12] Schlosser K, Wirkowski D. Primärer Hyperparathyreoidismus. Teil 2: Diagnostisches und therapeutisches Vorgehen. Allgemein- und Viszeralchirurgie up2date 2013; 7: 39–56, DOI: 10.1055/s-0032-1324939
[13] Walz MK. Minimal-invasive Nebennierenchirurgie. Chirurg 1998; 69: 613–620

3 Thorax (Pleura, Lunge)

R. J. Elfeldt

3.1 Anatomie

- Der Thorax besteht aus dem knöchernen Brustkorb, der Muskulatur, den beiden Pleurahöhlen mit den Lungen und dem dazwischen liegenden Mediastinum mit der Speiseröhre, dem Herzen und den Gefäßen und Nerven.
- Die vordere, seitliche und hintere Begrenzung der Brusthöhle wird durch den Brustkorb, die mediale Begrenzung durch die Wirbelsäule und das Mediastinum, der kaudale Abschluss durch das Zwerchfell und der kraniale durch die obere Thoraxapertur gebildet.
- Die Lungen sind von der Pleura visceralis (pulmonalis) überzogen. Der Lungenhilus ist als Eintrittsstelle des Hauptbronchus, der Gefäße und der Nerven von dem serösen Überzug ausgespart, da die Pleura pulmonalis hier in die Pleura parietalis umschlägt. Diese kleidet die Brustwand von innen aus.
- Die zwischen den Pleurablättern gebildete Pleurahöhle ist im Normalzustand ein kapillarer Verschiebespalt. In ihm herrscht ein negativer Druck von –5 cm H_2O bei Exspiration, der bei tiefer Inspiration auf Werte von –10 cm H_2O absinkt.

3.2 Pathologien der Pleura

3.2.1 Pleuraerguss

Definition

- Eine vermehrte Flüssigkeitsansammlung im Pleuraspalt wird als Pleuraerguss bezeichnet. Je nach Eiweißgehalt und spezifischem Gewicht des Ergusses unterscheidet man zwischen einem Transsudat und einem Exsudat.
- **Transsudate:** Eiweißgehalt von < 3 g/100 ml und ein spezifisches Gewicht von < 1015, meistens stauungsbedingt, z. B. bei Herzinsuffizienz oder infolge Dys- oder Hyperproteinämie
- **Exsudate:** Eiweißgehalt > 3 g/100 ml und ein spezifisches Gewicht > 1015, meistens entzündlich bedingt, z. B. bei Pneumonien oder neoplastisch (z. B. bei Pleurakarzinose)

Ätiologie

Das Gleichgewicht zwischen Resorption und Sekretion in der Pleura wird durch die ausgeprägt vorhandenen Lymphgefäße, das Kapillarnetz und die dünne Serosa der beiden Pleurablätter aufrechterhalten. Abflussbehinderungen des Gefäßsystems, der Lymphbahnen oder ein zu geringer onkotischer Druck durch Dysproteinämie oder eine erhöhte Permeabilität der Serosa sind mögliche Ursachen des Pleuraergusses.

Symptomatik

Die Symptome eines Ergusses sind abhängig von seiner Ausprägung und seinem Druck auf den rechten Vorhof. Sie reichen von geringen Schmerzen bei einer Begleitpleuritis bis zur Dyspnoe und Atemnot mit Verdrängung der Lunge durch große Flüssigkeitsmengen.

Diagnostisches Vorgehen

Klinische Untersuchung

Perkutorisch findet sich eine Klopfschalldämpfung, auskultatorisch ein abgeschwächtes Atemgeräusch.

Bildgebende Diagnostik

- Das **p.–a.-Röntgenbild** zeigt eine an der lateralen Thoraxwand ansteigende Verschattung ab 400 ml Erguss, geringere Mengen (ab 100 ml Flüssigkeit) lassen sich in der seitlichen Liegendaufnahme erkennen.
- Mithilfe der **Sonografie** lässt sich ein Pleuraerguss nicht nur diagnostizieren, sondern auch die optimale Punktionsstelle markieren. Darüber hinaus können beginnende Kammerbildungen des Ergusses dargestellt werden.
- Mithilfe des **Thorax-CTs** lassen sich auch kleinste Ergussmengen darstellen. Die Dichtemessungen ergeben Hinweise auf die Beschaffenheit des Ergusses (serös, blutig, eitrig etc.). Beginnende Kammerbildungen des Ergusses sind ebenfalls darstellbar.

Therapeutisches Vorgehen
Operative Therapie
Pleurapunktion

- Indiziert bei größerer Ergussmenge und entsprechender Symptomatik (Dyspnoe, Atemnot), um eine sofortige **Entlastung** herbeizuführen. Gelegentlich ist sie auch aus rein diagnostischen Zwecken indiziert, um die Beschaffenheit eines unklaren Pleuraergusses zu klären.
- Das gewonnene Punktat muss auf Eiweißgehalt, Leukozytenzahl, Lipase und Amylase, LDH, Bakterien (Mykobakterium, Tuberkulose), Pilze und maligne Zellen untersucht werden. Bei einem überwiegend Lymphozyten enthaltenden Erguss kommt differenzialdiagnostisch neben der Tuberkulose eine Pilzinfektion in Betracht. Finden sich im Pleurapunktat maligne Zellen, ist dies ein Hinweis auf eine **Pleurakarzinose**, d. h. auf ein fortgeschrittenes Tumorwachstum.
- Voraussetzung für die Punktion sind eine strenge **Asepsis** und eine Assistenz. Der Patient sitzt leicht nach vorne gebeugt (eine Hilfsperson stützt den Patienten nach vorne). Die Punktionsstelle wird nach vorheriger Diagnostik (z. B. perkutorisch oder sonografisch) festgelegt. In der Regel ist das der 7. oder 8. Interkostalraum (ICR) beim sitzenden Patienten. Die Punktion erfolgt in der hinteren Axillarlinie:
  - Setzen der Lokalanästhesie (nach allergischen Reaktionen fragen!)
  - Eingehen in den Pleuraraum am Oberrand der Rippe (Gefäße und Nerven liegen am Unterrand!)
- Bei diagnostischen und therapeutischen Punktionen haben sich 3-Wege-Rotanderspritzen bewährt, mit denen der Erguss luftdicht abgesaugt werden kann. Um einen Pneumothorax zu vermeiden, kann die Punktion mit einer Verres-Nadel durchgeführt werden.

Thoraxdrainage

- Ist u. a. dann indiziert, wenn ein Nachlaufen des Ergusses zu erwarten ist oder es sich um einen Begleiterguss im Rahmen einer länger dauernden Erkrankung (z. B. bei akuter Pankreatitis mit septischem Verlauf) handelt. Sie wird beim liegenden, evtl. seitlich gelagerten Patienten gelegt.

- Der Punktionsort ist abhängig von der Ursache der Beschwerden:
  - beim Hämatothorax oder Pleuraerguss im 4. ICR in der hinteren Axillarlinie nach dorsal,
  - beim Pneumothorax von ventral im 2. ICR in der Medioklavikularlinie (**Cave:** Subklavikulargefäße, A. mammaria).

OP-Technik

- Nach lokaler Anästhesie der Haut, des subkutanen Gewebes und der Interkostalmuskulatur wird der Trokar nach Hautinzision mit einem Drainageschlauch zunächst subkutan parallel zum Thorax über mindestens eine ICR-Breite nach kranial geschoben, damit ein luftdichter Tunnel entsteht.
- Nach Erreichen des zu punktierenden ICR muss die Spitze fast senkrecht auf die Thoraxwand zeigen, und der Trokar wird unter die Interkostalmuskulatur geführt.
- Nach Durchtritt durch die Interkostalmuskulatur und die parietale Pleura wird die Drainage in die gewünschte Richtung vorgeschoben und in dieser Position mittels Hautnaht fixiert (▶ Abb. 3.1).
- Der Drainageschlauch wird mit einem Wasserschloss verbunden, und es wird mit einem Sog von minus 20 cm H_2O gesaugt. Das Drainagesystem muss luftdicht sein, damit sich kein Pneumothorax entwickelt.
- Je visköser und eiweißreicher der Pleuraerguss ist (Hämatothorax, Pleuraempyem) desto größer sollte der Durchmesser des Drainageschlauchs sein, damit es nicht durch Fibrinausfällungen zur Okklusion kommt.

Pleurodese

- Ist im Allgemeinen bei malignen Pleuraergüssen indiziert. Hierbei sollen die Pleurablätter durch eine induzierte Entzündungsreaktion miteinander verkleben.
- Das Pleurodesemittel (z. B. Talkum) wird in NaCl aufgelöst (z. B. 2 g Talkum auf 50 ml NaCl). Zusätzlich wird ein Lokalanästhetikum beigefügt, um eine lokale Anästhesie der Pleurablätter zu erreichen. Dieses Gemisch wird durch die liegende Thoraxdrainage nach Entleerung der Pleurahöhle instilliert.

3.2 Pathologien der Pleura

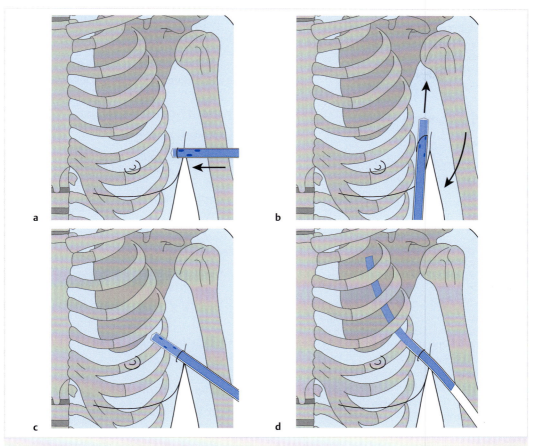

Abb. 3.1 Thoraxdrainage. Arbeitsschritte beim Legen einer Thoraxdrainage.
- a: nach Setzen einer Lokalanästhesie und Anlage eines Hautschnitts Vorschieben der Thoraxdrainage zunächst senkrecht zur Thoraxwand
- b: nach Erreichen der Rippen Abwinkeln der Drainage um 90° und subkutanes Vorschieben der Drainage parallel zur Thoraxwand
- c: nach Erreichen des nächsthöheren Interkostalraums Durchstoßen der Interkostalmuskulatur
- d: nach Durchstoßen der Thoraxwand Vorschieben der Drainage in die Thoraxhöhle.

- Abklemmen der Drainage für 1 h, der Patient wird alle 15 min um 90° gedreht, damit die Pleuraoberflächen gleichmäßig benetzt werden. Die Drainage kann dann geöffnet werden. Je nach weiterer Ergussproduktion (mehr als 100 ml/24 h), kann die Behandlung nach 24 h wiederholt werden.

Nach jeder Punktion, Drainage oder Pleurodese wird ein **Röntgen-Thoraxbild** angefertigt, um Fehllagen oder die Reduktion des Ergusses zu kontrollieren. Inkorrekt liegende oder ungenügend drainierende Drainagen sind häufige Ursache für Verklebungen (Kammerungen) und damit für spätere Komplikationen.

Komplikationen

- Typische Komplikationen bei Thoraxdrainagen sind Infektionen, Verletzungen der Interkostalgefäße mit stärkerer Blutung oder Verletzungen der interkostalen Nerven.
- Weiterhin kann es zu Fehlpunktionen und Fehllagen der Drainagen kommen:
  - subkutane Lage bei adipösen Patienten ohne Drainagewirkung

- intrapulmonale Lage mit Fistelung der Saugung oder Blutung
  - intraabdominale Lage mit Verletzung von Leber, Milz oder Zwerchfell
  - mediastinale Fehllage mit Verletzung des Herzens oder der großen Gefäße

3.2.2 Pleuraempyem

Definition

Beim Pleuraempyem (Synonym: Pyothorax) handelt es sich um eine Eiteransammlung in der Pleurahöhle.

Ätiologie

- Die häufigsten Ursachen sind fortgeleitete entzündliche Prozesse des Thorax (z. B. Pneumonie, Bronchiektasen, Mediastinitis oder Lungenabszesse).
- Auch bei intraabdominalen bakteriellen Entzündungen, z. B. subphrenischen oder subhepatischen Abszessen, Ösophagusruptur, hämatogenen Prozessen des Pleuraspalts, kann es zu Pleuraempyemen kommen.
- Postoperativ können Pleuraempyeme als Wundinfektion nach Eingriffen an der Lunge oder am Mediastinum (Ösophagusresektion, Lungenteilresektion) auftreten.
- Posttraumatisch sind Pleuraempyeme selten. Durchbricht der Pleuraabszess die Thoraxwand, spricht man von einem Empyema nessesitatis (Empyema perforans). Bei traumatisch bedingten Pleuraempyemen ist die direkte Kontamination der Thoraxwunde ursächlich.

Klassifikation

Man unterscheidet **3 Stadien** des Pleuraempyems:
1. exsudative Phase
2. fibrinös-purulente Phase
3. Phase der Verschwielung/Vernarbung

Symptomatik

- Typische Zeichen sind Dyspnoe mit atemabhängigen Schmerzen, Leukozytose, hohes Fieber und schweres Krankheitsgefühl.
- Abgekapselte Prozesse können symptomarm sein.

Diagnostisches Vorgehen

- In der a.–p.-Röntgen-Thoraxaufnahme findet sich eine Verschattung.
- Im Thorax-CT lassen sich das Ausmaß sowie ggf. eine Kammerung des Empyems feststellen.

Therapeutisches Vorgehen

Indikationsstellung

- Stadium 1: reine Spültherapie
- Stadium 2: Lysetherapie, bzw. VATS-Débridement
- Stadium 3: Dekortikation bzw. Resektion des Empyemsacks

Merke

Eine antibiotische Behandlung nach Resistenzbestimmung und die Drainage des Pleuraempyems sind obligat.

Weiterhin ist die Therapie des Pleuraempyems stadienadaptiert.

Operative Therapie

Stadium 1 (exsudative Phase)

Einlage einer weitlumigen Saug-/Spüldrainage (CH 28–32) als Einlumen- oder Doppellumendrainage) und diskontinuierliche Spülung mit physiologischer NaCl-Lösung (ca. 4-mal tgl. mit 600–1000 ml, Abklemmen für ca. 30 min.

Cave

Bei bronchopulmonalen Fisteln darf nicht abgeklemmt werden!

Stadium 2 (fibrinös-purulente Phase)

- Einlage einer Thoraxdrainage als Saug-/Spüldrainage mit diskontinuierlicher Spülung wie im Stadium 1, zusätzlich Lysetherapie, entweder mit Streptokinase pro Tag 100 000 iU in 100 ml physiologischer NaCl-Lösung, Einwirkdauer ca. 1 h, oder mit Urokinase pro Tag 150 000 iU in 100 ml physiologischer NaCl-Lösung, Einwirkdauer ca. 1 h. Bei bronchopulmonalen Fisteln nicht abklemmen.

- Bei zunehmender Kammerbildung ist dem videoassistierten thorakoskopischen (VATS-)Débridement mit abschließender Saug-/Spüldrainagebehandlung der Vorzug zu geben. Im Rahmen des thorakoskopischen Eingriffs können hierbei sämtliche Kammern geöffnet und eine kommunizierende Höhle hergestellt werden, die dann in gleicher Weise wie oben angegeben gespült werden kann.

Stadium 3 (Vernarbung/Verschwartung)

- In diesem Stadium bleibt nur die **Dekortikation** über eine Thorakotomie. Im Idealfall als Exstirpation des gesamten geschlossenen Empyemsacks mit Mobilisation des Zwerchfells.
- Der günstigste Zeitpunkt hierfür ist nach 4–6 Wochen. Wegen der häufig bestehenden kräftigen Verwachsungen zwischen der Pleura und der Schwarte ist eine sorgfältige Präparation erforderlich, da bei Verletzung der Lunge Fisteln resultieren, die einen erneuten Infekt unterhalten können.

Komplikationen

- Akute Komplikationen des Pleuraempyems sind Sepsis oder die Ausbildung einer bronchopulmonalen Fistel durch Arrosion eines Bronchus.
- Die Thorakotomie mit Dekortikation der Lunge hat auch heute noch eine **Operationsletalität** von 3–10 %.

3.3 Thoraxtrauma: stumpfe Thoraxverletzungen

Definition: Bei stumpfen Thoraxverletzungen handelt es sich um eine Verletzung des Brustkorbs und/oder der darin enthaltenen Organe ohne Verbindung des Pleuraums mit der Außenluft.

Die mit dem Thoraxtrauma verbundenen Gefahren für den Verletzten lassen sich bis auf wenige Ausnahmen auf eine Störung der Respiration und Hämodynamik zurückführen. Auch wenn Herz und Lunge nicht unmittelbar verletzt sind, werden sie durch Beeinträchtigung des Gastaustausches und Strömungsvolumens funktionell in Mitleidenschaft gezogen. Oberstes Ziel muss daher immer die Normalisierung der kardiopulmonalen Funktion sein.

> **Merke**
> Oberstes Therapieziel bei Thoraxtraumen ist die Normalisierung der kardiopulmonalen Funktion.

3.3.1 Thoraxprellung (Commotio thoracis)

Definition
Stumpfe Verletzung des Thorax ohne knöcherne Beteiligung.

Ätiologie
Ursache einer Thoraxprellung ist ein stumpfes Trauma durch Schlag oder Anprall. Bei 79 % aller Thoraxverletzungen finden sich initial keine äußeren Verletzungszeichen, im weiteren Verlauf können sich dennoch Prellmarken an der Haut abzeichnen.

Symptomatik
Die Patienten klagen über Druckschmerz über dem betroffenen Areal, atemabhängige Schmerzen und Schonatmung.

Diagnostisches Vorgehen

- In erster Linie handelt es sich um eine klinische Diagnose; bei jeder Thoraxverletzung muss zwingend eine **Röntgenaufnahme des Thorax in 2 Ebenen** durchgeführt werden.
- Ergeben diese Röntgenbilder Verletzungen, müssen unter Umständen spezielle Aufnahmen angefertigt werden.

Therapeutisches Vorgehen

- Bei der Behandlung steht die symptomatische, d. h. analgetische Behandlung im Vordergrund, da es sonst durch schmerzbedingte Schonatmung zu einer Pneumonie kommen kann.
- Bei unklarem Befund sollte die stationäre Überwachung erfolgen, um im Verlauf sich manifestierende Begleitverletzungen (z. B. Lungenkontusion usw.) zu erfassen.

3.3.2 Thoraxquetschung (Contusio thoracis)

Definition

Thoraxwandverletzung unter Mitbeteiligung intrathorakaler Organe, wobei Rippenfrakturen in Kombination mit einer Lungenkontusion am häufigsten vorkommen.

Ätiologie

- Wie bei der Thoraxprellung entsteht die Thoraxquetschung durch Schlag oder Anprall, jedoch mit deutlich stärkerer Gewalteinwirkung.
- Die Lungenkontusion ist die häufigste Begleitverletzung des stumpfen Thoraxtraumas. Es kommt hierbei zu Läsionen des Lungenparenchyms mit nachfolgendem interstitiellem Lungenödem. Als Folge von Einblutungen in das Lungenparenchym mit lokalem Ödem tritt im Verlauf häufig eine Pneumonie auf. Je nach Ausmaß der Verletzungen kann es nach Stunden oder Tagen zur Dyspnoe bis hin zur **Ateminsuffizienz** kommen.
- Bei **Kindern** tritt die Lungenkontusion aufgrund des elastischen Brustkorbs häufig ohne Rippenfraktur auf.
- Eine Sonderform der Thoraxquetschung ist das Perthes-Syndrom (Compressio thoracis). Infolge eines Glottisverschlusses kommt es zu einer intrathorakalen Druckerhöhung. Durch die klappenlosen Venen von Hals und Kopf wird der Druck nach kranial fortgeleitet, sodass es zu petechialen Einblutungen in diesem Bereich kommt.

Symptomatik

- Wie bei der Brustkorbprellung kommt es zu atemabhängigen Schmerzen und Schonatmung der betroffenen Seite.
- Bei der Compressio thoracis (Perthes-Syndrom) finden sich **petechiale Einblutungen** in der oberen Körperhälfte und im Bereich der Augen (Retina, Glaskörper).

Diagnostisches Vorgehen

- Die **Röntgen-Thoraxaufnahme in 2 Ebenen** ist obligat, bei Verdacht auf Rippenfraktur (deutlich lokalisierter Druckschmerz) sollte zusätzlich eine knöcherne Zielaufnahme bzw. knöcherner Hemithorax durchgeführt werden. Radiologische Verlaufskontrollen erfassen das gesamte Ausmaß der Lungenverletzung häufig erst nach Stunden.
- Grundsätzlich ist auch, wie bei jeder anderen thorakalen Verletzung, die Durchführung eines Thorax-CTs möglich, da hier insbesondere auch kontusionelle Veränderungen der Lunge früher erkannt werden können als mittels eines normalen Röntgen-Thoraxbildes.

Therapeutisches Vorgehen

- Stationäre Aufnahme, analgetische Behandlung und intensive Atemtherapie sind notwendig, um einer Pneumonie vorzubeugen.
- In schwerwiegenden Fällen mit Ateminsuffizienz ist eine Intubation und intensivmedizinische Behandlung notwendig.
- Kommt es als Folge der Lungenkontusion zu einer Pneumonie, muss nach mikrobiologischer Testung antibiotisch behandelt werden.

3.3.3 Rippenfrakturen

Definition

- Man unterscheidet Frakturen der oberen und unteren Rippen.
- Bei Rippenserienfrakturen sind mindestens 3 Rippen einer Seite frakturiert.
- Rippenstückbrüche: Eine Rippe ist mehrfach gebrochen.
- Sogenannte Separationen sind Frakturen des Knorpel-Knochen-Übergangs.

Ätiologie

Direkte oder auch indirekte Gewalteinwirkung auf den Brustkorb. Die Verletzungsschwere reicht von der unkomplizierten Fraktur einer Rippe ohne wesentliche Störung der Atemmechanik bis hin zur Rippenserienfraktur mit instabilem Thorax und Ateminsuffizienz, die eine **sofortige Intubation** notwendig macht.

Symptomatik

- Zeichen der Rippenfraktur sind atemabhängige Schmerzen und nachschleppende Atembewegungen der betroffenen Seite. Charakteristischerweise findet sich bei der Fraktur ein deutlicher Druckschmerz, evtl. eine Krepitation.
- Eine instabile Thoraxwand mit **paradoxer Atmung** ist Folge einer Rippenserienfraktur und kann durch Rippenstückbrüche verursacht sein. Typisch sind inspiratorische Einziehungen und exspiratorische Auswärtsbewegungen der betroffenen Brustkorbseite. Durch die Pendelluft zwischen beiden Lungen mit mangelndem Austausch (Totraumventilation) kommt es zu einer Ateminsuffizienz.

Diagnostisches Vorgehen

- Wie bei allen Thoraxverletzungen sollte zunächst eine Röntgenaufnahme des Brustkorbs in 2 Ebenen und zusätzlich ein knöcherner Hemithorax mit zentralem Strahl im Bereich des größten Schmerzes durchgeführt werden.
- Entsprechend dem Verletzungsmuster muss nach Begleitverletzungen gesucht bzw. müssen radiologische Verlaufskontrollen durchgeführt werden.
  - Frakturen der oberen Rippen (1.–3. Rippe) werden durch erhebliche Gewalteinwirkung hervorgerufen, da der Schultergürtel die obere Thoraxregion wie ein Wall schützt.
  - Begleitverletzungen wie Plexusschäden, Gefäßverletzungen oder Rupturen des Tracheobronchialraums sind auszuschließen.
  - Die Indikation zur Angiografie ist gegeben bei fehlendem Puls der oberen Extremität, Auftreten eines Hämatothorax sowie sensiblen oder motorischen Ausfällen der Hand.
  - Bei Frakturen der unteren Rippen können durch die fehlende stabilisierende Wirkung mit dem Sternum intraabdominale (Leber, Milz) oder retroperitoneale Organe (Nieren) mitverletzt werden. Eine Ultraschalluntersuchung des Abdomens und ein Urinsediment gehören zur Primärdiagnostik. Die Untersuchungen sollten nach einigen Stunden wiederholt werden, um zeitlich verzögerte Komplikationen (z.B. 2-zeitige Milzruptur) rechtzeitig erkennen zu können.

Therapeutisches Vorgehen

- Einfache Rippenfrakturen werden analgetisch behandelt.
- Liegt eine Rippenserienfraktur vor, ist die stationäre Überwachung mit radiologischer Verlaufskontrolle obligat. Beim Auftreten eines Hämato- oder Pneumothorax muss eine Thoraxdrainage gelegt werden.
- Bei **instabiler Thoraxwand** (ausgedehnte Rippenserienfraktur) mit Ateminsuffizienz muss der Patient intubiert und mit endexspiratorischem Überdruck (PEEP) beatmet werden. Ob die Behandlung mit der inneren Schienung fortgeführt wird oder ob eine operative Stabilisierung der Rippen notwendig ist, kann später entschieden werden. In der Regel ist die maschinelle Beatmung die Therapie der Wahl. Nur in seltenen Fällen erfolgt eine Stabilisierung der Thoraxwand durch eine Osteosynthese.

Komplikationen

Die häufigsten Komplikationen der Rippenfrakturen sind Hämatothorax, Pneumothorax und Lungenkontusion. Auch an intraabdominale oder retroperitoneale Verletzungen ist zu denken. Die Patienten müssen zur analgetischen Behandlung und zur Überwachung stationär aufgenommen werden. Bei Auftreten der o.g. Begleitverletzungen (Gefäßabriss, Milz-, Leber-, Nierenverletzungen) ist die operative Behandlung indiziert.

3.3.4 Sternumfraktur

Ätiologie

Ein direktes Trauma auf das Brustbein ist meistens die Ursache dieser Verletzung (typische Autounfallverletzung), bei der sich das Sternum nach dorsal verformt; es kann dabei zu einer Contusio cordis kommen. In der Regel handelt es sich um Querfrakturen zwischen Corpus und Manubrium sterni.

Symptomatik

Es besteht ein heftiger Druckschmerz über der Fraktur, gleichzeitig atemabhängige Schmerzen. Bei Sternumfrakturen können begleitende Rippenfrakturen und Knorpelsprengungen auftreten.

Diagnostisches Vorgehen
- Obligat ist die Röntgen-Thoraxübersichtsaufnahme und eine seitliche Aufnahme des Sternums.
- Bei unklaren Befunden können eine Ultraschalluntersuchung, ggf. eine konventionelle Tomografie des Sternums durchgeführt werden, da hier erst der Frakturspalt sichtbar wird.
- Zwingend erforderlich sind ein EKG und die Bestimmung der Herzenzyme (CK-MB, GOT, LDH), um eine Contusio cordis auszuschließen. Wichtig ist der zeitliche Verlauf des Enzymmusters, ergänzend kann ggf. auch eine Herzechografie durchgeführt werden.

Therapeutisches Vorgehen
Patienten mit einer Sternumfraktur müssen stationär überwacht werden. Bei unkompliziertem Verlauf ist eine analgetische Behandlung ausreichend.

Komplikationen
Bei einer Contusio cordis kann es zu Herzrhythmusstörungen mit entsprechenden hämodynamischen Veränderungen kommen.

3.3.5 Lungenkontusion
Definition
Die Lungenkontusion ist eine Schädigung des Lungenparenchyms als Folge einer Gewalteinwirkung.

Ätiologie
- Nach stumpfen, aber auch bei spitzen Thoraxverletzungen mit Übertragung der Gewalt auf die Lunge kommt es zur hämorrhagischen Durchsetzung des Parenchyms.
- Gleichzeitig auftretende Permeabilitätsveränderungen verursachen ein interstitielles alveoläres Ödem mit Mikroatelektasen. Diese Veränderungen können zu einem intrapulmonalen Rechtslinks-Shunt und dadurch zur arteriellen Hypoxie (respiratorische Insuffizienz) führen.

Klassifikation
- Stellt sich die Lungenverletzung nur radiologisch dar, handelt es sich um eine einfache Lungenkontusion.
- Liegt die arterielle Sauerstoffsättigung unter der Norm, handelt es sich um eine Lungenkontusion mit respiratorischer Insuffizienz.

Symptomatik
- Die Beschwerden sind abhängig vom Ausmaß der Lungenverletzung und werden von den Begleitverletzungen (Rippenfrakturen, Pneumothorax), die häufig symptomatisch im Vordergrund stehen, überdeckt.
- Da sich Lungenkontusionen erst nach einem gewissen Zeitintervall entwickeln, können sie klinisch und radiologisch zunächst „stumm" sein.

Diagnostisches Vorgehen
- Das Thoraxröntgenbild kann zunächst unauffällig sein, meistens sieht man aber schon auf der ersten Thoraxaufnahme das volle Ausmaß der Kontusion. Die Röntgenbefunde reichen von diffusen, weichen, abgegrenzten kleinfleckigen Verschattungen über großflächige Infiltrate bis zur Verschattung ganzer Lungenlappen.
- Wichtig sind wiederholte Röntgenaufnahmen der Lunge im zeitlichen Verlauf, um die Diagnose einer Lungenkontusion stellen zu können.
- Für die arterielle Blutgasanalyse gilt das gleiche Vorgehen, da nur so der Zeitpunkt zur Intervention rechtzeitig erkannt werden kann.

Therapeutisches Vorgehen
- Bei Lungenkontusion ohne respiratorische Insuffizienz erfolgt aktive, intensive Atemtherapie.
- Wichtiger ist die ausreichende Analgesie bei bestehenden Begleitverletzungen (z. B. Rippenfrakturen).
- Bei respiratorischer Insuffizienz ist die maschinelle Beatmung mit endexspiratorischem Überdruck (PEEP) die Therapie der Wahl.

Komplikationen
- Häufig entwickelt sich eine Pneumonie bei den Patienten.
- Ein Übergang in eine **Schocklunge** bzw. ein Acut-Respiratory-Distress-Syndrom (ARDS) ist möglich.

3.4 Thoraxtrauma: penetrierende Thoraxverletzungen

3.4.1 Traumatischer Pneumothorax

Definition
Bei einem traumatischen Pneumothorax gelangt aufgrund einer Verletzung Luft in die Pleurahöhle.

Ätiologie
- Perforierende Verletzungen der Thoraxwand können ebenso wie stumpfe Thoraxtraumen mit Verletzung der Lunge einen Pneumothorax verursachen.
- Bei Leckagen der Pleura visceralis handelt es sich um einen **inneren**, bei Leckagen der Pleura parietalis um einen **äußeren Pneumothorax**. Ein äußerer Pneumothorax tritt nach Stich-, Schuss- und Pfählungsverletzungen auf, ein innerer nach Rippenfrakturen oder stumpfen Thoraxtraumen mit Verletzung der Lunge. Der Defekt kann sich spontan verschließen, dauernd offen bleiben oder sich wie ein Ventil verhalten, das nur Luft bei Inspiration atmen lässt.

Klassifikation

Geschlossener Pneumothorax
- Keine äußere Verletzung des Brustkorbs.
- Die Luft kommt aus der Lunge über eine Verletzung der Pleura visceralis.
- Die Lunge kann je nach Luftdauer und Größe der Öffnung mehr oder weniger kollabiert und damit atelektatisch sein.
- Die Durchblutung besteht weiterhin, jedoch fehlt – wenigstens zum Teil – die Oxygenierung und es kommt zur venösen Beimischung im Bereich dieser Lunge (Rechts-links-Shunt).
- Ist die Lungenoberfläche ca. 3 cm von der Thoraxwand entfernt, besteht eine Verminderung des Lungenvolumens um 50 %.

Offener Pneumothorax
- Eine dauernde Verbindung von Pleurahöhle und Außenluft besteht.
- Die Lunge kollabiert meistens komplett. Hierzu kommt, dass die betroffene Lunge den Atemexkursionen der Thoraxwand nicht folgen kann, dadurch entsteht „**Pendelluft**" mit mangelndem Gasaustausch.
- Durch die Bewegungen der gesunden Seite kann es zum **Mediastinalpendeln** (Mediastinalflattern) mit Abknickung der unteren Hohlvene und Behinderung des venösen Rückstroms zum Herzen kommen. Als Folge entsteht eine **Herz-Kreislauf-Insuffizienz**.

Spannungspneumothorax
- Ein Ventilmechanismus, bei dem Luft während der Inspiration in die betroffene Pleurahöhle gesaugt wird. Bei der Exspiration schließt sich der Defekt und die angesaugte Luft kann nicht entweichen.
- Dadurch entsteht **Überdruck** in der Pleurahöhle mit **Mediastinalverschiebung** zur gesunden Seite. Die Folge ist eine Kompression des Herzens mit Behinderung des venösen Stroms bis hin zum Schock.

Symptomatik
- Beim einfachen Pneumothorax finden sich Dyspnoe und atemabhängige Schmerzen der betroffenen Seite.
- Beim offenen Pneumothorax kommt es durch den weitgehenden Lungenkollaps zusätzlich zur Ateminsuffizienz.
- Beim Spannungspneumothorax kommt es als klinisches Zeichen der venösen Abflussbehinderung zu einer zunehmenden Zyanose, Tachykardie und Einflussstauung. Insgesamt resultiert ein akut lebensbedrohlicher Zustand als Folge einer Atem- und Kreislaufinsuffizienz.

> **Merke**
>
> Ein Spannungspneumothorax führt durch Atem- und Kreislaufinsuffizienz zu einem akut lebensbedrohlichen Zustand.

Diagnostisches Vorgehen
- Abgeschwächtes bis aufgehobenes Atemgeräusch und hypersonorer Klopfschall sind die physikalischen Zeichen des einfachen Pneumothorax.

- Im Röntgenbild ist die fehlende Lungenzeichnung charakteristisch. Je nach Ausmaß des Lungenkollapses unterscheidet man radiologisch
    - einen Spitzenpneumothorax über der Lungenspitze,
    - einen Mantelpneumothorax mit einem 1–2 cm breiten lateralen Saum und
    - einen Totalkollaps der Lunge.
    - Beim Spannungsthorax findet sich zusätzlich eine Mediastinalverschiebung zur gesunden Seite.

Therapeutisches Vorgehen

- Beim Spitzen- oder Mantelpneumothorax kann der Spontanverlauf unter radiologischer und klinischer Kontrolle abgewartet werden, da geringere Luftmengen resorbiert werden. Zur Unterstützung der Luftresorption im Pleuraspalt kann Sauerstoff über eine Nasensonde appliziert werden.
- Bei ausgedehnten Pneumothoraces muss zur Erhaltung der Lunge der Unterdruck im Pleuraspalt durch eine Drainage mit Saugung wieder hergestellt werden. Beim reinen Pneumothorax sollte sie im 2. ICR in der vorderen Medioklavikularlinie gelegt werden, da die Luft nach oben steigt (liegender Patient). Es kann sich dabei um eine dünnlumige Drainage handeln, die an einen Sog von −20 cm H_2O angeschlossen wird. Nach Einlage der Drainage und Saugung ist eine radiologische Lage- und Erfolgskontrolle obligat. Bei einem äußeren, offenen Pneumothorax mit Verletzung der Thoraxwand muss zunächst ein lockerer luftdurchlässiger (**Cave:** Ventilmechanismus!) Verband angelegt werden. Nach Einlage einer Bülau-Drainage kann die Wunde verschlossen und ein Sog an die Drainage angelegt werden.
- Der lebensbedrohliche Zustand beim Spannungspneumothorax erfordert eine sofortige Entlastung des Überdrucks in der Pleurahöhle durch Einlage einer Thoraxdrainage (4. ICR, vordere Axillarlinie). Im **Notfall** muss eine Punktion mit einer dicklumigen Kanüle im 2. ICR medioklavikular erfolgen. Die Kanüle sollte mit einem Fingerling, der wie ein Überdruckventil wirkt, versorgt werden (Tiegel-Kanüle). Anschließend erfolgt die Einlage einer Thoraxdrainage.
- Eine Beatmung darf vor Behebung des Spannungspneumothorax und Einlage einer Drainage nicht durchgeführt werden. Ist die Atemmechanik wieder hergestellt, kann die Ursache der Störung behandelt werden.

3.4.2 Hämatothorax

Definition

Blutungen in die Pleurahöhle werden als Hämatothorax bezeichnet.

Ätiologie

Ein Hämatothorax ist die Folge von Verletzungen der Lunge, der Pleura und der Thoraxwand. Ursachen können sein:
- Punktionen (Pleurapunktionen, zentrale Venenwege),
- Verletzungen im Bereich des Tracheobronchialsystems,
- Rippenfrakturen,
- Aortenrupturen und
- in seltenen Fällen Spontanrupturen von Lungenzysten oder Lungentumoren.

Symptomatik

- Die Patienten klagen über Dyspnoe und atemabhängige Schmerzen.
- Bei der Untersuchung finden sich ein abgeschwächtes Atemgeräusch, eine Klopfschalldämpfung und je nach Schwere der Blutung ein Hb-Abfall und Schocksymptome.

Diagnostisches Vorgehen

- Im Thoraxröntgenbild findet sich eine homogene Transparenzminderung der betroffenen Seite. Bei Aufnahmen im Stehen zeigen sich erst Flüssigkeitsmengen von mehr als 400–500 ml.
- Ein ergänzendes Thorax-CT kann die Blutmengen besser darstellen.

Therapeutisches Vorgehen

- Es muss eine **Thoraxdrainage** zur Entlastung der Pleurahöhle und zur Kontrolle der Blutungsmenge eingelegt werden. Die komplette Entleerung der Pleurahöhle verhindert eine Schwartenbildung der Lunge.
- Eine **operative Therapie** ist bei länger dauernder Blutung von mehr als 100 ml/h über mehrere Stunden hinweg indiziert.

3.4.3 Chylothorax

Definition
Es handelt sich um eine Chylusansammlung im Pleuraraum.

Ätiologie
- Ein Chylothorax ist fast immer Folge einer Verletzung des Ductus thoracicus oder der Zysterna chyli nach Traumen.
- Häufiger jedoch verursachen iatrogene Verletzungen im Rahmen von Thoraxeingriffen, z. B. Ösophagusresektion oder Eingriffe an der Aorta, einen Chylothorax.
- Andere seltene Ursachen sind Verlegungen des Lymphabflusses durch Tumoren oder Entzündungen (z. B. Tuberkulose).
- Eine Rarität ist eine kongenitale Fehlanlage, die immer mit einem Chylaskos (Chylus im Abdomen) einhergeht.

Symptomatik
Die Symptome sind immer wie bei einem Pleuraerguss Klopfschallverkürzung und abgeschwächtes Atemgeräusch. Bei großen Chylusmengen hat der Patient Dyspnoe.

Diagnostisches Vorgehen
Die Punktion trüber Flüssigkeit mit einem Fettgehalt von 0,4–4 %, einem Eiweißgehalt von bis zu 30 % und Lymphozyten ist beweisend.

Therapeutisches Vorgehen
- Die Behandlung ist zunächst konservativ. Die Einlage einer Drainage und Abwarten des Spontanverlaufs unter fettarmer Diät, um die Chylusproduktion zu drosseln.
- Sistiert die Chylusproduktion nicht, ist eine operative Ligatur des Ductus thoracicus indiziert.

3.4.4 Trachea- und Bronchusverletzungen

Definition
Rupturen des Tracheobronchialsystems sind meistens Folge von sehr schweren stumpfen Thoraxtraumen, insbesondere bei Kindern mit elastischem Thorax.

Symptomatik
- Da die Tracheal- und Bronchusverletzungen selten isoliert auftreten, finden sich fast alle Symptome möglicher Thoraxverletzungen.
- Hämato-, Pneumothorax, Atelektase und Haut- bzw. Mediastinalemphysem sind Folgen der Bronchusruptur. Besonders bei einem Pneumothorax, der trotz adäquater Drainage nicht behoben werden kann, muss nach Bronchusverletzungen gesucht werden.

Diagnostisches Vorgehen
- Radiologische Befunde wie beim Explosionstrauma.
- Wichtig ist die Bronchoskopie, um das Ausmaß und die Lokalisation der Verletzungen vor der Operation festzustellen.

Therapeutisches Vorgehen
- Zunächst erfolgt die Drainage der betroffenen Thoraxseite.
- Bei Einreißen des Bronchus oder der Trachea erfolgt die Naht des Defekts, beim Abriss die Reanastomosierung.
- Bei kleineren Trachealverletzungen, insbesondere im Bereich des Paries membranaceus, kann die endoskopische Einlage eines gecoateten Trachealstents ausreichend sein.

Literatur
[1] Aul A, Klose R. Invasive Notfälle in der Notfallmedizin – Präklinische Thoraxdrainage. Indikationen und Technik. Anaesthesist 2004; 53: 1203–1210
[2] Boffa DJ, Sands MJ, Rice TW et al. A critical evaluation of a percutaneous diagnostic and treatment strategy for chylothorax after thoracic surgery. Eur J Cardiothorac Surg 2008; 33: 435–439
[3] Heineck J, Jacobi TH, Saeger HD et al. Thoraxtrauma. Trauma Berufskrankh 2004; 7: 202–206

4 Mediastinum

R. J. Elfeldt

4.1 Anatomie

- Die Begrenzungen des Mittelfells (Mediastinum) bilden die Brustwirbelsäule (hinten), das Sternum (vorne), das Zwerchfell (unten) und seitlich die beiden Lungen.
- Nach oben besteht Verbindung mit den Bindegewebsräumen des Halses, die kontinuierlich in die Faszien des Mediastinums übergehen. Hieraus ist die Ausbreitung kollarer Entzündungen in das Mediastinum (Senkungssepsis) zu erklären.
- Das Mediastinum wird eingeteilt in
  - ein Mediastinum anterius, das zwischen Perikard und Sternumrückfläche liegt,
  - ein Mediastinum medium, das in der Hauptsache vom Herzen ausgefüllt wird,
  - ein Mediastinum posterius, das zwischen hinterem Perikard und der Wirbelsäule liegt und
  - Mediastinum superius, das oberhalb des Zwerchfells liegt.
- Das Mediastinum enthält bis auf die Lungen alle Organe des Brustkorbs (▶ Abb. 4.1, ▶ Tab. 4.1).

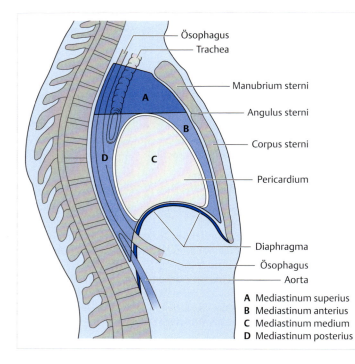

Abb. 4.1 Gliederung des Mediastinums. Schematisierter medianer Sagittalschnitt.

A Mediastinum superius
B Mediastinum anterius
C Mediastinum medium
D Mediastinum posterius

Tab. 4.1 Inhalte des Mediastinums.

Lokalisation	Inhalte
Mediastinum anterius	• lockeres Bindegewebe zwischen Sternum und Perikard • Lymphgefäße • kleinere Gefäße
Mediastinum medium	• Herz und Herzbeutel • Aorta ascendens • Endabschnitte von V. cava superior und V. azygos • Truncus pulmonalis mit seinen Aufzweigungen • V. pulmonales • Nn. phrenici mit Vasa pericardiacophrenica
Mediastinum posterius	• Ösophagus mit Nn. vagi (Trunci vagales) • Aorta descendens mit ihren Ästen • Ductus thoracicus • V. azygos und V. hemiazygos • Truncus sympathicus und Nn. splanchnici majores et minores
Mediastinum superius	• Arcus aortae, A. brachiocephalica, Anfangsteil der A. carotis communis sinistra und A. subclavia sinistra • V. cava superior (oberer Teil), V. brachiocephalica • Thymus • Nn. vagi, Nn. recurrens sinistra, Nn. cardiaci phrenici (obere Abschnitte) • Trachea • Ösophagus • Ductus thoracicus (oberer Abschnitt)

4.2 Mediastinoskopie

Die Mediastinoskopie ermöglicht eine direkte Betrachtung des paratrachealen, subkarinalen und beidseits tracheobronchialen Mediastinums.
- **Indikationen:**
  - Klärung der Operabilität bei malignen Bronchialtumoren mit röntgenologischem Verdacht auf mediastinale Lymphknotenmetastasen (Staging)
  - Diagnosesicherung bei Verdacht auf Systemerkrankung mit Befall des Mediastinums (z. B. maligne Lymphome, Sarkoidose usw.)
  - Bei Vorliegen einer oberen Einflussstauung einer großen Struma, bei vorausgegangenen Mediastinoskopien oder Bestrahlungen sollte die Indikation aufgrund der Verletzungsgefahr sehr eng gestellt werden.
- **Kontraindikation:** Kontraindikation zur Mediastinoskopie sind akut entzündliche Mediastinal- oder Lungenprozesse (Keimverschleppung).

4.2.1 Kollare Mediastinoskopie

OP-Technik
- Zunächst erfolgt die Anlage eines queren Hautschnitts 2 cm oberhalb des Jugulums in Vollnarkose.
- Anschließend wird die Fascia prätrachealis freipräpariert, eröffnet und stumpf die Tracheavorderwand mit dem Finger freipräpariert.
- Nach Eingehen mit dem Mediastinoskop erfolgt die weitere stumpfe Präparation mit dem Stieltupfer.
- Der auf diese Weise evaluierbare Raum liegt prä- und paratracheal sowie bis zu den beiden Hauptbronchien.

4.2.2 Vordere oder anteriore Mediastinoskopie

OP-Technik
- Die vordere oder anteriore Mediastinoskopie erlaubt die diagnostische Exploration des vorderen Mediastinums, das mit der kollaren Mediastinoskopie nicht zugänglich ist.
- Die Untersuchung erfolgt durch eine horizontal verlaufende Inzision, die seitlich des Brustbeins in Höhe des 2. oder 3. Rippenknorpels angelegt wird.
- Der knorpelige Anteil der entsprechenden Rippe wird reseziert, die A. und V. thoracica interna werden aufgesucht, unterbunden und durchtrennt.
- Anschließend wird die parietale Pleura lateral abgeschoben, sodass das vordere Mediastinum extrapleural eröffnet werden kann.

Komplikationen
- Verletzungen der Trachea und der Hauptbronchien, Gefäßverletzungen (Aortenbogen, Truncus brachiocephalicus rechts, A. carotis links, daher immer in Sternotomie- oder Thorakotomiebereitschaft mediastinoskopieren!)
- Rekurrensparese und Pneumothorax
- bei atypischer Verlagerung des Ösophagus: Ösophagusperforation möglich

4.3 Pathologien des Mediastinums

4.3.1 Hautemphysem

Definition
Es handelt sich um eine verletzungsbedingte Luftansammlung im Unterhaut- und Muskelgewebe.

Ätiologie
Es kommt zur traumatisch bedingten Kommunikation von lufthaltigen Organen mit dem subkutanen Bereich. Sie tritt häufig auf bei Bronchus- oder Tracheaverletzungen.

Symptomatik
Bei Palpation der aufgetretenen Areale findet sich ein Knistern (Schneeballknirschen).

Diagnostisches Vorgehen
Im Röntgenbild zeigen sich typische **streifige Aufhellungen** in den Weichteilen.

Therapeutisches Vorgehen
- Bestand nur eine geringgradige Verletzung, ist eine Behandlung des Hautemphysems nicht notwendig, da die Luft resorbiert wird.
- Ist eine Lungenfistel die Ursache, sollte eine Drainage gelegt werden.

4.3.2 Mediastinalemphysem

Definition
Es handelt sich um eine Luftansammlung im Mediastinum als Folge einer Verletzung.

Ätiologie
Durch eine traumatische Eröffnung der Pleura mediastinalis tritt Luft in das Mediastinum über. Typische Verletzungen sind Ösophagusperforation, Bronchus- oder Trachearuptur.

Symptomatik
Es findet sich meistens ein Hautemphysem, eine Dyspnoe und bei massiver Ausprägung eine Einflussstauung (▶ Abb. 4.2). Als Folge der Verletzung kann es zu einer Mediastinitis kommen.

Therapeutisches Vorgehen
- Bei kleineren Defekten (Abnahme des Mediastinalemphysems im weiteren Verlauf) kann zunächst abgewartet werden. Bei Ausbildung einer Mediastinitis muss eine antibiotische Behandlung und Drainage durch jugulare Mediastinotomie erfolgen.
- Bei größeren Defekten erfolgt je nach Ursache (Ösophagusperforation, Pneumothorax) der operative Verschluss der Leckage und/oder die Einlage einer Thoraxdrainage.
- Bei kleineren Trachealverletzungen ist häufig die endokopische Einlage eines gecoateten Trachealstents ausreichend.

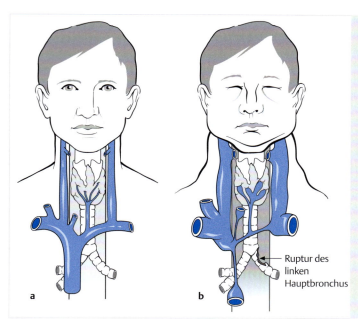

Abb. 4.2 Mediastinalemphysem. Klinische Folgen des Mediastinalemphysems.
- a: Normalzustand
- b: Durch die Entwicklung des Mediastinalemphysems entsteht ein Überdruck im Mediastinum mit Kompression der im Mediastinum gelegenen Venen (V. cava superior, V. brachiocephalica sinistra) und daraus resultierender Einflussstauung.

Ruptur des linken Hauptbronchus

4.3.3 Mediastinitis

Definition

- Es handelt sich um einen entzündlichen Prozess des Mediastinums, dessen Ausbreitung durch das lockere fettreiche Bindegewebe und das ausgeprägte Lymphsystems des Mediastinums begünstigt wird.
- Man unterscheidet zwischen der **akuten Mediastinitis** und der **chronischen Mediastinitis**.

Ätiologie

- Die **akute Mediastinitis** entsteht am häufigsten direkt durch **Perforation** der Trachea oder des Ösophagus durch einen Tumor oder ein Ulkus, während einer Endoskopie, durch Fremdkörperingestion, durch stumpfes Trauma, nach heftigem Würgen oder Erbrechen (sogenanntes **Boerhaave-Syndrom**) oder durch **Nahtinsuffizienz** an Ösophagusanastomosen. Darüber hinaus können auch fortgeleitete entzündlich-eitrige Prozesse aus der Nachbarschaft (Pleuraempyem, Lungenabszess) oder lymphogene oder hämatogene Fortleitung bei Masern, Pleuritis, Pneumonie oder Scharlach (sehr selten) ursächlich sein.
- Die **chronische Mediastinitis** tritt am häufigsten als Folge einer Tuberkulose, einer Lues oder einer Aktinomykose auf. Zusätzlich können aber auch eingedrungene Fremdkörper (z. B. Granatsplitter) auch noch nach vielen Jahren eine chronische Mediastinitis hervorrufen.

Symptomatik

- Bei der **akuten Mediastinitis** findet sich meistens eine erhebliche Beeinträchtigung des Allgemeinbefindens mit Fieber, Schüttelfrost, Tachykardie, trockener Zunge, Singultus, Schmerzen hinter dem Brustbein und ggf. auch einem Hautemphysem am Hals und im Gesicht.
- Bei der **chronischen Mediastinitis** treten dagegen eher retrosternale Schmerzen und ggf. auch eine Kompression von Trachea, Ösophagus oder großen Gefäßen auf.

Diagnostisches Vorgehen

- bildgebende Diagnostik: Bei einer Röntgen-Thoraxübersichtsaufnahme in 2 Ebenen zeigen sich ein verbreitertes Mediastinum sowie ein Pneumomediastinum.
- Bei Verdacht auf Ösophagusperforation oder Nahtinsuffizienz können eine Röntgenkontrastmittelgabe (nur wasserlöslich!) und eine Ösophaguskopie die Diagnose sichern.

- Bei Verdacht auf eine Trachea- oder Bronchusruptur muss eine Bronchoskopie erfolgen.
- Darüber hinaus kann mithilfe einer Computertomografie die Diagnose gesichert werden.

Therapeutisches Vorgehen
Akute Mediastinitis
- Es erfolgt operative Entlastung und Drainage, je nach Lokalisation des Herdes als kollare, abdominale oder transpleurale Mediastinostomie.
- Bei Perforation des Ösophagus oder des Tracheobronchialsystems werden entweder eine operative Versorgung (Thorakotomie, primäre Übernähung, transpleurale Drainage) oder eine endoskopische Versorgung mittels eines die Perforation überbrückenden Tubus durchgeführt.
- Zusätzlich erfolgt eine hoch dosierte Antibiotikagabe und intensivmedizinische Überwachung. Bei ausgeprägten Befunden ist die Letalität der Mediastinitis auch heute noch hoch.

Chronische Mediastinitis
Die Therapie richtet sich nach der Ursache (Fremdkörperentfernung, Tuberkulostatika, Antibiotika usw.).

Literatur
[1] Berger H. Mediastinal emphysema. Harmlose Kuriosität oder Notfall? Pneumologe 2006; 3: 216–223
[2] Tamura Y, Takahama M, Kushibe K et al. Ectopic pancreas in the anterior mediastinum. Jpn J Thorac Cardioavasc Surg 2005; 53: 498–501
[3] Van Schil PE, De Waele M. A second mediastinoscopy: how to decide and how to do it? Eur J of Cardiothorac Surg 2008; 33: 703–706

5 Zwerchfell

I. L. Schmalbach

5.1 Anatomie

- Das Zwerchfell (Diaphragma thoracoabdominale) stellt als Besonderheit der Säugetiere eine doppelkuppelförmige, fibromuskuläre, anatomische und funktionelle Trennschicht zwischen Thorax (Druck –0,5 kPa endexspiratorisch bis –0,8 kPa endinspiratorisch) und Abdomen (Druck 0 kPa bis + 0,7 kPa) dar (▶ Abb. 5.1).
- Bestehend aus quer gestreifter Muskulatur leistet es 75 % der Atemarbeit in Ruhe und ist damit wichtigster Atemmuskel der Säuger.
- Ursprünge der Muskelgruppen:
  - Pars lumbalis (Crus mediale dextrum et sinistrum, Crus laterale dextrum et sinistrum), Pars costalis, Pars sternalis
  - Treitz-Band = M. suspensorius duodeni: enthält Fasern aus dem Crus mediale dextrum et sinistrum der Pars lumbalis und fixiert die Flexura duodenojejunalis am Zwerchfell sowie dem Truncus coeliacus
  - Vereinigung der Muskelgruppen zum Centrum tendineum in den Kuppelhöhen: rechtes Blatt (über der Leber), linkes Blatt (über dem Magenfundus) und zentrales Blatt (von Perikard bedeckt)

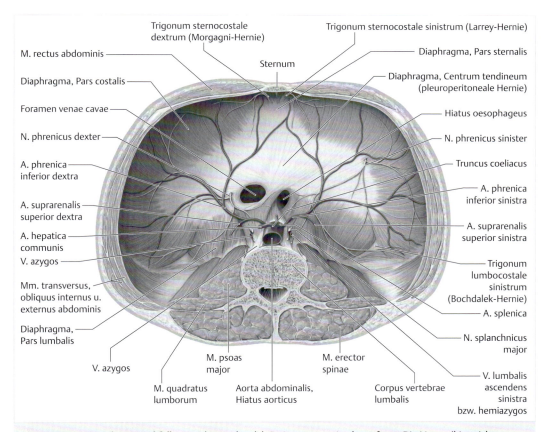

Abb. 5.1 Anatomie des Zwerchfells. Ansicht von kaudal, Peritoneum parietale entfernt. Die Venen (hier nicht eingezeichnet) verlaufen mit den Arterien. (Schünke M, Schulte E, Schumacher U. Prometheus. LernAtlas der Anatomie. Allgemeine Anatomie und Bewegungssystem. Illustration von M. Voll und K. Wesker. 4. Aufl. Stuttgart: Thieme; 2012)

- **Innervation:**
  - afferent und efferent durch den N. phrenicus dexter et sinister (vorwiegend C 4, Plexus cervicalis), periphere Afferenzen verlaufen mit den Nn. intercostales
- **Arterien:**
  - abdominalseitig: A. phrenica inferior dextra et sinistra, aus der Aorta nach deren Durchtritt durch den Hiatus aorticus abgehend: hinteres, mittleres und seitliches Zwerchfell
  - thorakalseitig: A. pericardiacophrenica dextra et sinistra (mittleres Zwerchfell) und A. musculophrenica dextra et sinistra (vorderes Zwerchfell), beide aus der A. thoracica interna stammend, diese wiederum aus der A. subclavia
- **Venen:**
  - über die Vv. phrenicae inferiores, die Vv. suprarenales und die Vv. renales in die V. cava inferior
- **physiologische Durchtritte (und damit Schwachstellen):**
  - Hiatus aorticus (Höhe BWK 12): Aorta, Ductus thoracicus; die Nn. splanchnici thoracici, V. azygos (rechts) und V. hemiazygos (links, unterhalb des Zwerchfells V. lumbalis ascendens sinistra genannt) ziehen durch das Crus mediale dextrum/sinistrum der Pars lumbalis
  - Hiatus oesophageus (Höhe BWK 10): Ösophagus, Nn. vagi, Rr. oesophageales aus A. gastrica sinistra und A. phrenica inferior, Lymphgefäße (Hiatushernie als axiale/paraösophageale Hernie)
  - Foramen v. cavae (Höhe BWK 8): V. cava inferior und R. phrenicoabdominalis des N. phrenicus dexter
- **bindegewebige anatomische Schwachstellen:**
  - Trigonum sternocostale dextrum (Muskellücke zw. der Pars sternalis und costalis, Morgagni-Hernie)
  - Trigonum sternocostale sinistrum (Larrey-Hernie)
  - Trigonum lumbocostale (Muskellücke zw. der Pars costalis und dem Curs laterale der Pars lumbalis sinistra, Bochdalek-Hernie)
  - Centrum tendineum (pleuroperitoneale Hernie)

5.2 Pathologien des Zwerchfells

5.2.1 Zwerchfellhernien

Definition

- Zwerchfellhernien stellen eine Verlagerung von abdominalen Organen (vollständig oder teilweise) nach intrathorakal durch einen Zwerchfelldefekt hindurch dar, mit entsprechenden Verdrängungseffekten und möglichen Inkarzerationen.
- Sie treten an physiologischen Durchtrittspunkten oder anatomischen Schwachstellen (s. Kap. 5.1) angeboren oder erworben bzw. traumatisch auf.

Klassifikation/Varianten

- Hiatushernie (durch den Hiatus oesophageus, mit 90 % die häufigste Form) in 3 Varianten (▶ Abb. 5.2):
  - axiale Gleithernie: Die Kardia stülpt sich in Richtung der Ösophagusachse über den distalen Ösophagus nach intrathorakal.

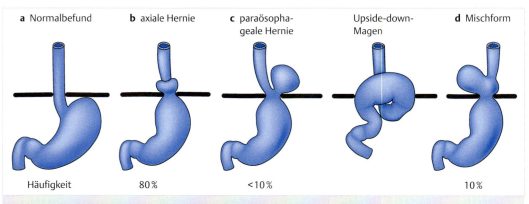

Abb. 5.2 **Hiatushernien.** Formen und Häufigkeiten im Schema.

- paraösophageale Hernie: Die Kardia ist fixiert, Magenteile (zumeist Fundus) gleiten neben dem Ösophagus durch den Hiatus an der Kardia vorbei nach intrathorakal; die Extremvariante ist der Upside-down-Stomach oder Thoraxmagen.
- Mischformen aus axialer- und paraösophagealer Hernie, finden sich häufiger als reine paraösophageale Hernien.
- Morgagni-, Larrey- und Bochdalek-Hernie sowie pleuroperitoneale Hernien (s. Kap. 5.1):
  - Die Bochdalek-Hernie tritt nahezu immer links auf, da das Trigonum lumbocostale dextrum von der Leber bedeckt wird.
  - Die Morgagni-Hernie ist 10-mal häufiger als die Larrey-Hernie, da das Trigonum sternocostale sinistrum von Herz und Perikard abgedichtet wird.
- traumatische Hernien: einzeitig oder 2-zeitig, Vorkommen bei 3–7 % aller Thorako-/Abdominaltraumen. 70 % aller traumatischen Hernien finden sich im Rahmen von Polytraumen.
- kongenitale Hernien: lumbokostal (> 90 % der Fälle) oder sternokostal (< 10 %) bei 1 : 2000–3 000 Neugeborenen (Hernien ohne Bruchsack).

Ätiologie

- abnehmende Stabilität/Elastizität des Zwerchfells mit zunehmendem Alter, damit Instabilität der physiologischen Durchtrittspunkte, z. B. Aufweitung des Hiatus oesophageus
- Erhöhung des intraabdominalen Drucks durch: Adipositas, Aszites, Schwangerschaft, ständige Bauchpresse bei pathologischer Atmung, traumatische abdominothorakale Kompression
- direkte traumatische Perforation von thorakal oder abdominal.
- mangelnde Zwerchfellausbildung bei angeborenen Hernien

Symptomatik/Begleitbefunde

Sämtliche Hernien können je nach Lokalisation und Größe bzw. Volumen und Art des nach thorakal verlagerten Inhalts asymptomatisch, unspezifisch symptomatisch oder akut bis perakut symptomatisch sein bzw. werden. 90 % der Patienten sind beschwerdefrei, daher häufig Zufallsdiagnose.
- **kardiopulmonale Symptome/Befunde:** retrosternales Druck- oder Schmerzgefühl, Dyspnoe/Tachypnoe bei Atelektase, Pleuraerguss, Pleuritis, Pleuraempyem, Pneumonie, Tachykardie, Herzrhythmusstörungen
- **gastrointestinale Symptome/Befunde:** unspezifischer Druck im Oberbauch oder unteren Thorax, Völlegefühl, Aufstoßen, Erbrechen, gastroösophagealer Reflux mit ggf. Erosionsblutung (Anämie) und Ulkusbildung oder Barrett-Metaplasie (Hiatushernie), Ösophagusstenosierung mit Regurgitation, (Sub-)Ileus, Organischämien, akutes Abdomen durch Inkarzeration mit Gangrän

Diagnostisches Vorgehen

Klinische und Laboruntersuchung

- Auskultation und Perkussion: Darmgeräusche über dem Thorax, tympanischer Klopfschall oder Dämpfung thorakal
- Eisenmangelanämie bei Hiatushernien
- Leukozytose, CRP-Erhöhung
- Fieber

Bildgebende Diagnostik

- **Sonografie:** unterbrochene Zwerchfelllinie, Nachbarschaft von Darmschlingen, Magen und Lunge, Pleuraergüsse, pathologische Flüssigkeitsansammlung periphrenisch, Darstellung von Begleitbefunden
- **Röntgen-Thorax**, ggf. Durchleuchtung: Zwerchfellhochstand, Mediastinalverlagerung und -verbreiterung, Magen- oder Darmstrukturen intrathorakal mit konsekutiver Atelektase der Lunge, Pleuraerguss, Spiegelbildung, Unregelmäßigkeit der Zwerchfellkuppen mit abnormer Beweglichkeit
- **Röntgenkontrastdarstellung** (Magen-Darm-Passage [MDP]): kontrastierter Darm/Magen oberhalb des Zwerchfells, pathologischer gastroösophagealer Reflux (Hiatushernie), verzögerte Passage
- **Schnittbilddiagnostik** (CT, MRT): differenzialdiagnostischer Ausschluss anderer raumfordernder Prozesse, genauere Bestimmung von Lokalisation, Größe und Inhalt der Hernie, Bezüge zu Nachbarorganen, Begleitverletzungen bei traumatischen Hernien

Invasive Diagnostik

- Endoskopie (Hiatushernien): direkte Sicht in die Hernie, Erkennen einer gleichzeitigen gastroösophagealen Refluxerkrankung
- bei Refluxerkrankung weitere Diagnostik: 24-h-pH-Metrie, Ösophagus-Sphinktermanometrie, Impedanzmessung, ggf. Ösophagusbreischluck mit Lagerungsmaßnahmen (s. Kap. 7.5.2, gastroösophageale Refluxkrankheit)

Therapeutisches Vorgehen

Indikationsstellung zur Operation

- **Hiatushernien** (vgl. Kap. 7.5.2, gastroösophageale Refluxkrankheit):
  - axiale Hernien/Gleithernien mit Reflux Grad III–IV nach Savary und Miller bzw. mit pathologischem DeMeester-Score
  - Volumenreflux
  - Versagen der Protonenpumpeninhibitor-Therapie. **Cave:** sorgfältige Funktionsdiagnostik und Indikationsstellung!
  - formal nahezu sämtliche paraösophagealen Hernien wegen der Inkarzerationsgefahr und der fehlenden alternativen Behandlungsformen
- **Hernien der anatomischen Schwachstellen:**
  - bei jeglicher eindeutiger Symptomatik
  - relative OP-Indikation bei Symptomfreiheit (Inkarzerationsgefahr im Verlauf jedoch gegeben)
  - Reparation vor geplanter Schwangerschaft zur Vermeidung von Komplikationen
- **traumatische Hernien:** Zeitpunkt und Art der Versorgung abhängig vom Gesamtverletzungsmuster bzw. vom Zeitpunkt der Diagnosestellung

> **Cave**
> Bei Versagen der Protonenpumpeninhibitor-Therapie → sorgfältige Funktionsdiagnostik und Indikationsstellung!

Konservative Therapie

- konservative Therapie bei Symptomfreiheit oder gravierenden Kontraindikationen zu einer OP
- Protonenpumpeninhibitoren (PPI; klassischerweise bei Hiatushernien mit Reflux)
- Gewichtsreduktion (Senkung des intraabdominalen Drucks)
- Alkohol- und Nikotinabstinenz (Reduktion der Säureproduktion)

Operative Therapie

Hiatushernien

(vgl. Kap. 7.5.2, gastroösophageale Refluxkrankheit).

OP-Technik

- laparoskopischer Zugang (ist Standard)
- Reposition des Bruchinhalts in das Abdomen
- Resektion des Bruchsacks
- Einengung des Hiatusrings durch nicht resorbierbare Einzelknopfnähte der Zwerchfellschenkel dorsal des Ösophagus als hintere Hiatoplastik
- ggf. Fixierung des Magenfundus am Zwerchfell als Fundophrenikopexie zur Rekonstruktion des His-Winkels bei Thoraxmagen
- bei Zeichen einer Refluxerkrankung Fundoplikatio nach Nissen (360°) oder Hemifundoplikatio nach Toupet (270°) (s. Kap. 7)
- Alternativverfahren wie LES-Stimulation (LES: lower esophageal sphincter) oder die Implantation eines magnetischen Rings am distalen Ösophagus unter Einschluss in Beobachtungsregister
- in seltenen Fällen offener chirurgischer Zugang nötig, noch seltener thorakaler Zugang indiziert

Hernien der anatomischen Schwachstellen

OP-Technik

- abdominaler Zugang, zumeist laparoskopisch; bei großen Hernien ggf. zusätzlich thorakaler Zugang, sehr selten alleiniger thorakaler Zugang
- Reposition des Bruchinhalts
- Resektion des Bruchsacks anstreben
- ggf. (Teil-)Resektion von inkarzeriertem Bruchinhalt (z. B. Darm, Magen)
- Verschluss der Bruchlücke im Zwerchfell durch direkte, nicht resorbierbare Naht (Raffung oder Doppelung) in den meisten Fällen möglich, andernfalls Implantation eines nicht resorbierbaren Netzes oder lyophilisierter Dura
- bei Kindern möglichst kein alloplastisches Material wegen des nicht abgeschlossenen Wachstumsprozesses

Traumatische Hernien

- Vorkommen meist (zu 70%) bei Mehrfachverletzten/Polytraumatisierten, daher zunächst Versorgung der lebensbedrohlichen Verletzungen (aber immer an mögliche Zwerchfellrupturen denken)
- **frische Rupturen:** thorakaler oder zumeist abdominaler Zugang, je nach Begleitverletzungen, ggf. auch beides; OP-Technik sonst wie bei den Hernien der anatomischen Schwachstellen
- **alte Rupturen:** werden Verwachsungen mit der Lunge/Pleura erwartet, ggf. thorakaler Zugang; sonst auch laparoskopischer Zugang; OP-Taktik sonst wie bei den Hernien der anatomischen Schwachstellen

5.2.2 Seltene Pathologien des Zwerchfells

Zwerchfellduplikatur

- unklare Ätiologie
- sehr selten
- angeboren
- immer einseitig (meistens rechts im Interlobärspalt zwischen Mittel- und Unterlappen)
- OP-Indikation: nur bei ausgeprägter Symptomatik (Atemstörungen, rezidivierende Pneumonien)

Zwerchfellrelaxation, Zwerchfelleventeration

- Schwäche der diaphragmalen Muskulatur, dadurch Beeinträchtigung der Atemmuskelpumpe
  - Relaxation/Paralyse (erworben): Phrenikusirritation durch Entzündung, Tumor, Trauma oder iatrogen postoperativ; beidseits z. B. durch Myo- oder Myelopathien bzw. Neuropathien der Nn. phrenici
  - Eventeration: angeborene (1 : 8 500) Abwesenheit oder Reduktion von regelrechter Zwerchfellmuskulatur, dadurch Verlagerung des membranösen Zwerchfells nach thorakal
- unterschiedliche Ausmaße, hiervon abhängig ist die Symptomatik
- OP-Indikation: nur bei manifester Klinik (häufiger bei Kindern als bei Erwachsenen)
- OP-Verfahren: Raffung oder Faltung/Dopplung des Zwerchfells, zumeist thorakaler offener Zugang

Zwerchfellzysten

- kongenital (z. B. bronchogene Zysten) oder erworben (z. B. posttraumatisch)
- Klinik und Therapiebedürftigkeit abhängig von Lage und Größe

Zwerchfelltumoren

- sehr selten primäre Zwerchfelltumoren, häufiger ist der sekundäre metastatische Befall (Magen, Lunge, Pleura, Leber, Peritoneum)
- Therapienotwendigkeit in Abhängigkeit von Symptomatik und Grunderkrankung

Funktionelle Störungen des Zwerchfells

- z. B. postoperativer Singultus bei Phrenikusreizung nach Laparoskopie, thoraxchirurgischem Eingriff
- oder als Symptom eines subphrenischen Abszesses, einer Pleuritis, einer Perikarditis oder einer mediastinalen/pleuralen Tumormanifestation

Literatur

[1] Decker D, Decker P. Zwerchfellhernien. Allgemein- und Viszeralchirurgie up2date 2011; 2: 111–130
[2] Gotley DC. Laparoscopic upper gut surgery. J Gastroenerol Hepatol 2009; 24: 15–19
[3] Hartnett KS. Congenital diaphragmatic hernia: advanced physiology and care concepts. Adv Neonatal Care 2008; 8: 107–115
[4] Hüttl TP, Meyer G, Geiger TK et al. Indikation, Technik und Ergebnisse der laparoskopischen Zwerchfellchirurgie. Zentralbl Chir 2002; 127: 598–603
[5] Scharff JR, Naunheim KS. Traumatic diaphragmatic injuries. Thorac Surg Clin 2007; 17: 81–85
[6] Schumpelick V. Operationsatlas Chirurgie. Stuttgart: Thieme; 2009
[7] Shrager JB, Wiener DC, Jaklitsch MT et al. Part 24: Diaphragm. In: Sugarbaker DJ, Bueno R, Colson YL, Michael T. Jaklitsch MT, Krasna MJ, Mentzer SJ, Williams M, Adams A, eds. Adult Chest Surgery. 2nd. ed. New York: McGraw-Hill; 2014

6 Hernien[1]

J. M. Mayer

6.1 Allgemeine Merkmale von Hernien

- **Definition:**
  - Bruchsack: Ausstülpung des parietalen Peritoneums
  - Bruchpforte: Durchtrittsöffnung für den Bruchsack und seinen Inhalt (muskuloaponeurotische Lücke der Bauchwand oder des Beckens)
  - Bruch(sack)inhalt: am häufigsten Omentum majus oder Dünndarmschlingen, aber nahezu jedes Baucheingeweide möglich
  - Bruchhüllen: vom Bruchsack weggeschobene Bauchwandschichten
- **Epidemiologie:**
  - Die Hernie ist das häufigste Krankheitsbild in der Chirurgie, 10–15 % der allgemeinchirurgischen Eingriffe sind Hernienoperationen.
  - Männer sind deutlich häufiger betroffen als Frauen.
  - Die Altersabhängigkeit der Hernienmanifestation zeigt 3 Häufigkeitsgipfel:
    - Kinder unter 5 Jahren: meist Leistenhernien bei Jungen
    - zwischen 20 und 30 Jahren: vermehrte körperliche Belastung
    - zwischen 50 und 70 Jahren: beginnende Bindegewebsschwäche
- **Ätiologie:**
  - Ursächlich für die Hernienentstehung sind verschiedene Faktoren:
    - intraabdominale Drucksteigerung: Adipositas, Aszites, Obstipation
    - Bindegewebsschwäche: Kollagenstörungen, Gravidität, Voroperation, Alter
    - bei Leistenhernien: offener Processus vaginalis peritonei
  - Brüche treten i. d. R. in Bereichen anatomisch präformierter muskuloaponeurotischer Lücken auf.

6.1.1 Klassifikation

Klassifikation nach der Lage zur Bauchwand

- **äußere Hernien** (▶ Abb. 6.1):
  - Leistenhernie (Hernia inguinalis)
    - **direkt** = medial der epigastrischen Gefäße
    - **indirekt** = lateral der epigastrischen Gefäße
  - Femoralhernie (Schenkelhernie, Hernia femoralis)
  - Nabelhernie (Hernia umbilicalis)
  - Paraumbilikalhernie
  - epigastrische Hernie
  - Narbenhernie (Hernia cicatricia)
  - Spieghel-Hernie (Bauchwandhernie im Bereich der Linea semilunaris)
- **innere Hernien:**
  - Treitz-Hernien (mit ca. 53 % die häufigste Form der inneren Hernien): paraduodenale Hernien an der Flexura duodenojejunalis
  - parazäkale Hernien: im Recessus superior, inferior oder retrocaecalis
  - im Foramen Winslowii
  - am Mesosigma
  - am Mesenterium (**Cave:** postoperativ offener Mesenterialschlitz!)
  - in einem postoperativen Schlitz am Beckenbodenperitoneum
  - paravesikale Hernie

Klassifikation nach klinischen Aspekten

- **reponible Hernie:** Bruchsack und Bruchinhalt lassen sich problemlos in die Bauchhöhle zurückdrängen, oft asymptomatisch
- **irreponible Hernie:** fixierter Bruchsack und Bruchinhalt, jedoch ohne Durchblutungsstörung, klinisch als persistierende Vorwölbung erkennbar
- **inkarzerierte Hernie:** plötzlich auftretende äußerst schmerzhafte Vorwölbung, die nicht reponiert werden kann; assoziiert mit Ileus- oder Subileuszuständen; Einklemmung führt häufig zu Durchblutungsstörungen bis zur Nekrose; absolute Operationsindikation
- **Gleithernie:** Bruchsack besteht aus z. T. retroperitoneal fixierten Strukturen (z. B. Harnblase, Sigma) und sollte intraoperativ reponiert werden

---

[1] Dieses Kapitel ist eine überarbeitete Version des Beitrags aus der 5. Auflage von A. Dehne.

6.2 Merkmale von Hernien

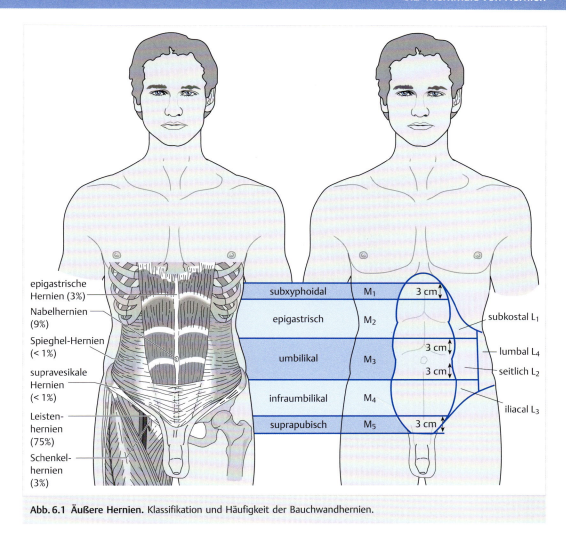

Abb. 6.1 Äußere Hernien. Klassifikation und Häufigkeit der Bauchwandhernien.

- **symptomatische Hernie:** Hernie als Symptom einer anderen Erkrankung (z. B. Aszites, Peritonealkarzinose)

6.2 Spezielle Merkmale verschiedener Hernien

6.2.1 Leistenhernien

Anatomie des Leistenkanals

(▶ Abb. 6.2).
- Durchtrittsstelle des Funiculus spermaticus beim Mann bzw. des Lig. rotundum bei der Frau und somit insbesondere beim Mann ein Locus minoris resistentiae
- beginnt am Anulus inguinalis profundus lateral der epigastrischen Gefäße und verläuft nach mediokaudal durch die Bauchdecke, wo er lateral des Tuberculum pubicum am Anulus inguinalis superficialis mündet
- Vorderwand (ventral): Aponeurose des M. obliquus externus
- Hinterwand (dorsal): Fascia transversalis und parietales Peritoneum
- kraniale Begrenzung: Unterrand des M. obliquus internus und des M. transversus abdominis
- kaudale Begrenzung: Lig. inguinale

Hernien

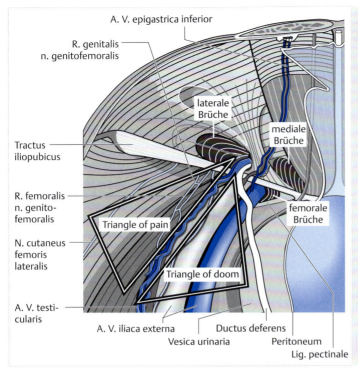

Abb. 6.2 Linker Leistenkanal. „Triangle of Doom", „Triangle of Pain" und laterale, mediale und femorale Bruchlücke. (Köckerling F, Jacob D, Grund S et al. Prinzipien der minimalinvasiven Chirurgie bei Hernien. Teil 2. Allgemein- und Viszeralchirurgie up2date 2012; 6: 102)

Epidemiologie

- Die Leistenbruchoperation ist mit ca. 275 000 Eingriffen im Jahr der häufigste in Deutschland durchgeführte allgemeinchirurgische Eingriff.
- Männer sind 8-mal häufiger als Frauen betroffen.
- 25 % aller Männer und 2 % aller Frauen erleiden im Laufe des Lebens eine Leistenhernie.
- Die Inzidenz bei Männern beträgt 2–4 %, bei Frauen 0,3 %.
- Bei Erwachsenen handelt es sich in 70 % der Fälle um indirekte und in 15 % um direkte Hernien.
- Säuglinge und Kinder:
  ○ Mit wenigen Ausnahmen handelt es sich immer um indirekte Hernien.
  ○ Der Bruchsack wird aus dem persistierenden offenen Processus vaginalis gebildet.
  ○ Jungen sind etwa 8-mal häufiger betroffen als Mädchen (v. a. Frühgeborene).
  ○ 40 % der Brüche treten bereits im Säuglingsalter auf, 80 % haben sich bis zum 3. Lebensjahr manifestiert.

Klassifikation

(▶ Tab. 6.1, ▶ Tab. 6.2).
- indirekte Leistenhernie (70 %): erworben oder angeboren (offener Processus vaginalis peritonei)
- direkte Leistenhernie (15 %): immer erworben
- kombinierte Leistenhernie (5 %)
- Schenkelhernie (10 %)
- Hernia incipiens: beginnend – am inneren Leistenring tastbar
- Hernia completa: manifest – Bruchsack im Leistenkanal
- Hernia scrotalis/labialis: Bruchsack reicht bis ins Skrotum/in die Labien

Symptomatik

- Sichtbare Vorwölbung oder tastbare Resistenz oberhalb des Leistenbands, die besonders im Stehen und bei Belastung auftritt.
- Kann asymptomatisch sein oder v. a. unter Belastung mit ziehenden Leistenschmerzen einhergehen.

Tab. 6.1 Klassifikation der Inguinalhernien nach Nyhus.

Typ	Beschreibung
I	indirekte Leistenhernie mit normalem inneren Leistenring
II	indirekte Leistenhernie mit erweitertem inneren Leistenring
III	Hernie mit Defekt der Hinterwand des Leistenkanals
	III A: direkte Leistenhernie
	III B: indirekte Leistenhernie mit erweitertem inneren Leistenring und Schwäche oder Defekt der Fascia transversalis
	III C: Femoralhernie
IV	Rezidivhernien der Inguinalregion
	IV A: direkt
	IV B: indirekt
	IV C: femoral
	IV D: kombiniert

Tab. 6.2 EHS-Klassifikation der Inguinalhernien.

Kriterium	Typ	Beschreibung
primär/rezidiv	P	Primärhernie
	R	Rezidivhernie
Lokalisation der Bruchpforte	L	laterale Leistenhernie
	M	mediale Leistenhernie
	F	Femoralhernie
	c oder ML	kombinierte Hernie
	Rx	Rezidivhernien (x = Anzahl der Voroperationen)
Größe der Bruchpforte	0	incipiens
	I	< 1,5 cm
	II	1,5–3,0 cm
	III	> 3,0 cm
Referenzgröße (1,5 cm)	offen	Querdurchmesser der Zeigefingerkuppe
	laparoskopisch	Branchenlänge der Laparoskopieschere
EHS: European Hernia Society		

- Leistenhernien sind im zeitlichen Verlauf i. d. R. größenprogredient.
- Bei Inkarzeration kommt es zu plötzlichen starken Schmerzen, Stuhlverhalt und **Ileussymptomen** (Übelkeit, Erbrechen, allgemeine Krankheitszeichen).

Diagnostisches Vorgehen

Klinische Untersuchung

- Die Diagnosestellung erfolgt i. d. R. klinisch.
- Die Untersuchung erfolgt im Liegen, Stehen und beim Pressen, wobei Größe, Lage und Reponierbarkeit geprüft werden
- Ausgedehnte Befunde sind häufig nur unvollständig reponibel und können bis ins Skrotum reichen (Unterscheidung einer Hydrozele mittels Diaphanoskopie).
- Nach Reposition kann die Bruchpforte ertastet werden; beim Pressen ist der Anschlag des Bruchsacks spürbar.
- Nicht wegdrückbare, akut schmerzhafte Leistenschwellung verbunden mit Ileussymptomen weist auf Inkarzeration, die zu einem mechanischen Ileus geführt hat, hin.
- Untersuchung der Gegenseite (15 % beidseitiges Auftreten)
- grob orientierende Untersuchung des äußeren Genitales (deszendierte Hoden?)

Bildgebende Diagnostik
- bei Unklarheit: Sonografie
- CT oder MRT i. d. R. nicht notwendig

Differenzialdiagnose
- Abszess
- Lymphknotenschwellung
- Schenkelhernie
- Lipom
- Hydrozele, Varikozele
- maligne Prozesse

Therapeutisches Vorgehen

Indikationsstellung
(▶ Abb. 6.3).
- Therapie der Wahl ist die **Operation**, symptomatische Versorgung durch Bruchband zur Redression und Taxis einer reponiblen Hernie nur bei gravierenden Kontraindikationen zur Hernienoperation.
- Bei Inkarzeration, die zu einem mechanischen Ileus geführt hat, besteht die Notwendigkeit zur sofortigen operativen Exploration.
- Indirekte Hernien bei Säuglingen und Kindern sind immer Operationsindikation.

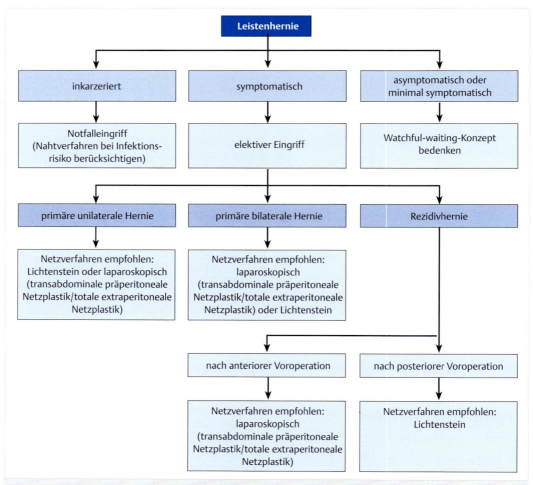

Abb. 6.3 Leistenhernie. Indikationsstellung und Verfahrenswahl. (Allgemein- und Viszeralchirurgie up2date 2015; 9(01): 3–15)

- Bei **akut eingeklemmten Hernien** kann versucht werden, eine geschlossenen Reposition zu erzielen (stationäre Überwachung); Kontraindikationen sind:
  - Einklemmung länger als 6 h
  - V. a. Darmnekrose (akutes Abdomen)
  - Ileus
  - Hautrötung
- Falls geschlossene Reposition nicht erfolgreich ist, erfolgt die operative Exploration.
- **Netzversorgung** ist Standard (auch bei jungen Patienten indiziert, v. a. bei Patienten, die schwer körperlich arbeiten müssen).
- Nahtverfahren nur bei jungen Patienten mit stabilen Schichten anwenden.
- Bei Netzversorgung sind endoskopische Verfahren günstiger, da postoperative Schmerzsyndrome seltener sind (geeignet für junge Patienten).
- Bei Verdacht auf doppelseitigen Bruch erfolgt endoskopisches Vorgehen.
- Bei Rezidiven Verfahrenswechsel (z. B. endoskopische Operation nach insuffizienter offener Voroperation).
- Bei jungen Patienten mit asymptomatischen oder nur minimal symptomatischen Hernien kann bei regelmäßiger Befundkontrolle auch abgewartet werden.

Konservative Therapie

Reposition bei akut inkarzerierter Hernie

- Analgosedierung
- Das Ödem wird bimanuell unter konstantem Druck komprimiert und der Bruchinhalt Richtung Bruchpforte ausgestrichen.
- Gelingt die geschlossene Reposition, muss der Patient wegen der Gefahr einer irreversiblen Darmschädigung stationär überwacht werden.
- Nach mehr als 10 min erfolgloser Repositionsversuche besteht die Indikation zur Notfalloperation.

> **Cave**
> Reposition en bloc, bei welcher der Schnürring mit der Einklemmung nach intraabdominal verlagert wird, aber bestehen bleibt.

Operative Therapie

- wichtig: subtile Blutstillung
- Verwendung eines Lokalanästhetikums empfohlen
- bei älteren Frauen Schenkelhernie durch Eröffnung der Fascia transversalis ausschließen
- bei Männern inneren Leistenring nicht zu stark einengen (Kleinfingerstärke: Hegar 11)
- bei Frauen kann der innere Leistenring fest um das Lig. rotundum verschlossen werden
- Resektion größerer Samenstranglipome
- perioperative Antibiotikaprophylaxe bei Verwendung von Netzen erwägen (z. B. Cephalosporin)

Herniotomie nach Bassini

(▶ Abb. 6.4).

Prinzip: Stabilisation der Hinterwand durch Naht der Fascia transversalis und der beiden inneren Bauchmuskeln an das Leistenband (nicht spannungsfrei).

> **OP-Technik**
> - Parainguinalschnitt, Spaltung der Externusaponeurose in Faserrichtung
> - Schonung des N. ilioinguinalis
> - Darstellung und Anschlingen des Funiculus spermaticus oberhalb des Tuberculum pubicum
> - Identifikation des Bruchsacks als direkten oder indirekten Bruch
> - bei lateralen Hernien: Freipräparation des Bruchsacks bis zu seiner Basis, Eröffnung, ggf. Reposition des Bruchsackinhalts (**Cave:** Gleithernie), Verschluss des Bruchsacks basisnah durch Durchstichligatur oder innere Tabaksbeutelnaht und Abtragung, Eröffnung der Fascia transversalis
> - bei medialen Hernien: Darstellung und Eröffnung der Fascia transversalis, Resektion der ausgedünnten Anteile derselben
> - Verschluss mit Einzelknopfnähten (Polypropylen, z. B. Prolene 0) durch Naht von M. obliquus internus, M. transversus abdominis und kranialer Lefze der Fascia transversalis an die kaudale Lefze der Fascia transversalis und das Leistenband (**Cave:** inneren Leistenring nicht zu stark einengen, Kleinfingerstärke: Hegar 11)
> - fortlaufender Verschluss der Externusaponeurose, Hautverschluss

Hernien

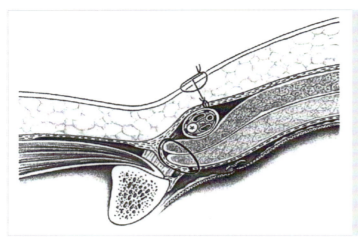

Abb. 6.4 Herniotomie nach Bassini.

Herniotomie nach Shouldice

(▶ Abb. 6.5).

Prinzip: Stabilisation der Hinterwand durch Doppelung der Fascia transversalis (nicht spannungsfrei).

OP-Technik

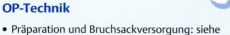

- Präparation und Bruchsackversorgung: siehe Technik nach Bassini
- 2-reihige Dopplung der Fascia transversalis durch fortlaufende Naht (Polypropylen, z. B. Prolene 2–0), beginnend am Tuberculum pubicum (**Cave:** Gefäßverletzungen, Corona mortis: Gefäßanastomose zwischen A. epigastrica und A. obturatoria)
- Einengung des inneren Leistenrings auf max. Kleinfingerstärke (Hegar 11) unter Beachtung einer regelrechten Durchblutung des Funiculus
- fortlaufende Naht (Polypropylen, z. B. Prolene 2–0) der Muskulatur (M. transversus abdominis und M. obliquus internus) an das Leistenband in 2 Reihen, beginnend am inneren Leistenring (meist ist wegen hoher Spannung nur eine Nahtreihe möglich)
- fortlaufender Verschluss der Externusaponeurose, Hautverschluss

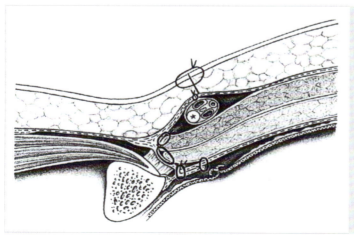

Abb. 6.5 Herniotomie nach Shouldice.

Herniotomie nach Lichtenstein

(▶ Abb. 6.6).

Prinzip: spannungsfreie Verstärkung der Hinterwand und Rekonstruktion des inneren Leistenrings durch Netzeinlage.

OP-Technik

- Präparation und Bruchsackversorgung: siehe Technik nach Bassini
- bei medialen Brüchen: Reposition des Bruchsacks ohne Eröffnung, Raffung der Fascia transversalis durch fortlaufende Naht (kranialen an kaudalen Rand) zur Redression des Bruchs
- Einlage eines leichtgewichtigen Netzes (ca. 10 × 12 cm), das eingeschnitten wird (**Cave:** zu kleiner Netzzuschnitt: erhöhte Rezidivgefahr, Netze schrumpfen). Wichtig: spannungsfreie Netzlage, auf ausreichend weite Überlappung nach medial insbesondere bei großen direkten Brüchen achten
- Nahtfixation des Netzes (Polypropylen, z. B. Prolene 2–0) zunächst mit einer Einzelkopfnaht am Tuberculum pubicum (ohne Periost), anschließend fortlaufende Naht (Polypropylen, z. B. Prolene 2–0) an das dorsale Leistenband, beginnend am Tuberculum pubicum bis ca. 2 cm über den inneren Leistenring hinaus
- Einlage des Samenstrangs in den zuvor gebildeten Netzschlitz
- Fixation des Netzes (Polypropylen, z. B. Prolene 2–0) auf dem M. obliquus internus durch lockere Einzelknopfnähte (**Cave:** Verletzung des N. iliohypogastricus)
- Verschluss des Netzschlitzes durch Einzelknopfnaht der kranialen Netzlefze an die kaudale Lefze oder das Leistenband, somit Rekonstruktion des inneren Leistenrings (**Cave:** inneren Leistenring nicht zu stark einengen, Kleinfingerstärke: Hegar 11)
- fortlaufender Verschluss der Externusaponeurose, Hautverschluss

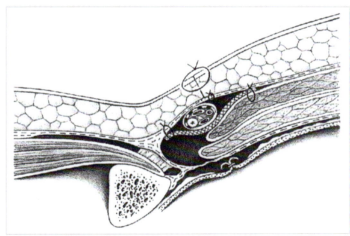

Abb. 6.6 Herniotomie nach Lichtenstein.

Transabdominale Hernioplastik – TAPP

(▶ Abb. 6.7).

Prinzip: spannungsfreie Verstärkung der Hinterwand durch präperitoneale Netzeinlage.

OP-Technik

- Anlage des Pneumoperitoneums
- bogenförmige Inzision des Peritoneums oberhalb der Bruchpforte von der Spina iliaca anterior superior bis zur Plica umbilicalis medialis
- Abpräparieren des Peritoneums von der Fascia transversalis unter Schonung der Vasa epigastrica und des Ductus deferens bis dorsal die Psoasmuskulatur erscheint
- Darstellung des Leistenbands und des Lig. Cooperi
- Freipräparation des Bruchsacks bei der indirekten Hernie aus dem Leistenkanal, Entfernung eines eventuellen präperitonealen Lipoms bei direkten Hernien
- Einbringen und Platzieren eines leichtgewichtigen Netzes (Größe 10 × 15 cm), sodass alle 3 Bruchpforten abgedeckt sind, ggf. Naht- oder Clipfixation des Netzes am Lig. Cooperi oder Verwendung von Fibrinkleber bei Bruchpforten > 3 cm im Durchmesser
- Peritonealverschluss durch Clips oder Naht

Cave

Niemals Nähte oder Clips im Triangle of Doom oder Triangle of Pain!

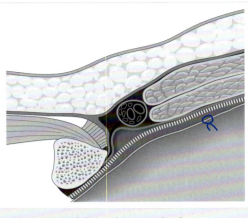

Abb. 6.7 Transabdominale Hernioplastik.

Total extraperitoneale Hernioplastik – TEP

Prinzip: spannungsfreie Verstärkung der Hinterwand durch präperitoneale Netzeinlage.

OP-Technik

- subumbilikale Insufflation von CO_2 in den präperitonealen Raum, ggf. Schaffung des Raumes mithilfe eines transparenten Ballons (nicht zwingend notwendig)
- Darstellung der epigastrischen Gefäße, des Ductus deferens und des Bruchsacks
- Zurückdrängen des Bruchsacks in die Bauchhöhle
- Einlage eines leichtgewichtigen Netzes an die gleiche Position wie bei der TAPP mit minimaler oder ohne Fixation

- **Vorteile:**
  - laparoskopische Beurteilung des gesamten intraperitonealen Raumes möglich, damit ggf. auch Beseitigung von Nebenbefunden (Adhäsionen, Zysten) und PE-Entnahmen möglich
  - gute anatomische Übersicht bei der Präparation (Beurteilung der Schenkelbruchpforte)
  - Nervenverletzungen seltener, somit seltener postoperative Schmerzsyndrome
  - beidseitige Versorgung möglich
  - seltener Wundinfektionen und Hämatome
- **Nachteile:**
  - Gefahr von Major-Komplikationen
  - höhere Kosten
  - höherer Zeitaufwand
  - häufiger Serome

- **Vorteile:**
  - Netzimplantat wird nur eingelegt, keine Komplikationen durch Klammerfixation
  - keine intraperitonealen Komplikationen wie beim transperitonealen Zugang möglich
- **Nachteile:**
  - anatomisch schlechtere Übersicht
  - das nicht durch Klammern fixierte Netz kann dislozieren, Rezidivgefahr
  - subkutane, passagere Emphyseme (Skrotum), meist noch intraoperativ ausdrückbar
  - postoperativ häufiger Serome oder Hämatome
  - höhere Kosten
  - höherer Zeitaufwand

Sonstige Verfahren

- Einengung des inneren Leistenrings nach Marcy/Ogilvie
- Einengung des inneren Leistenrings unter Mitbenutzung der Externusaponeurose nach Zimmermann
- ausgedehnte Bauchdeckenverstärkung mit bilateraler Abdeckung aller Bruchpforten durch präperitoneale Netzimplantation über eine mediane Unterbauchlaparotomie nach Stoppa

Herniotomie bei Säuglingen und Kindern

- immer indirekter Bruch durch offenen Processus vaginalis

OP-Technik

- Mobilisation, Umstechung und Abtragung des Bruchsacks am inneren Leistenring, bei über äußeren Leistenring reichenden Bruchsäcken wird nur der im Leistenkanal liegende Teil abgetragen
- Einengung des Leistenkanals ohne Verlagerung des Samenstrangs:
  - **Czerny:** Raffung der Externusaponeurose am äußeren Leistenring ohne Eröffnung der Externusaponeurose
  - **Grob:** Naht des kaudalen Randes des M. obliquus internus über den Samenstrang an das Leistenband nach Eröffnung der Externusaponeurose

Komplikationen

Perioperative Komplikationen

- Serom/Hämatom
- Infektion
- Verletzung der epigastrischen Gefäße oder Femoralgefäße
- Thrombose der V. femoralis, Lungenarterienembolie
- Verletzung von Darm oder Harnblase (v. a. bei Gleithernien)
- Samenstrangverletzung
- Schmerzsyndrome (u. a. durch Nervenverletzung)
- Netzunverträglichkeit
- Major-Komplikationen bei TAPP (intraabdominale Blutung, Darmverletzung, Verwachsungen, Fisteln)

Spätkomplikationen

- Rezidiv
- Infertilität
- Hodenatrophie nach Verletzung der Vasa spermatica
- chronische Schmerzen

Chronische Schmerzen

- **Definition:** persistierende Schmerzen 2–3 Monate nach Operation, wenn Heilungsprozess und Narbenbildung abgeschlossen sind
- **Inzidenz:** bis 12 % (hohe Dunkelziffer)
- **Cave:** Ausschluss Hernienrezidiv
- **Risikofaktoren:**
  - hohe präoperative Schmerzempfindlichkeit
  - offene Operation
  - Netzfixation (v. a. Klammern)
  - intraoperative Nervenverletzung
  - schwergewichtige, kleinporige Netze
  - Rezidivoperationen
  - junge Männer
  - genetische Prädisposition
- **Klassifikation:**
  - neuropathischer Schmerz (50 % der Fälle):
    - verursacht durch Nervenverletzung, -kompression oder -zug (einengende Nähte oder Clips, Narben/Netze, Neurome)
    - Mechanismus: komplexe periphere und zentrale Nervendysregulation („Morbus Sudeck der Leiste")
    - kausalgieformer Schmerz, assoziiert mit Hyp- oder Hyperästhesien
  - nicht neuropathischer Schmerz (25 % der Fälle):
    - sehr heterogen verursacht: z. B. dislozierte Netze, Periostitis durch tiefe Nähte am Tuberculum pubicum, Narbenbildung
    - Therapie: Netzentfernung, Nahtentfernung
  - schmerzhafter Samenstrang (25 % der Fälle):
    - diffuse Schmerzhaftigkeit
    - teilweise mit Erektions- und Ejakulationsstörungen
    - betrifft gehäuft junge Männer
    - Genese und Behandlung unklar
- **Therapie des neuropathischen Schmerzes** (Stufenplan):
  1. nicht steroidale Antiphlogistika
  2. Injektion von Lokalanästhetika
  3. chirurgische Nervenentfernung („triple neurektomie") als Ultima Ratio

- immer Resektion aller 3 inguinalen Nerven (Grund: Anastomosen der Nerven untereinander)
- möglichst langstreckige Resektion
- Versenken des proximalen Nervenendes im Muskel
- keine elektrische Koagulation der Nervenenden
- auch über einen retroperitoneoskopischen Zugang möglich
- Prävention:
  - Darstellung, aber keine Dissektion von Nerven, Belassen der Kremasterfasern
  - langstreckige Resektion des Nervs nach Verletzung (keine Elektrokongulation)
  - beim offenen Zugang routinemäßige Resektion des N. ilioinguinalis erwägen, insbesondere bei Bedrängung durch ein Netz
  - Verwendung leichter Netze
  - Verwendung eines Lokalanästhetikums
  - möglichst keine Netzfixation, v. a. keine Klammern
  - Gefahr der Nervenverletzung bei endoskopischen Verfahren geringer

Prognose

- Aussagen zu Rezidivraten nach Hernienoperationen in Anbetracht vieler verschiedener Einzelstudien schwierig (ca. 1–10 %)
- Metaanalyse der EU Hernia Trialists Collaboration (2000) mit Auswertung von 42 prospektiv randomisierten Studien: signifikanter Vorteil der Netzverfahren gegenüber den Nahtverfahren (2 % vs. 5 %)
- bei Nahtverfahren ist zusätzlich mit einem höheren kumulativen Rezidivrisiko zu rechnen
- kein signifikanter Unterschied bezüglich des Rezidivrisikos beim Vergleich des endoskopischen mit dem offenen Netzverfahren (2,2 % vs. 1,7 %)

6.2.2 Schenkelhernien

Definition

- Durchtritt eines peritonealen Bruchsacks durch die enge Lacuna vasorum (Anulus femoralis) medial der V. femoralis
- betrifft v. a. ältere Frauen (Verhältnis Männer zu Frauen = 1 : 4)

Symptomatik

- meist schmerzhafte Vorwölbung unterhalb des Leistenbands (häufig Inkarzeration)

Diagnostisches Vorgehen

- siehe Leistenhernien (Kap. 6.2.1)

Therapeutisches Vorgehen

Indikationsstellung

- Aufgrund der engen Bruchpforte kommt es häufig zur Inkarzeration, sodass ein Notfall vorliegt und eine **absolute Operationsindikation** besteht.
- 50 % der Männer und 10 % der Frauen mit einer Schenkelhernie haben gleichzeitig eine Leistenhernie, sodass beim Mann immer eine Revision des Leistenkanals indiziert ist.
- Bei älteren Frauen häufig Manifestation durch Inkarzeration: Während der OP einer Leistenhernie sollte daher eine Schenkelhernie durch Eröffnung der Fascia transversalis ausgeschlossen werden.

Operative Therapie

OP-Technik

- Zugangsweg: tiefer inguinaler Hautschnitt parallel zum Leistenband, sodass eine krurale und inguinale Präparation möglich ist
- krurale Darstellung des Bruchsacks nach Spaltung der Fascia lata; die V. femoralis wird nach lateral weggehalten
- Präparation des Bruchsacks zu allen Seiten bis das parietale Peritonealblatt sichtbar ist
- Eröffnung des Bruchsacks, Reposition des Inhalts, basisnahe Bruchsackumstechung und Abtragung
- bei Inkarzeration ggf. Erweiterung der Bruchpforte durch Einkerben des Lig. lacunare oder inguinale am medialen Ansatz, nach Bruchsackeröffnung ggf. Dünndarmsegmentresektion (**Cave:** niemals blinde Reposition)

Herniotomie nach Moschkowitz/Fabricius

OP-Technik
- Darstellung der Schenkelpforte nach Eröffnung der Fascia transversalis über den inguinalen Zugang (Moschkowitz) oder über einen kruralen Zugang (Fabricius), **Cave:** Einengung der V. femoralis
- Moschkowitz: fortlaufende Naht des Lig. pectineale (Cooperi) an das Leistenband, Versorgung des Leistenkanals in typischer Weise nach Shouldice (S. 96)
- Fabricius: nach Darstellung der Bruchpforte von krural fortlaufende Naht des Leistenbands an das Lig. pectineale (Cooperi)

Herniotomie nach Lotheissen/McVay
(▶ Abb. 6.8).

OP-Technik
- Darstellung der Schenkelpforte nach Eröffnung der Fascia transversalis über den inguinalen Zugang
- Verschluss durch Einzelknopfnähte durch Anheften des M. obliquus internus, M. transversus abdominis und der kranialen Lefze der Fascia transversalis an das Lig. pectineale (Cooperi) und die kaudale Lefze der Fascia transversalis
- mit der letzten lateralen Naht wird die Gefäßscheide der V. femoralis mitgestochen (**Cave:** Thrombose durch Einengung, Blutung)

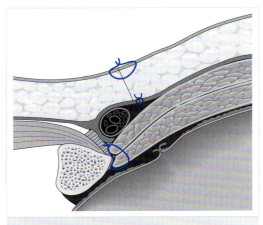

Abb. 6.8 Herniotomie nach Lotheissen/McVay.

6.2.3 Narbenhernien

Anatomie der Bauchdecke
- Muskulatur und Sehnen der Bauchdecke bilden ein außerordentlich anpassungsfähiges Verspannsystem, das eingespannt ist zwischen Rippen, Xiphoid, Lendenwirbel und Becken.
- Es dient als Gegenspieler zur Rückenmuskulatur, wirkt mit bei Atmung und den Rumpfbewegungen und passt sich flexibel dem Füllungszustand der Bauchorgane an.

Definition
- erworbener Fasziendefekt, meist durch eine sekundäre Dehiszenz der Faszien
- typischer Aufbau mit einem peritonealen Bruchsack
- Hiervon abzugrenzen ist der Platzbauch, bei dem es sich um eine frühe postoperative Wundruptur ohne peritoneale Auskleidung handelt.

Epidemiologie
- Inzidenz von 10–20 %
- in Deutschland ca. 700 000 Laparotomien pro Jahr, sodass mit ca. 100 000 Narbenhernien zu rechnen ist (Risikofaktoren s. ▶ Tab. 6.3), von denen aber nur ca. 30 % operativ versorgt werden

Pathogenese
- Durch Operationen am Abdomen wird die Integrität des komplexen Systems der Bauchdecke gestört, sodass ein Stabilitätsverlust resultieren kann.
- Eine weitere Ursache ist eine Störung des Kollagenstoffwechsels mit der Folge einer verminderten Narbenstabilität; in diesem Zusammenhang sind Störungen in der Kollagenbiosynthese, eine verminderte Kollagenstabilität sowie eine veränderte Fibroblastenaktivität nachgewiesen worden.
- Postoperativ treten Narbenhernien zunächst gehäuft auf, erklärbar durch operative Fehler.
- Im weiteren Verlauf zeigt sich dann stetiger Anstieg der Rezidivrate; diese Spätrezidive sind keine operationstechnische Folge, sondern ein biologisches Phänomen („biologisches Rezidiv"), vom Chirurgen nur schwer beeinflussbar und durch Störungen des Kollagenstoffwechsels begründet.

Tab. 6.3 Risikofaktoren für die Entstehung von Narbenhernien.

demografisch	patientenspezifisch	intraoperativ	postoperativ
• Alter (>45 Jahre) • männliches Geschlecht	• Adipositas (BMI > 25) • Aszites • Malnutrition • COPD • konsumierende Erkrankungen • Diabetes mellitus • Niereninsuffizienz • Kollagenstoffwechselstörungen • Anämie • Nikotin • Chemotherapie • Steroide	• Notfalloperation • Rezidiveingriff • Erfahrung des Operateurs • Nahttechnik • Fadenmaterial	• Wundinfektion • Paralyse

BMI: Body-Mass-Index; COPD: chronisch obstruktive Lungenerkrankung

- Das Auftreten biologischer Spätrezidive findet sich sowohl bei Naht- als auch bei Netzversorgung, nach Netzversorgung mit späterer Manifestation.

Symptomatik

- Beschwerden reichen von völliger Beschwerdefreiheit bis hin zur vollständigen Arbeitsunfähigkeit aufgrund von Schmerzen oder Einschränkungen der körperlichen Belastbarkeit.
- Mit zunehmender Größe des Faszendefekts kommt es zur Vorverlagerung von Intestinalorganen aus der Bauchhöhle in den Bruchsack („Verlust des Heimatrechts").
- Inkarzeration kommt bei bis zu 10 % aller Patienten mit einer Narbenhernie vor.

Diagnostisches Vorgehen

Klinische Untersuchung

- Nachweis i. d. R. bei der klinischen Untersuchung
- Untersuchung im Liegen, Stehen sowie beim Pressversuch (Tasten des Faszienrands)
- ggf. präoperative kardiopulmonale Evaluation vor ausgedehnten Bauchwandrekonstruktionen

Bildgebende Diagnostik

- in Zweifelsfällen sonografischer Nachweis
- ggf. CT- und MRT-Untersuchung zur OP-Planung (Darstellung von Gitterbrüchen im Narbenverlauf)

Therapeutisches Vorgehen

Indikationsstellung

> **Merke**
>
> Narbenhernien stellen immer eine Operationsindikation dar.

- Jede Narbenhernie stellt eine Operationsindikation dar; im zeitlichen Verlauf muss mit einer stetigen Größenprogredienz gerechnet werden.
- Bei Verdacht einer Inkarzeration besteht grundsätzlich die Indikation zur **Notfalloperation**.

Folgende **Operationsverfahren** können angewandt werden (▶ Abb. 6.9):
- **konventionell:** Trokarhernie (fortlaufende, nicht resorbierbare Naht), Infektion (z. B.: bei Inkarzeration)
- **Netzimplantation:** Standard für jede Narbenhernie, auch < 3 cm Durchmesser (leichtes, großporiges Netz)
  - Sublay: Standard
  - Onlay
  - intraperitoneal (IPOM: intraperitoneales Onlay-Mesh)
  - Bauchwandersatz (Bridging)
- **weitere Verfahren:**
  - Türflügelplastik
  - Komponentenseparation nach Ramirez
  - Kutisplastik nach Loewe und Rehn

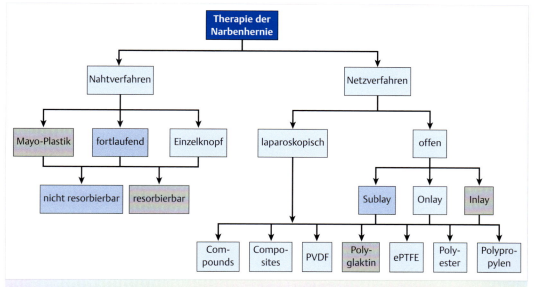

Abb. 6.9 Therapien der Narbenhernie. Übersicht (grau: obsolet, dunkelblau: Standard; ePTFE: expanded Polytetrafluoroethylene; PVDF: Polyvinylfluorid).

Operative Therapie

Konventionell

OP-Technik
- Einzelknopfnaht (Stoß-auf-Stoß) oder fortlaufend
- lang resorbierbares oder nicht resorbierbares Nahtmaterial
- Faden-Wundlängen-Verhältnis von 4 : 1
- Abstand zwischen den Stichen und zum Faszienrand ca. 1 cm

Zur **Hernienprophylaxe** beim Bauchdeckenverschluss nach Laparotomie als fortlaufende allschichtige Schlingennaht in o. g. Technik.

Netzimplantation
- Verwendung leichter, großporiger Netze (▶ Tab. 6.4)
- Da die gesamte Narbe als minderstabil anzusehen ist, sollte bei der Netzversorgung stets die gesamte Narbe (nicht nur die Hernie) mit dem Netz abgedeckt werden (häufig Gitterbruch).
- Das Netz sollte in alle Richtungen mind. 5 cm überstehen.
- Das ideale Netz sollte ähnliche Eigenschaft wie die Bauchdecke besitzen.
- perioperative Antibiotikaprophylaxe (z. B. Cephalosporin der Gruppe 1)
- postoperative Anlage einer Bauchbinde zur Prophylaxe eines Seroms

Sublaytechnik (▶ Abb. 6.10):

OP-Technik
- Implantation unter den Muskel auf das hintere Blatt der Rektusscheide
- ausreichende Netzüberlappung zu allen Seiten (mind. 5 cm)

- **Vorteile:**
  - gutes Netzwiderlager
  - gut durchblutetes Netzlager, geringes Infektionsrisiko
  - Netzplatzierung auch retroossär möglich (Sternum, Symphyse)
- **Nachteil:**
  - zeitaufwendige Präparation

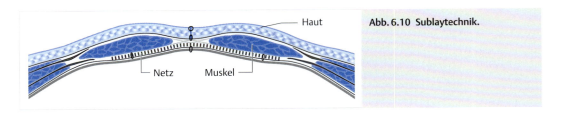

Abb. 6.10 Sublaytechnik.

Tab. 6.4 Netztypen und ihre Eigenschaften.

Material	Handelsname	Gewicht	Porengröße (mm)	Filament	Elastizität (%)	Resorbierbarkeit	Biokompatibilität
Polypropylen (PP)	• Marlex • Prolene • Surgipro	s	1,5	mono	8	–	–
Polyethylenterephthalat (PE)	Mersilene	l	4	multi	16	–	–
ePTFE	GORE-TEX	k.A.	<1	porös	–	–	++
Polyglactin + Polypropylen	Vypro/Vypro II	l	4/2,5	multi	28	±	+
Polyglecapron + Polypropylen	Ultrapro	l	3–4	mono	17,5	±	++

ePTFE: expanded Polytetrafluoroethylene; s: schwer; l: leicht; +: gut; –: schlecht

Onlaytechnik (▶ Abb. 6.11):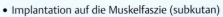

OP-Technik

- Implantation auf die Muskelfaszie (subkutan)
- ausreichende Netzüberlappung zu allen Seiten (mind. 5 cm)

- **Vorteile:**
  - weniger invasiv
  - geringere Operationszeit
- **Nachteile:**
  - fehlendes Netzwiderlager
  - großes Gewebstrauma (infektionsgefährdet, häufiger Serome)
  - ausreichende Überlappung knöcherner Strukturen nicht möglich

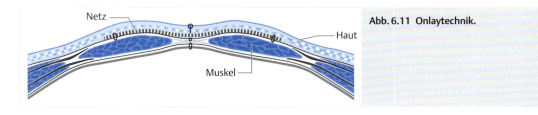

Abb. 6.11 Onlaytechnik.

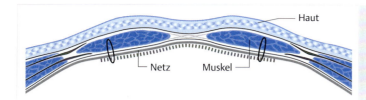

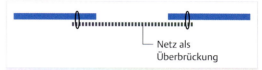

Abb. 6.12 Intraperitoneale Technik (IPOM).

Intraperitoneale Technik (IPOM: intraperitoneales Onlay-Mesh; ▶ Abb. 6.12):

OP-Technik

- Zugang zur Bauchhöhle durch Minilaparotomie lateral (vordere Axillarlinie)
- Adhäsiolyse (häufig limitierender Faktor für diese Technik)
- kleine Bruchlücken können zunächst mit einer Naht verschlossen werden, bei großen Lücken erfolgt ein Bridging
- Ausmessen der Bruchlücke und der notwendigen Netzgröße
- Netzimplantation (korrekte Ausrichtung, Überlappung von mind. 5 cm nach allen Seiten, Fixation mit Nähten oder Stapler nach intraabdominaler Druckreduktion in Double-Crown-Technik, d. h. Fixation in 2 Reihen entlang der Bruchlücke und entlang der lateralen Netzkante)
- Verwendung spezieller Netze, die nicht zu Adhäsionen führen (z. B. Composite-Netz mit einer antiadhäsiven Beschichtung zum Darm)

- **Vorteile:**
  - geringes Trauma, v. a. bei Adipositas
  - geringes Infektionsrisiko
- **Nachteile:**
  - Gefahr von Major-Komplikationen (z. B. Darmverletzung, Briden, Fisteln)
  - bei ausgedehnten intraabdominalen Verwachsungen nicht anwendbar
  - teuer
  - Bulging nach Bridging großer Bruchlücken: kosmetische Einschränkung durch Vorwölbung des Netzes

Bauchwandersatz (Bridging) (▶ Abb. 6.13):
Kann der Fasziendefekt aufgrund der Größe nicht verschlossen werden und liegt eine ausreichende Weichteildeckung aus Haut und Unterhautfettgewebe vor, kann die Lücke durch ein Netz überbrückt werden; das Netz stellt dann einen Bauchwandersatz dar.

Abb. 6.13 Bauchwandersatz (Bridging).

OP-Technik

- retromuskuläre Netzimplantation (entsprechend der Sublaytechnik)
  - peritoneale Netzbedeckung zwingend notwendig
  - schwierige Präparation lateral der Linea semilunaris mit Verletzungsgefahr der von lateral einstrahlenden Gefäß-Nerven-Bündel
- intraperitoneale Netzimplantation (offenes IPOM)
  - Verwendung von Composite-Netzen
  - geeignet für große Defekte, da einfache Fixierung auch lateral der Linea semilunaris möglich

Weitere Verfahren

Türflügelplastik:

OP-Technik

- Verschluss von Peritoneum und der inneren Ränder der Rektusscheide mittels fortlaufender Naht
- zur Verstärkung Inzision der beiden ventralen Blätter der Rektusscheide lateral in ganzer Länge und Abpräparation vom Muskel nach medial
- Vereinigung der so gewonnenen beiden Faszienlappen in der Medianlinie durch Einzelknopfnähte
- ggf. Deckung des Muskeldefekts mit einem Lyodurallappen

Hernien

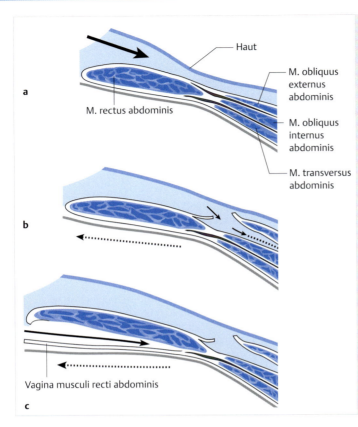

Abb. 6.14 Komponentenseparation nach Ramirez. Separation der muskulären Komponenten der Bauchwand.
- a: subkutane Präparation bis an die laterale Kante des M. rectus abdominis
- b: Inzision der Faszie des M. obliquus externus auf ganzer Länge
- c: Inzision der Rektusscheide und Abheben des Muskels vom hinteren Blatt auf ganzer Länge.

Komponentenseparation nach Ramirez
(▶ Abb. 6.14):
- Verschluss von Faszienlücken bis 20 cm Durchmesser in der Medianlinie durch Separation der muskulären Komponenten der Bauchwand
- Rezidivraten bei etwa 10 %
- technisch anspruchsvolles Verfahren

OP-Technik
- Spaltung der Externusaponeurose beidseits lateral der Linea semilunaris in Längsrichtung, sodass sich M. obliquus externus und internus voneinander trennen lassen
- Spaltung der Rektusscheide ebenfalls beidseits in Längsrichtung von der Medianlinie aus
- Durch Medialisierung der beiden hinteren Blätter der Rektusscheide kann ein Verschluss in der Medianlinie erzielt werden.

Kutisplastik nach Loewe und Rehn:

OP-Technik
- Gewinnung des Kutislappens aus der überschüssigen Haut des Bruchsacks
- anschließend Alkoholsäuberung und vollständige Entfernung des Subkutangewebes
- Perforierung des Lappens an zahlreichen Stellen
- nach Peritonealverschluss und Präparation des freien Faszienrands Verankerung des Kutislappens mit kräftigen Einzelknopfnähten in der Faszie, mit der Epidermisseite zum Peritoneum zeigend
- dabei auf eine Überlappung von mind. 2–3 cm achten
- Das Implantat soll abschließend wie ein Trommelfell gespannt sein.

Prognose

- Ein direkter Vergleich der unterschiedlichen Verfahren durch Randomisierung ist aufgrund der heterogenen Eigenschaften von Narbenhernien nicht zulässig.
- Der Großteil der Studiendaten ist retrospektiv erhoben und untereinander nur schwer vergleichbar.
- Je länger Patienten nachbeobachtet werden, desto größer wird die Rezidivrate sein, was durch das Auftreten der biologischen Spätrezidive erklärt werden kann.
- In verschiedenen Studien zeigten sich sehr hohe Rezidivraten bei Nahtverfahren (25–46 %), sodass dieses Verfahren keine Bedeutung für die Versorgung von Narbenhernien mehr hat.
- Lediglich bei sehr kleinen Befunden, wie z. B. Trokarhernien, kann eine Nahtversorgung erwogen werden.
- Die Fasziendopplung nach Mayo-Dick ist heute obsolet; in Studien zeigen sich bei diesem Verfahren noch höhere Rezidivraten als bei den übrigen Nahtverfahren.
- Netzverfahren stellen heute das Standardverfahren zur Versorgung von Narbenhernien dar.
- Die Rezidivrate nach Netzversorgung ist signifikant niedriger als bei einem Nahtverfahren; jedoch ist die Komplikationsrate nach Netzimplantation signifikant höher.
- Die geringsten Rezidivraten zeigten sich bei Sublay- und IPOM-Technik (1–7 %), die Onlay-Versorgung hat Rezidivraten zwischen 4 % und 14 %.

6.2.4 Nabelhernie

- Bruchpforte ist der Anulus umbilicalis.
- Inzidenz ca. 9 %, Frauen sind häufiger betroffen.
- Bleibt die postnatale Vernarbung aus, kommt es zur Ausbildung eines Nabelbruchs.
- Bis zum 2. Lebensjahr besteht i. d. R. keine Operationsindikation, da die spontane Rückbildungstendenz sehr groß und die Inkarzerationsgefahr im Kindesalter minimal ist.
- Prädisponierend sind Adipositas und Aszites.

Therapeutisches Vorgehen

OP-Technik

- halbkreisförmige kaudale Nabelumschneidung (Spitzy) bei kleinen Befunden oder halbkreisförmige links-laterale Nabelumschneidung (Drachter)
- scharfes Ablösen des Nabels (**Cave:** Hautverletzung, ggf. Bruchsackdach am Nabel belassen)
- nach Bruchsackversorgung querer Bruchlückenverschluss in Einzelknopf- oder fortlaufender Nahttechnik
- bei Bruchlücken > 3 cm Durchmesser Netzimplantation in Sublaytechnik
- Refixation des Nabels an der Faszie

Merke

Bei extrem großen Brüchen kann ggf. eine Omentektomie notwendig sein (Aufklärung!).

6.2.5 Epigastrische Hernie

- Auftreten supraumbilical in der Linea alba
- Inzidenz von ca. 3 %, Männer sind häufiger betroffen.
- Epigastrische Hernien imponieren häufig als kleine, schmerzhafte, irreponible Vorwölbung.
- Oft handelt es sich um inkarzerierte präperitoneale Lipome.

Therapeutisches Vorgehen

OP-Technik

- querer Hautschnitt
- nach Bruchsackversorgung querer Bruchlückenverschluss in Einzelknopf- oder fortlaufender Nahttechnik
- bei Bruchlücken > 3 cm Durchmesser Netzimplantation in Sublaytechnik

6.2.6 Parastomale Hernie

- jedwede Vorwölbung in der Nähe eines Stomas
- Inzidenz: bis zu 70 % im 1. Jahr
- häufig symptomatisch (Inkarzeration, Ileus, Schmerzen, Entleerungsstörungen)
- hohe Rezidivrate (Nahtverfahren und Relokalisation obsolet)
- Netzversorgung ist Standard (ausreichende Netzüberlappung)
- günstig: leichte, großmaschige Netze wegen Gefahr der bakteriellen Kontamination

Therapeutisches Vorgehen

OP-Technik

- onlay: auf das oberflächliche Rektusscheidenblatt
- sublay: zwischen Rektusmuskel und hinteres Rektusscheidenblatt – gute Fixation des Netzes in dieser Position
- IPOM: laparoskopisch oder offen auf das Peritoneum; Verwendung von Netzen mit speziellem Design: z. B. **Sandwichtechnik** – Umschließen des Darms am Bauchdeckendurchtritt mit einem flachen Netz, zusätzlich Lateralisieren des Darms durch Tunnelung mit einem 2. Netz

Prävention

- Ausleiten des Stomas durch den Rektusmuskel
- Bauchdeckendurchtrittsöffnung so klein wie möglich wählen – ca. 2 cm (**Cave:** Durchblutung!)
- ggf. unter dem Peritoneum getunneltes Durchführen des Darms (Ventilmechanismus)
- prophylaktisches Einnähen eines Netzes (Sublay)

6.2.7 Innere Hernien

- oft Zufallsbefund bei Laparotomien oder Manifestation durch Ileussymptomatik
- verbliebener offener Mesoschlitz nach Darmresektion

Therapeutisches Vorgehen

- Reposition eingeklemmter Darm- bzw. Eingeweideanteile, ggf. Resektion bei Gangrän
- Bruchpfortenverschluss unter sorgfältiger Schonung der häufig angrenzenden Mesogefäße, um nachfolgende Durchblutungsstörungen zu vermeiden

Literatur

[1] Alfieri S, Amid PK, Campanelli G et al. International guidelines for prevention and management of post-operative chronic pain following inguinal hernia surgery. Hernia 2011; 15: 239–249
[2] Berger D. Laparoskopische IPOM-Technik. Chirurg 2010; 81: 211–215
[3] Dietz UA, Wiegering A, Germer CT. Eingriffsspezifische Komplikationen der Hernienchirurgie. Chirurg 2014; 85: 97–104
[4] Köckerling F, Jacob D, Grund S et al. Prinzipien der minimalinvasiven Chirurgie bei Hernien. Teil 1. Allgemein- und Viszeralchirurgie up2date 2012; 6: 82–93
[5] Köckerling F, Jacob D, Grund S et al. Prinzipien der minimalinvasiven Chirurgie bei Hernien. Teil 2. Allgemein- und Viszeralchirurgie up2date 2012; 6: 99–115, DOI: 10.1055/s-0031-1298351
[6] Miserez M, Peeters E, Aufenacker T et al. Update with level 1 studies of the European Hernia Society guidelines on the treatment of inguinal hernia in adult patients. Hernia 2014; 18: 151–163, DOI: 10.1007/s10029-014-1236-6
[7] Simons MP, Aufenacker T, Bay-Nielsen M et al. European Hernia Society guidelines on the treatment of inguinal hernia in adult patients. Hernia 2009; 13: 343–403, DOI: 10.1007/s10029-009-0529-7

7 Ösophagus[2]

M. John

7.1 Anatomie

- Elastischer Schlauch aus glatter und quer gestreifter Muskulatur zwischen Pharynx und Magen
- Länge 23–28 cm, zwischen Ringknorpel (bzw. 6. Halswirbelkörper) und 12. Brustwirbel; ca. 40 cm von den Frontzähnen bis zum Mageneingang
- Halsteil (Pars cervicalis), Brustteil (Pars thoracica) und Bauchteil (Pars abdominalis)
- **Arterielle Versorgung** im Halsteil aus Ästen der A. thyroidea inferior, weniger oft aus der A. subclavia, der A. carotis communis oder dem Truncus thyreocervicalis (▶ Abb. 7.1a). Der thorakale Teil wird durch direkte Äste der Aorta (Rr. oesophageales), durch Zweige der Aa. bronchiales

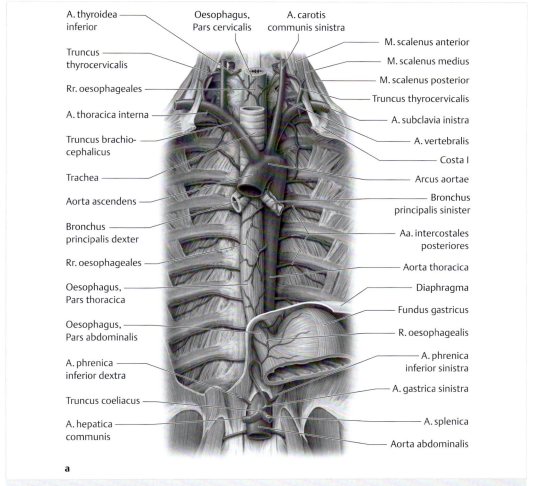

Abb. 7.1 Gefäße am Ösophagus. a Arterielle Versorgung. (Schünke M, Schulte E, Schumacher U. Prometheus. LernAtlas der Anatomie. Allgemeine Anatomie und Bewegungssystem. Illustration von M. Voll und K. Wesker. 4. Aufl. Stuttgart: Thieme; 2012)

---

[2] Dieses Kapitel ist eine überarbeitete Version des Beitrags aus der 5. Auflage von H. Siegert.

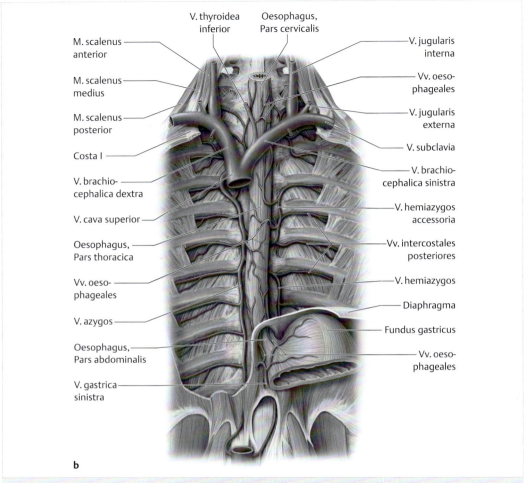

Abb. 7.1 Fortsetzung. Gefäße am Ösophagus. b Venöse Drainage. (Schünke M, Schulte E, Schumacher U. Prometheus. LernAtlas der Anatomie. Allgemeine Anatomie und Bewegungssystem. Illustration von M. Voll und K. Wesker. 4. Aufl. Stuttgart: Thieme; 2012)

und selten aus Zweigen der Aa. intercostales der rechten Seite versorgt. Der abdominale Teil des Ösophagus wird durch Äste aus der A. gastrica sinistra und selten aus direkten Ästen des Truncus coeliacus erreicht.
- **Venöse Drainage** aus dem submukösen Plexus in ein venöses Netzwerk an der Oberfläche des Ösophagus (▶ Abb. 7.1b). Der Halsteil drainiert in die Vv. thyroidae, der Brustteil in die V. azygos und die V. hemiazygos und der Bauchteil in die V. coronaria ventriculi und die V. lienalis.
- **Lymphabfluss** verläuft zervikal in paratracheale Lymphknoten und entlang der V. jugularis interna, thorakal in paratracheale und parabronchiale Lymphknoten, abdominal in paragastrale und zöliakale Lymphknoten.
- Der Ösophagus hat keinen Mesenterialansatz und keinen Hilus.

7.2 Histologie

- Schleimhaut (Tunica mucosa) aus mehrschichtigem Plattenepithel, an der Kardia durch wellige Demarkationslinie vom Zylinderepithel des Magens abgrenzbar (Z-Linie)
- Darunter Tunica submucosa als lockere Verschiebeschicht, enthält in einer bindegewebigen Matrix Blut- und Lymphgefäße, Nerven und Drüsen
- Tunica muscularis: innere Ringmuskel- und äußere Längsmuskelschicht; oberer Anteil aus quer gestreifter Muskulatur, kaudal folgt eine gemischte Schicht aus Skelettmuskulatur und glatter Muskulatur; danach gesamte Muscularis propria mit glatter Muskulatur
- Die äußere Bindegewebsschicht (Tunica adventitia) dringt zwischen die Muskelschichten und führt kleinere Gefäße und Nerven. Im zervikalen und thorakalen Anteil fehlt die Serosa.

7.3 Physiologie

- **Schluckakt:** Komplex koordinierte Kontraktionen der Mundhöhlen- und Larynxmuskulatur, Nahrung wird vom Mund in die Speiseröhre befördert. Unter Kontrolle des Schluckzentrums (Medulla oblongata) wirken die Hirnnerven V, IX, X und XII an der Steuerung dieses Prozesses mit. Wichtig: Die zeitgerechte Erschlaffung des oberen Ösophagussphinkters.
- Weitertransport des Speisebolus über koordinierte, propulsive Kontraktionen der Ösophagusmuskulatur
- **unterer Ösophagussphinkter:** Der distale, 3–4 cm lange Abschnitt der glatten Ösophagusmuskulatur ist in Ruhe tonisiert, erschlafft bei der Passage des Speisebreis und unterliegt verschiedenen reflektorischen und pharmakologischen Einflüssen (z. B. Fett- und Proteinanteile des Speisebreis, gastrointestinale Hormone, Psychopharmaka). Wichtig zur Verhinderung eines gastroösophagealen Refluxes.

7.4 Funktionsstörungen des Ösophagus

- sind neuromuskulär bedingt
- manifestieren sich als Abweichungen der normalen Peristaltik und Funktion des unteren Ösophagussphinkters

7.4.1 Achalasie

- Achalasie ist eine seltene motorische Störung der glatten Ösophagusmuskulatur.
- Die normale Relaxation des unteren Ösophagussphinkters ist deutlich vermindert oder fehlt völlig (funktionelle Obstruktion).
- Statt normaler propulsiver Motilität des Ösophagus mit wellenförmigen, stetig fortschreitenden Kontraktionen finden sich manometrisch intermittierende, gleichzeitige Kontraktionen mit kleiner Amplitude.
- Die primäre Form unbekannter Ätiologie wird von sekundären Formen (z. B. bei Chagas-Krankheit, Lymphomen, nach Bestrahlung, bei Karzinomen) unterschieden.
- Histopathologisch findet sich deutliche Reduktion der Neurone des Plexus myentericus.

Symptomatik

- Dysphagie
- retrosternale Schmerzen und Brennen
- Regurgitationen von Speichel und Nahrungsresten
- Ösophagitis als Folge retinierter Speisereste mit bakterieller oder mykotischer Besiedelung der Schleimhaut; ggf. Schleimhauterosionen

Diagnostisches Vorgehen

- **Röntgen-Thorax:** mediastinal schlauchförmige Raumforderung mit Luft-, Flüssigkeitsspiegel sichtbar
- **Ösophagusbreischluck:** Dilatation proximales Ösophaguslumen mit Spiegel, gestörte Peristaltik und konische Verengung der distalen Speiseröhre
- **Manometrie:** pathologisches Kontraktionsmuster und unvollständige oder fehlende Erschlaffung des unteren Ösophagussphinkters
- **Ösophagoskopie:** Ausschluss Kardiakarzinom

Man unterscheidet **3 Formen** der Achalasie:
- Typ I: klassische Achalasie ohne Kontraktion des Ösophagus
- Typ II: Achalasie mit Kompression des Ösophagus
- Typ III: spastische Achalasie

Ösophagus

Therapeutisches Vorgehen

- Kalziumantagonisten (z. B. Nifedipin sublingual vor den Mahlzeiten)
- gezielte lokale Injektion von Botulinustoxin
- Therapie der Wahl: die pneumatische Dilatation
- Vorgehen: Schienung durch Führungsdraht, Ballondilatator einführen und auf 200–300 mmHg aufblasen; zum Ausschluss einer Perforation Gastrografinschluck
- bei erfolgloser Dilatation anteriore Myotomie nach Gottstein-Heller
- perorale endoskopische Myotomie (POEM), als neues endoskopisches Verfahren, Langzeitergebnisse werden in Studien gesammelt.

Anteriore Myotomie

OP-Technik

- Zugang laparoskopisch wie zur Fundoplikatio oder mediane Oberbauchlaparotomie
- Anschlingen der Speiseröhre und Erweiterung des Hiatus oesophageus
- Mobilisation der Speiseröhre
- Myotomie, über der Stenose beginnen bis 2 cm unterhalb der Kardia. Cave: Submukosa und Mukosa intakt belassen
- zur Deckung und Refluxprophylaxe lockere Fundoplikatio, ggf. Fundoplikatio nach Dor

7.4.2 Idiopathischer diffuser Ösophagusspasmus

- Hier liegt spastische Hyperaktivität der Muskulatur ohne histologisches Korrelat vor („Nussknacker-Ösophagus").
- **Therapeutisch** kommt hier lediglich eine konservative Therapie (Butylscopolaminiumbromid – z. B. Buscopan –, Kalziumantagonisten, Nitrokörper) infrage.

7.5 Pathologien des Ösophagus

7.5.1 Ösophagusdivertikel

Definition

- **Pulsionsdivertikel** entstehen an Schwachstellen der Ösophaguswand infolge eines erhöhten intraluminalen Drucks aboral des Divertikels; typisch in der Nähe des oberen und unteren Ösophagussphinkters (z. B. bei Funktionsstörungen).
- **Zervikales Pulsionsdivertikel** (Zenker) ist am häufigsten. Muskelarmes Areal (Killian-Dreieck) Übergang Ösophagus – oberer Pharynx. Durch Druckerhöhungen während des Schluckakts im Hypopharynx kommt es zur Ausbuchtung von Mukosa und Submukosa des Ösophagus meist oberhalb des M. cricopharyngeus (Killian-Schleudermuskel).
- **Epiphrenische Pulsionsdivertikel** liegen im distalen Ösophagus, keine anatomische Schwachstelle, vermutlich Funktionsstörung des unteren Ösophagussphinkters.
- **Traktionsdivertikel** entstehen durch Zug von außen aus allen Wandschichten; häufig durch tuberkulös bedingte Lymphadenitis; daneben Folge embryonaler Fehlbildung bei der Trennung von Speiseröhre und Trachea; typischerweise parabronchial gelegen.

Symptomatik

- Zervikale Divertikel können die Speiseröhre von außen komprimieren und ein Kloßgefühl im Hals erzeugen. Neben dem Foetor ex ore können im Divertikel retinierte, unverdaute Nahrungsanteile regurgitiert werden.
- Traktionsdivertikel und epiphrenische Divertikel werden meist erst dann symptomatisch, wenn in der Divertikelwand infolge der retinierten Speisereste entzündliche Veränderungen bis hin zur Perforation entstehen.
- Bei der Ausbildung einer Fistel zwischen Divertikel und Trachea kommt es zu chronischem Hustenreiz und Aspirationspneumonien.

Diagnostisches Vorgehen

- **Ösophagusbreischluck:** Nachweis Divertikelgröße, Kontrastmittelretention
- **Endoskopie:** Überprüfung der Indikation zur endoskopischen Therapie
- **CT Thorax:** zur Beurteilung der Lagebeziehung zu Nachbarorganen

7.5 Ösophagus-Pathologien

Therapeutisches Vorgehen

Zervikale Pulsionsdivertikel (Zenker-Divertikel)

- Die Indikation zur Beseitigung wird mit der Diagnose gestellt.
- Wenn möglich, erfolgt die Abtragung endoskopisch, indem die Wandschichten zwischen Divertikel und Ösophagus bis zum tiefsten Punkt eröffnet werden.
- Falls endoskopische Therapie nicht möglich ist, erfolgt die operative Therapie.

OP-Technik

- Kopf in Reklination und Rechtsdrehung
- Inzision entlang des Vorderrands des M. sternocleidomastoideus
- Abschieben des Schilddrüsenlappens und Darstellung des Ösophagus
- Präparation des Divertikels bis zur Basis und Anklemmen desselben
- extramuköse Krikomyotomie der Pars transversa des M. cricopharyngeus distal über eine Strecke von 3–4 cm
- Abtragung des Divertikels und Verschluss der Basis mit Einzelknopfnähten oder Klammernahtgerät

Komplikationen

- Rekurrensparese
- Speichelfistel

Epiphrenische Pulsionsdivertikel

OP-Indikation besteht nur bei großen Divertikeln mit Schmerzen oder Blutungen.

OP-Technik

- Zugang über eine linksseitige Thorakotomie
- Abtragung des Divertikels, Speiseröhre mit dicker Magensonde geschient
- Verschluss des Schleimhautdefekts, Kardiomyotomie Ösophagusvorderwand
- anschließend Fundoplikatio

Traktionsdivertikel

OP-Indikation besteht nur bei Beschwerden oder bei Bezug zum Bronchialsystem oder Mediastinum.

OP-Technik

- Zugang durch rechtsseitige Thorakotomie
- Darstellung des Divertikels, Durchtrennung evtl. vorhandener fibröser Stränge bzw. der Fistel zur Trachea oder zum Bronchialsystem
- Abtragung des Divertikels
- Verschluss des Ösophaguswanddefekts über einer liegenden Magensonde

7.5.2 Gastroösophageale Refluxkrankheit (GERD)

Definition

- Oberbegriff (engl. gastroesophageal reflux disease = GERD) für verschiedene Krankheitsbilder, die durch Reflux von Mageninhalt in die Speiseröhre entstehen
- häufigstes Krankheitsbild: **Refluxösophagitis**, verschiedene Schweregrade, Endstadium **Barrett-Ösophagus**
- **chronische Bronchitis** durch nächtlichen Volumenreflux ohne Ösophagitis
- rein symptomatisch mit retrosternalem Brennen, saurem Aufstoßen und epigastrischen Schmerzen ohne Ösophagitis

Klassifikation

(▶ Tab. 7.1).
- Die weitere histologische Differenzierung der metaplastischen Barrett-Schleimhaut umfasst Befunde ohne Dysplasien, mit Dysplasien und mit Karzinom (Anbindung an ein pathologisches Referenzzentrum!).
- Der Barrett-Ösophagus gilt als **Präkanzerose**. Wie oft sich ein Karzinom entwickelt, ist umstritten (<2% bis 10%).

Tab. 7.1 Endoskopische Klassifikation der Ösophagitis nach Savary und Miller.

Grad	Beschreibung
I	nicht konfluierende Erosionen
II	konfluierende Epitheldefekte
III	zirkulärer Epithelverlust durch Erosionen und Ulzera
IV	peptische Striktur bzw. narbige Stenose und Zylinderzellmetaplasie (Barrett-Ösophagus oder Endobrachyösophagus)

113

Diagnostisches Vorgehen

- **Anamnese:** neben der typischen Symptomatik auch an bronchiale Symptome denken, Schlafgewohnheiten (nächtliche Hochlagerung)
- **Endoskopie:** Beurteilung Ösophagitis/Barrett-Läsionen, ggf. Verwendung spezieller Lichtquellen und Färbemethoden
- **Funktionsdiagnostik:** für die korrekte Therapieentscheidung notwendig
- 24-h-Ösophagus-**pH-Metrie** präoperativ zur Objektivierung des Refluxes, oder pH-Metrie/Impedanzmessung (pH-Metrie-MII: Multikanal-intraluminale Impedanz-pH-Metrie)
- **Ösophagusmanometrie:** präoperativ zum Ausschluss einer Motilitätsstörung; genauere Lokalisation durch High-Resolution-Manometrie (multiple Druckaufnehmer)
- ggf. **Gastrographinschluck** (Nachweis Volumenreflux)
- **bioptische Sicherung** (multiple Biopsien, pathologisches Referenzzentrum), Nachweis Ösophagitis, Ausschluss Ösophaguskarzinom!
- regelmäßige **endoskopische Kontrollen** mindestens alle 1–2 Jahre

Therapeutisches Vorgehen

Das therapeutische Vorgehen bei der Refluxkrankheit wird **kontrovers diskutiert**, sowohl im Hinblick auf die Indikation für einzelne Verfahren, als auch im Hinblick darauf, wann welche Verfahren oder konservativen Therapien zum Einsatz kommen sollten.

Therapiemöglichkeiten sind:
- medikamentöse Dauertherapie (PPI, Protonenpumpeninhibitor)
- endoskopische Schleimhautabtragung
- verschiedene Verfahren zur Ablation der Barrett-Schleimhaut (Argonbeamer, fotodynamische Therapie, endoskopische Mukosektomie, Radiofrequenzablation)
- Antirefluxchirurgie (Fundoplikatio)
- EndoStim-Verfahren
- magnetischer Ring als Antirefluxventil (LINX-System)
- distale Ösophagus- und Kardiaresektion (OP nach Merendino)

Oberflächliche Epitheldefekte (Erosionen) können vollständig ausheilen. Tiefer gehende Ulzera heilen unter Narbenbildung ab und können zu Wandstarren führen. Narbige Schrumpfung kann zur Kürzung der Längsachse (sekundärer Brachyösophagus) und zu peptischen Stenosen führen. Zerstörtes Plattenepithel der Speiseröhre kann durch Zylinderepithel vom spezialisierten und intestinalen Typ ersetzt werden (Barrett-Ösophagus).

Indikationsstellung

OP-Indikationen

Generell wird primär immer der medikamentösen Behandlung und Beobachtung/Kontrolle der Vorzug gegeben. In der Regel wird eine operative Therapie erst nach Ausreizen und Versagen der konservativen Therapie diskutiert.

- ulzeröse Ösophagitis, Strikturen, Barrett-Ösophagus
- große Hiatushernie
- Versagen oder Unverträglichkeit der medikamentösen Therapie
- Patientenwunsch als Alternative zur medikamentösen Dauertherapie
- Volumenreflux mit chronischer Bronchitis
- Volumenreflux mit therapieresistenter Regurgitation von Speisen
- OP-Indikation bei NERD (non erosive reflux disease) nur bei bewiesener Refluxgenese

Merke

Indikationsstellung interdisziplinär mit Gastroenterologen!

Die folgenden Kriterien sollen vor einer Antirefluxoperation beim Erwachsenen evaluiert werden:
- Präsenz einer Hiatushernie (Endoskopie, Radiografie)
- typische Symptome (Anamnese)
- jahrelange Refluxanamnese (Anamnese)
- inkompetente Antirefluxbarriere (Manometrie, High-Resolution-Manometrie)
- pathologische Säureexposition mit Symptomkorrelation (pH-Metrie, Impedanz-pH-Metrie, SAP [symptom association probability])
- positive PPI-Response
- notwendige PPI-Dosissteigerung
- reduzierte Lebensqualität

Eine Operationsindikation kann gestellt werden, wenn zusätzlich zur langfristigen Behandlungsbedürftigkeit die Indikationskriterien erfüllt sind, intolerable refluxinduzierte Restbeschwerden oder eine Unverträglichkeit gegenüber der PPI-Therapie besteht.

7.5 Ösophagus-Pathologien

> **Cave**
> Refundoplikationen sind technisch anspruchsvoll und besitzen eine hohe Rezidivrate.

Konservative Therapie

- Gewichtsreduktion
- Schlafen mit erhöhtem Oberkörper
- Vermeidung von Spätmahlzeiten bei nächtlichem Reflux
- Protonenpumpeninhibitoren (PPI), in ca. 80 % der Fälle Beschwerdefreiheit, Ausheilung der Refluxösophagitis fast ausnahmslos; erfordert oft lebenslange Behandlung

Operative Therapie

- laparoskopische **Fundoplikatio** nach Nissen-Rosetti (Floppy-360°-Manschette; **Cave:** Dysphagie)
- alternativ posteriore partielle Toupet-Hemifundoplikatio (180°-Manschette; **Cave:** fortbestehender Reflux)
- Dor-Fundoplikatio (bei Achalasie)
- **Hiatoplastik:** dorsale Einengung des durch die Gleithernie erweiterten Hiatus oesophageus, wirkt zusätzlich refluxmindernd durch Anheben des Einmündungswinkels des Ösophagus in den Magenfundus
- zusätzliche **Fundophrenikopexie** nur bei Upside-down-Stomach indiziert
- bei sehr großen Hiatusgleithernien oder paraösophagealer Hernierung ggf. Applikation eines **Kunststoffnetzes** zum Hernienverschluss
- zahlreiche andere Verfahren, die außerhalb von Studien nicht etabliert sind; hierzu zählen u. a.
  - die Erhitzung durch Radiofrequenztherapie,
  - intraluminal angelegte Schleimhautplikaturen und
  - Injektion von Kunststoffpolymerisaten

Laparoskopische Fundoplikatio

OP-Technik

- Lagerung auf Beinstützen mit Abstützung des Gesäßes
- Herstellung des Pneumoperitoneums und diagnostische Laparoskopie (▶ Abb. 7.2)
- Dann Lagerung Fuß tief in halb sitzender Position und leichter Rechtsseitenlage. Der Operateur steht zwischen den Beinen.
- Weghalten des linken Leberlappens mit Triangel über den Trokar vom rechten Rippenbogen (T5)
- Darstellung des gastroösophagealen Übergangs durch Inzision des kleinen Netzes proximal der häufig vorkommenden akzessorischen linken Leberarterie
- Darstellen des rechten Zwerchfellschenkels
- Inzision der peritonealen Umschlagfalte über dem Ösophagus
- Ablösen des Magenfundus großkurvaturseitig von den Verwachsungen zur Milz (**Cave:** Aa. gastricae breves!) und nach retroperitoneal. Gut bewährt: Präparation mit Ultraschallschere
- Freipräparieren des Ösophagus am Übergang zum Magenfundus unter Schonung der Vagusstämme
- ggf. Präparation einer Hiatushernie im Bereich des unteren Mediastinums
- Einengung des Hiatus in der Regel durch 2–3 Nähte dorsal (alternativ ventral) mit nicht resorbierbarem Nahtmaterial (Hiatoplastik ▶ Abb. 7.3)
- ggf. zusätzliche Implantation eines Kunststoffnetzes nach Reposition einer großen Hiatushernie, paraösophagealen Hernie oder Upside-down-Stomach
- Bildung einer lockeren Fundusmanschette um den distalen Ösophagus, der mobilisierte Fundus wird hinter dem Ösophagus durchgezogen
- ggf. Einbringung eines dicken Magenschlauchs, um durch Kalibrierung eine Lumeneinengung durch die Fundoplikatio zu verhindern (erst jetzt, behindert vorher die Präparation)
- Fixierung der Manschette durch Mitfassen des Ösophagus mit der 1. Naht, um ein Durchrutschen des Magens nach proximal zu verhindern (Teleskopphänomen). Mit 1–2 weiteren Nähten wird eine lockere Manschette gebildet (floppy Nissen ▶ Abb. 7.4), alle Nähte nicht resorbierbar.
- Entfernung des Magenschlauchs und Prüfung, ob die Manschette locker liegt
- Prüfung auf Bluttrockenheit, insbesondere an Milz und Leber

Ösophagus

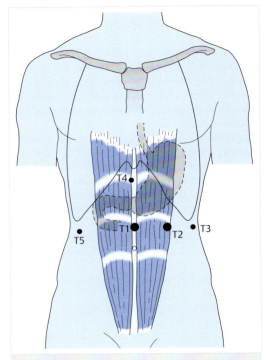

Abb. 7.2 **Laparoskopische Fundoplikatio.** Zugangswege.
- T 1: Optiktrokar
- T 2: Arbeitstrokar Operateur
- T 3: Arbeitstrokar Assistent
- T 4: Arbeitstrokar Operateur
- T 5: Arbeitstrokar Assistent zum Halten des linken Leberlappens (Triangel).

Nachbehandlung
- Entfernung der Magensonde noch im OP
- Schonkost am Folgetag, auf gutes Durchkauen achten
- Kontrolle Blutbild am 1. und 3. postoperativen Tag
- Entlassung ab dem 3. postoperativen Tag (die Refluxsymptome sollten am OP-Tag behoben sein)
- Absetzen der PPI-Medikation

Komplikationen
- Dysphagie und sog. Gas-bloat-Syndrom (evtl. Folge zu enger Manschette nach Nissen, seltener nach Toupet)
- Teleskopphänomen bei fehlender Fixierung der Manschette am Ösophagus

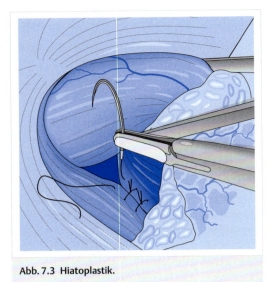

Abb. 7.3 **Hiatoplastik.**

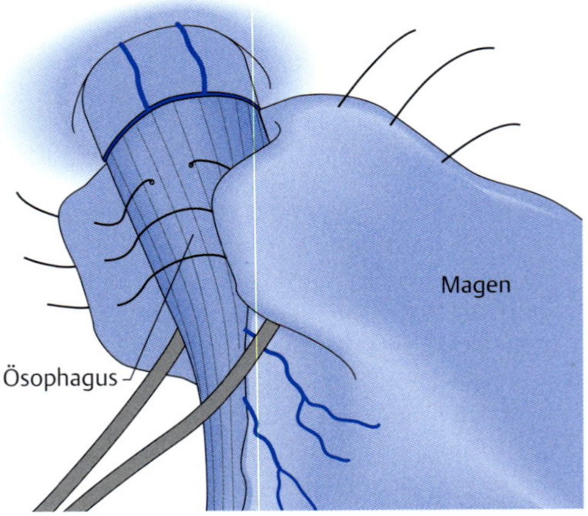

Abb. 7.4 **Fundoplikatio nach Nissen.**

- Denervationssyndrom infolge Läsion von Vagusästen oder Vagusstamm
- Refluxrezidiv bei Manschettenlösung
- narbige Stenose am Hiatus oesophageus mit Engesymptomatik

7.5.3 Ösophaguskarzinom

Epidemiologie

- Inzidenz etwa 10 pro 100 000 Einwohner pro Jahr
- überwiegend Plattenepithelkarzinome, gefolgt von Adenokarzinomen; Inzidenz von Adenokarzinomen des distalen Ösophagus und des gastroösophagealen Übergangs in den letzten Jahren steigend
- Verhältnis Männer zu Frauen 5 : 1

Ätiologie

- rasche Metastasierung in die lokalen Lymphknoten sowie ausgedehntes intramurales Wachstum (Schleimhautrand des Tumors entspricht oft nicht dem Tumorrand in der Ösophaguswand)
- Fernmetastasierung bei proximalen Tumoren vor allem in die Lunge und bei distalen Tumoren in die Leber; Skelettmetastasierung erst später; bei lokal fortgeschrittenen distalen Tumoren häufig Peritonealkarzinose

> **Merke**
> Wegen unterschiedlicher Therapieansätze ist die Tumorlokalisation sehr wichtig.

Risikofaktoren

- Rauchen
- Alkohol (Plattenepithelkarzinom)
- Übergewicht (Adenokarzinom)
- thermische Noxen (heiße Speisen)
- Narbenstrikturen, z. B. nach Säure- oder Laugenverätzungen, Bestrahlung
- gastroösophagealer Reflux und Barrett-Ösophagus (Adenokarzinom)

Klassifikation

(▶ Tab. 7.2, ▶ Tab. 7.3).
- **Plattenepithelkarzinom:** Unterscheidung zervikal, supra- und infrabifurkal
- **Adenokarzinome** des distalen Ösophagus werden mit den proximalen Magenkarzinomen als Adenokarzinome des ösophagogastralen Übergangs klassifiziert (AEG, engl. adenocarcinomas of esophago-gastric junction):

Tab. 7.2 TNM-Klassifikation.

TNM-Stadium	Definition
TX	Primärtumor nicht beurteilbar
T 0	kein Anhalt für Primärtumor
Tis	Carcinoma in situ
T 1	Infiltration der Lamina propia oder Submukosa
T 1a	Tumor infiltriert Lamina propria oder Muscularis mucosae
T 1b	Tumor infiltriert Submukosa
T 2	Infiltration der Muscularis propria
T 3	Infiltration der Adventitia
T 4	Infiltration von Nachbarstrukturen
T 4a	Tumor infiltriert Pleura, Perikard oder Zwerchfell
T 4b	Tumor infiltriert andere Nachbarstrukturen wie Aorta, Wirbelkörper oder Trachea
NX	regionäre Lymphknoten nicht beurteilbar
N0	keine regionären Lymphknotenmetastasen
N1	Metastasen in 1–2 regionären Lymphknoten
N2	Metastasen in 3–6 regionären Lymphknoten
N3	Metastasen in 7 oder mehr regionären Lymphknoten
MX	Fernmetastasen nicht beurteilbar
M0	keine Fernmetastasen
M1	Fernmetastasen sowie nichregionäre Lymphknotenmetastasen

Tab. 7.3 Stadieneinteilung nach UICC 2009.

Stadium	TNM-Klassifikation
0	Tis, M0, N0
1a	T 1, N0, M0
1b	T 2, N0, M0
2a	T 3, N0, M0
2b	T 1/T 2, N1, M0
3a	T 4a, N0, M0
	T 4, N1, M0
	T 1/T 2, N2, M0
3b	T 3, N2, M0
3c	T 4a, N1/N2, M0
	T 4b, jedes N, M0
	jedes T, N3, M0
4	jedes T, jedes N, M1

- Typ I: distaler Ösophagus (Barrett-Karzinome)
- Typ II: Kardiakarzinom, im Bereich des gastroösophagealen Übergangs
- Typ III: subkardiales Magenkarzinom, infiltriert von aboral die Kardia
- AEG-Typ-I-Tumoren werden nach der TNM-Klassifikation als Ösophaguskarzinome, AEG-Typ-II- und -III-Tumoren als Magenkarzinome klassifiziert.
- **Regionäre Lymphknoten** sind nach der neuen Klassifikation alle Lymphknoten im Abflussgebiet des Ösophagus, einschließlich der zöliakalen und paraösophagealen Lymphknoten des Halses, jedoch nicht die supraklavikulären Lymphknoten.

Symptomatik

- Dysphagie
- Gewichtsverlust
- retrosternale Schmerzen
- Heiserkeit

Diagnostisches Vorgehen

Klinische Untersuchung

- Staging und Abklärung der kardiopulmonalen Belastbarkeit entscheidend für Therapieplanung
- **Lungenfunktionstest:** pulmonale Reserve für Einlungenbeatmung
- **kardiale Diagnostik:** Echokardiografie und Belastungs-EKG, hohe kardiale Belastung durch den 2-Höhlen-Eingriff

Laboruntersuchung

Tumormarker können erhöht sein (CEA, CA 19–9 bei Adenokarzinom, SCC bei Plattenepithelkarzinom), sollen aber nicht zur Diagnose und Therapieüberwachung bestimmt werden.

Bildgebende Diagnostik

- **Thorax-CT** und **Abdomen-CT** mit oraler und i. v.-Kontrastmittelgabe
- **PET-CT** bei fortgeschrittenen Tumoren (cT 2–4) und gegebener Operabilität: Ermöglicht die Erfassung aller Fernmetastasen durch eine Untersuchung, sichert/entkräftet V. a. Lymphknotenmetastasierung, gibt Hinweise auf das Ansprechen einer neoadjuvanten Radiochemotherapie (2. PET-CT nach 1. Therapiezyklus); ist die Untersuchung mit der höchsten Aussagekraft für Fern- und Lymphknotenmetastasierung
- **Skelettszintigrafie:** ggf. bei Verdacht auf Knochenmetastasen in anderen bildgebenden Verfahren oder Beschwerden, bei Durchführung eines PET-CTs in der Regel nicht erforderlich
- **abdominale Sonografie:** Beurteilung der Leber (manchmal sind Metastasen in der Sonografie sichtbar, die in der CT nicht sichtbar sind und andersherum)
- **Endosonografie:** Eindringtiefe in die Wand und Lymphknotenstatus (untersucherabhängig, häufig falsch-positive Lymphknotenbeurteilung; **Cave:** Overstaging mit der Folge, eine indizierte Operation nicht durchzuführen)
- **Röntgenuntersuchung** mit wasserlöslichem Kontrastmittel bei spezieller Fragestellung (Fisteln)

Invasive Diagnostik

- **Endoskopie** mit Histologiegewinnung
- **Bronchoskopie** bei V. a. Mitbeteiligung des Bronchialsystems
- **Mediastinoskopie** bei V. a. hohe mediastinale Lymphknotenmetastasierung
- diagnostische Laparoskopie beim distalen Ösophaguskarzinom erwägen zum Ausschluss einer Peritonealkarzinose, ggf. Beurteilung/Biopsie zöliakale Lymphknoten inkl. laparoskopische Sonografie der Leber
- **Koloskopie**, wegen Möglichkeit einer Koloninterposition

Therapeutisches Vorgehen

Indikationsstellung

- Vorstellung in der Tumorkonferenz mit Strahlentherapeuten und Onkologen, Festlegung eines gesamttherapeutischen Konzepts.
- Bei jeder Therapieentscheidung spielen auch die Konstitution und Belastbarkeit des Patienten eine große Rolle.

Indikation zur endoskopischen Therapie

- **Stadium 0, prämaligne Läsionen** (Low-Grade intraepitheliale Neoplasie [LGIEN]/High-Grade intraepitheliale Neoplasie [HGIEN]) und **Frühkarzinome:** endoskopische Mukosaresektion (En-bloc-Resektion) bei intramukosalem Tumor (T 1a, Carcinoma in situ) ohne Infiltration der

Submukosa, gute bis mittelgradige Differenzierung (G1–G2), histologisch kein Ulkus, keine lymphatische oder venöse Infiltration (L0, V0), tumorfreie Abtragungsränder (R0).
- **Barrett-Ösophagus** mit endoskopisch nicht lokalisierbaren, niedriggradigen intraepithelialen Neoplasien (durch Referenzpathologen bestätigt): Verlaufskontrollen nach 6 Monaten und dann jährlich. Eine **Radiofrequenzablation** des gesamten Barrett-Segments zur Verhinderung einer Progression der niedriggradigen intraepithelialen Neoplasie kann erfolgen. Beim Nachweis einer endoskopisch nicht lokalisierbaren hochgradigen intraepithelialen Neoplasie sollte ein ablatives Verfahren zum Einsatz kommen.
- Ein auf die Mukosa beschränktes **Lokalrezidiv** (crT 1a cN0 cM0) nach früherer endoskopischer Resektion eines mukosalen Karzinoms im Barrett-Ösophagus kann erneut endoskopisch behandelt werden. Wenn damit keine R0-Resektion möglich ist, sollte ein chirurgisches Verfahren gewählt werden.
- **T 1a:** Bei Patienten mit oberflächlicher Submukosainfiltration eines Adenokarzinoms und ohne Risikokriterien (pT 1sm1; < 500 µm Tiefeninvasion, L0, V0, G1/2, < 20 mm, keine Ulzeration) kann die endoskopische Resektion eine ausreichende Alternative zur Operation sein.
- Lymphknotenmetastasierung findet sich in weniger als 5 % der Fälle; die 5-Jahres-Überlebensrate liegt bei über 80 %.
- Wegen multifokaler und metachroner neoplastischer Veränderungen sind häufige Nachuntersuchungen und ggf. Nachresektionen erforderlich.
- Langzeitkomplikationen können Narben/Strikturen sein.

Indikation zur operativen Therapie

- Im ösophagogastralen Übergang (**AEG Typ II**) mit ausgedehnter Infiltration der unteren Speiseröhre kann eine **transthorakale subtotale Ösophagektomie** durchgeführt werden.
- Alternativ kann eine transhiatale abdominozervikale subtotale Ösophagektomie erfolgen.
- Bei zusätzlich ausgedehntem **Magenbefall** kann eine **Ösophagogastrektomie** erforderlich sein.
- Im **distalen (inkl. AEG Typ I)** und **mittleren thorakalen Ösophagus** sollte eine **transthorakale subtotale Ösophagektomie** durchgeführt werden.
- Im **oberen thorakalen Ösophagus** sollte das Resektionsausmaß zur Wahrung des Sicherheitsabstands nach oral ausgedehnt werden. Im zervikalen Ösophagus soll die Indikation zum chirurgischen Vorgehen im Vergleich zur definitiven Radiochemotherapie unter eingehender Nutzen-Risiko-Abwägung diskutiert werden. Als chirurgisches Verfahren kann entweder eine **totale Ösophagektomie** oder in geeigneten Fällen eine **zervikale Ösophagusresektion** über einen zervikalen Zugang mit oberer Sternotomie erfolgen.
- Das Ausmaß der Lymphadenektomie richtet sich nach der Lokalisation des Primärtumors, wobei 3 Felder (abdominal, thorakal und zervikal) unterschieden werden. Die **2-Feld-Lymphadenektomie** stellt den Standard dar.
- Sowohl die Ösophagektomie als auch die Rekonstruktion des Ösophagus können **minimalinvasiv** oder in Kombination mit offenen Verfahren (Hybridtechnik) ausgeführt werden. Der Stellenwert minimalinvasiver Verfahren kann noch nicht abschließend bewertet werden.
- Bei **Fernmetastasierung** soll primär keine resezierende Operation erfolgen.
- Bei **intraoperativ** gefundenen sehr limitierten Fernmetastasen können diese zusammen mit dem Primärtumor entfernt werden.
- Bei **intraoperativ nachgewiesener R1-Resektion** ist die Möglichkeit der kurativen Nachresektion zu prüfen. Wenn diese nicht möglich ist, sollte eine postoperative Radiochemotherapie erfolgen.
- Präoperativ soll ein Screening auf **Mangelernährung** erfolgen. Unabhängig vom Ernährungsstatus sollte während einer neoadjuvanten Therapie begleitend eine Ernährungsberatung angeboten werden. Bei schwerer Mangelernährung erfolgt Ernährungstherapie vor der Operation.
- Nach Ösophagusresektion sollte aufgrund des metabolischen Risikos innerhalb von 24 h mit einer **enteralen Ernährung** begonnen werden. Eine parenterale Supplementierung kann empfohlen werden, wenn weniger als 60–75 % der Energiemenge auf enteralem Weg zugeführt werden können.
- Bei **postoperativ erkannter R1-Resektion** sollte eine Radiochemotherapie erfolgen, da die Bedingungen für eine Nachresektion ungünstig sind. In Einzelfällen kann eine „Wait and see"-Strategie empfohlen werden.
- Bei **lokoregionärer R2-Resektion** kann eine postoperative Radiochemotherapie durchgeführt werden.

Indikation zur multimodalen Therapie

- Eine alleinige präoperative **Strahlentherapie** wird nicht empfohlen.
- Bei **Adenokarzinom** des Ösophagus und des ösophagogastralen Übergangs **cT 2** kann eine präoperative **Chemotherapie** durchgeführt und postoperativ fortgesetzt werden.
- Bei Adenokarzinom des Ösophagus oder des ösophagogastralen Übergangs der Kategorie **cT 3** und bei resektablen **cT 4-Tumoren** soll eine **perioperative Chemotherapie** oder eine **präoperative Radiochemotherapie** durchgeführt werden.
- Bei **Plattenepithelkarzinom** des Ösophagus **cT 2** kann eine präoperative Radiochemotherapie durchgeführt werden.
- Bei **Plattenepithelkarzinom cT 3** und bei resektablen **cT 4-Tumoren** soll eine präoperative **Radiochemotherapie** durchgeführt werden.
- Präoperatives **Restaging** erfolgt mit der Fragestellung: Metastasen? Response/Progress? PET-CT wird für diese Fragestellung kontrovers beurteilt. Bei Progress sollte frühzeitige Operation erfolgen.
- Eine definitive **Radiochemotherapie** soll unabhängig von der histologischen Entität erfolgen, wenn der Tumor als nicht resektabel erachtet wird oder wenn ein Patient funktionell nicht operabel ist bzw. die Operation nach ausführlicher Aufklärung ablehnt.
- Bei **Plattenepithelkarzinom des zervikalen Ösophagus** sollte die definitive Radiochemotherapie gegenüber der primären chirurgischen Resektion bevorzugt werden.
- Bei **Plattenepithelkarzinomen des intrathorakalen Ösophagus cT 3/cT 4** kann alternativ zur chirurgischen Resektion eine definitive Radiochemotherapie durchgeführt werden.
- Bei **Tumorpersistenz** oder einem **Lokalrezidiv** ohne Fernmetastasen nach Radiochemotherapie kann der Versuch einer **Salvage-Operation** in kurativer Intention unternommen werden.
- Nach R0-Resektion eines Plattenepithelkarzinoms soll eine adjuvante Radiotherapie oder Radiochemotherapie nicht durchgeführt werden.
- Nach R0-Resektion eines Adenokarzinoms des ösophagogastralen Übergangs kann bei erhöhtem Lokalrezidivrisiko eine adjuvante Radiochemotherapie bei nicht neoadjuvant behandelten Patienten durchgeführt werden.

Indikation zur palliativen Therapie

- Bei metastasierten oder lokal fortgeschrittenen, nicht kurativ behandelbaren **Adenokarzinom** soll eine **Chemotherapie** angeboten werden, bei **Plattenepithelkarzinom** kann sie angeboten werden. Eine Zweitlinientherapie ist möglich. Therapieziel ist die Verlängerung der Überlebenszeit und der Erhalt der Lebensqualität.
- Die perkutane **Radiotherapie** ggf. in Kombination mit einer simultanen Chemotherapie kann bei lokalen Symptomen (z. B. Blutung, Stenose, Kompression) eingesetzt werden.
- Die palliative **Brachytherapie** sollte zur Linderung der Dysphagie ggf. in Kombination mit einer **Stentimplantation** oder einer perkutanen Radiochemotherapie angeboten werden.
- Eine intraluminale **thermoablative Therapie** bei exophytischem Ösophaguskarzinom kann erwogen werden. Eine additive Brachytherapie oder Radiatio nach lokaler Tumorablation kann das dysphagiefreie Intervall verlängern.

Nachsorge

Die Nachsorge ist symptomorientiert und zielt auf funktionelle Beeinträchtigung, Ernährung (z. B. Trinklösungen), körperliche Fitness und psychoonkologische Betreuung.

Operative Therapie

Abdominothorakale Ösophagusresektion (subtotale Ösophagektomie)

- Wird mit Rekonstruktion durch Schlauchmagen und intrathorakaler Anastomosierung inzwischen mehrheitlich als Standardeingriff gesehen.
- **Vorteil:** vor allem die onkologisch gezielte En-bloc-Resektion von Ösophagus, parietaler Pleura und den anhängigen Lymphknoten
- Intrathorakale Anastomosierung bietet bessere Lebensqualität als zervikale Anastomosierung (ist bei transmediastinal stumpfem Auslösen des Ösophagus in jedem Fall erforderlich).
- **Nachteil:** Anschluss an die Pleurahöhle bei Anastomoseninsuffizienz mit Ausbildung eines Pleuraempyems
- Der 2-Höhlen-Eingriff ist stark belastend → sorgfältige Indikationsstellung im Hinblick auf die allgemeine und kardiopulmonale Belastbarkeit!
- In Abhängigkeit von der Höhe des Tumors und der daraus resultierenden Resektionshöhe kann die Anastomosierung auch zervikal erfolgen.

OP-Technik

Lagerung
- Wir bevorzugen gegenüber der intraoperativen Umlagerung des Patienten die primäre Lagerung in schräger Linksseitenlage mit Vakuummatratze und Stützen, sodass der Patient durch maximales seitliches Kippen des Tisches sowohl in Rücken- als auch in Seitenlage gebracht werden kann.
- Entsprechend erfolgt die Abdeckung des gesamten OP-Feldes, beginnend mit der rechten Thoraxhälfte bis über das gesamte Abdomen.
- Entsprechend der Lage des Tumors kann die Operation sowohl mit der Thorakotomie als auch mit der Laparotomie beginnen.

Zugänge
- Standardzugang ist die quere bogenförmige Oberbauchlaparotomie, ggf. mit kurzer gerader Erweiterung ins Epigastrium, sowie die rechtsseitige anterolaterale Thorakotomie im 4.–5. ICR,
- ggf. die linkszervikale Inzision am Vorderrand des M. sternocleidomastoideus.

Abdominal
- Prüfung der Operabilität (z. B. Tumor am Hiatus oesophageus)
- sofern nicht im Rahmen der Staginglaparoskopie erfolgt: Überprüfung auf peritoneale Aussaat, intraoperative Ultraschalluntersuchung der Leber
- Eingehen in die Bursa omentalis, Skelettierung der großen Magenkurvatur unter Erhalt der Magenarkade
- bei vorgesehener Anastomosierung intrathorakal: queres Absetzen der großen Kurvatur im Bereich des Magenfundus im gefäßarmen Areal der Magenarkade etwa in Höhe des Milzunterpols
- bei zervikaler Anastomose höheres Absetzen am Fundus
- weiter stufenförmiges Absetzen mittels GIA-Klammernahtgeräten unter Mitnahme der kleinen Magenkurvatur und Absetzen der A. gastrica dextra
- En-bloc-Resektion von proximalem Magen und Ösophagus mit zentralem Absetzen der A. gastrica sinistra (▶ Abb. 7.5), En-bloc-Mitnahme der Milz je nach Tumorsitz
- Ablösen des kleinen Netzes leberseitig und leberseitiges Absetzen einer evtl. vorhandenen akzessorischen A. hepatica sinistra aus dem Truncus coeliacus
- Inzision des Peritonealblatts am Hiatus oesophageus und zirkuläres Auslösen des Ösophagus aus dem Hiatus, bei Tumorsitz an dieser Stelle großzügiges Mitentfernen der Muskulatur am Hiatus, sodass adhärente Muskelanteile am Tumorblock verbleiben
- Vervollständigung der Lymphadenektomie durch Entfernung der Lymphknoten an der A. hepatica communis und im Lig. hepato duodenale
- Übernähung der Klammernahtreihe des Schlauchmagens mit fortlaufender seromuskulärer Naht, falls die Länge des Magenschlauchs problematisch ist, auch durch Einzelknopfnähte (geringere Verkürzung des Schlauchmagens)
- Mobilisierung des Duodenums nach Kocher, um eine bessere Streckung des Schlauchmagens zu erreichen

Thorakal
- nach Umlagern (Kippen des Tisches) in Linksseitenlage anterolaterale Thorakotomie im 4.–5. ICR (▶ Abb. 7.6)
- Einlungenbeatmung der linken Seite
- Inzision des parietalen Pleurablatts ventral und dorsal des Ösophagus
- Ligatur der V. azygos fakultativ, wegen des geforderten Abstands des Resektionsrands vom Tumor von 7–8 cm jedoch fast immer erforderlich
- zirkuläres Freipräparieren des Ösophagus unter Mitnahme des ihn umgebenden Bindegewebes und der anhängigen Lymphknoten
- Freipräparieren des Ösophagus gelingt am besten, nachdem der Ösophagus proximal über einer Tabaksbeutelnahtklemme abgesetzt wurde
- Einknoten der Gegendruckplatte des Zirkulärstaplers (Querschnitt 25 mm)
- Schnellschnittuntersuchung, Absetzungsränder tumorfrei?

Rekonstruktion
- Einführen des Zirkulärstaplers abdominal über Längspylorotomie, die später quer verschlossen wird (Pyloroplastik nach Heinecke-Mikulicz)
- Vorteil: physiologischer Winkel beim Einführen des Zirkulärstaplers, keine gesonderte Gastrotomie am Schlauchmagen erforderlich, gleichzeitige Pyloroplastik in einem Schritt (Nutzen kontrovers beurteilt)

Ösophagus

- alternativ nach Hochziehen des Schlauchmagens Einführen des Zirkulärstaplers thorakal über eine Gastrotomie
- Thoraxdrainagen, Verschluss der Thorakotomie und der Laparotomie, bei trockenem OP-Situs kann auf Bauchdrainagen verzichtet werden.

Zervikal
- Bei hohem Tumorsitz wird der Ösophagus bis zum zervikalen Anteil reseziert (▶ Abb. 7.7).
- Schrägschnitt vor dem linken M. sternocleidomastoideus in Reklination und Rechtsseitenlagerung des Kopfes
- Durchtrennung der oberflächlichen Halsfaszie, Präparation in die Tiefe und Absetzen der mittleren Schilddrüsenvene (Kocher). Zwischen der nach medial gezogenen Schilddrüse und den Halsgefäßen findet sich die Speiseröhre.
- zirkuläres Freipräparieren und Anschlingen des Ösophagus, Absetzen über Tabaksbeutelnahtklemme (maschinelle Anastomose) oder offen (Handnaht). **Cave:** N. recurrens links schonen!
- Verschluss der Halsfaszie und Hautnaht

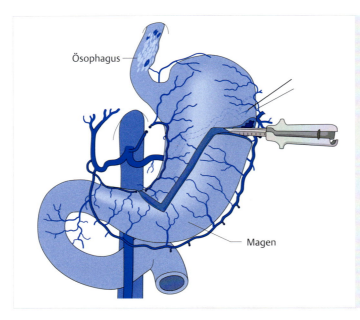

Abb. 7.5 Abdominaler Situs. Proximale Magenresektion unter Mitnahme der kleinen Kurvatur.

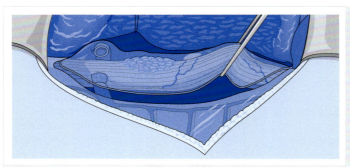

Abb. 7.6 Thorakaler Situs. Zugang über anterolaterale Thorakotomie im 4. oder 5. Interkostalraum.

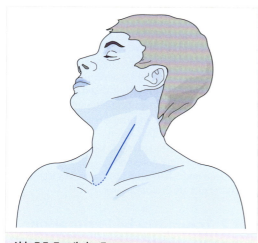

Abb. 7.7 Zervikaler Zugang.

Laparoskopische und thorakoskopische Ösophagusresektion

Die **abdominothorakale Resektion** kann in der jeweiligen Körperhöhle auch **minimalinvasiv** durchgeführt werden. Hierfür gibt es zahlreiche mögliche Herangehensweisen. Derzeit halten wir die Umlagerung in Bauchlage für den thorakoskopischen Teil mit „Hand"-Anastomosierung für den vielversprechendsten Ansatz. Der laparoskopische Anteil der Operation hat sich allerdings in mehreren Zentren als der vorteilhafte operative Schritt erwiesen.

Transmediastinale Ösophagusresektion

- stumpfe Auslösung des Ösophagus im Mediastinum
- aus onkologischer Sicht fragwürdig, deshalb nicht mehr als Standardverfahren verwendet

OP-Technik

- Beginn der Operation abdominal wie beim 2-Höhlen-Eingriff
- manuelle, transmediastinale Aushülsung des Ösophagus (zur besseren Palpation mit dickem Magenschlauch geschient) bis zur Trachealbifurkation. Die endgültige Auslösung erfolgt bimanuell von abdominal und zervikal.
- anschließend zervikale Inzision wie oben dargestellt
- Absetzen des Ösophagus zervikal und nach abdominal durchziehen
- Anastomosierung mit dem Schlauchmagen/Koloninterponat wie oben

- Eine **Alternative** ist der retrosternaler Hochzug des Schlauchmagens/Interponats, wird heute nur noch selten angewandt.
  - Dabei erfolgt eine digitale retrosternale Tunnelierung.
  - Das vorbereitete Interponat (Schlauchmagen/Kolon) wird retrosternal hochgezogen und zervikal anastomosiert.
- **Nachbehandlung:**
  - oraler Kostaufbau ab dem 5. Tag oder früher bei intraoperativ platzierter Trilumensonde mit Sondenkost
  - Thoraxdrainagen ab dem 5. Tag schrittweise abklemmen und entfernen
  - intensive Atemtherapie
  - bei geringstem Hinweis auf Anastomoseninsuffizienz (Drainageflüssigkeit, Labor, Sepsiszeichen): CT-Kontrolle mit Kontrastmittel-Schluck

Palliativoperationen

Bei inoperablen Tumoren oder bereits erfolgter Fernmetastasierung Passageerhalt oder Wiederherstellung durch:
- endoskopische Stenteinlage
- ggf. in Kombination mit Radiotherapie, Brachytherapie oder intraluminaler Thermoablation
- Anlage einer PEG-Sonde zur Ernährung bei nicht aufrechtzuerhaltender eigener Passage

Postoperative Komplikationen

- Anastomoseninsuffizienz
- Chylothorax
- Trachealäsion
- Nachblutung
- ösophagobronchiale Fistel
- Interponatnekrose
- kardiopulmonale Komplikationen
- Pneumonie

7.6 Verletzungen des Ösophagus

7.6.1 Verätzungen

- im Kindesalter durch versehentliches Trinken von nicht oder falsch gekennzeichneten aggressiven Flüssigkeiten
- bei Erwachsenen oft **suizidale** Absicht
- **Säuren** führen zu Koagulationsnekrosen (Schorfbildung).
- **Laugen** führen zu Kolliquationsnekrosen (Verflüssigung des Gewebes).
- Das Ausmaß der Gewebeschädigung kann vom Schleimhautödem über Ulzera bis zur Perforation reichen. Die Ösophagusperforation mit akuter Mediastinitis besitzt immer noch eine hohe Letalität.

Diagnostisches Vorgehen

- Anamnese und Inspektion des Mund-/Rachenraums
- Röntgen-Thorax und Abdomenübersicht (freie Luft? Mediastinalemphysem?)
- **Thorax-CT** mit Kontrastmitteldarstellung des Ösophagus mit wasserlöslichem Kontrastmittel (z. B. über einen proximal eingelegten Absaugkatheter)
- falls erforderlich Durchleuchtung mit wasserlöslichem Kontrastmittel
- endoskopische Beurteilung

Therapeutisches Vorgehen

Akuttherapie

- intensivmedizinische Überwachung
- Entlastung des Magens über eine Sonde
- hoch dosierte Kortisontherapie
- antibiotische Abdeckung
- **kontraindiziert** sind Magenspülungen, der Versuch einer Neutralisation der ingestierten Flüssigkeit und die Gabe von Emetika
- Frühbougierung (Beginn zwischen 6. und 12. Tag in 2- bis 4-tägigen Abständen)

Operative Therapie

- primäre **OP-Indikation** bei nachgewiesener Perforation sowie bei schweren Verätzungen mit Verdacht auf transmurale Organschädigung
- bei transmuraler Ösophagusverätzung oder Devitalisierung aller Wandschichten (großflächig zirkulär) Resektion des befallenen Abschnitts
- Resektionsausmaß und Zugang richten sich nach Lage und Umfang der Läsion
- bei Verätzungsstrikturen oft Langzeit- oder Dauerbougierung notwendig
- jährliche endoskopische Kontrolle, Verätzungsstriktur gilt als **Präkanzerose**

7.6.2 Traumatische Perforation der Speiseröhre

- oft iatrogen bedingt (ÖGD, Ösophagogastroduodenoskopie)
- durch **Fremdkörper** (psychiatrische Patienten!)
- Stich- oder Schusswunden und Thoraxtraumen

Die **Diagnostik** entspricht dem Vorgehen bei Verätzungen.

Therapeutisches Vorgehen

Operative Therapie

- häufig endoskopische Therapie möglich (Stent oder Endosponge)
- unter antibiotischer Abdeckung **direkte Naht** der Perforation
- ggf. zusätzliche Deckung des Nahtlagers mittels Fundoplikatio, Pleuralappen oder gestieltem Zwerchfelllappen (meist ist die direkte Naht ausreichend)

7.6.3 Spontane Ösophagusruptur (Boerhaave-Syndrom)

- Durch plötzlich aufgetretenes heftiges Erbrechen bewirkte Ruptur der morphologisch nicht vorgeschädigten Speiseröhre. Pathogenetisch ist ein rascher und hoher Druckanstieg im Ösophagus für das Trauma verantwortlich.
- Die Ruptur findet sich fast immer im distalen Ösophagus.

Symptomatik

Klinik durch Ausbildung einer **Mediastinitis** mit Mediastinalemphysem:
- plötzliches Vernichtungsgefühl
- Dyspnoe
- retrosternale Schmerzen
- Schocksymptomatik

Diagnostisches Vorgehen

- Thorax-CT mit Ösophagusdarstellung durch wasserlösliches Kontrastmittel
- Ösophagoskopie bei unsicherem Befund und zur Prüfung einer endoskopischen Therapieoption

Therapeutisches Vorgehen

Es erfolgt endoskopische Therapie durch **Stentimplantation**, insbesondere bei frühen Befunden ohne größerer paraösophageale/mediastinale oder pleurale Flüssigkeitsmengen.

Operative Therapie

- Der Zugang richtet sich nach Lokalisation und Ausrichtung der Perforationsstelle:
  - in geeigneten Fällen kann auch ein **laparoskopisches/thorakoskopisches Vorgehen** erwogen werden
  - **quere Oberbauchlaparotomie** mit Erweiterung ins Epigastrium bei Perforation im Bereich des Zwerchfelldurchtritts oder darunter
  - **linksseitige Thorakotomie** bei thorakaler Perforation zur linken Seite
  - **rechtsseitige Thorakotomie** bei Perforation zur rechten Seite
- Die Operation besteht im **direkten Nahtverschluss** der Rupturstelle, ggf. zusätzliche Deckung durch Fundoplikatio, gestielten Zwerchfell- oder Pleuralappen. Diese zusätzlichen Maßnahmen sind selten erforderlich.
- Spülung und Drainage des Pleuraraums und Mediastinums
- **hoch dosierte antibiotische Therapie**

Literatur

[1] Leitlinienprogramm Onkologie (Deutsche Krebsgesellschaft, Deutsche Krebshilfe, AWMF): S 3-Leitlinie Diagnostik und Therapie der Plattenepithelkarzinome und Adenokarzinome des Ösophagus. Langversion 1.0, 2015, AWMF Registernummer: 021/023OL. Im Internet: http://www.awmf.org/uploads/tx_szleitlinien/021-023OLl_Plattenepithel_Adenokarzinom_Oesophagus_2015-09.pdf; Stand: 20.12.2016

[2] National Cancer Institute. Esophageal Cancer Treatment. Im Internet: https://www.cancer.gov/types/esophageal/hp/esophageal-treatment-pdq; Stand: 20.12.2016

8 Magen – Duodenum

N. T. Schwarz

8.1 Anatomie

- **Arterien:**
  - Die ausgezeichnete Durchblutung des Magens ermöglicht unterschiedliche Resektionsformen.
  - Arteriell wird der Magen ganz, das Duodenum zum Teil aus dem **Truncus coeliacus** versorgt. Bei der subtotalen distalen Magenresektion wegen eines Karzinoms müssen die Aa. gastricae breves erhalten werden, da sonst, bei obligater Ligatur der A. gastrica sinistra am Stamm, eine ausreichende Durchblutung des Magenstumpfs nicht mehr gewährleistet ist.
- **Venen:**
  - Die Venen verlaufen meist parallel zu den Arterien.
  - Sie drainieren in die V. portae.
- **Lymphabfluss:**
  - Am Magen gibt es **3 Lymphabflussgebiete**, die den Versorgungsgebieten der 3 großen Gefäße des Truncus coeliacus – A. gastrica sinistra, A. hepatica und A. lienalis – entsprechen.
  - Die lymphogene Metastasierung des Magenkarzinoms erfolgt zunächst in die perigastrischen Lymphknoten (D_1) und von dort ins sog. Kompartiment II (D_2) entlang der Gefäße, die vom Truncus coeliacus ausgehen.
  - Die Lymphknotenstationen werden aus operationstechnischen Gründen in die Kompartimente I, II und III eingeteilt (▶ Abb. 8.1):
  - **Kompartiment I** (LK-Gruppen 1–6), alle LK direkt am Magen: parakardial (1, 2), an der kleinen und großen Kurvatur (3, 4), supra- und infrapylorisch (5, 6)
  - **Kompartiment II** (LK-Gruppen 7–12), LK entlang der großen Gefäße: A. gastrica sinistra (7), A. hepatica communis (8), Truncus coeliacus (9), Milzhilus (10), A. lienalis (11), LK am Lig. hepatoduodenale (12)
  - **Kompartiment III** (LK-Gruppen 13–16): hinter dem Pankreaskopf (13), an der Mesenterialwurzel und dem Mesenterium (14, 15) sowie entlang der Aorta abdominalis (16)

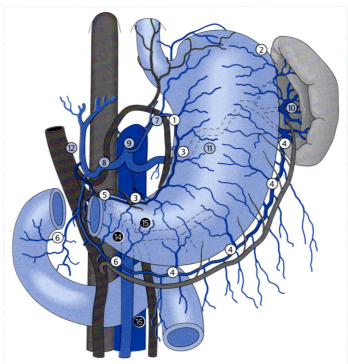

Abb. 8.1 Lymphknotenstationen am Magen.

Kompartiment I (D_1 Lymphknotendissektion):
LN der Stationen 1–6

Kompartiment II (D_2 Lymphknotendissektion):
LN der Stationen 7–12

Kompartiment III (D_3 Lymphknotendissektion):
LN der Stationen 13–16

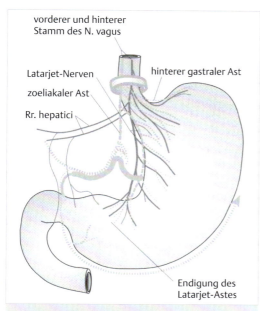

Abb. 8.2 Verlauf des N. vagus.

- **Nervus vagus:**
  - Oberhalb des Zwerchfells bilden der vordere und der hintere Ast des N. vagus den **periösophagealen Plexus** (▶ Abb. 8.2).
  - Knapp oberhalb des Hiatus teilt sich der Plexus in den vorderen und den hinteren **Truncus vagalis**. Manchmal (16% der Fälle) teilen sich die Trunci vor der Durchquerung des Zwerchfells in mehrere Äste auf. In diesen Fällen wird der N. vagus durch eine trunkuläre Vagotomie nicht vollständig ausgeschaltet. Deshalb ist immer eine zirkuläre Dissektion des Ösophagus erforderlich.
  - Die sogenannten **Rr. criminales** zweigen vom hinteren Trunkus ab und ziehen zur Hinterseite des Magenfundus.
  - Der vordere Vagusast verläuft an der Vorderseite der kleinen Kurvatur und versorgt die Magenvorderwand. Aus ihm entspringen die Rr. hepatici, die auch das Antrum und den Pylorus versorgen.
  - Der hintere Vagusast verläuft an der Rückseite der kleinen Kurvatur. Er bildet den meist kräftig ausgeprägten zöliakalen Ast und versorgt die Rückwand des Magens.

> **Merke**
> Verletzungen des N. vagus beeinträchtigen die Lebensqualität deutlich.

8.2 Pathologien von Magen und Duodenum

8.2.1 Ulkus

Definition
- Ulkus: Läsion von Mukosa, Submukosa und Muscularis mucosae
- Erosion: Läsion ist auf die Schleimhaut begrenzt
- Penetration: Eindringen des Geschwürs in ein Nachbarorgan (Pankreas, Kolon)

Epidemiologie
- Ulcus duodeni : Ulcus ventriculi = 4 : 1
- Die **Letalität bei Perforation** beträgt, wenn keine Risikofaktoren vorliegen, ca. 10%. Beim Vorliegen von Risikofaktoren (Alter > 60 Jahre, Zeitintervall zwischen Perforation und Operation > 8 h, Begleiterkrankungen) beträgt die Letalität über 30%.
- 65–80% der **Ulkusperforationen** sind durch ein Ulcus duodeni (sive ad pylorum), der Rest durch ein Ulcus ventriculi bedingt. Der Anteil an Perforationen durch ein Magenkarzinom kann bis 10% betragen.

Ulcus duodeni
- Altersgipfel: 30.– 50. Lebensjahr
- 80% männliche Patienten
- Lokalisation fast ausschließlich im Bulbus duodeni, vorderwandseitig

Ulcus ventriculi
- Altersgipfel: 50.–70. Lebensjahr
- Männer : Frauen = 4 : 1
- Lokalisation: zu 80% an der kleinen Kurvatur, meist an der Übergangszone zwischen der antralen und der säurebildenden Schleimhaut. Nur 10% der Ulzera entwickeln sich im Fundus.

Ätiologie

- Die beiden wesentlichen, voneinander unabhängigen Faktoren für die Ulkusentstehung sind die **Helicobacter-pylori-Infektion** (HP-Infektion) und die **Einnahme von nicht steroidalen Antirheumatika (NSAR)**. Ohne das Vorhandensein mindestens eines der beiden Faktoren kommt es nur ausnahmsweise zu einem Ulkus.
- Bei Ulzera, die weder HP-assoziiert noch ASS- oder NSAR-bedingt sind, ist die Ursache unklar!
- seltene Syndrome: z. B. Zollinger-Ellison-Syndrom
- Stressulzera sind hauptsächlich ischämiebedingt.
- **protektiv** wirken:
  - Mukosabarriere durch Schleim- und Bikarbonatsekretion
  - Durchblutung der Schleimhaut, gute Mikrozirkulation
  - Prostaglandine
  - Epithelregeneration
- **aggressiv** wirken:
  - Salzsäure (HCl), Pepsin (beim Ulcus duodeni ist die erhöhte HCl-Produktion auch weiterhin unbestritten von zentraler Bedeutung für die Ulkusentstehung).
  - Mucinase des Helicobacter pylori → akute Gastritis → chronische Gastritis B → Aufbrechen der Schleimhautintegrität
  - duodenogastraler Reflux → Gallensäuren und Lysolecithin → Zellschädigung
  - Medikamente, z. B. Glukokortikoide oder NSAR außer Coxibe. Sie hemmen die Prostaglandinsynthese. Auch Diclofenac-Gel erreicht unwesentlich geringere Plasmaspiegel als orales Diclofenac!
  - Alkohol, Nikotin
  - Ischämie der Schleimhaut (z. B. durch Stress oder Blutverlust)
  - Stase infolge einer Pylorusstenose → längere Kontaktzeit der Nahrung mit G-Zellen → erhöhte Gastrinproduktion

> **Merke**
>
> Helicobacter-pylori-Infektion und nichtsteroidale Antirheumatika wichtigste Ursachen für Ulkusentstehung.

Helicobacter pylori (HP)

- War vor 10 Jahren bei 70 % aller Magenulzera und 95 % aller Duodenalulzera HP nachweisbar, ist die Bedeutung von HP in der Ulkusgenese heute abnehmend.
- Bei unter 30-Jährigen beträgt die Infektion mit HP 10–15 %. Sie wird meist in der Familie erworben und findet überwiegend bis zum 50. Lebensjahr statt. Vermutlich wird die Inzidenz dank erfolgreicher Eradikationen auch in Zukunft nicht steigen.
- Die HP-Infektion führt zunächst zu einer akuten Gastritis, später zu einer chronischen Gastritis B, diese führt dann zu einem Aufbrechen der Schleimhautintegrität.
- Da aber nur 10 % der Patienten mit HP-induzierter Gastritis B ein peptisches Ulkus entwickeln, müssen nach wie vor noch andere Faktoren bei der Ulkusentstehung mitwirken. Die genauen Mechanismen sind nicht bekannt.
- Einerseits nimmt man weiterhin an, dass ein Ungleichgewicht zwischen aggressiven und protektiven Schleimhautfaktoren für die Pathogenese des Ulkus von entscheidender Bedeutung ist („ohne Säure kein Ulkus"). Ein Übergewicht der aggressiven Faktoren führt über die Schädigung der Mukosabarriere zu einer Gastritis, zu einer Schädigung der Schleimhaut und zur Ulkusentstehung.
- Andererseits sind komplexe Wechselwirkungen zwischen bakteriellen Virulenzfaktoren und der Immunantwort des Wirtes, Kofaktoren aus der Umgebung und die vermehrte Virulenz mancher HP-Stämme und damit der Schweregrad der induzierten Gastritis für die Ulkusentstehung mitverantwortlich.
- Bei der Entstehung des Ulcus ventriculi wird auch eine Funktionsstörung des Magenantrums mit gesteigertem Duodenalsaftreflux diskutiert.

Azetylsalizylsäure (ASS) und nicht steroidale Antirheumatika (NSAR)

Unterdessen nehmen Ulzera durch ASS und NSAR nachweisbar zu! Ursache ist der steigende Konsum von NSAR. Dies führte zu einer massiven Zunahme HP-negativer Ulzera in den letzten Jahren, wohingegen die Zahl komplizierter Ulzera konstant blieb.

Klassifikation

(▶ Tab. 8.1).
- postbulbäres Duodenalulkus am häufigsten
- **akutes Ulkus:**
  - Stressulkus: tritt meist im Rahmen einer intensivmedizinischen Behandlung auf, nach Operationen, Polytrauma, Verbrennungen, Nierenversagen, Langzeitbeatmung → Prophylaxe wichtig
  - Ulcus-simplex-Dieulafoy (auf die Mukosa beschränkt)
  - medikamentös bedingtes Ulkus
- **chronisches Ulkusleiden (Ulkuskrankheit):**
  - Ulcus duodeni
  - Ulcus ventriculi

Die Säurekapazität des Magens verringert sich vom Pylorus in Richtung Kardia (▶ Abb. 8.3).

Symptomatik

- **Ulcus ventriculi:** Sofortschmerz nach der Nahrungsaufnahme. Die Schmerzen können aber auch unabhängig von der Nahrungsaufnahme auftreten.
- **Ulcus duodeni:** Nüchternschmerz, Nacht-, Spätschmerz; Besserung nach Nahrungsaufnahme
- **Perforation:**
  - Ulkusanamnese
  - akutes Abdomen – Peritonitiszeichen

Tab. 8.1 Klassifikation des Ulcus ventriculi nach Johnson.

Typ	Beschreibung
I	Ulkus im Magenkorpus, meist an der kleinen Kurvatur proximal der Incisura angularis ohne pathologischen Befund im Duodenum und Pylorus. Der Magensaft ist hypoazid. Häufigste Form: ca. 60 % der Fälle
II	Ulkus im Magenkorpus kombiniert mit einem Ulkus im Duodenum, hyperazider Magensaft, ca. 20 % der Fälle
III	präpylorisches Ulkus, hyperazid

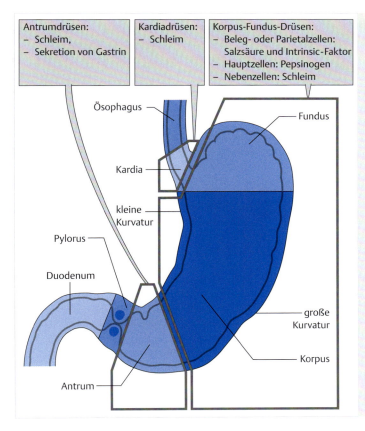

Abb. 8.3 **Magen.** Anatomie des Magens mit Verteilung der Drüsen.

- Penetration:
  - meist protrahierte, therapieresistente Schmerzen, selten akut
  - Beim Einbruch in das Pankreas entsteht häufig eine Pankreatitis mit Amylaseerhöhung im Serum, Schmerzausstrahlung in den Rücken; evtl. Ikterus beim Einbruch ins Lig. hepatoduodenale.
  - gelegentlich Fistelbildung, z. B. gastrokolisch (beschleunigte Nahrungspassage)

Diagnostisches Vorgehen

Laboruntersuchung

- **Urease-Schnelltest** zum Nachweis einer HP-Infektion ist der histologischen Beurteilung von Probeentnahmen (PE) gleichwertig. Bei Ulkusblutung allerdings nicht verlässlich.
- „Test-to-treat"-Vorgehen im angelsächsischen Raum verlangt zunächst serologischen HP-Test und erst bei Symptompersistenz Endoskopie. **„Scope-to-treat"-Vorgehen** hat sich in Mitteleuropa durchgesetzt und sieht zunächst die Endoskopie vor. Das Vorgehen spiegelt die immer niedrigere HP-Prävalenz wieder. Die alleinige Durchführung des serologischen HP-Tests oder des nicht invasiven ^{13}C-Harnstoff-Atemtests kann zur Erstdiagnostik einer HP-Infektion nicht empfohlen werden.
- Ausschluss eines Zollinger-Ellison-Syndroms (hohe Basalsekretion, Gastrin ist basal und nach Provokation mit Sekretin stark erhöht)
- Stuhluntersuchung auf okkultes Blut
- bei Penetration: Amylase ↑

Bildgebende Diagnostik

- Sonografie
- Röntgen-Abdomen in Linksseitenlage (Magen-Darm-Passage)
- Funktionsdiagnostik
- bei V. a. Perforation:
  - Abdomenleeraufnahme im Stehen oder Linksseitenlage, Nachweis freier Luft unter dem Zwerchfell nur in 70–80 % der Fälle → das Fehlen freier Luft schließt eine Perforation nicht aus!
  - CT-Abdomen mit oralem wasserlöslichem Kontrastmittelnachweis der Undichtigkeit
- bei V. a. Penetration: Röntgen, Sonografie

> **Cave**
>
> Das Fehlen freier Luft schließt eine Magenperforation nicht aus!

Invasive Diagnostik

- Gastroskopie: PE, Histologie und Bakteriologie (Untersuchung auf HP ist integraler Bestandteil jeder Endoskopie des oberen Gastrointestinaltrakts!)
- Routinediagnostik der Gastritis: endoskopisch-bioptisch → 2 Biopsien aus dem Antrum und Korpus, zusätzlich 2 Antrumbiopsien zum HP-Nachweis mittels Urease-Schnelltest
- Diagnostik bei Ulzera: ausreichende Biopsien aus Ulkusgrund und Ulkusrand (!) sowie aus dem makroskopisch unauffälligen Antrum und Fundus

Differenzialdiagnose

Bei Perforation:
- Appendizitis
- Pankreatitis
- Perforation eines anderen Hohlorgans
- Mesenterialinfarkt

Therapeutisches Vorgehen

Indikationsstellung

OP-Indikationen sind:
- Auftreten von Ulkuskomplikationen:
  - endoskopisch nicht stillbare Blutungen (schwer, anhaltend, rezidivierend)
  - Perforation (10 % aller gastroduodenalen Ulzera). Absolute OP-Indikation! Nur bei Patienten mit schwerster Zweiterkrankung, bei denen eine Operation nicht vertretbar ist, kommt ein konservativer Therapieversuch infrage.
  - Magenausgangsstenose
- Versagen der konservativen Therapie (wenn das Ulkus nach mehr als 8–12 Wochen konservativer Therapie noch nicht abgeheilt ist)
- chronisch-rezidivierend auftretende Ulzera trotz HP-Eradikation
- Karzinomverdacht
- Gastrinom (Zollinger-Ellison-Syndrom)

Konservative Therapie

- Die Therapie ist **primär konservativ**. Ein Karzinom muss zuvor endoskopisch ausgeschlossen werden. Nach der Eradikation des Helicobacter pylori kommt es in 75–80 % der Fälle zur Abheilung des Ulcus ventriculi. Rezidive werden in 2–5 % der Fälle beobachtet.
- bei HP-Nachweis und Vorliegen eines Ulkus: **Helicobacter-Eradikation** mittels **Triple-Therapie** oder **Quadrupel-Therapie** (Pylera); Auswahl des Behandlungsschemas (▶ Tab. 8.2) nach bestehenden Allergien
- Beseitigung aggressiver Faktoren wie Nikotin, Alkohol oder NSAR
- **medikamentöse Behandlung** mit:
  - Protonenpumpenhemmer (PPI, effektiv bei allen Ulzera), z. B. Omeprazol (z. B. Antra), Pantoprazol (z. B. Pantozol). Heilungsrate 70–90 % nach 6–8 Wochen. Therapie der Wahl auch bei HP-negativen Ulzera
  - Antazida
  - Aluminium-/Magnesiumhydroxid 10–30 ml nach den Mahlzeiten
- **Schleimhautprotektion** mit:
  - Prostaglandinanaloga
  - Sucralfat
  - Roxatidin (z. B. Roxit/-mite)
  - Cimetidin (z. B. Tagamet)
  - Ranitidin (z. B. Sostril)
  - Famotidin (z. B. Pepdul)
- **Kontrolle** der Ulkusabheilung:
  - Ulcus ventriculi: nach 4–6 Wochen endoskopisch-bioptisch
  - Ulcus duodeni: ^{13}C-Schnelltest
- Indikation zur **Gastrinbestimmung:**
  - rasches Ulkusrezidiv unmittelbar nach Therapieende
  - multiple Ulzera (Magen und Duodenum)
  - atypische Ulkusmanifestation
  - gleichzeitig schwere Refluxösophagitis
  - Diarrhö (die sich unter PPI bessert)

- Ein Teil der perforierten Ulzera (Ulcus duodeni) kann durchaus konservativ behandelt werden:
  - Schockbekämpfung
  - Magensonde, Absaugen des Magens
  - Antibiotika
- Die Behandlung einer **Penetration** erfolgt primär konservativ:
  - Magensonde
  - PPI, Antibiotika
  - Observation
  - operative Therapie bei Befundverschlechterung: operativer Eingriff wie beim unkomplizierten Ulkus

Operative Therapie

> **Merke**
>
> Immer begleitende kalkulierte Antibiose aufgrund der lokalen Peritonitis.

Nicht resezierende Verfahren

- **Ulcus ventriculi:**
  - Perforationsverschluss: Methode der Wahl!
  - Ulkusexzision (zur histologischen Gewinnung) mit anschließender Übernähung
  - anschließende medikamentöse Therapie mittels Protonenpumpenhemmer
  - Rezidive bei HP-positiven Patienten innerhalb eines Jahres: 5 %
- **Ulcus duodeni:**
  - sparsame Exzision, quere Naht; ggf. Kocher-Manöver zur Spannungsreduktion
  - bei Ulkus ad pylori oder Pylorusstenose: Pyloroplastik nach Heinecke-Mikulicz (s ▶ Abb. 8.19)
  - bei großen kallösen Perforationen Resektion nach Billroth I (B I) oder selten Billroth II (B II) (kompliziertes Ulcus duodeni)
  - Ziel der Säurereduktion wird durch PPI erreicht

Tab. 8.2 Therapie der HP-Infektion bei der Ulkuskrankheit. Behandlungsdauer für alle Schemata: 7 Tage.

italienische Triple-Therapie	französische Triple-Therapie	Quadrupel-Therapie (Pylera)
Clarithromycin 2 × 250 mg	Clarithromycin 2 × 500 mg	Bismutsalz, Zitronensäure 4-mal tgl.
Metronidazol 2 × 400 mg	Amoxicillin 2 × 1 g	Metronidazol, Tetrazyklinhydrochlorid 4-mal tgl.
PPI 2 × Standarddosis*	PPI 2 × Standarddosis*	PPI 2 × Standarddosis*

* Omeprazol 2 × 20 mg, Lansoprazol 2 × 30 mg, Pantoprazol 2 × 40 mg, Rabeprazol 2 × 20 mg, Esomeprazol 2 × 20 mg (hier ist die halbe Standarddosis ausreichend).

Resezierende Verfahren – bei größeren Ulzera

- **Magenresektion** nach Billroth I (B I) oder Billroth II (B II):
  - Die B-I-Resektion zeigt bei gleicher Effektivität weniger Nebenwirkungen und bessere Langzeitergebnisse als die B-II-Resektion.
  - Ein duodenogastraler Reflux tritt nach beiden Verfahren nahezu immer auf. Hierdurch entstehen pathologische Schleimhautveränderungen bis hin zum Karzinom. Durch die Pufferung der Magensäure werden andererseits weniger Rezidivulzera beobachtet.
  - Letalität: 1–2 %
  - Funktionsstörungen nach B II: 20 %
  - Rezidive: 2 %
  - Magenstumpfkarzinomhäufigkeit bei B II 4-mal höher als bei B I
- **Vagotomie:** Die Vagotomie (SPV, selektive proximale Vagotomie) ist angesichts der Effektivität der Protonenpumpenhemmer und der Rezidivhäufigkeit verlassen worden.
- kombinierte Verfahren
- refluxverhütende Rekonstruktionsverfahren: selten, als Y-Roux oder Dünndarminterposition

OP-Taktik

Die Operationsverfahren werden in Abhängigkeit von der Lokalisation des Ulkus gewählt.
- Grundsätzlich Exzision des Ulkus (▶ Abb. 8.4), da in 2–5 % der Fälle unerkanntes Karzinom! Bei intraoperativem Tumornachweis folgt eine onkologisch adäquate OP.
- Größere Perforationen erfordern eine Magenresektion (▶ Abb. 8.5; atypische Resektion, B I oder selten B II), bei Fundus- oder Kardialage selten eine Gastrektomie.
- Grundsätzlich ist die Ulkusperforation auch laparoskopisch behandelbar. Patienten mit Peritonitis, Schock oder ungeeigneter Ulkuslokalisation benötigen eine konventionelle Laparotomie.
- Die Letalität liegt bei 4–9 %, sowohl nach konventioneller wie laparoskopischer OP.

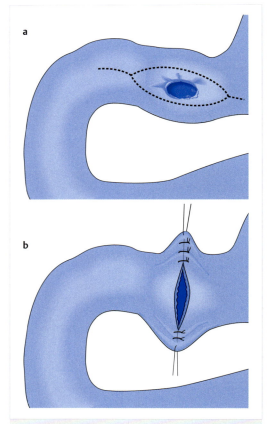

Abb. 8.4 Ulkusexzision. Perforiertes Ulcus ad pylorum.
- a: Exzision zur primären Pyloroplastik (nach Heinecke-Mikulicz)
- b: querer Einzelknopfnahtverschluss nach Ulkusexzision, Duodenum mobilisiert.

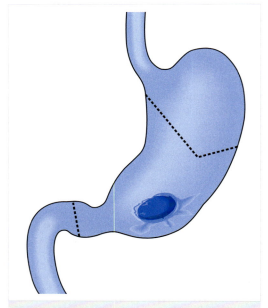

Abb. 8.5 Magenresektion. Großes perforiertes Ulcus ventriculi im Magenkorpus großkurvaturseitig: Schnittführung zur distalen 2-Drittel-Magenresektion.

- Rezidivulkus nach B-II- oder B-I-Resektion ist immer tumorsuspekt.

Nahttechniken an Magen und Duodenum

- **Handnaht:**
  - Material: resorbierbare Fäden, geflochten oder monophil, 3–0 bis 4–0
  - Die Naht ist einreihig oder 2-reihig, fortlaufend oder als Knopfnaht möglich.
  - Durchgesetzt hat sich inzwischen die einreihige, serosubmukös gestochene Naht in Einzelknopf- oder fortlaufender Technik. Die Submukosa muss zur Blutstillung mitgefasst werden, die Mukosa kann ausgespart bleiben. „Viel Serosa, wenig Mukosa nehmen". Die Heilungsdauer beträgt ca. 6 Tage.
  - Auf eine spannungsfreie Naht und eine ausreichende Durchblutung der Wundränder muss geachtet werden.
  - Die Handnaht ist überall möglich.
- **Klammernaht:**
  - bei ausgedehnten Resektionen (Magenresektion, Ersatzmagenbildung) oder zur Herstellung schwieriger und komplikationsträchtiger Anastomosen (z. B. Ösophagojejunostomie)
  - **gerade Nahtgeräte:** TA, GIA → evertierte Nahtreihe
    - Magenschlauchbildung als Ösophagusersatz mit dem GIA
    - Ersatzmagenbildung mit dem GIA
    - einfacher Duodenalstumpfverschluss (v. a. Karzinomchirurgie). In der Ulkuschirurgie und beim komplizierten Duodenalverschluss liegen oft massive Wandveränderungen vor, sodass die Handnaht unverzichtbar ist.
    - Blutstillende Nähte können erforderlich sein.
    - Die Notwendigkeit der Serosierung der Klammernahtreihe wird kontrovers diskutiert.
  - **zirkuläre Nahtgeräte:** EEA → invertierte Nahtreihe
    - Ösophagojejunostomie: erhebliche Senkung der Insuffizienzrate auf unter 10 %
  - Roux-Y-Rekonstruktion: hier bringt das Klammernahtgerät allerdings kaum Vorteile

Distale Magenresektion

Indikationen sind:
- Ulcus ventriculi
- kompliziertes Ulcus duodeni

OP-Technik

Zugangswege
- quere Oberbauchlaparotomie rechts
- oberer Medianschnitt
- Paramedianschnitt links, bei B I auch rechts

Skelettierung der großen Kurvatur
(▶ Abb. 8.6).
- Die Skelettierung beginnt unterhalb der gastroepiploischen Gefäßscheide; innerhalb der Arkade, nahe am Magen bleiben; skelettieren nach proximal bis zur gastroepiploischen Gefäßscheide (Zusammenfluss der A. gastroepiploica dextra und sinistra)
- Skelettieren nach distal ca. 2–3 cm über den Pylorus hinaus bis zum peritonealen Umschlag auf dem Pankreaskopf

Mobilisieren des Duodenums nach Kocher
- nicht obligat
- Maßnahme (▶ Abb. 8.7) zur Spannungsentlastung bei B I oder bei schwierigem Duodenalstumpfverschluss

Skelettierung der kleinen Kurvatur
- Beginn mit der Ligatur der A. gastrica dextra unter Schonung des Lig. gastroduodenale und des Pankreas
- Skelettierung der kleinen Kurvatur bis ca. 5 cm unterhalb der Kardia
- **Absetzen des Magens** ca. 2 cm distal des Pylorus über einer Staplernaht oder offen
- Haltefäden am Duodenum
- Magenstumpf in ein Bauchtuch einschlagen
- Hochklappen des Magens aus dem OP-Gebiet
- Verschluss des Duodenums bei geplanter Rekonstruktion nach B II
- **Resektionslinie am Magen festlegen**, Haltefaden an die kleine Kurvatur
- Queres Eintrennen der Großkurvaturseite in Höhe der Anastomose, bei geplantem B I in einer Länge, die etwa dem Lumen des Duodenums entspricht. Ist eine Rekonstruktion nach B II geplant, wird der Magen auf etwa 1 Drittel seiner Breite eingetrennt. Die Weite der Anastomose sollte ca. 6 cm betragen.

- Die **Resektionslinie** verläuft von dieser Ecke aus schräg zur kleinen Kurvatur bis ca. 5 cm unterhalb der Kardia (▶ Abb. 8.8).
- **Absetzen des restlichen Magens** und Verschluss der kleinen Kurvatur mit dem TA90. Serosierung der Klammernaht mit seromuskulären Knopfnähten (oder fortlaufend).
- Alternativ Verschluss des kleinkurvaturseitigen Blindsackanteils mit einer 2-reihigen Handnaht (innen fortlaufende allschichtige Naht 3–0 resorbierbar, außen seroseröse Knopfnähte; ▶ Abb. 8.9).

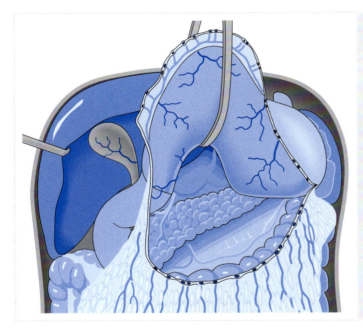

Abb. 8.6 Distale Magenresektion. Skelettieren der großen Kurvatur bis zur gastroepiploischen Gefäßscheide.

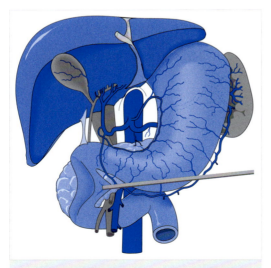

Abb. 8.7 Distale Magenresektion. Mobilisieren des Duodenums nach Kocher.

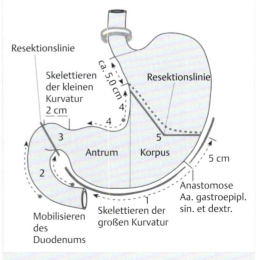

Abb. 8.8 Distale Magenresektion. Resektionslinie am Magen.

8.2 Magen/Duodenum-Pathologie

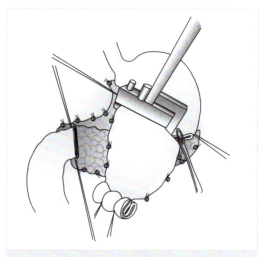

Abb. 8.9 **Distale Magenresektion.** Absetzen des Magens (B I).

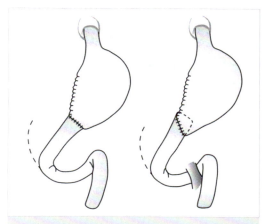

Abb. 8.10 **Rekonstruktion nach B I.** Terminoterminale oder terminolaterale Gastroduodenostomie.

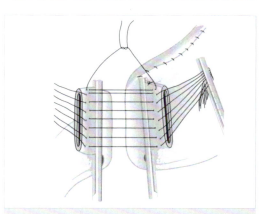

Abb. 8.11 **Rekonstruktion nach B I.** Legen der Hinterwandnähte.

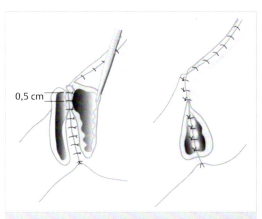

Abb. 8.12 **Rekonstruktion nach B I.** Hinterwandnahtreihe, Naht der Vorderwand.

Rekonstruktion nach Billroth I

Die B-I-Rekonstruktion (▶ Abb. 8.10) ist funktionell einem B-II-Magen vorzuziehen.

OP-Technik

- distale Magenresektion
- Verschluss der kleinen Kurvatur
- Herstellung der Gastroduodenostomie in 2-reihiger Handnahttechnik. Auch eine einreihige, dichtgestochene Allschichtknopfnaht ist möglich.
- Legen der seromuskulären Hinterwandnähte: Mit resorbierbaren Nähten wird das Duodenum End-zu-End fixiert (hintere Naht). Der Abstand der Nähte zueinander und zum Resektionsrand beträgt ca. 0,5 cm (▶ Abb. 8.11).
- resorbierbare Naht 3–0 (Einzelknopf oder fortlaufend) der Hinterwand, 0,5 cm Abstand zwischen den Einzelknopfnähten
- resorbierbare Naht 3–0 der Anastomosenvorderwand, 0,5 cm Abstand, Serosa fassen, wenig Mukosa nehmen (▶ Abb. 8.12)
- zweite, einstülpende Nahtreihe, polyfil oder monofil resorbierbar, kleinkurvaturseitig beginnend, 3-Punkt-Naht der „Jammerecke" (▶ Abb. 8.13)
- Magensonde in Magen/Duodenum, ggf. Trilumensonde zur frühzeitigen enteralen Ernährung
- Easy-Flow-Drainage subhepatisch, anastomosennah

Magen – Duodenum

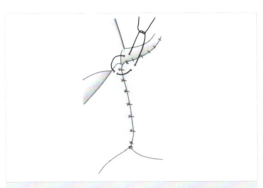

Abb. 8.13 Rekonstruktion nach B I. Sicherung der „Jammerecke".

Rekonstruktion nach Billroth II

(▶ Abb. 8.14, ▶ Abb. 8.15).

„Omega-Schlinge"

Methoden sind:
- **antekolisch-anisoperistaltisch:**
  - Braun-Fußpunktanastomose notwendig (entlastet auch Duodenalstumpf)
  - wenig Reflux → mehr Ulkusrezidive → weniger Karzinome
- **retrokolisch-anisoperistaltisch** (Polya-Reichl s. ▶ Abb. 8.14, oder Hoffmeister-Finsterer):
  - kurze zuführende Schlinge – evtl. keine Fußpunktanastomose erforderlich
  - ohne Fußpunkt totaler Gallereflux und alkalischer Duodenalsaft → weniger Ulkusrezidive → häufiger Karzinome

OP-Technik

- distale Magenresektion
- Verschluss des Duodenalstumpfs:
  - Staplernaht mit TA, die serosiert werden kann, oder
  - zweireihige Handnaht: Allschichtnaht, gesichert durch seromuskuläre Knopfnaht, oder
  - fortlaufende, durchgeschlungene Kürschner-Naht, welche mithilfe der Pankreaskapsel oder des Ligamentum teres hepatis gedeckt werden kann (selten)
- Verschluss der kleinen Kurvatur
- Auswahl der proximalen Jejunumschlinge:
  - Aufsuchen der Flexura duodenojejunalis und Hervorholen des Jejunums kurz hinter dem Duodenum (Abmessungen s. ▶ Abb. 8.15)
  - ante- oder retrokolisches Hochziehen der Schlinge
  - zuführende Schlinge zur kleinen Kurvatur
- antimesenteriale Inzision des zur Anastomose vorgesehenen Jejunumsegments
- **Gastrojejunostomie** (partielle, antekolische, anisoperistaltische):
  - dichtgestochene Allschichtknopfnaht zunächst der Hinterwand, dann der Vorderwand (viel Serosa, wenig Mukosa fassen) oder
  - Staplernaht
- Sicherung der Pole durch Dreipunktnähte
- **Braun-Fußpunktanastomose** ca. 25 cm unterhalb der Gastroenterostomie (GE):
  - lichte Weite ca. 6 cm
  - einreihige Allschichtnaht oder Staplernaht

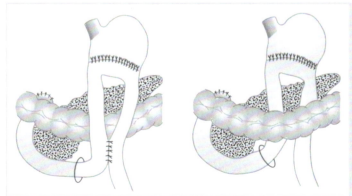

Abb. 8.14 Rekonstruktion nach B II. Antekolisch oder retrokolisch.

8.2 Magen/Duodenum-Pathologie

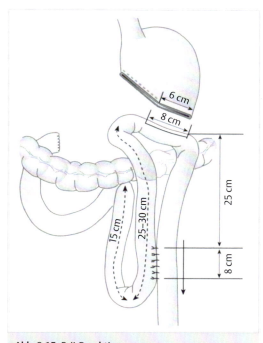

Abb. 8.15 B-II-Resektion.

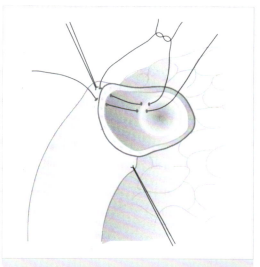

Abb. 8.16 Knopfnaht. Knopfnaht von Ulkusunterrand und Duodenumvorderwand.

Bei **Hinterwandulzera mit Penetration in das Pankreas** ist der Verschluss schwierig.
- In dieser Situation fehlt ein freier Duodenalrand zum Verschluss des Stumpfes.
- Duodenalstumpfinsuffizienz ist chirurgisch meist schwierig zu behandeln.

OP-Technik

- Skelettierung des distalen Magens wie üblich
- Mobilisieren des oberen Duodenums
- offenes Absetzen des ulkustragenden Abschnitts unterhalb des Geschwürs oder sogar quer durch das Geschwür; Verschluss des Magenstumpfs mit einer Klemme und Hochschlagen desselben
  - Variante: Einschneiden der Duodenumvorderwand auf Höhe des unteren Ulkusrands und Umschneidung des penetrierten Ulkus
- dichtgestochene Knopfnaht von Ulkusunterrand und Duodenumvorderwand (▶ Abb. 8.16); resorbierbar oder nicht resorbierbar)
- 2. Nahtreihe: Ulkusoberrand – Duodenumvorderwand mit U-Nähten (▶ Abb. 8.17); Omentumzipfelplastik

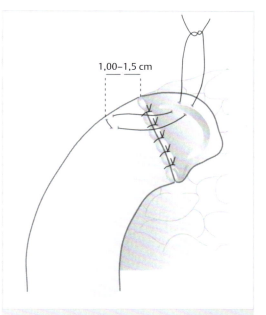

Abb. 8.17 Zweite Nahtreihe. Ulkusoberrand-Duodenumvorderwand mit U-Nähten.

Roux-Y-Rekonstruktion

Das **Prinzip** der Roux-Y-Rekonstruktion (▶ Abb. 8.18) ist:
- distale Magenresektion
- Verschluss des Duodenalstumpfs
- End-zu-Seit-Roux-Anastomose ca. 40 cm aboral der Gastrojejunostomie in einreihiger Allschichtknopfnaht, alternativ Staplernaht

Drainageoperationen und -verfahren

- Die Erweiterung des Magenausgangs mit einer Pyloroplastik führt zu
  - einer beschleunigten Entleerung des Magens, begünstigt damit Dumping und Diarrhö,
  - einem erhöhten duodenogastralen Reflux,
  - einer Verminderung der Durchmischung und Zerkleinerung fester Nahrung; Maldigestion und dyspeptische Beschwerden können die Folge sein.
- **Dilatationsverfahren:**
  - offene Dilatation
  - geschlossene Dilatation
  - endoskopische Dilatation

> **Merke**
> Eine sorgfältige, strenge Indikationsstellung ist erforderlich.

Extramuköse Pyloromyektomie (geschlossen):
- **Indikationen:**
  - Ergänzung zur totalen oder selektiv gastralen Vagotomie, daher selten durchgeführt (Kinderchirurgie)

OP-Technik

- längsovaläre Inzision der Serosa an der Pylorusvorderseite
- Abpräparieren der Serosa mitsamt der Muskulatur von der Mukosa ohne Mukosaeröffnung
- Verschluss des muskulären Defekts quer durch seromuskuläre Einzelknopfnähte mit resorbierbarem Material

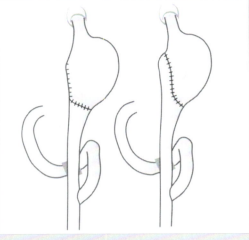

Abb. 8.18 Rekonstruktion nach Roux.

Pyloroplastik (offen) nach Heinecke-Mikulicz (▶ Abb. 8.19):
- **Indikationen:**
  - Pylorusstenose
  - gastroduodenale Blutung, wenn zur Lokalisation der Blutungsquelle eine Längseröffnung des pyloroduodenalen Übergangs nötig ist
  - postpylorische Ulzera

OP-Technik

- Längseröffnung der antroduodenalen Vorderwand auf einer Länge von 6–8 cm; alle Wandschichten werden durchtrennt
- quere Allschichtknopfnaht mit feinen resorbierbaren Fäden von den angeschlungenen Enden zur Mitte hin

Anastomosierungsplastik (Gastroduodenostomie) nach Finney und nach Jaboulay:
- Kurzschluss des proximalen Duodenums mit dem distalen Magen. Dies ermöglicht eine weite Passage vom Antrum ins Duodenum. Ein Vorderwandulkus kann mitreseziert werden.
- Nachteilig sind die erhöhte Dumpingrate, der erhöhte Gallereflux und die vermehrte Diarrhö.
- Die Methode nach **Finney** bezieht den Pylorus in die Anastomose mit ein (▶ Abb. 8.20).
- Bei der Technik nach **Jaboulay** bleibt der Pylorus erhalten (▶ Abb. 8.21).

8.2 Magen/Duodenum-Pathologie

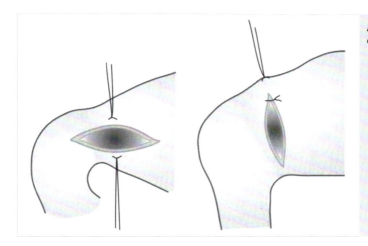

Abb. 8.19 Pyloroplastik nach Heinecke-Mikulicz.

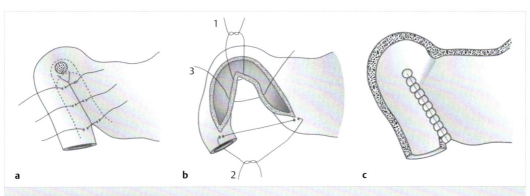

Abb. 8.20 Finney-Plastik. Technik.
- a: Seit-zu-Seit-Naht Hinterwand Magenantrum und Duodenum unter Einbezug des Duodenalulkus.
- b: Inzision Magenantrum und Duodenum, Anastomose in Einzelnahttechnik.
- c: Intraluminale Ansicht der Anastomosenplastik nach Finney.

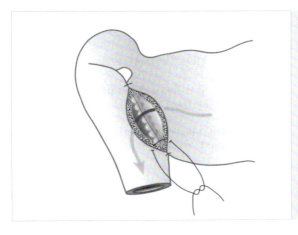

Abb. 8.21 Technik nach Jaboulay.

- **Indikationen:**
  - schwere narbige Veränderungen der Pylorusregion
  - langstreckige Stenosen

> **OP-Technik**
> - Mobilisieren des Duodenums
> - Adaptieren des Duodenums an den Magen, Situationsnähte
> - u-förmige Inzision von Magen und Duodenum, ein evtl. Vorderwandulkus wird exzidiert
> - Naht von Hinter- und Vorderwand mit einreihiger resorbierbarer Allschichtknopfnaht

Vagotomieverfahren

Die Verfahren werden im Zeitalter der H_2-Blocker so gut wie nicht mehr angewandt und werden daher nicht näher beschrieben. Das Prinzip der Vagotomie ist die Denervierung der Belegzellen. Hierdurch wird bei den Vagotomieformen eine Säurereduktion um etwa 60–70 % erreicht. Am häufigsten wurde die selektive proximale Vagotomie (SPV) unter Belassen des vorderen und hinteren Latarjet-Nervs durchgeführt.

Nachbehandlung der Magenresektion

- **OP-Tag:** Infusionstherapie (Elektrolytlösungen), Analgesie
- **ab dem 1. Tag:** enterale Ernährung über Trilumensonde, Mobilisieren, Krankengymnastik, Atemgymnastik
- **4. Tag:** falls keine Trilumensonde zur frühen enteralen Ernährung dann Magensonde abklemmen; Entfernung, wenn weniger als 400 ml Sekret abfließen; Tee frei
- **5. Tag:** schrittweiser Kostaufbau, 6–8 kleine Mahlzeiten über 24 h
- **bis 8. Tag:** Zieldrainage entfernen
- **10.–12. Tag:** Fäden entfernen

Komplikationen

Perioperative Komplikationen nach Magenresektionen

- **Nachblutung**
  - intraluminal:
    - Revision bei persistierenden Blutungen, die Hb-relevant sind und Kreislaufreaktionen verursachen; zunächst Versuch der endoskopischen Blutstillung
    - Relaparotomie, Eröffnung des Magens 4 cm oral der Anastomose und Umstechung der Blutungsquelle
  - extraluminal: Relaparotomie und Versorgung der Blutungsquelle in typischer Weise
- **Nahtinsuffizienz**
  - Eine Nahtinsuffizienz im Anastomosenbereich tritt nach B-I-Operationen in 3–4 % der Fälle auf.
  - Die **postoperative Magenatonie** kann 3–7 Tage dauern. Peritonitiszeichen bei einer länger anhaltenden Magenatonie deuten auf eine Nahtinsuffizienz hin.
  - Bei lokalen Peritonitiszeichen und regelrechter Peristaltik sowie vollständig fördernder Zieldrainage und Magensonde kann abgewartet werden. Parenterale Ernährung. Häufig spontaner Verschluss der Fistel, evtl. nach schrittweisem Ziehen der Drainage.
  - Bei fortschreitendem Krankheitsbild – **paralytischem Ileus** → Relaparotomie:
    - bei intaktem Nahtlager: Verschluss des Lecks mit einreihiger Allschichtknopfnaht; Deckung der Naht mit Netzzipfel; intraluminale und peritoneale Drainage
    - bei nicht nahtfähigen Wundrändern: Versuch der lokalen Exzision und Naht; Drainage
    - wenn die lokale Reparation nicht möglich ist: Resektion der Anastomose, Verschluss des Duodenalstumpfs, Anlage einer Gastrojejunostomie nach B II oder Roux-Y
    - wenn bei einer ausgeprägten Peritonitis eine sofortige Reparation nicht möglich ist: Abdichtung von Magen und Duodenum mit Ballonkathetern, Witzel-Fistel, definitive Sanierung später
  - bei Peritonitis: ausgiebige Spülung und Drainage
- **postoperative Anastomosenstenose**
  - häufig die Folge eines Anastomosenödems (z. B. bei Gastroenterostomie)
  - spontane Rückbildung nach 8–14 Tagen

Spätkomplikationen nach Magenresektion

- Refluxgastritis
- atrophische Gastritis

Syndrom der zuführenden Schlinge (Afferent-Loop-Syndrom).

- selten, nach B-II-Resektionen
- **Pathogenese** (2 Typen):
  - zu enger Abfluss der zuführenden Schlinge, dadurch Stau von Pankreassekret und Galle
  - der Mageninhalt entleert sich in die zuführende statt in die abführende Schlinge
- **Symptome:** Völlegefühl, Übelkeit, galliges Erbrechen, wonach schlagartige Erleichterung eintritt
- **Diagnostik:** Gastroskopie, Magen-Darm-Passage (MDP)
- **Therapie:**
  - Anlegen einer Braun-Fußpunktanastomose oder Herstellung einer Roux-Y-Anastomose
  - Umwandlung von B II in B I

Syndrom der abführenden Schlinge (Efferent-Loop-Syndrom)

- Obstruktion der abführenden Jejunalschlinge nach einer Magenresektion oder GE. Diese Komplikation tritt Stunden bis Jahre nach der OP auf.
- **Pathogenese:**
  - akut: innere Hernie, chirurgisch-technische Probleme im Anastomosenbereich
  - chronisch: Ulzera, Narbenbildungen im Anastomosenbereich, Adhäsionen, innere Hernien oder jejunogastrale Invagination
- **Symptome:**
  - akut:
    - Krämpfe, meist um den Nabel lokalisiert
    - Erbrechen großer Mengen Flüssigkeit, die Galle enthält
  - chronisch: intermittierendes Erbrechen ähnlich wie beim Afferent-Loop-Syndrom
  - Lediglich die Beimischung grober Nahrungsbestandteile erlaubt die Differenzierung.
- **Diagnostik:** Die Röntgenuntersuchung liefert die Diagnose. Die chronische Form ist allerdings nur schwer zu diagnostizieren.
- **Therapie:**
  - Beim Verschluss der abführenden Schlinge im Anastomosenbereich ist Abwarten möglich.
  - **OP-Indikationen** sind ein akutes Syndrom, Zeichen des akuten Abdomens, eine jejunogastrale Invagination und die Inkarzeration innerer Hernien.
  - Die **Reintervention** sollte nie vor dem 7. Tag, besser erst nach einigen Wochen erfolgen.
  - Operative Möglichkeiten bei einer Stenose im Bereich der GE sind:
    - 2. GE antekolisch oberhalb der 1. GE
    - Nachresektion mit Anlage einer neuen GE
    - bei gleichzeitigem Afferent-Loop-Syndrom: Enteroanastomose

Postalimentäres Frühsyndrom (Früh-Dumping)

- Es kann 3–4 Wochen hauptsächlich nach einer B-II- oder einer Roux-Y-Resektion auftreten. Die gastrointestinale und kardiovaskuläre Symptomatik beginnt 10–30 min nach der Nahrungsaufnahme.
- Pathogenese:
  - Sturzentleerung des Magens durch einen zu kleinen Magenrest und eine zu weite Anastomose. Diese führt zu einer raschen, starken Überdehnung der abführenden Schlinge und als Folge davon zur Freisetzung vasoaktiver Substanzen aus der Dünndarmwand (Serotonin, Kallikrein, Bradykinin, Insulin, GIP [Gastric-inhibitory-Polypeptid]).
  - Durch die Hyperosmolarität des Speisebreis, vor allem nach kohlenhydratreichen Mahlzeiten, entsteht ein Sekreteinstrom ins Jejunum mit Entzug von Plasmavolumen passagerer Hypovolämie.
- **Symptome** 10–30 min nach dem Essen:
  - Völlegefühl, Übelkeit, Oberbauchschmerzen, Brechreiz, evtl. Diarrhö
  - Herzklopfen, Schwitzen, Schwindel, Schwäche, Ohnmacht, Schock
- **Diagnostik:**
  - Anamnese
  - glukosereiche Standardmahlzeit zur Symptomprovokation
  - Endoskopie und Radiologie zum Ausschluss anderer Ursachen
- **Therapie:**
  - konservativ:
    - eiweiß- und fettreiche Diät, Vermeiden von kohlenhydratreichen Speisen
    - häufige kleine Mahlzeiten
    - keine Flüssigkeit zu den Mahlzeiten
    - evtl. Spasmolytika
  - operativ:
    - Umwandlung von B II in B I
  - selten:
    - Jejunuminterposition zwischen Magen und Duodenum nach B-I-Resektion zur Vergrößerung des Magenreservoirs
    - Ersatzmagenbildung

Postalimentäres Spätsyndrom (Spät-Dumping)

- Das seltene Spät-Dumping kann ca. 6 Monate postoperativ beginnen. Die hypoglykämischen Attacken treten meist 2–3 h nach der Nahrungsaufnahme auf.
- **Pathogenese:**
  - schnelle Nahrungspassage, schnelle Kohlehydratresorption
  - hierdurch reaktive Hypoglykämie infolge einer verstärkten Insulinausschüttung nach kohlehydratreichen Mahlzeiten
- **Symptome:**
  - Schwitzen, Schwäche, Hunger
  - Kollaps, Bewusstlosigkeit durch Hypoglykämie
- **Diagnostik:** Der orale Glukosetoleranztest provoziert die typischen Symptome.
- **Therapie:**
  - konservativ:
    - diätetische Maßnahmen, kohlehydratarme Kost
    - Glukose im Anfall
  - operativ (Ausnahmefälle):
    - Umwandlung von B II in B I
    - Verzögerung der Magenentleerung, z. B. durch eine anisoperistaltische Jejunuminterposition

Magenstumpfkarzinom

- Karzinom im Restmagen nach durchgeführter Magenresektion. 2 Drittel der Karzinome entwickeln sich im Anastomosenbereich.
- **Pathogenese:**
  - Ursache der Karzinomentstehung dürfte die chronisch-atrophische Gastritis sein, die sich im resezierten Magen nach einigen Jahren, wohl auch infolge des Gallerefluxes, bildet.
  - Aber auch die Art des ursprünglich vorhandenen Ulkus hat Einfluss auf die Häufigkeit. Magenstumpfkarzinome treten nach Resektion eines Ulcus ventriculi häufiger auf.
  - Die Häufigkeit beträgt insgesamt 6–16 %. Die Latenzzeit zwischen Resektion und Karzinomentstehung beträgt etwa 15 Jahre. Deshalb sollten ab dem 10. postoperativen Jahr regelmäßig Endoskopien durchgeführt werden.
- **Diagnostik:** Endoskopie, Radiologie
- **Therapie:**
  - Gastrektomie bei operablem Befund
  - ansonsten Palliativoperation
- Insgesamt ist die **Prognose** schlecht. Sie hängt vom Zeitpunkt der Diagnose ab.

Rezidivulkus

- **Pathogenese:** mangelhafte Säuredepression durch
  - inkonsequente postoperative Behandlung mit Protonenpumpenhemmer oder Eradikation,
  - ungenügende Resektion mit zu großem Restmagen,
  - belassenen Antrumrest am Duodenalstumpf bei einer B-II-Resektion,
  - Hypersekretion (gesteigerte Gastrinproduktion) durch andauernd alkalisches Milieu wegen fehlender „Säurebremse",
  - Zollinger-Ellison-Syndrom (nicht erkanntes Gastrinom), selten, 1,8 % der Fälle.
- **Häufigkeit:**
  - nach B-I- und B-II-Resektionen 1–5 %
  - bei Männern 5- bis 10-mal häufiger
  - nach einem Ulcus duodeni häufiger als nach einem Magenulkus
- **Diagnostik:**
  - Endoskopie, MDP, Blut im Stuhl
  - Ausschluss eines Zollinger-Ellison-Syndroms durch Serumgastrinbestimmung
- **Komplikationen:**
  - Perforation
  - Penetration in das Kolon mit Ausbildung einer gastrojejunokolischen Fistel
  - Blutung
- **Therapie:**
  - zunächst konservativer Therapieversuch (wie beim präoperativen Ulkus); falls konservativ nicht erfolgreich:
  - nach **B-II-Resektion:**
    - Nachresektion mit Umwandlung in B I bei großem Restmagen, Protonenpumpenhemmerbehandlung
    - Nachresektion und Neuanlage nach B II oder Rekonstruktion nach Roux, Protonenpumpenhemmerbehandlung
  - nach **B-I-Resektion:**
    - Nachresektion und Protonenpumpenhemmerbehandlung
    - Nachresektion mit Rekonstruktion nach B II oder Rekonstruktion nach Roux und Protonenpumpenhemmerbehandlung
  - bei einem **isolierten Gastrinom:**
    - Pankreasteilresektion
    - sonst konservative Therapie mit Protonenpumpenhemmern oder bei Metastasen mit Octreotid
    - Eine Gastrektomie bei erfolgloser Therapie ist heute kaum noch erforderlich.

8.2.2 Blutungen aus Magen und Duodenum

Epidemiologie

Blutungsquellen

- in 30 % der Fälle peptische Ulzera, gefolgt von Ösophagusvarizen, Gastritis, Mallory-Weiss-Läsionen
- Ösophagusvarizen 12 % der Fälle, bei Leberzirrhose > 60 %
- 30–50 % aller Patienten hatten vor der Ulkusblutung keine Ulkussymptome
- Bei 20 % der Patienten mit Ulzera entsteht eine Blutung.

Prognostische Faktoren

- 80 % aller Blutungen sistieren ohne Therapie spontan.
- 5–10 % der Blutungen sind ohne endoskopische oder chirurgische Intervention nicht zu stillen.
- Rezidivblutungsneigung:
  - Forrest I und II: ca. 30 %
  - Forrest III: wenig rezidivanfällig
- In 15–20 % der Fälle treten rezidivierende Blutungen meist in den ersten 2–3 Tagen (Frührezidiv) auf.

Ätiologie

Risikofaktoren für eine Rezidivblutung des oberen GI-Trakts

- Forrest-Ia- oder -IIa-Blutung (s. ▶ Tab. 8.3)
- Gefäßdurchmesser > 2 mm
- Ulkusdurchmesser > 2 cm
- Hämorrhagie und Kreislaufinstabilität
- Ulkus der duodenalen Hinterwand
- älterer Patient
- Nebenerkrankungen wie Zirrhose, Gerinnungsstörungen (medikamentös)

Letalität

- obere gastrointestinale Blutung insgesamt: 5,3–14 %
- Die Letalität hängt von der Blutungsintensität ab (ab > 1000 ml/24 h schwere Blutung):
  - Bei einem Ausgangs-Hb unter 5–7 mg% ist die Letalität doppelt so hoch wie bei einem höheren Ausgangs-Hb.
  - Sie steigt mit der Anzahl verbrauchter Blutkonserven. Bei Patienten, die mehr als 6 Konserven/24 h zur Kreislaufstabilisierung benötigen, ist sie doppelt so hoch wie bei solchen mit weniger als 6 Konserven.
- Forrest Ia: bis 40 %
- Forrest Ib: ca. 10 %, deutlich bessere Prognose, da Blutung endoskopisch leichter stillbar
- Forrest IIa: ca. 10 %
- Infolge der negativen Selektion des chirurgischen Patientenguts (zuvor meist endoskopischer Blutstillungsversuch) ist die chirurgische Blutstillung mit einer höheren Letalität belastet.

Klassifikation

(▶ Tab. 8.3).

Symptomatik

- Blutungsanämie oder bei massiver Blutung hämorrhagischer Schock
- Bluterbrechen beim Magenulkus (nicht obligat)
- rotes Blut: stärkere obere GI-Blutung, ösophageal?
- kaffeesatzartiges Blut: verzögerte obere GI-Blutung
- Teerstuhl

Tab. 8.3 Blutungsaktivität nach Forrest.

Forrest I	Forrest II	Forrest III
aktiv blutende Läsion	inaktive Blutung	Läsion ohne Blutungszeichen, Blutungsanamnese
Ia: arteriell spritzende Blutung	IIa: sichtbarer Gefäßstumpf	
Ib: Sickerblutung, venös	IIb: Ulkus mit Koageln bedeckt	

Diagnostisches Vorgehen

(▶ Abb. 8.22).
- **chronische Blutung:**
  - Ulkusanamnese
  - Haemoccultest
  - Labor
- **akute Blutung:**
  - Magensonde, Absaugung – Nachweis von Blut
  - Schockindex, zentraler Venendruck (ZVD), Labor
  - Notfallendoskopie zur Diagnosesicherung und Risikoabschätzung der Blutung, zur Festlegung der Therapie – endoskopisch oder chirurgisch

Therapeutisches Vorgehen

Indikationsstellung

Endoskopische Therapie

- **Forrest I:** endoskopische Blutstillung
- **Forrest II:** prophylaktische endoskopische Therapie, um Rezidivblutungen zu vermeiden („programmierte wiederholte endoskopische Therapie")
- Auch **Rezidivblutungen** können primär endoskopisch angegangen werden.

Operative Therapie

- Transfusionsbedarf von > 6 Konserven/24 h, mit instabilen Kreislaufverhältnissen, die sich auch unter einer kurzfristigen intensiven Schocktherapie nicht bessern → absolute OP-Indikation
- weiterer Transfusionsbedarf nach endoskopischer Blutstillung
- massive Blutung aus dem Bulbus duodeni (endoskopische Blutstillung meist nicht möglich)
- tiefe Ulzera der Bulbushinterwand
- blutende Ulzera, die mit einer Perforation einhergehen
- bei erhöhter Rezidivblutungsgefahr – abgestimmt mit dem Endoskopiker (s. Rezidivrisiken)

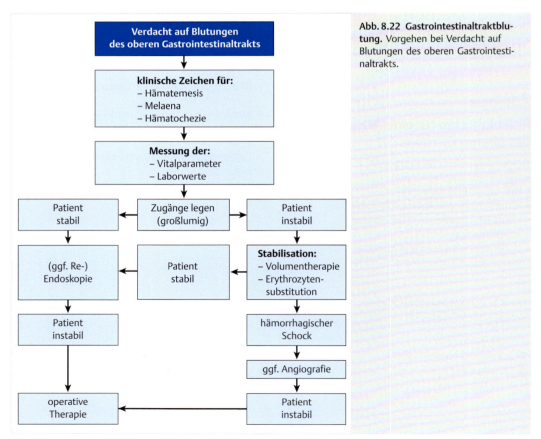

Abb. 8.22 **Gastrointestinaltraktblutung.** Vorgehen bei Verdacht auf Blutungen des oberen Gastrointestinaltrakts.

Selektive angiografische Embolisation

- endoskopisch nicht identifizierbare Blutungsquelle
- Patienten mit erhöhter Komorbidität und damit erhöhtem OP-Risiko

Operative Therapie

Endoskopische Therapie

- Therapie der oberen GI-Blutung erfolgt heute **primär endoskopisch**
- Erfolgsquote 80–90 %, bei Rezidivblutungen bis zu 57 %
- Das Blutungsrezidiv entsteht in ca. 15–20 % der Fälle. Die Rezidivblutung nach initialer endoskopischer Blutstillung stellt einen vital bedrohlichen **Notfall** dar.
- **Kontraindikationen:**
  - tiefe penetrierende Ulzera der Bulbushinterwand
  - Ulzera mit Blutungen aus Hauptarterien
- **Methoden:**
  - Laserkoagulation, Elektrokoagulation
  - Injektionstherapie mit Adrenalinlösung und Polidocanol, Fibrinkleber, Alkohol oder hypertoner Kochsalzlösung mit Adrenalin

Frühoperation als Prophylaxe der Rezidivblutung

- Ulkusoperation erfolgt primär organerhaltend ohne ausgedehnte Resektion.
- Die Notwendigkeit einer Frühoperation, d. h. einer OP innerhalb von 48 h nach der Blutungsstillung, wird kontrovers diskutiert und hängt von den patientenbezogenen Risikofaktoren (s. o.) und den endoskopischen Möglichkeiten ab.
- **Blutung aus einem Ulcus ventriculi:**
  - Im Magen zumeist Exzision des Ulkus mit Übernähung, gefolgt von Behandlung mit Protonenpumpenhemmer; selten Magenteilresektion. Gastrektomierate < 10 %.
  - Das Ulcus Dieulafoy an der Fundushinterwand wird in der Regel endoskopisch versorgt.
  - Nicht ulzeröse Blutungen, z. B. beim Mallory-Weiss-Syndrom, werden im Allgemeinen endoskopisch gestillt.
- **unbekannte Blutungsquelle** (▶ Abb. 8.23):
  - Angiografie selektiv; falls erfolglos Exploration; Versuch, das Ulkus palpatorisch zu lokalisieren; Ausschluss einer anderen Blutungsquelle

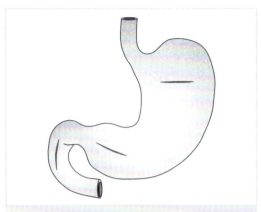

Abb. 8.23 Zugangsmöglichkeiten bei unbekannter Blutungsquelle.

- wenn Lokalisation nicht gelingt: Gastrotomie im Bereich des Korpus-Antrum-Übergangs parallel zur kleinen Kurvatur, im Fundus quer, evtl. zusätzlich postpylorisch im Bereich des Duodenums
- weiteres Vorgehen in Abhängigkeit von der Ulkuslokalisation (s. u.)
- **Blutung aus einem Ulcus duodeni:** Ulkusblutungen, die operatives Vorgehen erfordern, liegen zu 35–65 % an der Bulbushinterwand (tiefes, penetrierendes Hinterwandulkus).

OP-Technik

- Eröffnung des Duodenums ca. 3–4 cm aboral des Pylorus, längs oder quer
- **intraluminale** Umstechung des Ulkus (▶ Abb. 8.24)
- **extraluminale** Ligatur der A. gastroduodenalis am Abgang aus der A. hepatica communis am oberen Duodenalrand. Ggf. extraluminale Versorgung der Aa. pancreaticoduodenalis superior, anterior und posterior sowie der A. gastroepiploica dextra am unteren Duodenalrand. Oft gelingt dies wegen Verwachsungen nicht, dann nur intraluminale Umstechung (▶ Abb. 8.25).
- Verschluss der Duodenotomie durch allschichtige einreihige Knopfnähte (3–0 resorbierbar). Je nach Lage und Ausdehnung Pyloroplastik.

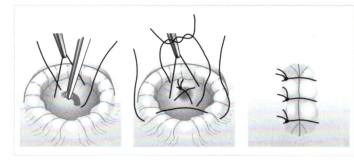

Abb. 8.24 Intraluminale Umstechung des Ulkus.

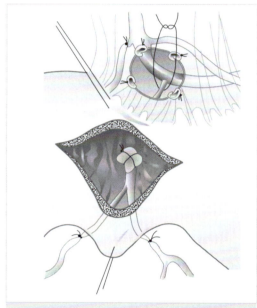

Abb. 8.25 **Extraluminale Gefäßversorgung.** Extraluminale Versorgung der A. pancreaticoduodenalis, A. gastroepiploica dextra und A. gastroduodenalis.

Selektive angiografische Embolisation
- angiografische Embolisation als alternative Therapiemöglichkeit
- **Komplikationen:**
  - Blutungsrezidivrate mit 27 % signifikant erhöht
  - Ischämie oder Nekrose benachbarter Organe selten

8.2.3 Magenkarzinom

Epidemiologie
- weltweit zweithäufigste krebsbezogene Todesursache
- Inzidenz und Mortalität in Europa und USA rückläufig, dafür Zunahme des Adenokarzinoms des ösophagogastralen Übergangs (AEG)
- Männer : Frauen = 2 : 1, Blutgruppe A bevorzugt
- Häufigkeitsgipfel zwischen dem 50. und 70. Lebensjahr

Ätiologie
- Hauptlokalisationen:
  - kleine Kurvatur, Antrum
  - seltener an der großen Kurvatur
- Risikogruppen und Präkanzerosen:
  - chronische Gastritis mit proliferativer intestinaler Metaplasie
  - ätiopathogenetischer Zusammenhang der HP-induzierten chronischen Gastritis B mit dem Magenkarzinom wurde in großen epidemiologischen Studien bestätigt. Veränderungen der Ernährungsgewohnheiten und die breitflächige HP-Eradikation sind Gründe für die rückläufige Inzidenz. Eine prophylaktische Eradikationstherapie wird derzeit nicht empfohlen.
  - perniziöse Anämie mit chronisch atrophischer Gastritis
  - Magenpolypen, familiäre Krebsdisposition
  - Morbus Ménétrier (8 %)
  - operierter Magen (B I oder B II, GE) nach ca. 15-jährigem Bestehen
  - Magenulkus

Klassifikationen

(▶ Tab. 8.4, ▶ Tab. 8.5, ▶ Tab. 8.6).
- **Lauren-Klassifikation (histologische Differenzierung):**
  - intestinaler Typ (häufigste histologische Form)
  - diffuser Typ
- **Magenfrühkarzinom:**
  - Ein Frühkarzinom ist auf die Schleimhaut und die Submukosa des Magens beschränkt (▶ Abb. 8.26), unabhängig vom Vorhandensein oder Fehlen regionärer Lymphknotenmetastasen.
  - In Deutschland wird es in 15–20 % der Fälle diagnostiziert und hat nach einer operativen Entfernung gute Heilungschancen.
- **fortgeschrittenes Magenkarzinom:** Hier gilt die Klassifikation nach Borrmann (▶ Abb. 8.27).

Symptomatik

- Anamnese
- Inappetenz, Völlegefühl
- Aversion gegen Fleisch
- Gewichtsabnahme, Leistungsknick
- Anämie, Teerstuhl

Diagnostisches Vorgehen

- Ösophagogastroduodenoskopie mit mindestens 5 Probeexzisionen (PEs)
- Sonografie des Abdomens und des kleinen Beckens
- Endosonografie: Beurteilung der Infiltrationstiefe des Tumors und der Lymphknoten der Kategorie N1–2
- Röntgen-Thorax, Abdomen- und Thorax-CT mit oraler und i. v.-Kontrastierung
- Labor, Tumormarker, z. B. CEA, CA 19–9, CA 72–4
- Staging-Laparoskopie zum Ausschluss von intraabdominalen Fernmetastasen, z. B. in Peritoneum, Leber, Ovar, im Rahmen von Studien vor geplanter neoadjuvanter Therapie:
  - evtl. Peritoneallavage zum Nachweis peritoneal disseminierter Tumorzellen
  - vor allem bei Patienten mit potenziell R0-resektablem, lokal fortgeschrittenem Karzinom (≥ T 3)

Tab. 8.4 Histologische Einteilung (WHO).

Bezeichnung	Häufigkeit
Adenokarzinom: papillär – tubulär – muzinös – Siegelringzellkarzinom	95 %
adenosquamöses Karzinom	4 %
Plattenepithelkarzinom	< 1 %
undifferenziertes Karzinom	< 1 %
unklassifiziertes Karzinom	< 1 %

Tab. 8.5 TNM-Klassifikation.

TNM-Stadium	Beschreibung
T – Primärtumor	
T 1a	Infiltration in Lamina propria oder Muscularis mucosae
T 1b	Infiltration in Submukosa
T 2	Infiltration in Muscularis propria
T 3	Infiltration in Subserosa
T 4a	Perforation der Serosa (viszerales Peritoneum)

T 4b	Infiltration in Nachbarstrukturen:
	  ○ Milz
	  ○ Colon transversum
	  ○ Leber
	  ○ Zwerchfell
	  ○ Pankreas
	  ○ Bauchwand
	  ○ Nieren, Nebennieren
	  ○ Dünndarm
	  ○ Retroperitoneum

N – regionäre Lymphknoten	
N1	1–2 Lymphknotenmetastasen
N2	3–6 Lymphknotenmetastasen
N3a	7–15 Lymphknotenmetastasen
N3b	> 15 Lymphknotenmetastasen
M – Fernmetastasen	
MX	Fernmetastasen nicht beurteilbar
M0	keine Fernmetastasen
M1	Fernmetastasen
histopathologisches Grading	
GX	Differenzierungsgrad nicht beurteilbar
G1	gut (hoch) differenziert
G2	mäßig differenziert
G3	schlecht differenziert
R – Klassifikation	
RX	Residualtumor nicht beurteilbar
R0	kein Residualtumor
R1	mikroskopischer Residualtumor
R2	makroskopischer Residualtumor

Magen – Duodenum

Tab. 8.6 Stadiengruppierung (UICC).

Stadium	T (Tumor)	N (Lymphknoten)	M (Metastasen)
0	Tis	N0	M0
IA	T1	N0	M0
IB	T2	N0	M0
	T1	N1	M0
IIA	T3	N0	M0
	T2	N1	M0
	T1	N2	M0
IIB	T4a	N0	M0
	T3	N1	M0
	T2	N2	M0
	T1	N3	M0
IIIA	T4a	N1	M0
	T3	N2	M0
	T2	N3	M0
IIIB	T4b	N0, N1	M0
	T4a	N2	M0
	T3	N3	M0
IIIC	T4a	N3	M0
	T4b	N2, N3	M0
IV	jedes T	jedes N	M1

Therapeutisches Vorgehen

Indikationsstellung

- primär chirurgisch:
  - kurativ wird eine R0-Resektion angestrebt
  - palliative Maßnahmen bei Inoperabilität (s. u.)
- Chemotherapie: präoperativ neoadjuvant zum Downstaging (MAGIC-Studie) oder bei primär nicht resektalem Tumor oder palliativ
- Bestrahlung besitzt keinen Stellenwert
- Regeloperationen:
  - im Staging resektabel, ohne Fernmetastasierung: Staging-Laparoskopie zum Ausschluss Peritonealkarzinose oder Lebermetastasen
  - subtotale, distale Resektion mit D2-Lymphknoten-Dissektion der Kompartimente I und II
  - Gastrektomie mit D2-Lymphknoten-Dissektion der Kompartimente I und II
  - bei OP-Notwendigkeit trotz Fernmetastasierung → Palliativoperation
  - bei Operabilität aber Peritonealkarzinose: zytoreduktive Chirurgie und HIPEC (im Rahmen von Studien)

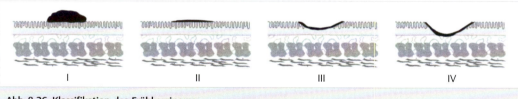

Abb. 8.26 Klassifikation des Frühkarzinoms.

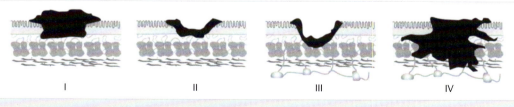

Abb. 8.27 Klassifikation nach Borrmann.

Subtotale distale Resektion mit regionaler D 2-LK-Dissektion

Indikationen sind:
- Frühkarzinom im Antrum
- Regel-OP beim intestinalen Typ im Antrum, wenn ein Sicherheitsabstand von 4 cm möglich ist und die Kardia-LK frei sind. Wenn diese Lymphknoten positiv sind, wird eine Gastrektomie durchgeführt.
- Wenn durch die subtotale distale Resektion lokale Tumorfreiheit erreicht wird, führt sie zu einer geringeren postoperativen Letalität als die Gastrektomie und zu einer besseren postoperativen Lebensqualität.

Gastrektomie mit regionaler D 2-LK-Dissektion

Indikationen sind:
- Antrumkarzinom und positive Kardialymphknoten oder Lymphknoten des Kompartiments II positiv
- Regel-OP beim diffusen Typ oder Mischtyp
- Frühkarzinom im Korpus oder Fundus
- Magenstumpfkarzinom

Gastrektomie mit Splenektomie und evtl. mit Pankreaslinksresektion

- Eine Splenektomie wird in der Regel nicht empfohlen (s. o.). Die Überlebenszeiten werden nicht verlängert.
- Bei der subtotalen Resektion wird in der Regel die Milz erhalten, um eine ausreichende Durchblutung des Magenstumpfs über die kurzen Magenarterien zu gewährleisten (→ LK im Milzhilus werden nicht entfernt).

Laparoskopisch-endoskopische Verfahren

- bei **Magenfrühkarzinom** ohne Lymphknotenmetastasen:
  - erhabene Karzinome mit einem Durchmesser von max. 2 cm
  - flache Karzinome mit einem Durchmesser von max. 1 cm
  - differenzierte Karzinome
- bei fortgeschrittenem Magenkarzinom laparoskopische Magenresektion in den Händen geübter Operateure.
- endoskopische **Mukosaresektion**, wenn der Tumor endoskopisch gut erreichbar ist und eine R0-Resektion möglich erscheint (die R0-Resektionsrate liegt zwischen 45 und 85 %)
- laparoskopisch-endoskopische **Kombinationsverfahren:** Verfahrenswahl hauptsächlich abhängig von der Lokalisation des Tumors und von den mit der Resektion verbundenen technischen Schwierigkeiten
- laparoskopisch-endoskopische **lokale Vollwandexzision** bei Tumoren der Magenvorderwand, der großen und kleinen Kurvatur
- laparoskopisch-intragastrale **Mukosaresektion** in allen Bereichen des Magens möglich, auch an Hinterwand, Kardia, Pylorus

> **Merke**
>
> Ergibt sich bei der histopathologischen Aufarbeitung des Präparats eine venöse Invasion, eine Infiltration bzw. Überschreitung der Submukosa, ist eine radikale chirurgische Therapie erforderlich!

Kontraindikationen der operativen Therapie

- irresektabler Tumor, d. h. wenn das Karzinom das dorsale Peritoneum breit infiltriert und die großen Gefäße wie A. hepatica, Truncus coeliacus und Aorta abdominalis ummauert
- diffuse peritoneale und mesenteriale Metastasierung, massiver Aszites
- keine tumorfreie Darmschlinge als Magenersatz zur Verfügung

In diesen Fällen kann bei Passagestörung oder endoskopisch nicht stillbarer Tumorblutung durchaus ein palliativer Eingriff indiziert sein.

Konservative Therapie

Da bei Magenkarzinomen zweifelhaft bleibt, ob die Erweiterung der chirurgischen Therapie die Langzeitprognose verbessert, versucht man in Studien die chirurgische Resektion mit adjuvanten oder neoadjuvanten Therapiekonzepten aus Chemotherapie oder Radiochemotherapie zu kombinieren.

Adjuvante Chemotherapie

- Durch eine postoperative Chemotherapie oder Radiotherapie (als einzige Therapiemodalität) nach der R0-Resektion eines Magenkarzinoms

konnte nach bisherigen Studien auch aufgrund des Studienaufbaus keine reproduzierbare Verbesserung der Prognose erzielt werden. Eine adjuvante Chemo- bzw. Radiochemotherapie nach R0-Resektion ist somit außerhalb von Studien derzeit nicht begründet, zumal sie bei gastrektomierten Patienten mit Gewichtsverlust häufig eingeschränkt oder schlecht verträglich ist.
- So konnte zwar in einer prospektiv randomisierten Studie (Intergroup-116) für Patienten mit lokal fortgeschrittenem Magenkarzinom durch adjuvante Radiochemotherapie ein Überlebensvorteil gegenüber der alleinigen chirurgischen Therapie nachgewiesen werden. Die Studie weist allerdings methodische Schwierigkeiten auf, da z. B. viele dieser Patienten keine adäquate (D 2) Lymphknotendissektion erhielten.

Neoadjuvante Chemotherapie

- ist der adjuvanten Therapie aus folgenden Gründen überlegen:
  ○ Patienten präoperativ in besserem Allgemeinzustand und Ernährungszustand
  ○ Downsizing des Tumors könnte eine höhere Rate an R0-Resektionen zur Folge haben
  ○ durch den präoperativen systemischen Therapiebeginn können die Tumorzellen frühzeitiger angegangen werden
- Bei potenziell R0-resektablen, lokal fortgeschrittenen Tumoren soll/sollte die neoadjuvante Chemotherapie derzeit durchgeführt werden (AWMF-Nr. 032–009 OL). Allerdings gibt es methodische Schwierigkeiten in den vorhandenen prospektiv randomisierten Phase-II- und -III-Studien (z. B. UK MAGIC Trial).
- Inwieweit die Therapie beispielsweise zum Versuch des Downsizing bei primär nicht sicherer R0-Resektabilität oder bei nicht resektablem Magenkarzinom eingesetzt wird, um schließlich evtl. doch eine R0-Resektion zu erreichen, bleibt individuell zu entscheiden.

Derzeit kann noch nicht beurteilt werden, welches Konzept als Standard bei lokal fortgeschrittenen Magenkarzinomen etabliert werden wird. Ob adjuvante Radiochemotherapie oder neoadjuvante Radiotherapie sinnvoll ist, wird in randomisierte Phase-III-Studien überprüft.

Operative Therapie

Prinzipien der kurativen Chirurgie des Magenkarzinoms

- Grundsätzlich ist die R0-Resektion der Garant für die kurative Behandlung.
- Das tubuläre Resektionsausmaß richtet sich nach dem histologischen Subtyp nach Lauren, der Lage des Tumors und dem Tumorstadium. Prinzipiell werden das große und das kleine Netz sowie die regionalen Lymphabflussgebiete entfernt.
- Respektierung der **Sicherheitsabstände**:
  ○ beim intestinalen Typ 4–5 cm oraler Sicherheitsabstand
  ○ beim diffusen Typ 8–10 cm oraler Sicherheitsabstand, daher meist Gastrektomie
  ○ distaler Sicherheitsabstand umfasst eine Duodenalmanschette von ca. 3 cm in situ
- Die **Standard-Lymphadenektomie** umfasst die Kompartimente I und II (s. ▶ Abb. 8.1). Die erweiterte Lymphadenektomie (Kompartiment III) wird von der UICC für die pN-Klassifikation nicht gefordert. Sie ist keine Routinetherapie. Eine Verbesserung der Überlebenszeit durch die Lymphadenektomie ist nur für Patienten mit einer N1- oder frühen N2-Metastasierung, zu erwarten.
- Ablösen des vorderen Mesokolonblatts und der vorderen Pankreaskapsel
- **Erweiterte D 2-Lymphadenektomie.** Kein Nutzen für D 3-Lymphadenektomie. Die Lymphknoten des Kompartiment III gelten als Fernmetastasen. Der Nutzen der Lymphadenektomie bleibt nicht zweifelsfrei belegt, allenfalls profitieren gering ausgeprägte Lymphknotenmetastasierungen von der konsequenten Lymphadenektomie.
- **Splenektomie** bei strenger Indikationsstellung: direkte Tumorpenetration in den Milzhilus oder die Milzgefäße, Tumorbefall des Gesamtmagens; relative Indikation bei großkurvaturigem, milznahem Tumorsitz mit obligatem Lymphabfluss über den Milzhilus. Cave: Gefahr des postsplenektomischen, subdiaphragmalen Abszess

Laparoskopisch-endoskopische Verfahren

- **endoskopische Mukosaresektion (EMR):**
  - Hier wird endoskopisch die Mukosa mit dem Tumor zunächst angesaugt, dann reseziert. Inzwischen verbreitete Therapieform. Cave: Perforationsrisiko
- **laparoskopisch-intragastrale Mukosaresektion:**
  - Tumor wird gastroskopisch markiert
  - Einbringen von 3 Trokaren in das Magenlumen, Einführen des Laparoskops in den Magen, Tumorinspektion und Bestimmung der Resektionsgrenzen
  - Anheben der Mukosa durch Injektion von Kochsalzlösung
  - En-bloc-Resektion des Tumors mit dem Thermokauter oder Ultraschalldissektor
  - Bergen des Resektats über das Gastroskop
  - Diese Methode kommt zum Einsatz, wenn die EMR technisch zu schwierig ist. Durch den simultanen Einsatz von Laparoskop und Gastroskop sind die Resektionsgrenzen und damit ausreichende Sicherheitsabstände exakt bestimmbar.

- **laparoskopisch-endoskopische lokale Vollwandexzision:**
  - laparoskopische, tangentiale Resektion der Magenwand („Wedge-Resektion") mit der „Lesion-Lifting"-Methode. Der Tumor wird gastroskopisch markiert. Durch die Bauchwand wird ein sog. T-Lifter in das Magenlumen vorgeschoben. Der Tumor darf nicht penetriert werden. Mit dem T-Lifter wird der Tumor angehoben und dann unter endoskopischer Kontrolle mit dem Klammerapparat tangential reseziert.
  - Bergung des Resektats über einen Bergebeutel
  - Diese Methode kann eingesetzt werden, wenn die EMR technisch zu schwierig ist. Es wird der laparoskopisch-intragastralen Mukosaresektion vorgezogen. Vorteile sind die Vermeidung einer R1-Resektion und eines postoperativen Ulkus durch Vollwandresektion.

Gastrektomie bei Magenkarzinom

OP-Technik

- typisches Resektionsausmaß: von der Höhe der Kardia bis ca. 3 cm distal des Pylorus; Entfernung des Omentum majus en bloc mit dem Magen; standardmäßige D 2-Lympadenektomie der Kompartimente I und II
- Zugangswege:
  - quere Oberbauchlaparotomie
  - obere Medianlaparotomie, evtl. Linksumschneidung des Nabels
- Exploration:
  - Tumorgröße und -lage
  - Resektionsfähigkeit
  - Ausschluss von Metastasen, intraoperativer Ultraschall (offen/laparoskopisch)
- scharfes Abtrennen des Omentum majus mit dem Lig. gastrocolicum vom Querkolon unter Mitnahme des vorderes Blattes des Mesokolon; Präparation bis zur Unterkante des Pankreas; Durchtrennen der Ligg. duodenocolicum und splenocolicum
- Absetzen der A. gastroepiploica dextra am Abgang aus der A. gastroduodenalis am Unterrand des Duodenums (Pylorus)
- Mobilisieren des Duodenums nach Kocher; Dissektion der parapylorischen LK (LK 5 + 6)
- radikuläre Versorgung der A. gastrica dextra
- Ablösen des kleinen Netzes möglichst nahe der Leber bis zur Kardia
- Absetzen des Duodenums 2 Querfinger (3 cm) distal des Pylorus; TA oder offen mit Haltefäden; Verschluss des Duodenalstumpfs (s. u.) in Abhängigkeit vom geplanten Rekonstruktionsverfahren
- Entfernung der Lymphknoten entlang der A. hepatica communis und des Truncus coeliacus (LK 8 + 9)
- stammnahe Durchtrennung der A. gastrica sinistra, doppelte Ligatur (LK 7)
- stumpfe, zirkuläre Mobilisierung des Ösophagus unter Mitnahme parakardialer LK (LK 1 + 3)
- Dissektion nach links entlang der A. lienalis (LK 11), ggf. Splenektomie
- trunkuläre Durchtrennung des Vagus, anschließend lässt sich der Ösophagus besser in das Abdomen mobilisieren
- Durchtrennen des Ösophagus, in der Regel nach Setzen einer Klemme für die Tabaksbeutelnaht

Magen – Duodenum

Folgen der Totalentfernung des Magens:
- schwere, therapieresistente Refluxösophagitis
- Dumpingsyndrom
- Verlust der Reservoirfunktion sowie fehlendes Hunger- und Appetitgefühl
- Eisenmangelanämie sowie megaloblastäre Anämie; daher Substitution von Vitamin B_{12} 1000 µg alle 3 Monate
- im Falle der Splenektomie Pneumokokkenschutzimpfung 2–3 Wochen postoperativ

Distale Magenresektion

OP-Technik

- typisches Resektionsausmaß: distale 4-Fünftel-Resektion (▶ Abb. 8.28); oral kleinkurvaturseitig 1–2 cm distal der Kardia, großkurvaturseitig abhängig von der Tumorlokalisation; Sicherheitsabstand: aboral mindestens 2 cm distal des Pylorus; Entfernung des Omentum majus mit dem Magenteil en bloc; D 2-Lymphadenektomie der Kompartimente I und II
- Vorgehen wie bei der Gastrektomie
- keine Splenektomie wegen der Durchblutungsverhältnisse des Magenstumpfs (s. Kap. 8.1)
- Rekonstruktion wie bei der B-II-Resektion
  - antekolische anisoperistaltische (oder isoperistaltische) Gastrojejunostomie, Braun-Fußpunktanastomose
  - Gastrojejunostomie nach Roux

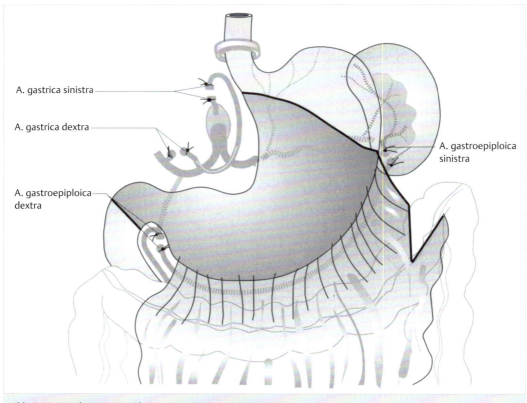

Abb. 8.28 Distale Magenresektion. Typisches Resektionsausmaß.

Multiviszerale Resektion: Linksresektion des Pankreas

Indikationen sind:
- Karzinome, die die Magenhinterwand überschritten und Kauda oder Korpus des Pankreas infiltriert haben
- isolierte LK-Metastasen der Stationen 14 und 16. Diese können durch eine Pankreaslinksresektion komplett entfernt werden.

OP-Technik

- Entfernung der Milz (▶ Abb. 8.29):
  - Auslösen der Milz von links her aus den fetalen Verwachsungen, Herausheben aus ihrem Bett und Anspannen nach medial
  - Darstellen und Versorgen der A. und V. splenica
- stumpfes Auslösen des Pankreas aus seinem Bett; seitliche Hüllen werden mit Schere durchtrennt (▶ Abb. 8.30)
- fischmaulartiges Absetzen des Pankreas (mitsamt der Milz) linkslateral der V. mesenterica superior (▶ Abb. 8.31)
- Versorgung der Pankreasresektionsfläche durch Umstechungen, Ductus pancreaticus wird mit einer Z-Naht versorgt

- Adenektomie der LK-Stationen 14 und 16 (paraaortal, linker Nierenhilus)
- Easy-flow-Zieldrainage an den Pankreasstumpf, um potenzielle Fistelbildungen zu behandeln

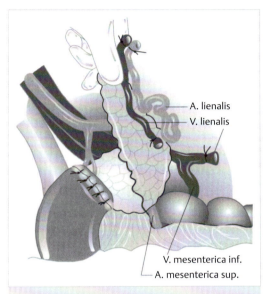

Abb. 8.30 Multiviszerale Resektion: Auslösen des Pankreas.

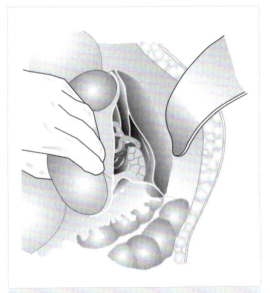

Abb. 8.29 Multiviszerale Resektion: Auslösen der Milz.

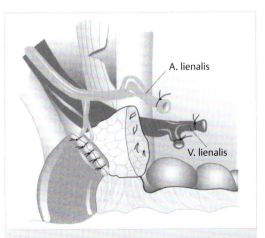

Abb. 8.31 Multiviszerale Resektion: Das Pankreas ist abgesetzt.

Multiviszerale Resektion: Segmentresektion des Querkolons

Indikation ist: Tumorinfiltration des Mesokolons oder des Querkolons.

> **OP-Technik**
> - Mobilisieren der rechten und linken Flexur
> - Resektion des tumortragenden Abschnitts, radikuläre Ligatur der A. colica media
> - keilförmige Resektion des zugehörigen Mesokolonteils
> - einreihige End-zu-End-Anastomose

Rekonstruktionsmethoden nach einer Gastrektomie (Übersicht)

Unterscheidung zwischen:
- Erhalt der Duodenalpassage oder Ausschluss der Duodenalpassage
- Pouchbildung oder Unterbleiben einer Pouchbildung

In über 75 % der deutschen Kliniken erfolgt die Rekonstruktion durch eine einfache Roux-Y-Rekonstruktion mittels Ösophagojejunostomie in End-zu-Seit-Technik. Die Pouchbildung hat in einzelnen Untersuchungen marginale Vorteile für die Lebensqualität gezeigt.

Die Interposition von Dünndarm nach Longmire wird nur bei etwa jedem 7.–8. Patienten durchgeführt. Nachteil ist der gallige ösophageale Rückfluss. Ist die Verwendung eines Jejunum nicht möglich, so wird in seltenen Fällen Dickdarm benutzt. Allen Verfahren konnten keine funktionellen Vorteile gegenüber der technisch einfacheren und risikoärmeren Roux-Y-Rekonstruktion nachgewiesen werden.

Aufgaben des Ersatzmagens sind:
- Reservoirfunktion (am wichtigsten)
- Vermeidung eines ösophagealen Refluxes
- portionierte Nahrungspassage in den Dünndarm ohne beschleunigten enteralen Durchgang

Wiederherstellung der Kontinuität wie folgt:
- **ohne Duodenalpassage** (▶ Abb. 8.32):
  - Die ersten Ersatzmagenbildungen, ohne Duodenalpassage, wurden von Schlatter durchgeführt. Es handelte sich um eine terminolaterale Ösophagojejunostomie, die heute aber wegen des exzessiven Refluxes obsolet ist.
  - Roux propagierte die Y-Anastomose der zuführenden Schlinge, die heute zur Refluxverhütung wenigstens 40 cm aboral der Ösophagojejunostomie implantiert wird.
  - Hunt ergänzte diese Technik durch eine Pouchbildung. Später erfolgte die Sicherung der gastrojejunalen Anastomose durch verschiedene Arten der Jejunoplikatio.
- **mit Duodenalpassage** (▶ Abb. 8.33):
  - Die Ersatzmagenbildung mit Duodenalpassage unter Benutzung einer Jejunuminterposition wurde erstmals von Seo beschrieben und von Longmire, Gütgemann (Verlängerung der Schlinge zur Reservoirvergrößerung) und Schreiber (Jejunoplikatio zur Deckung der ösophagojejunalen Anastomose) weiterentwickelt.
  - Abgesehen von den vermeintlich physiologischen Bedingungen konnten dem Erhalt der Duodenalpassage keine signifikanten pathophysiologischen Vorteile, z. B. ein verbesserter Glukosemetabolismus, eine verbesserte Absorption von Eisen und Kalzium oder eine bessere Pankreasfunktion, nachgewiesen werden. Die interponierte Jejunumschlinge sollte lang gewählt werden (ca. 40 cm), einerseits zur Vergrößerung des Reservoirs, andererseits zur Vermeidung des häufigen Refluxes.
  - Eine Ausnahme stellt die Operation nach Merendino bei AEG-Tumoren dar, die im Wesentlichen einer anisoperistaltischen Interposition eines gefäßgestielten Jejunumsegments entspricht und in den letzten Jahren eine Renaissance erfährt.
- **taktische Überlegungen:**
  - Die Verfahrenswahl richtet sich nach dem Zustand des Patienten, der Radikalität der Operation, der operativen Erfahrung des Operateurs und der Prognose.
  - Heute wird bei kurativ resezierbaren Karzinomen die Roux-Y-Rekonstruktion bevorzugt.
  - Die Roux-Y-Rekonstruktion ist auch bei palliativen Operationen oder bei Risikopatienten eher als die Interpositionsoperation umsetzbar.

8.2 Magen/Duodenum-Pathologie

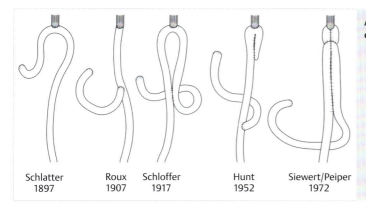

Abb. 8.32 Rekonstruktionsmethoden ohne Duodenalpassage.

Schlatter 1897 | Roux 1907 | Schloffer 1917 | Hunt 1952 | Siewert/Peiper 1972

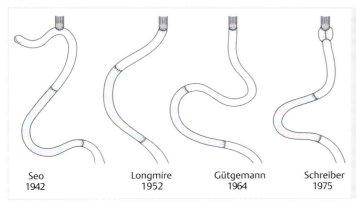

Abb. 8.33 Rekonstruktionsmethoden mit Duodenalpassage.

Seo 1942 | Longmire 1952 | Gütgemann 1964 | Schreiber 1975

Jejunuminterposition (isoperistaltisch) nach Seo, Longmire, Gütgemann, Schreiber

OP-Technik

Gewinnung des Interponats
- Auswahl der 2. Jejunumschlinge ca. 15–20 cm aboral des Treitz-Bandes; Länge des Interponats: ca. 35–45 cm. Die Resektionsgrenzen werden von der Gefäßversorgung bestimmt; diese wird unter Diaphanoskopie kontrolliert. Das Interponat muss von einer kräftigen Mesenterialarterie über Arkaden versorgt sein (▶ Abb. 8.34)
- Durchtrennen des Mesenteriums und Mobilisieren des Interponats unter Erhaltung der Randarkade
- Absetzen der Jejunumschlinge zwischen Klammernahtreihen

Platzierung des Interponats
- Inzision des Mesokolons in einem gefäßfreien Bereich, retrokolisches Hochziehen der Jejunumschlinge (▶ Abb. 8.35)
- terminoterminale Jejunojejunostomie der Entnahmestelle
- Verschluss des Mesenteriumschlitzes (3–0 resorbierbar)

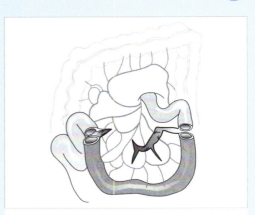

Abb. 8.34 Auswahl der 2. Jejunumschlinge.

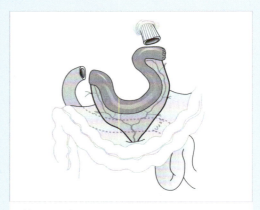

Abb. 8.35 Platzierung des Interponats.

Ösophagojejunostomie

- **terminolaterale Ösophagojejunostomie in Klammernahttechnik** (▶ Abb. 8.36):
  - Resektion der oralen Klammernahtreihe des Interponats; Kontrolle der Durchblutungsverhältnisse im Anastomosenbereich, evtl. Nachresektion
  - Aufdehnen des oralen Interponatendes mit Kornzangen; Einführen des CEEA-Nahtgeräts, Magazingröße 25–28 mm; kurze Inzision des Interponats antimesenterial 7 cm aboral des oralen Endes oder 15 cm aboral, wenn eine Jejunoplikatio geplant ist; Tabaksbeutelnaht; Durchführen des Dorns durch diese Inzision
  - Tabaksbeutelnaht am distalen Ösophagus; konzentrisches Aufdehnen mit Kornzangen; Einbringen der Gegendruckplatte für das CEEA-Gerät in den distalen Ösophagus, Knoten der Tabaksbeutelnaht
  - Approximation des Staplers, Konnektion mit der Gegendruckplatte, Schließen des Instruments und Feuern der Anastomose
  - Dichtigkeitskontrolle durch Luftinsufflation oder intraluminale Blaufärbung
  - Einlegen einer Trilumensonde während End-zu-End-Jejunoduodenostomie in einreihiger Allschichtnahttechnik
- **terminolaterale Ösophagojejunostomie in Handnahttechnik** (▶ Abb. 8.37):
  - Anheften des Jejunums an die Hinterwand des Ösophagus mit 3–0 monofil resorbierbar (die Naht erfasst Serosa und Muskularis bzw. Adventitia und Muskularis beim Ösophagus)
  - Inzision des Jejunums, 3–5 cm breit, 4–6 cm vom Blindverschluss entfernt, bzw. 15 cm vom Blindverschluss entfernt, wenn eine Jejunoplikatio geplant ist
  - Hinterwandnaht allschichtig, dicht gestochen, Stichabstand 3 mm, Distanz zum Wundrand 5 mm. Die Fäden werden zuerst alle vorgelegt, dann geknüpft. Die Knoten liegen intraluminal.
  - Analog allschichtige, einreihige Vorderwandnaht. Die Knoten liegen extraluminal.
  - Dichtigkeitsprüfung der Anastomose. Sie muss spannungsfrei und gut durchblutet sein.
  - selten: Jejunoplikatio; Einlegen einer Trilumensonde während End-zu-End-Jejunoduodenostomie in einreihiger Allschichtnahttechnik

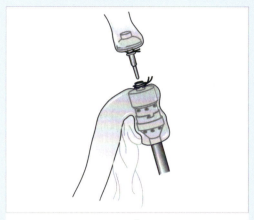

Abb. 8.36 Terminolaterale Ösophagojejunostomie. Klammernahttechnik.

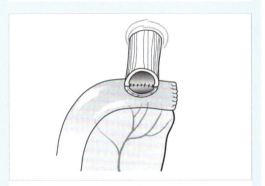

Abb. 8.37 Terminolaterale Ösophagojejunostomie. Handnahttechnik.

Magen – Duodenum

Ösophagojejunostomie nach Roux
(▶ Abb. 8.38)

OP-Technik
- Verschluss des Duodenalstumpfs mit Klammernahtreihe oder durch eine 2-reihige Knopfnaht
- Auswahl der 2. Jejunumschlinge
- Durchtrennung des Jejunums wenigstens 20 cm aboral des Treitz-Bandes zwischen Klammernähten; Dissektion des angrenzenden Mesenteriums unter Erhaltung der Randarkade
- aboralen, blind verschlossenen Jejunumschenkel retrokolisch hochziehen
- End-zu-Seit- oder End-zu-End-Anastomose mit dem Ösophagus, evtl. Jejunoplikatio
- mindestens 40 cm (bis 60 cm) unterhalb der Ösophagus-Dünndarm-Anastomose: die vom Duodenum kommende Dünndarmschlinge im Sinne einer Roux-Y-Anastomose End-zu-Seit anastomosieren (in maschineller Klammernahttechnik oder Allschichtnaht 3–0 monofil, resorbierbar)
- Fixation des Dünndarms während Mesokolonschlitzverschluss

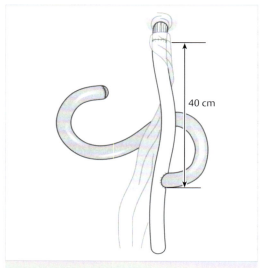

Abb. 8.38 Ösophagojejunostomie nach Roux-Y.

Magenersatz mit Pouchbildung
- **OP nach Hunt-Lawrence-Rodino:**
  - Modifikation der Roux-Y-Ersatzmagenbildung
  - End-zu-Seit-Ösophagojejunostomie, das überstehende Segment ist etwa 15 cm lang
  - laterolaterale Enteroanastomose zwischen dem überstehenden Segment und dem Jejunum, ca. 15 cm lang (keine Jejunoplikatio)
- **OP nach Herfarth:**
  - Ergänzung der Pouchbildung nach Hunt-Laurence-Rodino durch eine Jejunoplikatio
  - retrokolisches Hochziehen einer gut beweglichen, 50 cm langen oberen Jejunumschlinge
  - parallele Anlage einer 15 cm langen Enteroanastomose unter Belassung einer zentral mobilen Darmschlinge
  - quere Inzision der abführenden Jejunumschlinge in Höhe des oberen Nahtpols
  - ösophageale Anastomose
  - Bildung der Jejunoplikatio mit dem oberhalb der Anastomose mobilen Darmanteil
  - Fixierung der Plikation durch Knopfnähte
- **OP nach Siewert-Peiper:**
  - Auswahl einer gut beweglichen, oberen Jejunumschlinge; retrokolisches Hochziehen der Schlinge in den Oberbauch
  - Anlage einer breiten, laterolateralen Enteroanastomose unter kranialer Belassung einer mobilen, 6–8 cm großen Darmschlinge; der obere Pol der vorderen Enteroanastomose wird offen gelassen und hier wird der Ösophagus eingenäht
  - Bildung der Jejunoplikatio mit der oberhalb der Anastomose freigebliebenen Darmschlinge; Fixierung der Plikation durch Knopfnähte
- **OP nach Kremer:**
  - Auswahl einer gut beweglichen, 50 cm langen oberen Jejunumschlinge, retrokolisches Hochziehen der Schlinge in den Oberbauch
  - Anlage einer breiten Enteroanastomose wie oben beschrieben, unter Belassung einer kranialen mobilen Schlinge
  - Durchtrennen der Schlinge zum abführenden Ende hin mit dem GIA-Gerät
  - Ausführen der Anastomose zwischen dem abführenden Segment und dem Ösophagus mit dem EEA-Gerät wie oben beschrieben
  - Decken der Anastomose mit dem zuführenden Segment im Sinne einer Jejunoplikatio, Fixieren der Manschette mit Knopfnähten

Palliativmaßnahmen

- Bleibt nach der vermeintlichen R0-Resektion ein mikroskopischer Tumorrest (R1-Resektion ohne Fernmetastasen) zurück, sollte nachreseziert werden (R0-Resektion).
- Nach R2-Resektion oder bei Magenkarzinom mit Fernmetastasen ist die rein palliative Chemotherapie indiziert.
- Gängige Kombinationen zur palliativen Chemotherapie sind:
  - ECF (Epirubicin/Cisplatin/5-FU)
  - FLP (5-FU-Folinsäure/Cisplatin)
  - MCF (Mitomycin/Cisplatin/5-FU)
  - bei Patienten in schlechtem Allgemeinzustand: 5-FU und Folinsäure

Ziel von **Palliativoperationen** ist die Wiederherstellung der Nahrungspassage bei einem stenosierenden oder blutenden und nicht resezierbaren Karzinom. Es stehen mehrere Methoden zur Verfügung:
- **Gastroenterostomie** (bei Stenose in der unteren Magenhälfte; ▶ Abb. 8.39)
- **Ösophagogastrostomie** nach Heyrowsky (bei Stenose in der oberen Magenhälfte; ▶ Abb. 8.40)
- **Tubus**, operativ oder endoskopisch, Metallstent, evtl. ummantelt
- Häring-Tubus (▶ Abb. 8.41)
- Celestin
- Witzel-Fistel (▶ Abb. 8.42)
- PEG (perkutane endoskopische Gastrostomie): Endoskopisch gesteuert wird eine transkutane, äußere Magenfistel angelegt.

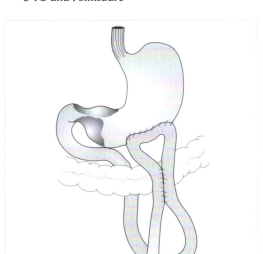

Abb. 8.39 Gastroenterostomie. Antekolisch mit Braun-Fußpunktanastomose.

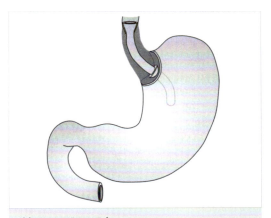

Abb. 8.41 Häring-Tubus.

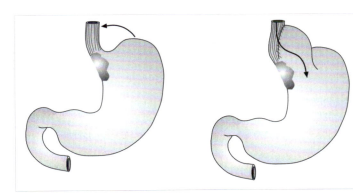

Abb. 8.40 Ösophagogastrostomie nach Heyrowsky.

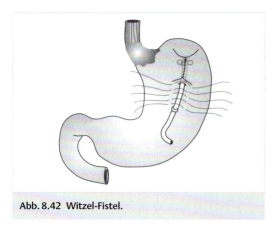

Abb. 8.42 Witzel-Fistel.

Nachsorge
- Die Tumornachsorge wird eher symptomorientiert durchgeführt.
- Da bei früh diagnostizierten Rezidiven im Anastomosenbereich durchaus eine operative Nachresektion möglich ist, empfiehlt sich dennoch eine regelmäßige Tumornachsorge.

Prognose
5-Jahres-Überlebensraten sind (für UICC-Stadien):
- Stadium I: 70–80 %
- Stadium II: 50–60 %
- Stadium III: 20–30 %
- Stadium IV: < 5 %

In Japan finden sich günstigere Prognosen, vermutlich aufgrund anderer biologischer Verhaltensmuster und einem höheren Anteil an Magenfrühkarzinomen.

8.2.4 Mucosa-associated-lymphatic-tissue-Lymphom

Definition
- **MALT** = mucosa associated lymphatic tissue
- Non-Hodgkin-Lymphome (NHL) werden in nodale und primär extranodale Lymphome unterteilt. Die Lymphome des MALT gehören zu den **primär extranodalen Non-Hodgkin-Lymphomen**. Die meisten primären Lymphome des Magens stellen MALT-Lymphome dar. Es besteht eine enge kausale Verbindung zu HP-Infektionen.

Lokalisation
- Die extranodalen Lymphome manifestieren sich bevorzugt im Gastrointestinaltrakt, wobei hier wiederum der Magen mit 60–70 % am häufigsten betroffen ist.
- Der Magen verfügt primär über kein lymphatisches Gewebe (im Gegensatz zum physiologischen MALT des Dünn- und Dickdarms). Das MALT des Magens ist sekundär erworben. Es entsteht fast immer auf dem Boden einer Immunreaktion im Rahmen einer chronischen HP-induzierten Gastritis. Diese führt zur Ausbildung von B-Lymphfollikeln in der Mukosa.
- MALT-Lymphome zeigen lange Zeit ein organgebundenes Wachstum. Kommt es zu Absiedlungen, sind zunächst andere MALT-Organe befallen, z. B. der übrige GI-Trakt oder die Tonsillen. Erst im weiteren Verlauf erfolgt dann der LK-Befall oder die Generalisation.

Histologie
- Histopathologisch werden niedrig- und hochmaligne B-Zell-Lymphome des MALT unterschieden.
- Weiterhin sind von den B-Zell-MALT-Lymphomen die sehr seltenen, aggressiven T-Zell-Non-Hodgkin-Lymphome des Magens (immunhistochemisch) abzugrenzen.

Klassifikation
(▶ Tab. 8.7).

Klassifikation der primären gastrointestinalen NHL nach Isaacson
- **B-Zell-Lymphome:**
  - Lymphome vom Typ des MALT
  - niedrigmaligne Lymphome (überwiegend im Magen)
  - hochmaligne Lymphome mit oder ohne niedrigmalignen Tumoranteil (überwiegend im Magen)
  - immunproliferative Dünndarmerkrankung (IPSID), niedrig-, gemischt-, hochmaligne
  - Mantelzelllymphom (lymphomatöse Polyposis)
  - Burkitt- und burkittähnliches Lymphom
  - andere B-Zell-Lymphome, die äquivalenten nodalen Lymphomen entsprechen

8.2 Magen/Duodenum-Pathologie

Tab. 8.7 Stadieneinteilung (mod. nach Musshoff).

Stadium	Beschreibung
EI1	uni- oder multilokulärer Magenbefall, das Lymphom ist auf die Mukosa und Submukosa begrenzt (sog. Frühlymphom)
EI2	wie EI1, das Lymphom überschreitet jedoch die Submukosa (Infiltration der Muscularis propria oder der Serosa oder Ausbreitung per continuitatem in ein Organ)
EII1	uni- oder multilokulärer Magenbefall jeder Infiltrationstiefe einschl. eines Organbefalls per continuitatem und/oder synchroner Befall des Intestinums gleicher Ausdehnung und zusätzlicher Befall der regionären Lymphknoten (Kompartiment 1 und 2)
EII2	wie EII1, jedoch Befall der Lymphknoten in Kompartiment 3
EIII	Lymphombefall des Magens und Lymphknotenbefall beidseits des Zwerchfells einschl. eines weiteren lokalisierten Organbefalls im Gastrointestinaltrakt einschl. Waldeyer-Ring
EIV	Magenlymphom, alle zugehörigen Lymphknoten betroffen und diffuser disseminierter Befall eines oder mehrerer extragastraler Organe

- T-Zell-Lymphome:
  - enteropathieassoziierte T-Zell-Lymphome (EATL)
  - andere, nicht enteropathieassoziierte Typen

Diagnostisches Vorgehen

- Anamnese, klinische Untersuchung
- Labor:
  - komplettes Blutbild, Laktatdehydrogenase (LDH), Transaminasen, Elektrophorese, cholestaseanzeigende Enzyme, harnpflichtige Substanzen, Urinstatus, Paraproteine
  - HIV-Bestimmung
  - Vitamin B_{12}, Folsäure, Serum-Fe, Ferritin
- histopathologische Klassifikation mit Abgrenzung des B-Zell-MALT vom hochmalignen NHL und vom Karzinom; Helicobacter-pylori-Status
- Röntgen-Thorax, Sonografie des Abdomens, CT des Abdomens und des Thorax
- Endosonografie zur Bestimmung der Infiltrationstiefe
- Endoskopie mit multiplen PEs aus verdächtigen und unverdächtigen Bezirken
- Knochenmarkbiopsie

Therapeutisches Vorgehen

Indikationsstellung

- MALT-Lymphome werden vorwiegend konservativ behandelt.
- Eine allgemeingültige Behandlungsstrategie kann mangels entsprechender Daten noch nicht angegeben werden. Die Therapiestrategien werden noch kontrovers diskutiert. Im Mittelpunkt steht die Frage: operative oder konservative Behandlung?
- Wegen mangelnder Erfahrungen sollte die Therapie möglichst nur im Rahmen von kontrollierten Studien durchgeführt werden.

Niedrigmaligne Lymphome

- Bei Lymphomen EI1 scheint nach neueren Studien die alleinige HP-Eradikation ausreichend zu sein (Vollremission in 60 % der Fälle), wobei Verlaufskontrollen erfolgen sollten (10 % Rezidive). Ansonsten wird bei EI2- und EII2-Lymphomen die R0-Resektion empfohlen, mit postoperativer Radiatio; bei Inoperabilität alleinige Bestrahlung
- bei EIII- und EIV-Lymphomen: Chemotherapie und Radiatio, evtl. palliative OP

Hochmaligne Lymphome

- bei EI1- und EII2-Lymphomen: Chemotherapie, ggf. Resektion
- bei EIII- und IV-Lymphomen: Chemotherapie und Radiatio

Konservative Therapie

- **Chemotherapie:** Zur Anwendung kommen das CHOP- oder das CVI- Schema (Cyclophosphamid, Vincristin, Prednisolon). Gute Ergebnisse wurden bei hochmalignen nodalen Lymphomen erreicht. Über die Ergebnisse beim MALT-Lymphom liegen noch keine ausreichenden Erkenntnisse vor.
- **Radiotherapie:** Die postoperative Radiotherapie beim niedrigmalignen Magenlymphom EI und EII ist etabliert.

Operative Therapie

Die Operation verfolgt therapeutische und diagnostische Ziele. In Abhängigkeit von der Tumorlokalisation erfolgt subtotale Magenresektion oder Gastrektomie einschließlich Lymphknotendissektion der Kompartimente I und II.

Literatur

[1] Koop H. Ulkuskrankheit. Gastroenterologie up2date 2006; 2: 97–108
[2] Rehders A, Nilges A, Knoefel WT. Obere gastrointestinale Blutung. Allgemein- und Viszeralchirurgie up2date 2008; 2: 317–329
[3] Meyer H-J, Wilke H. Behandlunsstrategien beim Magenkarzinom. Dtsch Ärztebl Int 2011; 108(41): 698–706

9 Dünndarm[3]

I. L. Schmalbach

9.1 Anatomie

- Dünndarm anatomisch: Duodenum, Jejunum und Ileum
- Dünndarm chirurgisch: Jejunum und Ileum, von der Flexura duodenojejunalis (Treitz-Band) (vgl. Kap. 5.1) bis zur Valvula ileocaecalis (Bauhin-Klappe) reichend, Länge ca. 4–6 m
- intraperitoneale Lage, hohe Beweglichkeit durch flexibles Mesenterium
- ausgedehnte Blutversorgung durch Äste der A. mesenterica superior: Aa. jejunales und Aa. ileales mit bis zu 5 Arkadenebenen
- Duodenum: Äste des Truncus coeliacus und der A. mesenterica superior
- venöser Abfluss über Äste der V. mesenterica superior in die V. portae
- Lymphabfluss entlang der Arterien
- extrinsische Nervenfasern aus den Plexus coeliacus und mesentericus superior, Verlauf mit den Arterien
- Wandschichten von innen nach außen:
  - Tunica mucosa (Kerckring-Falten, vom Jejunum zum Ileum abnehmend)
  - Tunica submucosa (Gefäßschicht der Schleimhaut, Peyer-Plaques im Ileum als mukosaassoziiertes lymphatisches Gewebe)
  - Ringmuskelschicht (Stratum circulare) und Längsmuskelschicht (Stratuum longitudinale), dazwischen der Plexus myentericus
  - Tunica serosa

9.2 Pathologien des Dünndarms

9.2.1 Morbus Crohn

Definition

- chronisch entzündliche Darmerkrankung (CED) unklarer Ätiologie
- granulomatöse Entzündungsreaktion, die gesamte Darmwand umfassend, einschließlich des mesenterialen Fettgewebes (typisches makroskopisches Zeichen: Übergreifen des Fettgewebes auf die Darmwand, als „creeping fat" bezeichnet) und regionärer Lymphknoten
- schubweiser Krankheitsverlauf mit hochakuten symptomatischen und unterschiedlich langen Remissionsphasen
- Alle Teile des Magen-Darm-Trakts (Lippen bis Anus) können betroffen sein, typischerweise diskontinuierlicher, segmentaler Befall („skip lesions").
- Manifestationshäufigkeit: terminales Ileum bis 80 % (Ileitis terminalis, in 20 % gleichzeitiger Rektumbefall), nur Kolon 30 % (Colitis Crohn), ileozäkal 30 % (Enterocolitis regionalis), proximaler Dünndarm 5–10 %, Magen/Duodenum 2–3 %, Ösophagus 0–1 % (s. ▶ Abb. 9.1)

Epidemiologie

- Prävalenz (in den letzten 20 Jahren steigend): 200 pro 100 000 Einwohner; Inzidenz: 7–9 pro 100 000 Einwohner pro Jahr
- Männer und Frauen gleich häufig betroffen
- Manifestation meist zwischen dem 16. und 35. oder jenseits des 60. Lebensjahrs
- familiäre und ethnische Häufung: Hellhäutige Menschen erkranken etwa doppelt so häufig wie dunkelhäutige.

Ätiologie

CED unklarer Ätiologie. Als ursächliche/disponierende Risikofaktoren sind in der Diskussion:
- Autoimmunprozesse
- Nikotin (Enthaltsamkeit wirkt sich günstig auf Krankheitsverlauf aus, gegenteilig verhält es sich bei der Colitis ulcerosa)
- vorausgegangene Appendektomie (erhöht das Risiko für Morbus Crohn, senkt es für eine Colitis ulcerosa
- Gendefekte (NOD 2/CARD 15, Polymorphismus auf Chromosom 16)
- Mycobacterium pseudotuberculosis
- veränderte Darmflora, intestinaler Barrieredefekt
- Ernährung (übermäßig Fett und Fleisch)
- übertriebene Hygiene
- Psychosomatik
- zusammengefasst: Ungleichgewicht zwischen pro- und antiinflammatorischen Faktoren

---

[3] Dieses Kapitel ist eine überarbeitete Version des Beitrags aus der 5. Auflage von K.-H. Reutter.

Dünndarm

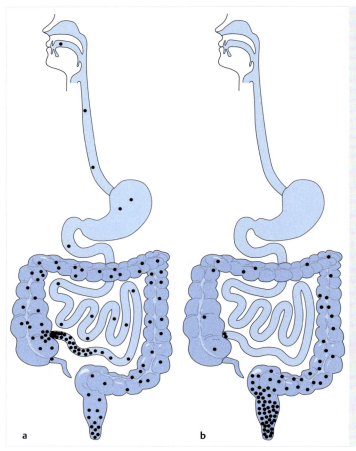

Abb. 9.1 Chronisch entzündliche Darmerkrankungen. Befallsmuster.
- a: Morbus Crohn
- b: Colitis ulcerosa.

Klassifikation

Crohn's Disease Activity Index (CDAI, Aktivitätsindex nach Best)

- Instrument zur Einteilung des Morbus Crohn in Schweregrade, Ausdruck der Krankheitsaktivität (▶ Tab. 9.1)
- Beurteilung des Krankheitsverlaufs und der Medikationswirksamkeit
- CDAI bis 150 Punkte: Remission
- CDAI 150–220 Punkte: leichte bis mittelschwere Entzündungsaktivität
- CDAI 220–450 Punkte: mittelschwere bis schwere Entzündungsaktivität
- CDAI > 450 Punkte: sehr schwere Entzündungsaktivität
- Annahme eines positiven Ansprechens einer Therapie bei Abfall des CDAI um mehr als 100 Punkte

Symptomatik

- Abdominalschmerzen, häufig im rechten Unterbauch (Vortäuschung einer Appendizitis) als Ileitis terminalis
- Übelkeit, Erbrechen, Gewichtsverlust, Appetitlosigkeit
- tastbare Resistenz/Walze im rechten Unterbauch
- mäßige Temperaturerhöhung
- Durchfälle, im Gegensatz zur Colitis ulcerosa meist ohne Blutbeimengung
- bei chronischem Verlauf rezidivierende (Sub-)Ileus-Zustände, Stenosen, septische Temperaturen, Abszessbildungen, Fistelbildungen
- Gallensäureverlustsyndrom: Cholelithiasis, chologener Fettstuhlgang, Nephrolithiasis
- extraintestinale Manifestationen bei 10–20 % der Crohn-Patienten: Arthritis der großen Gelenke 4–16 %, Sakroiliitis 4–20 %, Gallensteine bis 30 %, Nierensteine 10 %, fibrosierende Alveolitis, Ery-

9.2 Pathologien des Dünndarms

Tab. 9.1 Bestimmung des CDAI anhand von 8 Kriterien und deren Wichtungen (aus: Furger P. Innere Medizin quick. Stuttgart: Thieme; 2015).

klinische Parameter	Vorgänge 7 d	Summe	K*	Subtotal
1. Anzahl wässrige oder weiche Stuhlgänge	☐☐☐☐☐☐☐	____	× 2 =	____
2. Bauchschmerzen (fehlend bis stark: 0–3)	☐☐☐☐☐☐☐	____	× 5 =	____
3. Allgemeinzustand (gut bis schlecht: 0–4)	☐☐☐☐☐☐☐	____	× 7 =	____
4. unter den 6 folgenden Komplikationskategorien hat der Patient: • 4.1 Arthritis oder Arthralgien • 4.2 Uveitis oder Iritis • 4.3 Erythema nodosum, Pyoderma gangraenosum, Mundaphtose • 4.4 Analfissuren, Analfisteln oder perirektale Abszesse • 4.5 andere Fisteln (z. B. enterovesikal) • 4.6 Fieber ≥ 37,8 °C während der letzten 7 Tage		____	× 20 =	____
5. antidiarrhoische Therapie: nein = 0, ja = 1		____	× 30 =	____
6. Masse im Abdomen: keine Masse = 0, fraglich = 2, sicher = 5		____	× 10 =	____
7. Hämatokrit (%): • Männer: 47 – $Hk_{gemessen}$ • Frauen: 42 – $Hk_{gemessen}$		____	× 6 =	____
8. %-Anteil, welcher vom gewohnten Gewicht abweicht (gegen ↑ oder ↓)		____	× 1 =	____
Crohn's Disease Activity Index (CDAI)			**Total =**	____
Interpretation: • < 150 Punkte: Remission • 150–450 Punkte: milde bis mittelschwere Aktivität • > 450 Punkte: schwergradige Aktivität				

* Multiplikationsfaktor

thema nodosum 15–25 %, Pyoderma gangraenosum, aphthöse Stomatitis 10–20 %, Konjunktivitis, Uveitis, Iritis

> **Merke**
> Der klinische Verlauf lässt einen fistulierenden Crohn und einen stenosierenden Crohn unterscheiden.

Diagnostisches Vorgehen

Die Diagnose Morbus Crohn wird in einer Gesamtbewertung von Klinik, Verlauf, Labor, Endoskopie, Histolgie und Bildgebung gestellt.

Laboruntersuchung

- zur Beurteilung von Krankheitsaktivität und Therapieverlauf, zur Differenzialdiagnose
- CRP- und BSG-Erhöhung, Leukozytose, Anämie, Vit-B_{12}-Mangel, Eisenmangel, ANA(+), p- und X-ANCA(+), Antikörper gegen Saccharomyces cerevisiae (DD zur Colitis ulcerosa)
- Calprotectin im Stuhl: gesunde 10–31 µg/g Stuhl
  M. Crohn: 62–320 µg/g Stuhl
  C. ulcerosa: 151–167 µg/g Stuhl
- Stuhlkulturen mit Serologie: Nachweis pathogener Keime (inkl. Clostridium-difficile-Toxin), Ausschluss einer Sprue (Gliadin-AK)

Bildgebende Diagnostik

- **Sonografie:**
  - Darstellung von Abszessen, Wandverdickungen, Stenosen, freier Flüssigkeit
  - Hinweis auf Differenzialdiagnosen
  - Endosonografie bei analem Befall mit Fisteln
- **Röntgen (Magen-Darm-Passage, Kolonkontrasteinlauf, CT, MRT):** Gerade bei jungen Patienten ist die MRT der CT vorzuziehen, beide Untersuchungen sind zwingend mit endoluminalem Kontrastmittel durchzuführen.
  - segmentales Befallsmuster – im Gegensatz zur Colitis ulcerosa
  - makroskopisches Pflastersteinrelief, fadenförmige, diskontinuierliche Stenosen, Wandstarre (Gartenschlauchphänomen durch Fibrosierungen), rillenartige Ulzera

Dünndarm

Tab. 9.2 Differenzialdiagnose der CED Morbus Crohn/Colitis ulcerosa.

Kriterium	Morbus Crohn	Colitis ulcerosa
Lokalisation (▶ Abb. 9.1)	gesamter GI-Trakt möglich, bevorzugt Ileum, Colon ascendens	ausschließlich Rektum, Kolon (aszendierend)
Entzündungsniveau	gesamte Darmwand	nur Schleimhaut
Rektumbeteiligung	20 % der Fälle	obligat
Ileumbeteiligung	bis 80 % der Fälle	selten als „Backwash-Ileitis"
Ausbreitung	diskontinuierlich/segmental	kontinuierlich, aszendierend
Symptome/Klinik	• unblutiger Durchfall • Walze rechter Unterbauch	blutiger/schleimiger Durchfall
extraintestinale Manifestationen	häufig	selten
radiologische Zeichen	• Pflastersteinrelief • Wandstarre („Gartenschlauch") • Stenosen • Rillenulzera	• Kragenknopfulzera • Pseudopolypen • atone Weitstellung • toxisches Megakolon
endoskopische Zeichen	• aphthöse Läsionen • scharfe Ulzerationen • Pflastersteinrelief • Stenosen • Fisteln	• diffuse Schleimhautrötung • unscharfe Ulzera • Pseudopolypen • Vulnerabilität • Kontaktblutung
Histologie	• Epitheloidzellgranulome • Riesenzellen • eosinophile Granulozyten	• Kryptenabszesse • Verminderung der Becherzellen
typische Komplikationen	• Fisteln • Stenosen • Abszesse • Konglomerattumoren	• toxisches Megakolon • Blutungen/Anämie • Kolon-Karzinom
Heilung	nicht möglich	möglich durch Proktokolektomie mit ileoanaler Anastomose

- Beurteilung von Ausdehnung und Stenosegrad morphologisch und funktionell
- Konglomerattumoren, Abszesse, Wandverdickungen, Differenzialdiagnosen

Invasive Diagnostik

- **Ileokoloskopie** mit PEs aus terminalem Ileum und jedem Dickdarmsegment, **Ösophagogastroskopie**
  - wechselndes Nebeneinander von gesunder und entzündlicher Schleimhaut, diskontinuierliche Ausbreitung
  - charakteristische Läsionen: Erosionen, Aphthen, „Pflastersteinrelief", Fisteln, longitudinale Ulzera, entzündliche Stenosen
  - Biopsie, Histologie: Lymphozyten, eosinophile Granulozyten, Histiozyten, Epitheloidzellgranulome, Mikrogranulome, mehrkernige Riesenzellen

Differenzialdiagnose

- wichtigste Differenzialdiagnose: Colitis ulcerosa (▶ Abb. 9.1 und ▶ Tab. 9.2; Kap. 11.3.2)
- Appendizitis, Divertikulitis
- ischämische, infektiöse, medikamentöse, radiogene, postoperative Kolitis
- Colon irritabile, Zöliakie

Therapeutisches Vorgehen

(▶ Abb. 9.2).

Indikationsstellung

- Eine Heilung des Morbus Crohn ist weder medikamentös noch chirurgisch möglich, die konservative Therapie sollte primär und so lange wie möglich/sinnvoll durchgeführt werden.
- Komplikationen stellen häufig eine OP-Indikation dar

9.2 Pathologien des Dünndarms

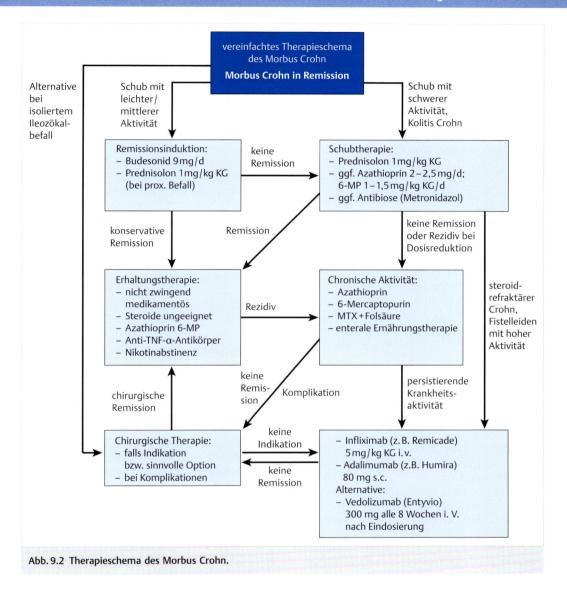

Abb. 9.2 Therapieschema des Morbus Crohn.

- Ziel jeglicher Therapie ist die langfristige Beschwerdefreiheit bei guter Lebensqualität, die Verhinderung von Komplikationen, die Vermeidung von Operationen.

Merke
Der Morbus Crohn ist nicht heilbar.

Konservative Therapie
Die Art der Therapie ist abhängig von:
- der aktuellen Krankheitssituation (CDAI): akuter Schub, Remission, chronische Aktivität
- dem Verlauf: chronisch-rezidivierend oder aktiv, komplizierend, steroidrefraktär
- dem Befallsmuster: Ileitis terminalis, Colitis Crohn, extraintestinal
- Beurteilung des Therapieerfolgs am klinischen Verlauf und nicht an der intestinalen Morphologie, ebenso an einem Abfall des CDAI um mindestens 100 Punkte

Akuter Schub mit leichter bis mittlerer Aktivität

(sämtliche Dosisangaben gelten für Erwachsene)
- bei vorwiegend ileozäkalem Befall: Budesonid (z. B. Entocort Kaps. oder Budenofalk Kaps. 9 mg/d), bei distalem Befall: Budenosid Rektalschaum
- alternativ oder bei proximalem Befall: Prednisolon 1 mg/kgKG/d, über 2–3 Monate ausschleichen
- Antibiotika bei septischer Konstellation zusätzlich

Akuter Schub mit schwerer Aktivität, Colitis Crohn

- Prednisolon 1 mg/kgKG/d
- bei häufigen Schüben (ab 2/Jahr): zusätzlich Azathioprin (z. B. Azathioprin-Hexal, Imurek) 2–2,5 mg/kgKG/d oder 6-Mercaptopurin (z. B. Puri Nethol) 1–1,5 mg/kgKG/d
- ggf. parenterale Ernährung oder ballaststofffreie Flüssignahrung
- bei Fisteln, Abszessen, Kolon- oder Rektumbeteiligung: Metronidazol (z. B. Clont), 2-mal 500 mg/d i. v.

Chronisch-aktive Verlaufsform, steroidrefraktärer Morbus Crohn

- definiert als persistierende oder rezidivierende Symptomatik über 6 Monate bei vorangegangener adäquater Therapie
- langfristige Anwendung von Azathioprin oder 6-Mercaptopurin
- Medikament der 2. Wahl ist Methotrexat (MTX): 25 mg/Woche i. m., nach Remission 15 mg zum Erhalt; zusätzlich Folsäure 2,5–5 mg/Woche
- monoklonale Anti-TNF-α-Antikörper (Infliximab 5 mg/kg KG i. v., z. B. Remicade, oder Adalimumab 80 mg s. c., z. B. Humira): Leitlinienempfehlung als Primäreinsatz bei trotz ausreichender Medikation mit Steroiden persistierend hoher Krankheitsaktivität (steroidrefraktärer Morbus Crohn) und fehlender chirurgischer Therapieoption
- bei fehlendem Ansprechen der o. g. Medikamente: Vedolizumab (Migrationshemmer) 300 mg alle 8 Wochen i. v. nach Eindosierung
- Substitution von Kalorien, Proteinen, Elektrolyten, Vitaminen und Eisen bei Malabsorbtionssyndrom
- chirurgische Therapie bei entsprechender Indikation durch Komplikationen

Langzeittherapie/Erhaltung der Remission

- keine generelle Empfehlung einer Therapie für alle Patienten, Indikation z. B. großzügiger bei ausgedehntem proximalem Dünndarmbefall zur Vermeidung eines Malassimilationssyndroms
- Indikation, Wahl des Medikaments und Dauer der Therapie werden individuell festgelegt
- wichtig: Nikotinabstinenz
- Steroide ungeeignet
- Patienten mit komplexem Krankheitsverlauf: Azathioprin/6-Mercaptopurin
- alternativ: Methotrexat oder Anti-TNF-α-Antikörper (in jedem Fall, falls diese zur Remissionsinduktion gegeben werden mussten)

Merke

Vor jeder Eskalation mit immunsuppressiver Therapie sollte eine Operation als Alternative zumindest überprüft werden.

Operative Therapie

Operativ ist der Morbus Crohn nicht zu heilen. Ausnahme: isolierter Ileozäkalbefall. Hier kann die Resektion als Alternative zur primär konservativen Therapie gesehen werden, mit günstigen Ergebnissen in Bezug auf Reinterventionsraten und Medikationsnotwendigkeiten im Verlauf. Früher oder später wird jedoch bei 90 % der Patienten ein operativer Eingriff aufgrund einer Komplikation (S. 169) nötig. Wegen der hohen Rezidivrate müssen die meisten der betroffenen Patienten im Verlauf ihrer Erkrankung mehrfach operiert werden.

Merke

Patienten mit komplexen Erkrankungen sollten interdisziplinär diskutiert und chirurgische Optionen frühzeitig einbezogen werden. Komplexe Eingriffe beim Morbus Crohn sollten in CED-erfahrenen Zentren durchgeführt werden.

Operative Therapieprinzipien

- konservative Therapie so lange wie möglich
- strenge OP-Indikation, nur bei Komplikationen gegeben. Aber: Chirurgie nicht erst im körperlichen Verfall durchführen, ggf. prä-OP parenterale Energiezufuhr

9.2 Pathologien des Dünndarms

- bei Dünndarmresektionen: so wenig wie möglich, so viel wie nötig resezieren
- kleinstmögliche Traumatisierung anstreben, darmwandnahe Skelettierung
- Anastomosen möglichst als End-zu-End-Anastomosen; End-zu-Seit-Anastomosen können zu Blindsacksyndromen mit dortigem Crohn-Rezidiv führen
- einreihige, allschichtige (evtl. extramuköse), fortlaufende Nahttechniken mit resorbierbarem, monofilem Fadenmaterial bevorzugen, um Fistelbildungen zu vermeiden; Klammernahtgeräte haben in einer aktuellen großen Studie jedoch keine Nachteile gezeigt
- möglichst keine intraabdominalen Drainagen verwenden (Fistelinduktion)
- betroffene Darmabschnitte/OP-Gebiete ggf. durch eine Stomaanlage ausschalten
- Glukokortikoidtherapie von > 20 mg/d Prednisolonäquivalent über 6 Wochen oder mehr: möglichst präoperativ reduzieren (sonst signifikant höhere Komplikationsrate)
- hohes postoperatives Rezidivrisiko bei Rauchern, bei hohem perianalem Fistelleiden, bei intraabdominalen Fisteln oder Abszessen. Daher: postoperative Rezidivprophylaxe mit Azathioprin oder TNF-α-Blockern

Stenose im Duodenum (symptomatisch)

- Umgehungsoperation mit Gastrojejunostomie oder Duodenojejunostomie
- je nach Lage auch Strikturoplastik ausreichend (Längseröffnung des Darms, quere einreihige, fortlaufende Naht; häufige Maßnahme bei Dünndarmstenosen)

Stenose im Dünndarm oder Kolon/Rektum (symptomatisch)

- bei kurzstreckigen Stenosen ggf. noch endoskopische Dilatation möglich
- sonst:
  - sparsame Segmentresektion bzw. Ileozäkalresektion mit Anastomose, auch zum Malignomausschluss.
  - Diskontinuitätsresektion nach Hartmann bei isoliertem Rektumbefall
  - ggf. protektive Anus-praeter-Anlage
  - ggf. Strikturoplastik

Fisteln

Immer sparsame Resektion des erkrankten Darmabschnitts mit dem Fistelursprung, plus:
- Auskratzen der Fistel mit dem scharfen Löffel oder Exzision nach außen (enterokutan)
- Exzision und Übernähung der Fistelmündung in gesundem Darm (interenterisch)
- Übernähung der Fisteleinmündung in der Blase (enterovesikal) oder Vagina (enterovaginal)
- Einlage einer Netzplombe nach retroperitoneal nach Abszessentlastung (retroperitoneale Fistel)
- Abszessinzision und ggf. Fistelspaltung bei perianalen Fisteln, Fadendrainage bei unmöglicher Spaltung, bei Gefährdung des Sphinkterapparats und/oder ausgedehntem Fistelsystem Anlage eines Deviationsstomas

Komplikationen

Stenosen

- aufgrund von Vernarbungen der entzündlichen Darmabschnitte
- bei zunehmender Ileussymptomatik die häufigste Operationsindikation beim Morbus Crohn

Fisteln

- **perianale Fisteln:**
  - häufigste Komplikation des Morbus Crohn, häufig sind sie die erste Manifestation
  - hohe Spontanheilungsrate oder gute Abheilung nach kleineren Eingriffen, aber hohe Rezidivrate; OP-Indikation bei Symptomatik
  - einfache Fisteln ziehen von der Linea dentata submukös zur Haut, einfache Spaltung möglich
  - komplizierte Fisteln (hohe Fisteln) gehen vom Intestinum oder Rektum aus und erfordern aufwendigere Therapie- und OP-Konzepte (Kap. 13.2)
- **enterokutane Fisteln:**
  - relativ selten, meist Folge einer Nahtinsuffizienz oder eines Anastomosenrezidivs
  - meist vor einer Stenose lokalisiert
  - zur definitiven Heilung ist meist eine Operation indiziert, insbesondere bei hohen Fisteln
- **interenterische Fisteln:**
  - oft lange Zeit symptomlos
  - können zu einem Malabsorbtions- oder Maldigestionssyndrom führen, dann OP-Indikation

- **enterovesikale Fisteln:**
  - verursachen fortgeleitete Zystitiden oder Pyelonephritiden
  - absolute OP-Indikation
- **enterogenitale Fisteln:**
  - meist als enterovaginale Fisteln manifestiert
  - großzügige OP-Indikation aufgrund der Symptomatik
- **retroperitoneale Fisteln:**
  - blind endende Fisteln mit retroperitonealer Abszedierung
  - bei Symptomatik bzw. ausgedehnter Infektsituation OP-Indikation

Abszessbildung

- intraabdominal, retroperitoneal, perianal, interenterische Schlingenabszesse, subkutan, epifaszial
- Indikation zur OP oder interventionellen Drainage

Perforationen

- als freie Perforation bei raschem Entzündungsverlauf („hot Crohn") und (noch) fehlender Abdeckung durch Nachbargewebe; OP-Indikation
- toxische Dilatationen des Darms ähnlich dem toxischen Megakolon indizieren eine **Notfalloperation**

9.2.2 Meckel-Divertikel

- fetaler Dottergangrest durch fehlende Obliteration des Ductus omphaloentericus: echtes Divertikel
- Lage am Ileum, 60–90 cm oral der Bauhin-Klappe, antimesenterial
- Häufigkeit: 2–3 % der Bevölkerung
- meistens Zufallsbefund bei einer Appendektomie: Klinik kann identisch sein, bei unauffälliger Appendix muss nach einem Meckel-Divertikel gefahndet werden
- charakteristisch: Vorkommen von ektoper Magenschleimhaut oder Pankreasgewebe im Divertikel
- **Komplikationen** (Komplikationsrate nimmt mit zunehmendem Alter ab):
  - Blutung (Differenzialdiagnose bei oberer GI-Blutung unklarer Lokalisation)
  - Perforation
  - Entzündung
  - Ileus
  - Invagination, Volvolus

- **Therapie:**
  - Abtragen des Divertikels durch quere Resektion oder Dünndarmsegmentresektion
  - Ein zufällig entdecktes Meckel-Divertikel wird im Kindesalter immer entfernt, im Erwachsenenalter kann es bei sicher fehlenden Komplikationen belassen werden.

9.2.3 Jejunaldivertikel

- Dünndarmdivertikel sind selten (0,5–1 % der Bevölkerung)
- Vorkommen in Duodenum und oberen Jejunum, in ca. zwei Drittel der Fälle als Divertikulose mesenterialseitig im Jejunum
- Vorkommen von kongenitalen echten Divertikeln und erworbenen Pseudodivertikeln
- meistens dauerhaft symptomfreie Befunde
- Symptome bei **Komplikationen:** Divertikulitis, Blutung, Perforation, Peritonitis, Ileus, Fistelbildung
- **Therapie:**
  - bei reiner Divertikulitis konservative Therapie durch intravenöse Antibiose
  - chirurgische Therapie durch Resektion des divertikeltragenden Dünndarmabschnitts, End-zu-End-Anastomose, ggf. Einlage einer Jejunalsonde über die Anastomose hinweg zur frühen enteralen Ernährung

Literatur

[1] Kienle P, Post S. Chronisch entzündliche Darmerkrankungen. Allgemein- und Viszeralchirurgie up2date 2015; 4: 313–333
[2] Preiß JC, Siegmund B. Aktuelle Therapie des Morbus Crohn. Gastroenterol up2date 2014; 10: 247–262
[3] Preiß JC, Bokemeyer B, Buhr HJ et al. Updated German clinical practice guideline on „Diagnosis and treatment of Crohn's desease". Z Gastroenterol 2014; 52: 1431–1484
[4] Fürst A, Schwandner O. Operative Technik bei chronisch-entzündlichen Darmerkrankungen. Viszeralchirurgie 2007; 42: 354–358
[5] Furger P. Innere Medizin quick. Stuttgart: Thieme; 2015
[6] Baumgart DC, Sanddorn WJ. Crohn's desease. Lancet 2007; 369: 1590–1650
[7] Alexander A, Farish-Williford H, Hashimi M. Recognizing and treating Meckel diverticulum. J Am Acad Physician Assistants 2015; 28: 1–2
[8] Téoule P, Birgin E, Rückert F et al. A retrospective unicentric evaluation of complicated diverticulosis jejuni: symptoms, treatment, and postoperative course. Front Surg 2015; 2: 57, DOI: 10.3 389/fsurg.2 015 00 057

10 Appendix vermiformis[4]

I. L. Schmalbach

10.1 Anatomie

- Die Appendix vermiformis (Wurmfortsatz) ist ein 2–20 cm langes und 0,5–1 cm dickes Darmanhängsel am Fundus des Blinddarms (Zäkum) und damit Teil des Dickdarms.
- Zahlreiche Lymphfollikel in ihrer Wand geben einen Hinweis auf ihre immunabwehrende Funktion, insbesondere in der frühkindlichen Entwicklung („Darmtonsille").
- Ursprung/Basis ist der Treffpunkt der 3 Kolontänien am Zäkalpol: Taenia omentalis, Taenia libera, Taenia mesocolica.
- Die Lage ist intraperitoneal, Mesoappendix (Mesenteriolum) mit A. appendicularis, Endarterie aus der A. ileocolica (aus A. mesenterica superior).
- Lymphabfluss und venöser Abfluss entsprechen dem Gebiet des Colon ascendens.
- Lagevarianten (nach Häufigkeit) sind: retrozäkal, mediozäkal, laterozäkal, im kleinen Becken (Douglas), rechter Oberbauch (z. B. Schwangerschaft), linker Unterbauch (Coecum mobile oder sehr selten bei Situs inversus).

10.2 Pathologien der Appendix

10.2.1 Appendicitis acuta

Hinter den Symptomen nahezu aller intraabdominalen Pathologien, von einer harmlosen Gastroenteritis bis hin zu einem Kolonkarzinom, kann sich eine akute Appendizitis verbergen. Die Appendicitis acuta wird daher auch als das „Chamäleon der Chirurgie" bezeichnet. Anamnese und klinische Symptomatik bleiben die wichtigsten Entscheidungskriterien für eine konservative oder operative Therapie. Trotzdem besteht bei 10–15 % aller OP-Indikationen keine relevante Appendizitis.

Epidemiologie

In den westlichen Ländern erleidet jeder 10. Mensch im Laufe seines Lebens eine Blinddarmentzündung.
- meist zwischen dem 10. und 30. Lebensjahr
- Männer : Frauen = 2 : 1

Ätiologie

- Eindringen pathogener Keime in die Appendixwand
- Virulenzsteigerung ansonsten physiologischer Darmflora durch Stase (E. coli, Bacteroides, Streptokokken)
- Entstehung von Mukosaulzerationen durch Erhöhung des Gewebedrucks und Hypoxie, dies vor allem in der Appendixspitze (hier Durchblutung am schlechtesten)
- Diese Vorgänge werden begünstigt durch:
  - Sekretstau durch Koprolithen/viskösen Stuhl oder unverdaute Nahrung (häufigste Ursache)
  - narbige Veränderungen, Verwachsungen
  - Parasiten: bei Kindern in 3–5 % der Fälle Oxyuren-Nachweis, selten Schistosoma und Entamoeba
  - lymphatische Hyperplasie (im Kindesalter)
  - eine sehr lange Appendix mit engem Lumen

Klassifikation

- **klinisch:**
  - akut
  - subakut
  - chronisch-rezidivierend mit schubweisem Verlauf
- **histopathologisch:**
  - katarrhalisch: Hyperämie, Schwellung, entzündliches Exsudat
  - phlegmonös: Entzündungsreaktion aller Wandschichten
  - ulzerophlegmonös: zusätzlich Schleimhauterosionen
  - gangränös: unwiederbringlicher Gewebeuntergang durch Nekrosen
  - perforiert (gedeckt oder frei): eindeutiger Wanddefekt
  - perityphlitischer Abszess: Eiterverhalt extraluminal der Appendix auf dem Boden einer Appendizitis
  - neurogene Appendikopathie: Nervenproliferate in der Appendixwand

---

[4] Dieses Kapitel ist eine überarbeitete Version des Beitrags aus der 5. Auflage von A. Dehne.

Appendix vermiformis

Symptomatik

- klassischerweise Beginn mit dumpfem, schlecht lokalisierbarem Schmerz epigastrisch/rechter Oberbauch („Magenverstimmung"; viszeraler Schmerz)
- Schmerzverlagerung nach 12–24 h als heller, stechender Schmerz, in den rechten Unterbauch lokalisierend (somatischer Schmerz)
- häufige initiale Begleitsymptome: Übelkeit, Erbrechen, Inappetenz, Stuhl- und Windverhalt
- selteneres Begleitsymptom: Durchfall (spricht häufig eher für eine Gastroenteritis)
- Erschütterungsschmerz (Autofahrt oder Fahrt auf der Trage)
- lumbaler Schmerz bei retrozäkaler Lage, Linderung durch Anziehen des rechten Beines (Linderung der Psoasreizung)
- Mittelschmerz bei Lage im Douglas-Raum
- häufig bei Kindern: allgemeine Schlappheit, phlegmatisches/ruhiges Verhalten, halonierte Augen
- häufig im hohen Alter: blande Symptomatik bei unter Umständen fortgeschrittenem Befund (50 % der Appendizitiden bei über 60-Jährigen sind bei Diagnosestellung bereits perforiert)
- bei Perforation: möglicherweise schmerzfreies Intervall von bis zu einigen Stunden
- bei immunsupprimierten Patienten: massiv maskierte Klinik ohne Fieber/Labor möglich

Diagnostisches Vorgehen

Klinische Untersuchung

Klassische Appendizitiszeichen und Schmerzpunkte (▶ Abb. 10.1) sind:
- **Sherren-Dreieck:** Schmerzzone im rechten Unterbauch zwischen Nabel, Symphyse und Spina iliaca anterior superior dextra
- **McBurney-Punkt:** Schmerzpunkt auf der Mitte der gedachten Verbindungslinie (Monro-Linie) zwischen Nabel und Spina iliaca anterior superior dextra
- **Lanz-Punkt:** Schmerzpunkt am Übergang vom mittleren zum rechtslateralen Drittel auf der Verbindungslinie zwischen beiden Spinae iliacae anteriores superiores (Lenzmann-Linie)
- **Blumberg-Zeichen:** kontralateraler Loslassschmerz (Schmerzen rechts beim Loslassen der eingedrückten Bauchdecke im linken Unterbauch)
- **Rovsing-Zeichen:** Schmerzen im rechten Unterbauch beim Ausstreichen des Kolons gegen den Zäkalpol
- **Psoas-Zeichen:** Schmerzen im rechten Unterbauch beim Anheben des gestreckten rechten Beines gegen Widerstand
- **Douglas-Schmerz:** in der rektodigitalen Untersuchung bei Palpation nach ventral (bei jungen Frauen gynäkologisches Konsil einholen mit der Frage nach Schwangerschaft, Ovarialzysten, Adnexitis, Extrauteringravidität, Tuboovarialabszess)

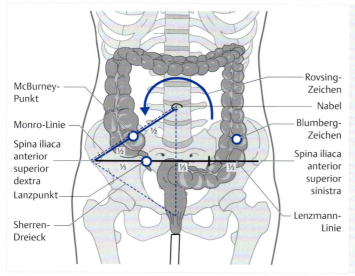

Abb. 10.1 Klinische Appendizitiszeichen.

10.2 Pathologien der Appendix

- **Erschütterungsschmerz:** Schmerzen im rechten Unterbauch bei Erschütterung der Untersuchungstrage oder Fallenlassen auf die Fersen aus dem Zehenstand
- in der Schwangerschaft: erschwerte Diagnosefindung durch Verlagerung der Appendix in den rechten Oberbauch, Symptome und Laborveränderungen häufig schon durch Schwangerschaft selbst erklärbar
- Abstufungen der Schmerzintensität bei der Untersuchung: Schmerz bei tiefer Palpation, bei oberflächlicher Palpation, lokaler oder generalisierter Klopfschmerz, Abwehrspannung (défense musculaire), Peritonismus lokal oder generalisiert

Laboruntersuchung

- Leukozytose > 10/nl mit Linksverschiebung; > 20/nl deutet häufig auf ein anderes entzündliches Geschehen hin (Enteritis, Pneumonie, Pankreatitis)
- CRP-Erhöhung
- Lipaseerhöhung bei Pankreatitis als Differenzialdiagnose
- Urin: Harnwegsinfekt als Differenzialdiagnose oder Zeichen der ureter-/blasennahen Appendizitis, Erythrozyturie bei Ureterkonkrement oder ebenfalls ureter-/blasennaher Appendizitis
- Temperatur: Fieber axillär > 38 °C mit rektoaxillärer Temperaturdifferenz > 1 °C
- bei Kindern: Eosinophilie > 5 % deutet eher auf Wurmenteritis hin
- bei Frauen: Schwangerschaftstest

Bildgebende Verfahren

- Sonografie (Standard): Enge positive Korrelation zwischen Erfahrung des Untersuchers und Befundrelevanz besteht.
- CT und MRT kommen in Zweifelsfällen zum Einsatz.

> **Cave**
>
> Eine sonografisch nicht darstellbare Appendix schließt eine Appendizitis nicht aus!

Sonografie

(▶ Abb. 10.2).

- Sensitivität: 75–93 %, Spezifität 90–99 %, sehr stark untersucherabhängig
- tubuläre (längs) bzw. schießscheibenartige (quer, Target-Form) flüssigkeitsgefüllte, hyporeflexive Struktur im rechten Unterbauch ohne Peristaltik, nicht/kaum komprimierbar
- Schmerzmaximum über o. g. pathologischer Struktur
- Appendixdurchmesser > 6–8 mm
- freie Flüssigkeit im rechten Unterbauch und/oder Douglas-Raum
- Hypoperistaltik im rechten Unterbauch bei peritonitischer Reizung
- Ausschluss von Pathologien anderer Organe (Leber, Gallenblase, Pankreas, Nieren, Blase, Kolon, Uterus, Ovar)

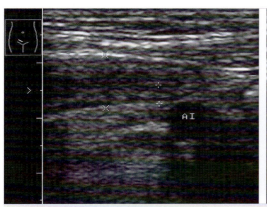 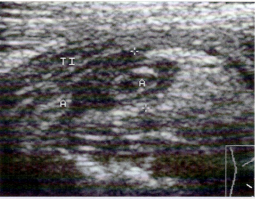

Abb. 10.2 Akute Appendizitis. Sonografisch.
- a: längs.
- b: quer.

Röntgen

- nicht mehr zeitgemäß: Appendikografie in der Kolonkontrastdarstellung
- Abdomenübersicht in Linksseitenlage: bei Unklarheit der übrigen Befunde zum Ausschluss freier intraabdominaler Luft, zum Nachweis eines Ileusbildes mit Spiegelbildung als Zeichen der peritonitischen Reizung im rechten Unterbauch
- CT-Abdomen: Sensitivität und Spezifität bei 95 %; kritisch-zurückhaltende Indikationsstellung:
  - in Zweifelsfällen zum Ausschluss eines Malignoms, einer Divertikulitis, eines Abszesses;
  - großzügiger anzuwenden bei hohem operativen Risiko und unklarer Befundlage, z. B. im hohen Alter oder bei extremer Adipositas
  - obsolet bei Kindern und jungen Frauen (hier im Zweifel MRT möglich)

Differenzialdiagnose

Im Zweifelsfall ist weitere Diagnostik und Konsiluntersuchung durchzuführen.
- **urologisch:**
  - akute Zystitis/Pyelonephritis
  - Uretero-/Nephrolithiasis
  - Hodentorsion
  - Epididymitis
  - Prostatitis
- **gynäkologisch:**
  - Schwangerschaft/extrauterine Gravidität
  - Dysmenorrhö
  - Endometriose
  - Ovarialzysten (ggf. stielgedreht)
  - Follikelblutung
  - Adnexitis
  - Tuboovarialabszess
  - Ovarialmalignom
- **chirurgisch/gastroenterologisch:**
  - Koprostase
  - Gastroenteritis
  - Yersiniose (Pseudoappendizitis)
  - Colitis ulcerosa, Morbus Crohn (Ileitis terminalis)
  - Divertikulitis
  - Meckel-Divertikel
  - perforiertes Magenulkus
  - Cholezystitis
  - Pankreatitis
  - Bridenileus
  - mesenteriale Ischämie
  - Kolonkarzinom rechts
- **sonstige:**
  - innere oder äußere Hernie
  - Rektusscheidenhämatom
  - Psoasabszess- oder Einblutung
  - Pseudoappendicitis diabetica
  - Torquierung von Anteilen des Omentum majus oder von Appendices epiploicae
  - Koxarthrose-Schub/Koxitis
  - Sakroileitis
  - Herpes zoster
  - Bandscheibenprolaps

Seltene Differenzialbefunde der Appendix

(meist postoperative Diagnosen).
- Appendixendometriose (Kap. 10.2.5)
- Morbus Crohn der Appendix (Kap. 10.2.6)
- Appendixdivertikulitis (Kap. 10.2.7)
- Appendixkarzinoid (Kap. 10.2.2)
- Appendixkarzinom (Kap. 10.2.4)
- muzinöses Zystadenom (Kap. 10.2.3)
- Pseudomyxoma peritonei (Kap. 10.2.3)

Therapeutisches Vorgehen

Indikationsstellung

Indikation zur konservativen Therapie

Argumente für eine – zumindest zunächst – konservative Therapie können sein:
- untypische Anamnese und
- subakute Symptomatik
- wenig oder keine Laborveränderungen
- fehlende sonografische Zeichen

Ziel der konservativen Therapie ist die Vermeidung einer letztlich nicht notwendigen Operation, also die Sicherung einer Differenzialdiagnose bzw. die Erhöhung der Spezifität der Diagnose und damit die Spezifität zur invasiven Therapie.

Indikation zur interventionellen Therapie

Bei fortgeschrittenem/großem perityphlitischem Abszess, insbesondere bei Patienten mit hohem operativem Risiko, kann die **interventionelle Drainage** (meist sonografiegesteuert, selten alternativ CT-gesteuert) gepaart mit einer (im Verlauf antibiogrammgerechten) **antibiotischen Therapie** und **Spülbehandlung** das Risiko für eine folgende (offene oder laparoskopische) Operation verringern (weniger Keimverteilung in die freie Bauchhöhle intraoperativ, Schaffung günstigerer Gewebeeigenschaften für eine Operation mit Nähten am Darm) oder gelegentlich sogar eine Operation entbehrlich machen.

Indikation zur operativen Therapie

Liegt nach Anamnese und Klinik eine akute Appendizitis vor oder nahe und wird dies durch Labor und Sonografie gestützt, ist die **operative Appendektomie** die Therapie der Wahl.
- Ziel ist die Entfernung des Infektherdes und Verhinderung einer Abszedierung/Perforation/Peritonitis.
- Daher ist die Operation bei entsprechender Befundlage unmittelbar durchzuführen und im Zweifelsfall der konservativen Therapie vorzuziehen.
- Die OP-Methode (offen oder laparoskopisch) ist dabei befund- und abteilungsabhängig bzw. richtet sich nach der Erfahrung des Operateurs. In zahlreichen Kliniken ist die laparoskopische Operation Methode der Wahl.
- Mit der OP-Indikation ist die Indikation zu einer unmittelbaren **Antibiotikagabe** gegeben (noch präoperativ), je nach intraoperativem Befund wird diese fortgesetzt oder bleibt eine Single-Shot-Antibiose.

Konservative Therapie

- engmaschige klinische Befundverlaufskontrolle
- stationäre Überwachung
- Nahrungskarenz
- Infusion
- Zurückhaltung mit Analgetika
- ggf. Abführmaßnahmen
- laborchemische und sonografische Kontrollen

Innerhalb von 6–8 h muss eine Entscheidung über das weitere Vorgehen fallen (▶ Abb. 10.3).

Operative Therapie

Laparoskopische Appendektomie

Kurt Karl Stephan Semm (1927–2003, deutscher Gynäkologe) gilt als Begründer der laparoskopischen Chirurgie und führte am 12. September 1980 an der Universitäts-Frauenklinik in Kiel die weltweit erste laparoskopische Appendektomie durch.

- **Vorteile** der laparoskopischen Appendektomie:
  - gesamte Abdominalhöhle kann inspiziert werden, dadurch hoher diagnostischer Nutzen, neben therapeutischem Nutzen
  - Therapie von Begleitbefunden ist über den gleichen Zugang möglich: Adhäsionen, Ovarialzysten, Endometriosen, Tuboovarialabszesse, Meckel-Divertikel, gedeckt perforierte Sigmadivertikulitis
  - kürzerer Krankheitsausfall, weniger postoperative Schmerzen, weniger Wundinfektionen
  - kosmetisch besseres Ergebnis, weniger Narbenhernien, weniger postoperative Verwachsungen
  - technisch günstiger bei adipösen Patienten durch geringeres Zugangstrauma
  - bei ausreichender Expertise des Operateurs elegantes und sicheres Verfahren mit umfangreicheren therapeutischen Möglichkeiten bei unerwarteten Befunden
  - bei unkomplizierten Befunden idealer Ausbildungseingriff zur laparoskopischen Technik
- **Nachteile** der laparoskopischen Appendektomie:
- im Durchschnitt etwas längere OP-Zeit bei fortgeschrittenen Befunden (erfahrungsabhängig)
- höherer materieller Aufwand, höhere Kosten
- höhere Gefahr thermischer Gewebeschädigung durch monopolaren Strom
- spezielle operative Erfahrung nötig
- unter Umständen schwierige Entscheidung zum Umstieg auf eine offene Operation bei z. B. Blutung, Unübersichtlichkeit, Zäkalpolbeteiligung, unerwarteten anderen Befunden, laparoskopisch nicht zu reparierenden Organverletzungen

(**Relative**) **Kontraindikationen zur laparoskopischen Appendektomie** sind:
- zu kleine Patienten
- zu erwartende Adhäsionen nach Voroperationen
- eventuell vorhandene, gleichzeitig zu versorgende Bauchwandhernien
- zu hohes kardiales Risiko für ein Kapnoperitoneum

Appendix vermiformis

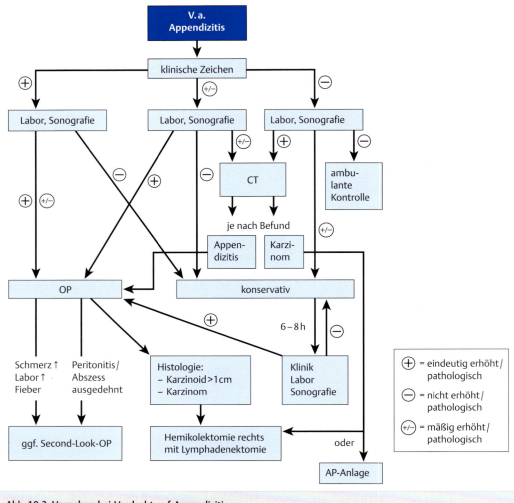

Abb. 10.3 Vorgehen bei Verdacht auf Appendizitis.

OP-Technik

- Anordnung von Operateur, Assistent, OP-Schwester, Bildschirm und Zugängen s. ▶ Abb. 10.4
- Zugang für den Kameratrokar (5 mm oder 10 mm) infra- oder supraumbilikal (ggf. Minilaparotomie)
- Herstellung des Kapnoperitoneums (12–14 mmHg)
- erste Orientierung zum Befund, Ausschluss intraabdominaler Verletzungen durch den Zugang
- Platzierung weiterer Trokare: 5 mm im rechten Mittelbauch, 5 mm oder 12 mm im linken Unterbauch

- Darstellung der Appendix, ggf. Kopftieflage des Patienten, ggf. Absaugen eitriger Flüssigkeit
- Präparation und Darstellung des Mesenteriolums, Cliplligatur oder Koagulation der A. appendicularis und Skelettierung der Appendix bis zu ihrer Basis (Treffpunkt der 3 Tänien)
- Absetzen der Appendix an ihrer Basis mittels Röder-Schlinge oder Klammernahtgerät
- Extraktion der Appendix in einem Bergebeutel über den Zugang im linken Unterbauch. Jedes Präparat wird histopathologisch untersucht, um maligne Befunde nicht zu übersehen.

10.2 Pathologien der Appendix

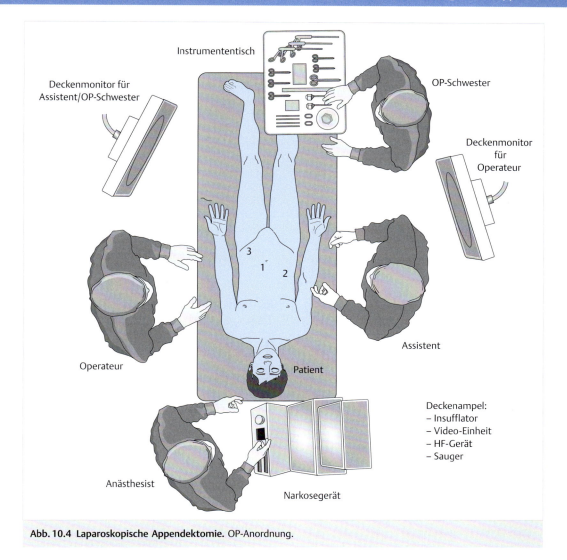

Abb. 10.4 Laparoskopische Appendektomie. OP-Anordnung.

- befundangepasste, ausgiebige intraabdominale Spülung, besonders des Douglas-Raumes (3–10 l)
- bei fehlender Appendizitis: Suche nach einem Meckel-Divertikel, Ausschluss anderer intraabdominaler Pathologien
- bei fortgeschrittenem Befund (trübe Flüssigkeit, Perforation, Abszess, Peritonitis) Drainageneinlage und/oder Festlegung einer postoperativen Antibiotikatherapie
- Aufhebung des Kapnoperitoneums und Trokarentfernung, ggf. Faszienverschluss durch Naht
- Hautverschluss mit Einzelknopfnähten oder intrakutan fortlaufend

Konventionelle Appendektomie

1735 führte Claudius Amyand (1860–1740, französischer Chirurg) als Arzt der britischen Armee in London die vermeintlich erste Appendektomie durch. Charles McBurney (1845–1913, US-amerikanischer Chirurg, New York) beschrieb 1889 erstmals das systematische operative Vorgehen bei akuter Appendizitis.

OP-Technik

- Wechselschnitt oder Pararektalschnitt/mediane Unterbauchlaparotomie (Letztere günstiger bei extremer Adipositas und differenzialdiagnostisch unklaren Befunden, da besser erweiterbar; Nachteil: größeres Narbenhernienrisiko)
- Einstellen und Hervorluxieren des Zäkalpols, Identifikation der Appendixbasis am Treffpunkt der Kolontänien
- je nach Befundlage retrogrades oder antegrades Skelettieren der Appendix, Ligatur der A. appendicularis, Freilegen der Appendixbasis
- Quetschen der Appendixbasis von proximal nach distal, hier Positionierung der Klemme und Ligatur basisnah
- Durchtrennung der Appendix zwischen Klemme und Ligatur mit dem Skalpell auf einem feuchten Tupfer („Schafott"), Präparatabgabe an der Klemme zur histopathologischen Untersuchung
- Versenken des Stumpfs durch eine Tabaksbeutelnaht, zusätzliche Sicherung mittels Z-Naht
- bei blandem Appendixbefund: Suche nach einem Meckel-Divertikel, Exploration des terminalen Ileums, Suche nach einer Lymphadenitis mesenterialis, Inspektion des weiblichen inneren Genitale
- Spülung lokal und im Douglas-Raum (mehr geht offen kaum)
- Entscheidung über Drainageneinlage und Antibiotikatherapie wie bei der laparoskopischen Appendektomie
- schichtweiser Wundverschluss, Hautverschluss in Einzelknopftechnik oder durch Klammern

NOTES-Appendektomie

Die NOTES-Appendektomie (NOTES: natural orifice transluminal endoscopic surgery) als Teil der insgesamt bisher nicht im Alltag etablierten Chirurgie durch natürliche Körperöffnungen hat sich insbesondere als Notfalleingriff bisher nicht durchgesetzt und wird größtenteils von Ärzten und Patienten kritisch betrachtet. Bei Frauen bietet sich der transvaginale Zugang an, häufiger bereits für Cholezystektomien verwendet. Hier bedarf es zur Beurteilung eines Alltagsstellenwertes weiterer wissenschaftlicher und technischer Entwicklungen.

Postoperative Behandlung

- Kontrollen von klinischem Befund, Labor, Drainagesekret, Temperatur
- Fortsetzung der Antibiose je nach intraoperativem Befund, Flüssigkeitssubstitution intravenös
- Kostaufbau ab dem 1. postoperativen Tag, schluckweises Trinken sobald Narkosewirkung abgeklungen; bei Darmatonie verzögertes Vorgehen
- Second-Look-Operation bei anhaltender Klinik oder persistierend hohen Infektparametern und auffälliger Sonografie in Ausnahmefällen bei initial sehr fortgeschrittenen Befunden
- zügige Mobilisierung
- Beachtung eventuell vorhandener Nebenerkrankungen

Komplikationen der operativen Therapie

> **Cave**
>
> Aortenverletzung und/oder Dünndarmverletzung bei Schaffung des Zugangs für die Kamera in der laparoskopischen Technik!

Perioperative Komplikationen

- **intraoperativ:**
  - Darmverletzung (Ausbildung einer [kotigen] Peritonitis, falls dies unbemerkt bleibt)
  - Blasenläsion (Urinomausbildung, Urinverlust über Drainage)
  - Gefäßverletzungen oder versehentliche Unterbindungen (A. iliaca, Mesenterialgefäße) mit konsekutiven Minderdurchblutungen oder intraoperativer Blutung
  - Ureterläsion (Harnstau oder Harnverlust über Drainage oder Urinomausbildung)
- **postoperativ:**
  - oberflächliche Wundheilungsstörungen, Wundserome, Abszedierungen
  - subfasziale Bauchdeckenabszesse
  - intraperitoneale Abszesse: Zäkalbereich, interenterisch, Douglas-Raum, subhepatisch, subphrenisch
  - Nachblutung (A. appendicularis, Mesenterialgefäße)

- Stumpfinsuffizienz durch periappendizitische Entzündungsreaktionen
- thermische Darmwandschäden
- zu feste oder zu tief gestochene Tabaksbeutel-/Z-Naht
- Zäkalpolnekrose durch Unterbindung von Ästen der A. ileocolica/colica dextra
- Frühileus (bis zur 4. postoperativen Woche in 0,7 % der Fälle)

Spätkomplikationen

- Spätileus (3 % der Fälle)
- Fistelausbildung (insbesondere bei Morbus Crohn, durch nicht resorbierbares Nahtmaterial)
- Narbenbrüche
- Spätabszesse
- Stumpfappendizitis
- persistierender Narbenschmerz, Narbenneurinom

10.2.2 Appendixkarzinoid

- Das Appendixkarzinoid ist mit 85 % der häufigste aller Appendixtumoren (Kap. 22.1.8).
- Er ist Zufallsbefund in 0,7 % aller Appendektomiepräparate, meist in der Appendixspitze gelegen.
- 80 % der Appendixkarzinoide sind Zufallsbefunde bei Appendektomien wegen Appendizitis.
- 50 % aller Karzinoide des gesamten Magen-Darm-Trakts entstehen in der Appendix.

Therapeutisches Vorgehen

- bis zu einer Tumorgröße von 1 cm und R0-Resektion: Appendektomie sicher ausreichend
- bei einer Tumorgröße von mehr als 2 cm: Hemikolektomie rechts mit Lymphadenektomie
- Nachweis von oder Verdacht auf Lymphknotenmetastasen: Hemikolektomie rechts mit Lymphadenektomie
- zwischen 1 cm und 2 cm Tumorgröße: Einzelfallentscheidung; bei Infiltration der Mesoappendix Hemikolektomie rechts durchführen

Nachsorge

- Bei Tumoren über 1 cm an Nachoperation denken.
- Als Verlaufsparameter dienen Chromogranin A sowie die jeweiligen Hormonspiegel in Blut und Urin.

- Bis zu 80 % der neuroendokrinen Tumoren exprimieren Somatostatinrezeptoren, sodass z. B. mit dem Somatostatinanalogon Octreotid im Rahmen einer Rezeptorszintigrafie weitere oder neue Tumormanifestationen diagnostiziert werden können.

Prognose

- Die 5-Jahres-Überlebensrate ist mit 90 % wesentlich günstiger als bei neuroendokrinen Tumoren des Dünndarms (69 %).
- Ab einer Tumorgröße von 2 cm ist in 30–50 % der Fälle mit Lymphknotenmetastasen zu rechnen, daher Empfehlung zur Hemikolektomie rechts mit Lymphadenektomie.

10.2.3 Muzinöses Zystadenom/Pseudomyxoma peritonei

- Das muzinöse **Zystadenom** ist der zweithäufigste Appendixtumor (nach dem Appendixkarzinoid).
- Bei zufälliger Entdeckung in einem Appendektomiepräparat scheint eine 2-zeitige Hemikolektomie rechts die 10-Jahres-Überlebensrate zu verbessern.
- In bis zu 50 % der Fälle existieren bei Diagnosestellung bereits weitere intraabdominale Manifestationen.
- In einem Drittel der Fälle liegt ein **Pseudomyxoma peritonei** vor:
  - Ansammlung von Schleimmassen in der Peritonealhöhle; Ursprungsorte können Appendix, Ovar, Uterus und Kolon sein.
  - Die Therapie ist radikal chirurgisch, wiederholte Eingriffe sind nötig.
  - Der Nutzen einer Radio-/Chemotherapie ist bisher fraglich.
  - Die 5-Jahres-Überlebensrate ist mit 6 % sehr schlecht.

10.2.4 Appendixkarzinom

- Es ist ein Zufallsbefund in 0,01–0,08 % der Appendektomiepräparate.
- Histologisch findet man Adenokarzinome vom Kolontyp.
- Die notwendige Therapie ist: Hemikolektomie rechts mit Lymphadenektomie (wie Kolonkarzinom).
- Für die adjuvante sowie palliative Therapie und die Nachsorge gelten die Empfehlungen entsprechend der Kolonkarzinome (Kap. 11.3.4).

10.2.5 Appendixendometriose

- Auch hier muss eine Appendektomie erfolgen.
- Weitere Herde im Peritoneum parietale oder viscerale sind möglich, diese müssen möglichst koaguliert werden (intraoperative Diagnose).

10.2.6 Morbus Crohn der Appendix

- Der isolierte Appendixbefall ist sehr selten. Manifestation als Appendizitis, intestinale Blutung, chronisch rezidivierender rechtsseitiger Unterbauchschmerz, Zufallsbefund im Appendektomiepräparat.
- Bei intraoperativer Diagnose erfolgt u. U. keine Resektion (Verhinderung der Fistelinduktion), stattdessen wird eine medikamentöse Therapie eingeleitet (Kap. 9.2.1).
- Bei isoliertem Appendixbefall bestehen häufig über sehr lange Zeitintervalle keine anderen Manifestationsorte des Morbus Crohn.

10.2.7 Appendixdivertikulitis

- sehr selten, bei älteren Patienten jedoch häufiger als Ursache einer akuten Appendizitis zu finden
- meist postoperative Diagnose

Literatur

[1] Chiang DT, Tan EI, Birks D. "To have ... or not to have". Should computed tomography and ultrasonography be implemented as a routine work-up for patients with suspected acute appendicitis in a regional hospital? Ann R Coll Surg Engl 2008; 90: 17–21
[2] Hansson J, Körner A, Khorram-Manesh A et al. Randomized clinical trial of antibiotic therapy versus appendectomy as primary treatment of acute appendicitis in unselected patients. Br J Surg 2009; 96: 473–481
[3] Kapischke M, Friedrich F, Hedderich J et al. Laparoscopic versus open appendectomy – qualitiy of life 7 years after surgery. Langenbecks Arch Surg 2011; 396: 69–75
[4] Partecke L, Müller A, Kessler W et al. Moderne Therapie perityphlitischer Abszesse. Chirurg 2014; 85: 622–627
[5] Semm K. Endoscopic appendectomy. Endoscopy 1983; 15: 59–64

11 Kolon[5]

J. M. Mayer

11.1 Anatomie

Das Kolon lässt sich in 5 Abschnitte einteilen:
- Das **Zäkum** ist ein Blindsack unterhalb der Einmündungsstelle des Dünndarms. Es kann mit dem Peritoneum parietale verwachsen (Caecum fixum, selten) oder an einem Mesozäkum beweglich sein (Caecum mobile). Die Abgrenzung zum Colon ascendens ist willkürlich, meist wird das Ileumende angegeben.
- Das **Colon ascendens** liegt sekundär retroperitoneal. Die rechte Flexur bildet den Übergang zum Colon transversum.
- Das **Colon transversum** liegt intraperitoneal. Es ist in Form und Lage variabel. Das Mesocolon transversum ist an der hinteren Bauchwand etwa in Höhe des rechten Nierenhilus, des Duodenums (Pars descendens) und des Pankreasunterrands fixiert. Die linke Flexur bildet den Übergang zum Colon descendens.
- Das **Colon descendens** liegt sekundär retroperitoneal. Es geht etwa in Höhe der Crista iliaca in das Sigma über.
- Das **Colon sigmoideum** liegt intraperitoneal. Die Grenze zwischen Kolon und Rektum liegt etwa in Höhe des 3. Sakralwirbels im Bereich der peritonealen Umschlagsfalte. Dies entspricht einer rektoskopischen Höhe von ca. 16 cm.

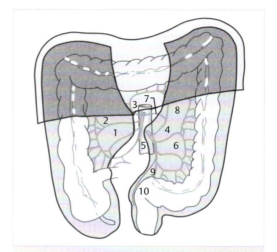

Abb. 11.1 Arterielle Versorgung und Lymphabflussgebiete. 1: A. ileocolica aus A. mesenterica superior; 2: A. colica dextra aus A. mesenterica superior; 3: A. colica media aus A. mesenterica superior; 4: A. colica sinistra aus 5: A. mesenterica inferior; 6: Aa. sigmoideae aus A. mesenterica inferior; 7: Riolan-Anastomose; 8: Drummond-Arkade (auch: Marginalarterie); 9: Sudeck-Punkt; 10: A. rectalis superior.

11.1.1 Arterien

- Es gibt zahlreiche **Varianten** (▶ Abb. 11.1):
  - Zäkum und Colon ascendens: A. ileocolica (1) aus A. mesenterica superior, A. colica dextra (2) aus A. mesenterica superior
  - Colon transversum: A. colica media (3) aus A. mesenterica superior
  - Colon descendens: A. colica sinistra (4) aus A. mesenterica inferior (5)
  - Sigma: Aa. sigmoideae (6) aus A. mesenterica inferior
  - Rektum: A. rectalis superior (10)
- **Besonderheiten:**
  - Die **Riolan-Anastomose** (7) ist eine inkonstant vorkommende Kollaterale, die die A. mesenterica superior mit der A. mesenterica inferior verbindet.
  - Als **Drummond-Arkade** (8; auch Marginalarterie) wird die parallel zum Darmrohr verlaufende Gefäßarkade bezeichnet. Sie weist häufig eine Kontinuitätsunterbrechung im Bereich der linken Flexur auf.
  - Über diese Gefäßverbindungen kann die arterielle Versorgung von der A. mesenterica superior bis in den Sigmabereich erfolgen. Wird im Rahmen einer Sigmaresektion die A. mesenterica inferior zentral ligiert, erfolgt die Durchblutung des Colon descendens über diese Verbindungen. Fehlt die Riolan-Anastomose und weist die Drummond-Arkade eine Kontinuitätsunterbrechung im Bereich der linken Flexur auf, dann ist nach einer zentralen Ligatur der A. mesenterica inferior das Colon descendens nicht mehr ausreichend durchblutet.

---

[5] Dieses Kapitel ist eine überarbeitete Version des Beitrags aus der 5. Auflage von K.-H. Reutter.

Kolon

○ **Sudeck-Punkt** (9): Zwischen der distalsten A. sigmoidea und der A. rectalis superior fehlt eine anastomosierende Marginalarterie. Wird bei der Sigmaresektion mit zentraler Ligatur der A. mesenterica inferior der Darm nicht weit genug nach distal reseziert, dann wird der verbleibende Rektumstumpf unter Umständen vermindert durchblutet, was die Gefahr einer Anastomoseninsuffizienz mit sich bringt. In der Regel ist aber eine ausreichende Durchblutung über Kollateralen von distal erhalten.

11.1.2 Venen

Die Venen folgen im Wesentlichen den Arterien und münden in die Pfortader.

11.1.3 Lymphabfluss

- Der Lymphabfluss erfolgt entlang der zugehörigen Arterien.
- Man unterscheidet epikolische, parakolische (im Bereich der Randarkade), intermediäre (entlang der Hauptgefäße) und zentrale (im Bereich der Aorta) Lymphknoten.
- Aufgrund der Lymphgefäße entlang der Marginalarterie sind Lymphknotenmetastasen parallel zum Darmrohr nach oral und aboral möglich (Sicherheitsabstand bei onkologischen Resektionen 10 cm).

> **Cave**
> Metastasen bis 10 cm nach lateral entlang der Marginalarterie möglich.

11.2 Kolonchirurgie

11.2.1 Anastomosentechniken

Übersicht

- End-zu-End-, End-zu-Seit- oder Seit-zu-Seit-Anastomose
- Handnaht
  ○ einreihig bis 3-reihig
  ○ extramukös oder allschichtig
  ○ Einzelknopfnaht oder fortlaufende Technik
- Klammernahttechniken
- Kompressionstechniken

Allgemeine Prinzipien

- Eine ausreichende Mobilisierung des Darms ist für eine spannungsfreie Anastomose wichtig.
- Bei der Ileokolostomie als End-zu-End-Anastomose wird zum Ausgleich des Lumenunterschieds die Resektionslinie am Dünndarm schräg, am Dickdarm gerade angelegt.
- Die Skelettierung sollte sparsam durchgeführt werden, um gut vaskularisierte Darmenden zu erhalten (am Dünndarm etwa 1,5 cm, am Dickdarm nicht oder höchstens 0,5–1 cm skelettieren).
- Überprüfung der Durchblutung der Darmenden erfolgt vor Anfertigung der Anastomose.
- Die End-zu-End-Anastomose ist am günstigsten. Ihr sollte, wann immer möglich, der Vorzug gegeben werden.
- Die einreihige Naht hat geringeres Ischämie- und späteres Stenoserisiko im Vergleich zu mehrreihigen Techniken.
- Die fortlaufende Naht ist weniger zeitaufwendig und kostengünstiger, hat gleichmäßige Nahtspannung.
- Die allschichtige Einzelknopfnaht empfiehlt sich bei technisch anspruchsvollen Anastomosen (Vorlegen der Nähte) oder bei Entzündung.
- Als Nahtmaterial werden resorbierbare, monofile, synthetische Fäden verwendet.
- Intramurale Hämatome sind zu vermeiden.
- Die 3-reihige Naht wird praktisch nicht mehr verwendet.

Einreihige Darmnaht

Einzelknopfnaht

- günstig bei Schwellung durch Entzündung oder anspruchsvollen Anastomosen
- Nahtmaterial: monofil, 3–0 oder 4–0
- Armieren der Pole mit Haltefäden
- Dichtgestochene Einzelknopf-Allschichtnaht. Die Mukosa wird nur am Rand gefasst. Manche Autoren bevorzugen die extramuköse/seromuskuläre Naht.
- Die Naht der Hinterwand kann vom Lumen her erfolgen, dann liegen die Knöpfe auf der Mukosa. Die Naht der Hinterwand ist auch von außen möglich (äußere Knopfnaht), in diesem Fall ist nach der Naht der halben Zirkumferenz ein Drehmanöver erforderlich.

Fortlaufende Naht

- Vorteil: gleichmäßige Nahtspannung
- Nahtmaterial: doppelt armierter Faden, monofil, 3–0 oder 4–0
- Beginn der Naht am Mesenterialansatz (seromuskulär); Knüpfen der Naht, dabei wird eine Fadenhälfte als Haltezügel verwendet
- Anbringen eines Haltefadens antimesenterial (am Gegenpol)
- fortlaufende, extramuköse/seromuskuläre oder allschichtige Naht mit schrägem Durchstich bis zum antimesenterialen Pol. Hier wird der fortlaufende Faden durch eine Einzelknopfnaht arretiert. Eine lockere, gleichmäßige Adaptation der Darmenden ist wichtig, die Naht darf nicht zu stark angezogen werden. Stichabstand seitlich ca. 4–5 mm und zum Resektionsrand ca. 5 mm
- Wendemanöver und fortlaufende Naht mit der 2. Fadenhälfte von mesenterial nach antimesenterial
- Knüpfen der Fadenenden 6-mal (Knotensicherheit bei monofilem Faden) und ggf. Sichern des Knotens mit einem Metallclip über dem 6. Knoten

Klammernahttechnik

- Kolonanastomosen (Ileokolostomien oder Kolokolostomien) können mit linearen Klammernahtgeräten als Seit-zu-Seit-Anastomosen hergestellt werden:
    - ggf. Verschluss der beiden zu anastomosierenden Darmenden mit linearen Klammernahtgeräten
    - antimesenteriales Aneinanderlegen der zu anastomosierenden Darmenden
    - Die antimesenterialen Enden der Klammerreihen werden so weit abgeschnitten, dass jeweils die Branche eines GIA-Geräts eingeführt werden kann. Auslösen des Mechanismus
    - Verschluss der beiden Darmlumen mit dem GIA-Gerät
    - ggf. Sicherung des Klammernahtendes mit zusätzlicher Einzelknopfnaht oder fortlaufendes Übernähen der Klammernahtreihe
- Kolorektale Anastomosen werden als einfache Stapleranastomosen oder im Doppel-Staplerverfahren durchgeführt (Kap. 12).

11.2.2 Minimalinvasive Kolonchirurgie

Indikationen

Benigne kolorektale Erkrankungen

- Divertikulose, Divertikulitis (v. a. freies Intervall)
- Kolovesikale und kolovaginale Fisteln
- chronisch entzündliche Darmerkrankungen (Colitis ulcerosa)
- postentzündliche Stenosen
- Adhäsionen
- koloskopisch nicht abtragbare Polypen

Maligne kolorektale Erkrankungen

- Die laparoskopische Resektion eines kolorektalen Karzinoms ist aus onkologischer Sicht der offenen Resektion gleichwertig (**Cave:** präoperative endoskopische Tuschemarkierung des Tumors, kleine Befunde können nicht ertastet werden).
- Voraussetzung einer laparoskopischen Karzinomoperation ist, dass die onkologischen Prinzipien eingehalten werden:
    - Einhalten der Resektionsgrenzen
    - Radikalität bei der Lymphadenektomie mit zentraler Gefäßligatur, totale Ausräumung des Mesorektums bei allen Rektumkarzinomen des mittleren und unteren Drittels
    - Vermeidung von Impfmetastasen an der Trokareintrittsstelle (Port-Site-Metastasen) durch Verwendung von Resektatbeuteln
    - Vermeidung der Aussaat von Tumorzellen durch adäquate Operationstechnik, Einhaltung der „No-Touch-Technik"
- Ungeeignet sind lokal fortgeschrittene Tumoren (T 4).

Resektionsverfahren

- Zur laparoskopischen Präparation eignen sich neben elektrischen Instrumenten und Clips die Ultraschalldissektoren, die Gefäße mit einem Durchmesser bis zu mehreren Millimetern (Ligasure Altlas bis 7 mm) sicher durchtrennen können.
- Bei der laparoskopischen Kolonresektion lassen sich grundsätzlich mehrere Verfahren unterscheiden:
    - laparoskopisch assistierte Resektion
    - fast vollständige laparoskopische Resektion
    - vollständige laparoskopische Resektion
    - kombinierte laparoskopische Resektion

Laparoskopisch assistierte Resektion

Diese Technik wird heute von allen minimalinvasiven chirurgischen Techniken (MIC-Techniken) am Kolon am häufigsten angewandt. Hierbei werden Resektion und Anastomose extrakorporal ausgeführt.
- Das Kolon wird laparoskopisch mobilisiert und präpariert.
- Dann erfolgt eine kleine Bauchdeckeninzision, durch die das zu resezierende Darmsegment vor die Bauchdecke vorgelagert wird.
- Resektion und Anastomose erfolgen extrakorporal in üblicher Technik.
- Diese Technik ermöglicht es, mit vergleichsweise kleinen Bauchdeckeninzisionen auszukommen.

Fast vollständige laparoskopische Resektion

Resektion und Anastomose werden laparoskopisch intrakorporal ausgeführt.
- Es erfolgt laparoskopische Präparation und Absetzen des Darms.
- Über eine kleine Bauchdeckeninzision (meist vergrößerte Trokareinführungsstelle) wird der präparierte Darm vor die Bauchdecke luxiert, reseziert und abschließend die Gegendruckplatte für die Stapleranastomose in das proximale Darmende eingebracht.
- Da der Stapler per anal eingeführt wird, ist das Verfahren bisher nur im Bereich des linken Hemikolons anwendbar.

Vollständige laparoskopische Resektion

Resektion und Anastomose werden laparoskopisch intrakorporal ausgeführt.
- Das Resektat wird durch das Darmlumen oder durch einen 33-mm-Trokar geborgen (ggf. intraabdominales Morcellieren des Resektats).
- Da der Stapler anal eingeführt wird, ist das Verfahren bisher nur im Bereich des linken Hemikolons anwendbar.

Kombinierte laparoskopische Resektion

Die Resektion erfolgt in Kombination von konventioneller und laparoskopischer Technik, z. B. bei der abdominoperinealen Rektumresektion.

Single-Port-Technik

- Durchführung einer laparoskopischen Operation über nur einen Zugang, durch den die Kamera und mehrere Instrumente in die Bauchhöhle eingeführt werden
- Anlage des Zugangs meist im Bauchnabel über einen 2–3 cm langen Schnitt
- Verwendung eines Spezialtrokars
- Vorteile:
  - gutes kosmetisches Ergebnis (fast narbenlos)
  - weniger Schmerzen durch kleineres Zugangstrauma
  - Verwendung zusätzlicher Trokare in schwierigen Situationen möglich
- Nachteile:
  - enge Platzverhältnisse (Kamera und Instrumente)
  - eingeschränkte Instrumentenbeweglichkeit (geringe Angulation, Instrumente verlaufen sehr parallel, ggf. Überkreuzen)
  - höhere Kosten (Spezialtrokar meist Einwegprodukte)
  - möglicherweise mehr Komplikationen, da technisch anspruchsvolles, neues Verfahren

11.3 Pathologien des Kolons

11.3.1 Divertikulose und Divertikulitis

Definition

- **Divertikel:** Ausstülpungen der Darmwand
  - echte Divertikel: Ausstülpungen der gesamten Darmwand
  - Pseudodivertikel: Ausstülpungen der Mukosa und Submukosa durch Muskellücken
- **Divertikulitis:** symptomatische Entzündung von Divertikeln
- **Divertikelkrankheit:** alle Krankheitsbilder, die ihre Ursache in Divertikeln haben

Epidemiologie

- Die Divertikulose ist die häufigste benigne Veränderung des Gastrointestinaltrakts (GIT).
- Die Prävalenz steigt mit zunehmendem Lebensalter. Während sie bei unter 40-Jährigen selten ist, tritt sie bei ca. 30 % der 60-Jährigen und bei ca. 65 % der 85-Jährigen auf.
- Männer und Frauen sind gleich häufig betroffen.

- Nur etwa 10–25 % der Divertikelträger entwickeln eine Divertikelkrankheit, bei 5 % kommt es zu einer komplizierten Divertikelkrankheit.
- Die Inzidenz der Divertikulitis liegt bei 80–126 pro 100 000 Einwohner/Jahr.

Ätiologie

- Die Pathogenese der Divertikulose ist multifaktoriell. Durch eine verminderte Widerstandskraft der Darmwand und einen erhöhten intraluminalen Druck kommt es zur Ausbildung der Divertikel. Diese bilden sich in über 90 % der Fälle im Sigma aus. Durch faserarme Ernährung mit hohem Fleisch- und Fettanteil sowie Bewegungsmangel kommt es zum Druckanstieg. Hinzu kommen genetische Faktoren und das Alter, die zum Erschlaffen der Darmwand führen.
- Eine weitere Erklärung für die Divertikelentstehung im Sigma ist der Umstand, dass dem rektosigmoidalen Übergang eine Sphinktercharakteristik zugeschrieben wird und das vorgeschaltete Sigma somit eine Hochdruckzone darstellt, wodurch die Divertikelbildung begünstigt ist.
- Die Prädilektionsstellen der Divertikelentstehung stellen Muskellücken im Bereich von Gefäßdurchtritten durch die Muskulatur dar, sodass es an diesen Stellen zur Ausstülpung der Mukosa und Submukosa kommt. Es handelt sich also um **Pseudodivertikel** (Pulsionsdivertikel).
- Echte Divertikel sind selten, meist angeboren und betreffen häufig das rechte Hemikolon.
- Die Divertikulitis entsteht durch Stuhlverhalt mit konsekutivem Bakterienwachstum im Divertikel, wodurch eine Entzündung unterschiedlichen Ausmaßes hervorgerufen wird; der erste Divertikulitisschub ist der gefährlichste.
- Die Divertikelblutung tritt bei ca. 5 % der Divertikelträger auf und manifestiert sich unabhängig von einer Divertikulitis. **Risikofaktoren** sind:
  - hohes Alter
  - rechtsseitige Divertikel
  - nicht steroidale Antiphlogistika, ASS, Kortikosteroide

Symptomatik

- Die Divertikulose ist symptomlos und besitzt keinen Krankheitswert.
- Die Divertikulitis zeichnet sich durch linksseitige Unterbauchschmerzen aus, die häufig schlagartig beginnen und rasch progredient sind, evtl. ist eine druckschmerzhafte Walze tastbar. Hinzu können Fieber, Übelkeit und Erbrechen, Dysurie, Veränderung der Stuhlgewohnheit und Blut im Stuhl kommen.
- **Komplikationen:**
  - Abszess
  - Perforation und Peritonitis
  - Stenose
  - Fistel
- Die Divertikelblutung imponiert klinisch als schmerzlose peranale Blutung, die anhaltend oder intermittierend auftreten kann. In 80 % der Fälle sistiert die Blutung spontan (hohe Rezidivrate).

Klassifikation

(▶ Tab. 11.1)

Diagnostisches Vorgehen

Klinische Untersuchung

- Druckschmerz im linken Unterbauch
- tastbare Walze
- Meteorismus
- bei fortgeschrittener Entzündung: lokaler Klopfschmerz und Abwehrspannung
- nach Perforation mit diffuser Peritonitis: akutes Abdomen

Laboruntersuchung

- Leukozytose mit Neutrophilie
- Erhöhung C-reaktives Protein (CRP)
- beschleunigte Blutsenkungsgeschwindigkeit (BSG)
- erhöhtes Calprotectin im Stuhl
- bei Sepsis: Prokalzitoninerhöhung

Bildgebende Diagnostik

Sonografie

- Die Divertikulitis zeigt sich als echoarme Darmwandverdickung.
- Hoch spezifisch ist das sogenannte **Dom-Zeichen**, eine exzentrisch neben der Darmwand gelegene echoarme Läsion, die einem entzündeten Divertikel entspricht.
- Darüber hinaus können perikolische Fettgewebsinsudationen, Abszesse und freie Flüssigkeit diagnostiziert werden.

Tab. 11.1 Klassifikation der Deutschen Leitlinienkonferenz der DGVS und DGAV.

Typ	Befund	
Typ 0	asymptomatische Divertikulose	Zufallsbefund; asymptomatisch; keine Krankheit
Typ 1	**unkomplizierte Divertikulitis**	**divertikelbezogene Symptome; Entzündungszeichen; Bildgebung mit spezifischem Befund**
Typ 1a	Divertikulitis ohne Umgebungsreaktion	Entzündungszeichen (Labor, Klinik), entzündetes Divertikel
Typ 1b	Divertikulitis mit phlegmonöser Umgebungsreaktion	phlegmonöse Divertikulitis mit Wandverdickung, Peridivertikulitis
Typ 2	**komplizierte Divertikulitis**	
Typ 2a	Mikroabszess	gedeckte Perforation, kleiner Abszess (≤ 1 cm); minimale parakolische Luft
Typ 2b	Makroabszess	parakolischer oder mesokolischer Abszess
Typ 2c	freie Perforation	freie Perforation, freie Luft/Flüssigkeit
Typ 2c1	– eitrige Peritonitis	generalisierte Peritonitis
Typ 2c2	– fäkale Peritonitis	generalisierte Peritonitis
Typ 3	**chronische Divertikelkrankheit**	**rezidivierende oder anhaltend symptomatische Divertikelkrankheit**
Typ 3a	symptomatische unkomplizierte Divertikelkrankheit (SUDD)	DD Reizdarm; Entzündungszeichen optional (Divertikulosenachweis)
Typ 3b	rezividierende Divertikulitis ohne Komplikationen	Entzündungszeichen, entzündetes Divertikel
Typ 3c	rezidivierende Divertikulitis mit Komplikationen	Fistel, Stenose, Konglomerat
Typ 4	Divertikelblutung	

DD: Differenzialdiagnose; DGAV: Deutsche Gesellschaft für Allgemein- und Viszeralchirurgie; DGVS: Deutsche Gesellschaft für Verdauungs- und Stoffwechselkrankheiten

Computertomografie

- CT mit i. v.-Kontrastmittelgabe und rektalem Kontrastmitteleinlauf ist das Standardverfahren in der bildgebenden Diagnostik, insbesondere bei Verdacht auf eine komplizierte Divertikulitis.
- Es lassen sich der Divertikelbesatz, die verdickte Darmwand einschließlich der entzündlichen Umgebungsinsudationen sowie Abszesse und freie Flüssigkeit oder Luft nachweisen.
- Darüber hinaus lässt sich eine Stadieneinteilung vornehmen.

Koloskopie

- Die Koloskopie spielt in der akuten Entzündungssituation keine Rolle (Perforationsgefahr). Jedoch sollte nach einer abgelaufenen Entzündung im freien Intervall eine Koloskopie zum Ausschluss anderer Kolonerkrankungen (insbesondere Kolonkarzinom) erfolgen.
- Die **Divertikelblutung** wird in 70–90 % der Fälle koloskopisch nachgewiesen. Zu beachten ist, dass im blutungsfreien Intervall der Nachweis meist nicht gelingt. Bei hoher Blutungsaktivität ist ein angiografischer oder computertomografischer Nachweis möglich.

> **Cave**
>
> Perforationsgefahr bei Koloskopie in akuter Entzündungssituation!

Differenzialdiagnostik

- Reizdarmsyndrom
- chronisch entzündliche Darmerkrankung
- infektiöse Kolitis
- ischämische Kolitis
- Polypen/Karzinom
- Erkrankungen des Urogenitaltrakts

11.3 Pathologien des Kolons

Therapeutisches Vorgehen

Indikationstellung

- **Notfall-OP (sofort):**
  - Perforation mit Peritonitis (Typ 2c)
  - Abszesse mit septischem Krankheitsbild (Typ 2b)
  - Ileus bei Stenose (Typ 3c)
  - unstillbare Blutung (S. 188) (Typ 4)
- **frühelektive Operation** (innerhalb von 48 h bei erfolgloser konservativer Therapie):
  - Persistenz eines septischen Fokus
  - weiter bestehendes akutes Abdomen
  - Versagen einer interventionellen Abszessdrainage
- **elektive Intervalloperation** (> 4 Wochen):
  - nach komplizierter Divertikulitis mit strukturellen Veränderungen (Makroabszess) (Typ 2b)
  - chronisch-rezidivierende Divertikulitis mit strukturellen Veränderungen: Fisteln, Stenose (Typ 3c)
  - relativ: Typ 1b, 2a, 3a, 3b (abhängig von Ausprägung der Divertikulitis, Rezidivhäufigkeit, subjektiven Beschwerden, Nebenerkrankungen, immunsuppressiver Medikation; rezidivierende unkomplizierte Divertikuliden sind nicht mit einer zunehmenden Wahrscheinlichkeit von Komplikationen assoziiert)

Konservative Therapie

(▶ Abb. 11.2).
- Die initial konservative Therapie der unkomplizierten Divertikulitis (Typ 1a) ist in 70–100% der Fälle erfolgreich. Meist reicht eine **Nahrungskarenz** für 2–3 Tage bei der unkomplizierten Divertikulitis aus (Gabe von Flüssigkeit und im Dünndarm resorbierbarer Trinknahrung ist möglich). Eine Antibiotikatherapie ist in diesem Stadium nicht zwingend notwendig. Zusätzlich sollte eine ausreichende analgetische/spasmolytische Behandlung erfolgen. Unterstützend können 5-Aminosalizylate und Probiotika verabreicht werden.
- Im **unkomplizierten Stadium** besteht auch bei jungen Patienten keine Indikation zur elektiven Intervalloperation (Ausnahme: Immunsuppression), da im weiteren Verlauf nicht mit divertikulitisbedingten Komplikationen oder häufigen Rezidiven zu rechnen ist.
- Im **komplizierten Stadium** (Typ 1b, 2a, 3b) sollte bis zum Erreichen der Beschwerdefreiheit parenteral ernährt werden. Hinzu kommt eine anfangs parenteral applizierte **Breitbandantibiotikatherapie**. Es bieten sich Azylaminopenicilline + Beta-Laktamaseinhibitoren, Cefalosporine der 2., 3. oder 4. Generation + Metronidazol, Fluorochinolone der 2. oder 3. Generation + Metronidazol und Carbapeneme an.

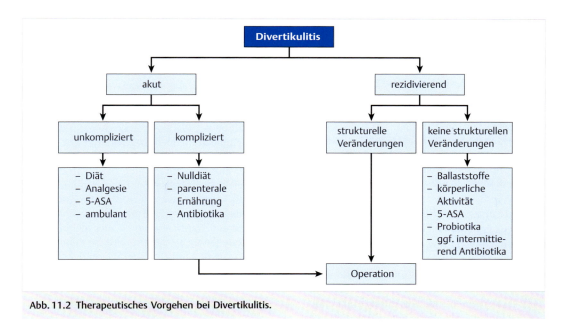

Abb. 11.2 Therapeutisches Vorgehen bei Divertikulitis.

- Anschließend sollte die Indikation zur frühelektiven Operation oder Intervalloperation geprüft werden.
- Größere parakolische Abszesse ohne septisches Krankheitsbild können zunächst interventionell behandelt werden (CT-steuerte Drainageeinlage). Wegen bleibender struktureller Veränderungen ist das Risiko für sekundäre Komplikationen und Rezidive deutlich erhöht, sodass eine elektive Resektion angestrebt werden sollte.
- Für Patienten mit Typ-3-Divertikulitis gibt es zurzeit keine valide Empfehlung zur medikamentösen Sekundärprophylaxe.

Operative Therapie

- Grundlage der operativen Therapie ist die Entfernung des entzündungstragenden Darmsegments im Falle einer komplizierten Divertikulitis.
- Dabei sollte die aborale Resektionsgrenze im oberen Rektum (unterhalb des Promontoriums) liegen, wodurch das Rezidivrisiko signifikant gesenkt werden kann (vollständige Entfernung der Hochdruckzone). Der Verbleib von einzelnen Divertikeln proximal der Anastomose im Colon descendens hat dagegen keinen Einfluss auf die Rezidivwahrscheinlichkeit.
- Die Senkung des Anastomoseninsuffizienzrisikos wird erreicht durch Erhalt der A. mesenterica inferior.

Konventionelles versus laparoskopisches Vorgehen

- Die laparoskopische Sigmaresektion weist im Vergleich zur offenen Operation eine geringere Gesamtmorbidität, eine schnellere Rekonvaleszenz und einen kürzeren Krankenhausaufenthalt auf.
- Laparoskopie ist auch im komplizierten Stadium, z. B. bei Fisteln, möglich.
- Offenes Vorgehen ist bei schwerer Peritonitis, Konglomeratbildung (**Cave:** Dünndarmverletzung), schweren kardiopulmonalen Begleiterkrankungen zu erwägen.

Operationszeitpunkt

- **Notfalloperation**
  - **zeitliches Vorgehen:**
    – einzeitig: Resektion des divertikeltragenden Darmsegments mit primärer Anastomose
    – 2-zeitig: Resektion des divertikeltragenden Darmsegments mit Ausleitung eines endständigen Deszendostomas (Hartmann-Operation) oder Resektion des divertikeltragenden Darmsegments mit primärer Anastomose und Anlage eines vorgeschalteten protektiven Stomas (z. B. Transversostoma) – Die Wiederherstellung der Darmkontinuität bzw. die Rückverlagerung des protektiven Stomas erfolgt nach Ausheilung der Entzündung (z. B. nach 3 Monaten).
    – 3-zeitig: obsolet
  - **Indikation zur Hartmann-Operation:** alte, multimorbide Patienten, kotige Peritonitis, Sepsis, Immunsuppression (**Cave:** Nur etwa 45 % der Patienten erhalten eine Kontinuitätswiederherstellung)
- **frühelektive Operation** (bis 48 h nach Symptombeginn):
  - Die einzeitige Sigmaresektion mit primärer Deszendorektostomie ist das Verfahren der Wahl. Voraussetzung hierfür ist eine gut durchblutete, spannungsfreie Anastomose im entzündungsfreien Darmabschnitt.
  - Bei Zweifel erfolgt Anlage eines protektiven Stomas.
- **elektive Intervalloperation** (nach 4 oder mehr Wochen): Die Sigmaresektion erfolgt laparoskopisch und einzeitig mit primärer Deszendorektostomie.

Divertikelblutung

- Da klinisch relevante Blutverluste auftreten können, ist zunächst eine engmaschige Kontrolle des Kreislaufs und des Blutbilds ggf. auch auf einer Intensivstation indiziert. Es sollten ausreichend Blutkonserven zur Verfügung stehen.
- Da 80 % der Blutungen spontan sistieren, ist in diesen Fällen außer der Überwachung nichts zu tun. Bei anhaltender Blutung ist nach Kreislaufstabilisation die endoskopische Blutstillung das Verfahren der Wahl: Adrenalinunterspritzung, Clip-Applikation oder Koagulation (**Cave:** Perforation im Verlauf). Gelingt dies nicht, kann bei hoher Blutungsaktivität eine angiografische superselektive Embolisation (**Cave:** Perforation im Verlauf) versucht werden. Als Ultima Ratio ist bei Kreislaufdepression trotz stützender Medikamente und Transfusion von 4 oder mehr Erythrozytenkonzentraten pro 24 h die Kolonsegmentresektion indiziert; bei Schwierigkeiten der Lokalisation ggf. subtotale Kolektomie erwägen (wenn möglich präoperative Blutungslokalisation durch eine Koloskopie oder ein Angio-CT).
- Nach dem 2. Blutungsrezidiv ist die elektive Kolonsegmentresektion gerechtfertigt.

Prävention

- Divertikelträger sollten auf eine ballaststoffreiche, fettarme Kost und ausreichend körperliche Aktivität sowie Vermeidung von Übergewicht achten.
- Zudem sollten Nikotin, nicht steroidale Antiphlogistika und Paracetamol gemieden werden.

Prognose

- Die postoperative Letalität beträgt bei elektiver und frühelektiver Operation 0,9 %, bei gedeckter Perforation 3,2 %, bei diffuser Peritonitis über 20 %. Die Gesamtmorbidität beträgt entsprechend 17 %, 30 % und 44 %.
- Längerfristig ist in 1–11 % der Fälle mit einem postoperativen Divertikulitisrezidiv und in 0–3 % der Fälle mit einer erneuten Operation zu rechnen.
- Die Mortalität einer schweren Darmblutung beträgt 2–4 %.

11.3.2 Colitis ulcerosa

Definition

Es handelt sich um chronisch entzündliche Erkrankung der Mukosa und Submukosa des Kolons mit kontinuierlicher Ausbreitung und mit Ausbildung von Ulzerationen der Mukosa unklarer Ätiologie.

Epidemiologie

- Inzidenz ca. 3–4 pro 100 000 Einwohner/Jahr
- Häufigkeitsgipfel zwischen dem 20. und 34. Lebensjahr
- Frauen etwas häufiger betroffen
- sowohl familiäre als auch ethnische Häufung (weiße Bevölkerung, v. a. Juden)

Pathogenese

- Ursächlich ist eine Dysregulation der intestinalen Immunantwort, möglicherweise durch einen Barrieredefekt der Darmwand bedingt, der das Eindringen bakterieller Antigene ermöglicht, wodurch eine überschießende Immunantwort ausgelöst wird. Zusätzlich wird eine genetische Disposition vermutet.
- Die Entzündung beginnt stets im Rektum und breitet sich kontinuierlich nach proximal aus. Sie betrifft ausschließlich die Mukosa des Kolons und Rektums. In seltenen Fällen kann auch das terminale Ileum beteiligt sein („backwash ileitis").
- Im akuten Stadium zeigt sich eine entzündlich gerötete, ödematöse Schleimhaut, die zur Kontaktblutung neigt. Mikroskopisch finden sich granulozytäre Kryptenabszesse.
- Im chronisch fortgeschrittenen Stadium kommt es zur Schleimhautzerstörung mit Verlust des physiologischen Faltenreliefs. Verbliebene Schleimhautinseln imponieren als Pseudopolypen. Mikroskopisch zeigen sich lymphozytäre und histiozytäre Infiltrationen. Des Weiteren können Epitheldysplasien als Vorläufer einer karzinomatösen Entartung auftreten.

Symptomatik

(Krankheitsaktivität ▶ Tab. 11.2).
- blutig-schleimige Durchfälle (Leitsymptom)
- abdominale Schmerzen, Tenesmen
- nächtliche Defäkation
- imperativer Stuhldrang
- Fieber

Tab. 11.2 Krankheitsaktivität bei Colitis ulcerosa (aus: P. Kienle, S. Post. Chronisch entzündliche Darmerkrankungen. Allgemein- und Viszeralchirurgie up2date 2015; 9: 316*).

Parameter	mild	moderat	schwer
blutige Stühle/Tag	<4	4 oder >4, wenn	≥6
Puls (pro min)	<90	≤90	>90 oder
Temperatur (in °C)	<37,5	≤37,8	>37,8 oder
Hämoglobin (in g/dl)	>11,5	≥10,5	<10,5 oder
Blutsenkung (in mm/h)	<20	≤30	>30 oder
C-reaktives Protein (mg/l)	normal	≤30	>30

* nach: Truelove SC, Witts LJ. Cortisone in ulcerative colitis; preliminary report on a therapeutic trial. Br Med J 1954

Komplikationen

- massive Blutung
- toxisches Megakolon
- Karzinomrisiko
- Gewichtsverlust, Wachstumsstörung
- extraintestinal:
  - Haut: Aphthen, Erythema nodosum, Pyoderma gangraenosum
  - Augen: Iritis, Uveitis, Episkleritis
  - Gelenke: Arthritis, ankylosierende Spondylitis (meist HLA-B27 positiv)
  - Leber: primär sklerosierende Cholangitis

> **Cave**
> Karzinomatöse Entartung der Colitis ulcerosa ist möglich!

Verlauf

- **chronisch-rezidivierend** (85 % der Fälle): rezidivierende Exazerbationen im Wechsel mit Zeiten kompletter Remission, meist nur distales Kolon und Rektum betroffen
- **chronisch-kontinuierlich** ohne komplette Remission (10 % der Fälle): Beschwerden unterschiedlicher Intensität ohne Zeiten der Beschwerdefreiheit
- **akut-fulminanter** Verlauf (5 % der Fälle): plötzlicher Krankheitsbeginn mit Tenesmen, Durchfall, septischen Temperaturen und Schock; Komplikation: toxisches Megakolon (Letalität: 30 %)

Diagnostisches Vorgehen

Klinische Untersuchung

- Inspektion des Anus
- digital-rektale Untersuchung: Blutnachweis
- Beachtung extraintestinaler Manifestationen, insbesondere an der Haut

Laboruntersuchung

- Leukozytose
- CRP-Erhöhung
- BSG-Beschleunigung
- Thrombozytose bei schwerer Entzündung
- Alpha-2-Globulin-Anstieg bei schwerer Entzündung
- Anämie bei Blutung
- Erhöhung von alkalischer Phosphatase (AP) und γ-Glutamyltransferase (γ-GT) bei primär sklerosierender Cholangitis
- ggf. Nachweis von perinukleären antineutrophilen zytoplasmatischen Antikörpern (pANCA) in 30–40 % der Fälle
- Stuhluntersuchung auf pathogene Keime und Clostridientoxin (Ausschluss einer intestinalen Infektion)
- Bestimmung von Calprotectin/Lactoferrin im Stuhl (bei jeder entzündlichen Darmerkrankung erhöht, als Verlaufsparameter geeignet)

Bildgebende Diagnostik

- Sonografie: Nachweis einer verdickten Darmwand
- Schnittbilddiagnostik (MRT/CT)

Invasive Diagnostik

- Endoskopie:
  - Rektosigmoidoskopie/Koloskopie mit Gewinnung von Stufenbiopsien
  - Chromoendoskopie mit gezielten Biopsien aus auffälligen Arealen

> **Cave**
> Perforationsgefahr bei akuter Entzündung!

Differenzialdiagnosen

- Morbus Crohn
- Divertikulitis
- infektiöse Kolitis
- ischämische Kolitis
- mikroskopische Kolitis
- medikamentös-toxische Kolitis
- Kolonkarzinom
- Reizdarmsyndrom

Therapeutisches Vorgehen

Indikationsstellung

- **Notfalloperation:**
  - Perforation mit Peritonitis
  - massive Blutung
- **dringliche Operation:**
  - medikamentös-therapierefraktärer fulminanter Schub
  - toxisches Megakolon
  - endoskopisch-therapierefraktäre Blutung

- elektive Operation:
  - therapierefraktäre Kolitis
  - Wachstumsretardierung bei Kindern
  - Medikamentennebenwirkung
  - kolorektales Karzinom
  - hochgradige intraepitheliale Neoplasie
  - rezidivierende Erkrankung mit Einschränkung der Lebensqualität (relativ)
  - niedriggradige intraepitheliale Neoplasie (relativ)

Konservative Therapie

Akuter Schub

- **distale Kolitis:**
  - leichte bis mittlere Aktivität: topische Anwendung von Aminosalizylaten (Zäpfchen, Schaum, Klysma) bei distalem Befall, bei proximalen Befall orale Therapie mit 5-ASA 3–4 g/d; bei Versagen der topischen Anwendung von Steroiden ggf. auch orale Applikation
  - hohe Aktivität: Kombinationstherapie aus topischer Anwendung von Aminosalizylaten und oraler Applikation von Steroiden (Prednisolon 0,5–1,0 mg/kgKG/d); bei sehr schwerem Schub i. v.-Steroidtherapie
- **ausgeprägte Kolitis:**
  - leichte bis mittlere Aktivität: orale Therapie mit Aminosalizylaten (5-ASA 3–4,8 g/d), bei Versagen, orale Steroidtherapie (Prednisolon 0,5–1,0 mg/kgKG/d)
  - hohe Aktivität: systemische Steroidtherapie (Prednisolon 0,5–1,0 mg/kgKG/d oral oder i. v.) kombiniert mit oraler Aminosalizylattherapie

Fulminanter Schub

- Der fulminante Schub wird interdisziplinär behandelt. Es bedarf einer engen Kooperation zwischen Gastroenterologen und Chirurgen.
- Liegt keine Indikation zur operativen Therapie vor, wird umgehend mit einer systemischen Steroidgabe (Prednisolon 1,0 mg/kgKG/d) begonnen. Bei Steroidunverträglichkeit oder Therapieversagen (ca. 20 % der Patienten) wird Cyclosporin A (2–4 mg/kgKG/d i. v.) oder Tacrolimus (0,1 mg/kgKG/d p. o.) eingesetzt. Darüber hinaus sollte bei einer Passagestörung eine parenterale Ernährung erfolgen. Eine antibiotische Behandlung ist nur bei Verdacht auf eine Infektion indiziert. Vor Immunsuppression sollte eine Zytomegalievirus-Kolitis (CMV-Kolitis) ausgeschlossen werden.
- Nach Überwindung der akuten Phase sollte sich eine 3- bis 6-monatige orale Erhaltungstherapie mit Azathioprin (2–2,5 mg/kgKG/d) anschließen.
- Anti-TNF-α-Antikörper: Es können Infliximab (5 mg/kgKG in den Wochen 0, 2 und 6) oder Adalimumab (160/80 mg s. c.) als Alternative zur Remissionsinduktion und -erhaltung beim schweren, steroidrefraktären Schub eingesetzt werden.
- Versagt die konservative Therapie oder tritt keine klinische Verbesserung nach 4–7 Tagen ein, besteht die Indikation zur Operation.

Chronisch-aktiver Verlauf

- Es erfolgt eine Immunsuppression über 3–5 Jahre mit Azathioprin (2–2,5 mg/kgKG/d) oder 6-Mercaptopurin (1–1,5 mg/kgKG/d), alternativ kann ein Anti-TNF-α-Antikörper eingesetzt werden. Zusätzlich können bei distaler Kolitis topische Steroide appliziert werden. Eine langfristige systemische Steroidbehandlung ist wegen der Nebenwirkungen nicht zu vertreten.
- Alternativ kann die Proktokolektomie erwogen werden.

Remissionserhaltung

(▶ Abb. 11.3).
- Die Therapie der Wahl ist die orale Behandlung mit Aminosalizylaten (z. B. 5-ASA 2 g/d), bei Proktitis oder Linksseitenkolitis zusätzlich topische Aminosalizylatanwendungen (Zäpfchen, Schaum, Klysma). Die remissionserhaltende Therapie sollte mindestens 2 Jahre durchgeführt werden.
- Bei Unverträglichkeit von Aminosalizylaten kann mit apathogen E. coli Nissle (2-mal 100 mg) behandelt werden.

Karzinomprophylaxe

- Das Risiko an einem kolorektalen Karzinom zu erkranken, ist bei Patienten mit Colitis ulcerosa signifikant erhöht. Nach einem Krankheitsverlauf von 8 Jahren ist eine Koloskopie alle 1–2 Jahre indiziert, bei schwerem Verlauf früher. Zusätzlich kann das Karzinomrisiko durch eine Dauertherapie mit Aminosalizylaten gesenkt werden.
- Es sollte mit dem Patienten die Möglichkeit einer Proktokolektomie erörtert werden. Wird im Rahmen der Koloskopie eine hochgradige intraepitheliale Neoplasie festgestellt, besteht die Indikation zur Proktokolektomie.

Kolon

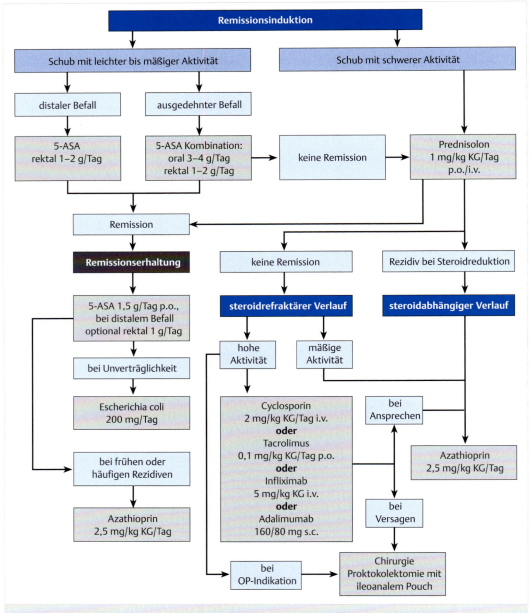

Abb. 11.3 Remissionsinduktion und -erhaltung. Evidenzbasierter Therapiealgorithmus der Colitis ulcerosa für Remissionsinduktion und Remissionserhaltung. (Gastroenterologie up2date 2012; 08: 282)

Operative Therapie

Proktokolektomie

- Das Standardverfahren ist die kontinenzerhaltende Proktokolektomie mit ileoanaler (Pouch-) Anastomose (auch laparoskopisch):

1. Proktokolektomie mit ileoanaler Pouchanastomose und doppelläufigem Ileostoma
2. Ileostomarückverlagerung

- Im Notfall, bei schlechtem AZ oder Immunsuppression (v. a. Antikörper) erfolgt 3-zeitiges Vorgehen.

- In der elektiven Situation und geringer Immunsuppression erfolgt 2-zeitiges Vorgehen.
- Alternativ kann ein endständiges Ileostoma angelegt werden.
- Im Einzelfall kann auch eine Kolektomie mit ileorektaler Anastomose durchgeführt werden, dann sind jährliche rektoskopische Kontrollen notwendig (Rektummukosa nicht breiter als 2 cm).
- Beim Vorliegen eines Karzinoms werden die onkologischen Kriterien einschließlich eventueller Vor- oder Nachbehandlung eingehalten.

Anlage eines endständigen Ileostomas nach Brooke:
- Da der Ileumstuhl zu einer erheblichen Reizung der Haut führt, muss das Ileostoma prominent angelegt werden, sodass sich der Stuhl direkt in den Stomabeutel entleeren kann.
- Ist die Ileostomaanlage schon präoperativ sicher notwendig, wird die Bauchwanddurchtrittsstelle als Erstes präpariert.

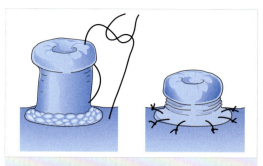

Abb. 11.4 Endständiges Ileostoma.

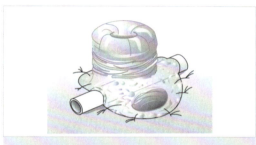

Abb. 11.5 Doppelläufiges Ileostoma.

OP-Technik
- präoperative Markierung der Lage am Unterbauch im Stehen, Sitzen und Liegen
- kreisrundes Ausschneiden der Haut, Durchmesser etwa 2 cm
- Längsspalten der Rektusscheide. Stumpfes Auseinanderdrängen der Fasern des M. rectus abdominis. Das hintere Blatt der Rektusscheide und das Peritoneum werden zusammen durch Kreuzinzision eröffnet. Die Stomaöffnung sollte für 2 Finger durchgängig sein.
- Das Ileum wird ca. 4 cm weit durch die Bauchwand gezogen und durch 4 faszioseromuskuläre Einzelknopfnähte fixiert.
- Eröffnen des Darmlumens
- Umklappen des Dünndarms (evertieren) und Fixierung durch Dreipunktnähte, die zunächst die Haut, dann seromuskulär das Ileum und schließlich seromuskulär das Ileumende fassen. Hierdurch entsteht ein etwa 2 cm evertiertes Ileostoma (▶ Abb. 11.4).

Anlage eines doppelläufigen Ileostomas:

OP-Technik
- Zug einer entsprechenden Ileumschlinge durch die Bauchwand. Der orale Schenkel muss kaudal zu liegen kommen.
- Es folgt Einführen des Reiters und semizirkuläre Eröffnung der aboralen Schlinge.
- Der orale Schlingenanteil wird evertiert und prominent eingenäht, der aborale Schenkel im Hautniveau verankert (▶ Abb. 11.5).
- Fixieren der Position des Stomas für die 1. Woche erfolgt durch einen Reiter.

- **Komplikationen** nach Stomaanlage:
  - Stomanekrose
  - Stomaretraktion
  - Stomaprolaps
  - parastomale Hernie
- In allen Fällen Reoperation, evtl. Neuanlage des Stomas

Kolon

Kontinenzerhaltende Proktokolektomie

OP-Technik

Transanale Proktomukosektomie
- zuvor abdominale totale Kolon- und Rektumresektion mit tiefem Absetzen des Rektums (Kap. 12)
- peranale Einstellung des Rektumstumpfs mit Sperrern (nach Parks)
- Unterspritzen der Rektumschleimhaut oberhalb der Linea dentata mit Parks-Lösung
- Inzision der Mukosa mit der Schere an der Linea dentata auf einer Strecke von 2–3 cm nach kranial und Abpräparieren der Mukosa von der Muskulatur zirkulär oder in Streifen
- transabdominale oder transanale Durchtrennung der Rektumwand; kurzen Rektumcuff von 2–3 cm belassen
- Alternative: maschinelle Anastomose, kein Rektumcuff, direkte ileoanale Anastomose

Reservoirbildung
- Üblicherweise wird ein J-Pouch von ca. 15 cm Schenkellänge angelegt. Dazu wird meist ein Klammernahtgerät benutzt. Wichtig ist eine spannungsfreie Anastomose, weshalb eine Mobilisierung des Ileum-Mesenteriums erforderlich ist.
- **Mobilisieren des Ileums:** Die Vasa recta des zugehörigen Mesenteriums werden unter Erhaltung der Arkade durchtrennt (▶ Abb. 11.6). Hierbei ist die Diaphanoskopie hilfreich.
- **J-Pouchbildung** (▶ Abb. 11.7): Seit-zu-Seit-Anastomose mit GIA90-Klammernahtgerät
  - Die distale Ileumschlinge wird als „J" aneinandergelegt und an ihrer Kuppe, an der später die Anastomose mit dem Analring vorgenommen wird, quer eröffnet.
  - Über diese Inzision führt man das Klammernahtinstrument GIA 90 ein (antimesenterial) und löst den Mechanismus aus.
  - Um eine Anastomosenlänge von 15 cm zu erhalten, muss das Gerät 2-mal eingesetzt werden.
  - Das Reservoir sollte ein Fassungsvermögen von etwa 160–200 ml haben.

Peranale Anastomosierung
- Durchzug des Pouchs von transanal in den Rektumcuff
- pouchanale Anastomose in Einzelknopfnahttechnik: 12–14 Nähte. Die Naht sollte das Anoderm an der Linea dentata, den M. sphincter internus und alle Dünndarmschichten erfassen (▶ Abb. 11.8).
- protektives Loop-Ileostoma ca. 15 cm proximal des Reservoirbeginns

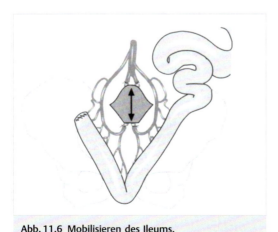

Abb. 11.6 Mobilisieren des Ileums.

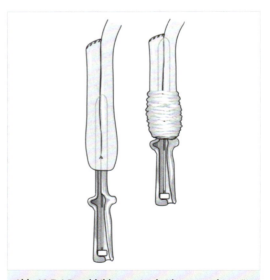

Abb. 11.7 J-Pouchbildung mittels Klammernahtgerät.

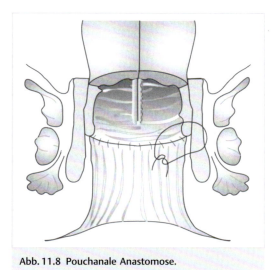

Abb. 11.8 Pouchanale Anastomose.

- **Nachbehandlung:**
  - Rückverlagerung eines protektiven Ileostomas nach ca. 2–3 Monaten, nach der Überprüfung des Reservoirs mit Gastrografin und Testung der Kontinenz
  - jährliche Pouchoskopie zum Ausschluss eines Pouchkarzinoms
- **Komplikationen:**
  - Nachblutungen
  - Ileus
  - lokal septische Prozesse
  - Anastomosenstenosen (endoskopische Bougierung meist ausreichend)
  - Pouchitis
- **Kontraindikationen:**
  - schwere Sphinkterinsuffizienz
  - Alter > 60 Jahre (relativ)
  - perianales Fistelleiden

Subtotale Kolektomie

- Im Notfall kann eine Kolektomie mit Blindverschluss des Rektums (Hartmann) oder Ausleitung des Sigmas als Schleimfistel sinnvoll sein.
- Gleichzeitig wird ein Ileostoma (endständig oder doppelläufig) angelegt.
- Die Proktokolektomie wird in diesen Fällen im Intervall nachgeholt.

Turnbull-Verfahren beim toxischen Megakolon

- Hierbei werden zusätzlich zur doppelläufigen Ileostomie 2 Kolonfisteln zur Entlastung des dilatierten Kolons angelegt (üblicherweise im Colon transversum und im Sigma).
- Die Letalität beträgt nur 2–5 % gegenüber bis zu 30 % bei der notfallmäßigen Kolektomie.

11.3.3 Polypen des Kolon

Epidemiologie

- Gehäuftes Vorkommen mit zunehmendem Alter in der westlichen Welt. Bei den über 60-jährigen Patienten lassen sich in ca. 30 % der Fälle Polypen nachweisen. Männer sind geringgradig häufiger betroffen.
- Über die Hälfte aller Polypen sitzt im Rektum.

Klassifikation

- **hyperplastische Polypen:** kleine, gutartige Schleimhautveränderungen mit geringer Entartungstendenz
- **entzündliche Polypen:** kleine, gutartige Schleimhautveränderungen ohne Entartungstendenz, häufig bei chronisch entzündlichen Darmerkrankungen
- **Adenome:** epitheliale Neoplasie mit Entartungstendenz (▶ Tab. 11.3)
- **Sonderform:** familiäre adenomatöse Polyposis (FAP). Hierbei handelt es sich um eine obligate Präkanzerose mit einem Entartungsrisiko von 100 % ab dem 15. Lebensjahr. Ursächlich sind Mutationen im APC-Tumorsuppressorgen, die autosomal-dominant vererbt werden oder als Neumutation (15–20 % der Fälle) entstehen. Etwa 1 % aller kolorektalen Karzinome basiert auf einer FAP.

Tab. 11.3 Adenomtypen.

Typ	Häufigkeit	Größe	Karzinomrisiko
tubuläres Adenom	50–72 %	< 1 cm	1 %
		1–2 cm	10 %
		> 2 cm	30 %
tubovillöses Adenom	22–30 %	< 1 cm	20 %
villöses Adenom	5–15 %	größenunabhängig	40 %

- **Hamartome:** atypische Differenzierung von Keimgeweben aufgrund von Keimbahnmutationen, die zur Polyposis mit Entartungstendenz führen (z. B. Peutz-Jeghers-Syndrom, Cowden-Syndrom).
- **serratierte Polypen:** epitheliale Neoplasie mit sägezahnähnlichen Epitheleinstülpungen, als Adenom mit hoher maligner Potenz

Symptomatik
- Meist handelt es sich um Zufallsbefunde im Rahmen einer Kolondiagnostik. Bei großen Befunden kann es zu peranalen Schleimabgängen mit Protein- und Elektrolytverlusten oder Blutungen kommen.
- Als **Komplikationen** treten karzinomatöse Entartung, Obstruktion, Invagination oder Prolaps auf.

Diagnostisches Vorgehen
- digital-rektale Untersuchung
- Rekto- oder Koloskopie mit Biopsie oder Abtragung
- radiologische Kolondoppelkontrastdarstellung

Therapeutisches Vorgehen
Operative Therapie
- Wenn möglich erfolgt koloskopische Abtragung mittels Zange oder Schlinge im Gesunden.
- Bei großen, koloskopisch nicht abtragbaren Befunden (insbesondere breitbasigen Polypen) erfolgt operative Entfernung mit histologischer Aufarbeitung (z. B. durch Kolotomie und Abtragung, Kolonsegmentresektion oder transanaler Vollwandresektion).
- Bei Karzinomnachweis muss eine Nachresektion nach onkologischen Kriterien erfolgen.
- Im Falle der FAP muss die erste Koloskopie im 10. Lebensjahr, dann jährlich erfolgen. Beim Nachweis von Adenomen ist die Proktokolektomie nach der Pubertät bis zum 20. Lebensjahr anzustreben. Anschließend ist die jährliche Pouchoskopie indiziert. Weiterhin sollte eine humangenetische Beratung und Diagnostik der Familie erwogen werden.

Nachbehandlung
Nach koloskopischer Abtragung von Adenomen sollte in Abhängigkeit der Histologie eine Kontrollkoloskopie erfolgen.
- 1–2 Adenome mit low-grade intraepithelialer Neoplasie: nach 5 Jahren
- >3 Adenome, villöse Anteile, high-grade intraepitheliale Neoplasie: nach 3 Jahren
- sessile Adenome, fraglich in toto entfernte Polypen: in 2–6 Monaten

11.3.4 Kolonkarzinom
Definition
Als Kolonkarzinom wird jedes epitheliale Malignom zwischen Zäkum und rektosigmoidalem Übergang bezeichnet. Die Grenze zum Rektum ist nicht einheitlich festgelegt. In Europa liegt sie bei 16 cm ab ano, gemessen mit einem starren Rektoskop.

Epidemiologie
- In den westlichen Industrienationen stellt das kolorektale Karzinom das zweithäufigste Tumorleiden dar. Die Inzidenz in Deutschland beträgt ca. 40 Erkrankungen pro 100 000 Einwohner/Jahr, das Lebenszeitrisiko beträgt 6 %.
- Das durchschnittliche Erkrankungsalter beträgt 69 Jahre bei Männern und 75 Jahre bei Frauen.
- Männer sind etwas häufiger betroffen (60 : 40).
- In 2–8 % der Fälle treten multiple, synchrone kolorektale Karzinome auf.

Ätiologie
- Die Ursachen für die Karzinomentstehung sind multifaktoriell. Sowohl genetische Prädispositionen als auch äußere Einflüsse können ein Karzinom induzieren.
- 85–95 % der Karzinome treten sporadisch auf.

Risikofaktoren
- In weniger als 5 % der Fälle kann ein genetischer Defekt als Ursache ausgemacht werden (FAP, hereditäres non-polypöses Kolonkarzinom [HNPCC], positive Familienanamnese).
- positive Familienanamnese bei ca. 15–20 % aller Erkrankten

- Ernährung: ballaststoffarme, fett- und fleischreiche Ernährung, Adipositas
- Risikoerkrankungen: kolorektale Adenome, chronisch entzündliche Darmerkrankungen (v. a. Colitis ulcerosa), Ureterosigmoideostomie, Karzinome anderer Organe (Mamma, Uterus, Ovar, Harnblase)
- Alter über 40 Jahre
- Tabakkonsum, Alkoholkonsum

Protektive Faktoren

- balaststoffreiche, fett- und fleischarme Ernährung
- körperliche Bewegung, BMI < 25 kg/m²
- schnelle Stuhlpassage
- Teilnahme an Vorsorgeuntersuchungen

Hereditäres nicht polypöses Kolonkarzinomsyndrom (HNPCC, Lynch-Syndrom)

- häufigste Form des erblichen kolorektalen Karzinoms
- autosomal-dominanter Erbgang, keine 100 %ige Penetranz
- ca. 3 % aller kolorektalen Karzinome
- Manifestationsalter ca. 45 Jahre
- betrifft gehäuft das rechte Hemikolon
- Assoziation u. a. mit Endometrium-, Ovarial-, Magenkarzinom
- Ursache: Keimbahnmutation oder Neumutation in einem DNA-Reparaturgen (verschiedene Mutationen bekannt)
- **Diagnostik:** Nachweis einer Mikrosatelliteninstabilität oder molekulargenetischer Mutationsnachweis
- **Vorsorge:** jährliche Koloskopie, ggf. zusätzlich gynäkologische/urologische Untersuchung, humangenetische Beratung, Familienuntersuchung
- **Therapie** bei Karzinom: onkologische Resektion
- prophylaktische Proktokolektomie nicht zwingend notwendig (20 % der Mutationsträger erleiden kein Karzinom)

Pathogenese

- Drei Entstehungspfade durch spontane Mutationen:
  - Adenom-Karzinom-Sequenz (ca. 60 % der Fälle): Entstehung aus Epitheldysplasien, die zuvor als Adenom imponieren (APC-Mutation).
  - serratierte Karzinogese: Entstehung aus sessilen serratierten Adenomen v. a. im rechten Hemicolon (BRAF-Mutation, Mikrosatelliteninstabilität)
  - Mischtyp: heterogene Gruppe (KRAS-Mutation)
- Bei den hereditären Formen bestehen Keimbahnmutationen, die zu einer Karzinomentwicklung häufig in jungen Jahren führen können.

Häufigkeitsverteilung

- Colon ascendens: 10 % (zunehmende Inzidenz rechtsseitiger Karzinome)
- Colon transversum und Colon descendens: 10 %
- Colon sigmoideum: 30 %
- Rektum: 50 %

Metastasenwege

- lymphogen: entsprechend der arteriellen Gefäßversorgung zunächst in die parakolischen Lymphknoten, dann entlang der zuführenden Arterien bis in die paraaortalen Lymphknoten sowie entlang der Marginalarterie nach oral und aboral
- hämatogen: zunächst über die Pfortader in die Leber (75 %), anschließend in Lunge (15 %) und Knochen (5 %)
- bei Diagnose: 33 % Lymphknotenmetastasen, 28 % Fernmetastasen

Klassifikation

(▶ Tab. 11.4, ▶ Tab. 11.5, ▶ Tab. 11.6).

Tab. 11.4 TNM-Klassifikation 2010 (mind. 12 untersuchte Lymphknoten).

TNM-Stadium	Definition
Tis	Carcinoma in situ
T 1	Infiltration bis in die Submukosa
T 2	Infiltration bis in die Muscularis propria
T 3	Infiltration bis in die Subserosa/das perikolische Fettgewebe
T 4a	Tumor perforiert viszerales Peritoneum
T 4b	Infiltration von Nachbarorganen
N1a	1 befallener Lymphknoten
N1b	2–3 befallene Lymphknoten
N1c	Tumorknoten im perikolischen Fettgewebe
N2a	4–6 befallene Lymphknoten
N2b	mehr als 6 befallene Lymphknoten
M1a	Metastasen in 1 weiteren Organ
M1b	Metastasen in mehr als 1 weiteren Organ oder Peritonealkarzinose

Tab. 11.5 Stadieneinteilung des kolorektalen Karzinoms (mindestens 12 untersuchte Lymphknoten).

UICC-Stadium	T (Tumor)	N (Lymphknoten)	M (Metastasen)
0	Tis	N0	M0
I	T 1, T 2	N0	M0
IIA	T 3	N0	M0
IIB	T 4a	N0	M0
IIC	T 4b	N0	M0
III	jedes T	N1, N2	M0
IIIA	T 1, T 2	N1a	M0
	T 1	N2a	M0
IIIB	T 3, T 4a	N1	M0
	T 2, T 3	N2a	M0
	T 1, T 2	N2b	M0
IIIC	T 4a	N2a	M0
	T 3, T 4b	N2b	M0
	T 4b	N1, N2	M0
IVA	jedes T	jedes N	M1a
IVB	jedes T	jedes N	M1b

Tab. 11.6 Histopathologisches Grading.

Grad	Definition
G1	gut differenziert
G2	mäßig differenziert
G3	schlecht differenziert (z. B. muzinös)
G4	undifferenziert (z. B. kleinzellig, siegelringzellig)
Gx	Differenzierungsgrad nicht beurteilbar
L 0/1	Einbruch in Lymphgefäße
V 0/1	Einbruch in Venen
Pn 0/1	Einbruch in Perineuralscheiden

Symptomatik

Die Symptome sind uncharakteristisch. Es gibt keine zuverlässigen Frühsymptome.
- Blutbeimengungen im Stuhl
- Änderung der Stuhlgewohnheiten (paradoxe Stühle, Bleistiftstühle, Meteorismus)
- B-Symptomatik: Fieber, Nachtschweiß, Gewichtsverlust
- Leistungsminderung, Müdigkeit
- Tumoranämie
- Bauchschmerzen

Komplikationen

- Ileus
- Tumorperforation (T 4-Stadium)
- Fisteln
- schwere Blutung

Diagnostisches Vorgehen

- Anamnese (insbesondere bei hereditären Formen)
- körperliche Untersuchung mit digital-rektaler Untersuchung
- Haemoculttest zum Nachweis von okkultem Blut im Stuhl als Screening
- Labor: Blutbild, Tumormarker CEA und CA 19–9
- Sonografie des Abdomens (Lokalbefund, Aszites, Lymphome, Lebermetastasen)
- Röntgen-Thorax in 2 Ebenen
- Computertomografie des Abdomens
- hohe Koloskopie mit Biopsie
- **eventuell ergänzende Diagnostik:**
  - MRT
  - PET/PET-CT
  - urologische Diagnostik (Urogramm, Zystoskopie)
  - gynäkologische Untersuchung
- empfohlene **präoperative Staginguntersuchungen nach Leitlinie:**
  - digital-rektale Untersuchung
  - hohe Koloskopie mit Biopsie
  - Sonografie des Abdomens
  - Röntgen-Thorax in 2 Ebenen
  - CEA-Bestimmung

Therapeutisches Vorgehen

Indikationsstellung

- Grundsätzlich stellt jedes Kolonkarzinom eine OP-Indikation dar (▶ Tab. 11.7). Anzustreben ist eine R0-Resektion.
- **Kontraindikationen** zur Operation:
  - allgemeine Inoperabilität des Patienten
  - kurative Inoperabilität des Tumors (z. B. bei diffuser peritonealer Metastasierung, Infiltration der großen Gefäße)
- Resektion von Metastasen oder eines Zweittumors, wenn eine R0-Situation (kurativer Ansatz) erreicht werden kann (ggf. Zweiteingriff)
- multiviszerale Resektionen, wenn eine R0-Resektion möglich ist (Unterscheidung einer entzündlichen von einer tumorösen Infiltration intraoperativ meist nur durch Schnellschnitt möglich)
- auch in Notfallsituationen (z. B. Ileus, Perforation) onkologisches Vorgehen
- adjuvante Chemotherapie im UICC-III-Stadium
- palliative Maßnahmen (Resektion, lokale Maßnahmen, Chemotherapie, „best supportive care") zur Verlängerung des Lebens und Verbesserung der Lebensqualität
- prä- und postoperative Fallbesprechung im interdisziplinären Tumorboard

Konservative Therapie

Adjuvante Chemotherapie

- Ziel: Lebensverlängerung durch Reduktion von Rezidiven
- **Indikation:**
  - nach R0-Resektion im Stadium UICC III
  - als Einzelfallentscheidung nach R0-Resektion im Stadium UICC II mit Risikofaktoren (Notfall-OP, Tumorperforation, T 4-Stadium, zu wenig untersuchte Lymphknoten)
  - Eine generelle Indikation für eine postoperative adjuvante Chemotherapie nach R0-Resektion von Leber- oder Lungenmetastasen besteht nicht. Möglicherweise besteht ein Vorteil bzgl. des Gesamtüberlebens nach Lebermetastasenresektion und adjuvanter Chemotherapie (Einzelfallentscheidung, Therapie im Rahmen einer Studie).
- **Kontraindikationen:**
  - Allgemeinzustand schlechter als 2 (WHO)
  - unkontrollierte Infektion
  - Leberzirrhose Child B und C
  - schwere koronare Herzkrankheit; Herzinsuffizienz (NYHA III und IV)
  - präterminale und terminale Niereninsuffizienz
  - eingeschränkte Knochenmarksfunktion
  - Unvermögen, an regelmäßigen Kontrolluntersuchungen teilzunehmen
- Standardchemotherapie ist: 5-FU/Folinsäure oder Capecitabin (ggf. mit Oxaliplatin) über 6 Monate, beginnend spätestens 4 Wochen nach OP.

Operative Therapie

Allgemeine Prinzipien der Tumorchirurgie am Kolon sind:
- Verhütung der intraoperativen Tumorzellverschleppung durch „No-Touch-Isolation-Technik" nach Turnbull et al. 1967 [8], ggf. Abdecken des Tumors
- luminale Darmligatur oral und aboral des Tumors mit einem Sicherheitsabstand von mindestens 10 cm
- zentrale Gefäßligatur
- En-bloc-Resektion mit Sicherheitsabstand (3-dimensional) mit systematischer lokoregionärer Lymphadenektomie einschließlich der zentralen Lymphknoten an den Hauptgefäßstämmen
- komplette mesokolische Exzision (CME): Präparation innerhalb der embryonalen Grenzschichten, somit Erhalt der Hüllfaszien (geringeres Risiko für Tumorzellverschleppung, maximale Lymphknotenausbeute)

Die **OP-Vorbereitung** beinhaltet:
- bei reduziertem Allgemeinzustand: präoperativ hochkalorische parenterale Ernährung
- Ausgleichen einer präoperativen Anämie

Tab. 11.7 Therapeutisches Vorgehen in Abhängigkeit vom Tumorstadium.

Tumorstadium	Therapie
Tis/T 1 (low risk)	lokale Exzision
T 1 (high risk)/T 2–4, N0, M0	radikale Operation
TX, N +, M0	radikale Operation und adjuvante Nachbehandlung
M1	R0-Resektion oder palliative Therapie
low risk: G1/2, L 0, V0, R0, maximal sm2	

Kolon

- ggf. vorsorgliche Markierung eines Stomas auf der Bauchdecke
- präoperative Darmlavage obsolet, bei Stenose kontraindiziert (ggf. Laxans)
- perioperative Antibiotikaprophylaxe (Cefalosporin der 2. Generation und Metronidazol, ggf. wiederholte Gabe bei langer OP-Dauer)
- intraoperative Anlage eines Blasenkatheters (suprapubischen Katheter bevorzugen)

Therapiemöglichkeiten bei kompletter Obstruktion, Ileus

Die Lokalisation der Stenose sollte durch präoperative Diagnostik gesichert werden.

- koloskopische Einlage einer Entlastungssonde oder eines Stents zur präoperativen Dekompression erwägen (Ziel: Vermeidung eines Stomas)
- intraoperative Darmdekompression (nach oral, aboral oder über eine Tomie)
- mehrzeitige OP:
  - Notfallmäßig wird eine prästenotische Entlastungskolostomie in Form einer Zäkostomie oder einer Transversostomie angelegt. In einer 2. Sitzung erfolgt dann die Tumorresektion mit Wiederherstellung der Kontinuität (2-zeitig). Die Kolostomie kann zum Schutz der Anastomose auch zunächst noch belassen und später entfernt werden (3-zeitig).
  - Die Diskontinuitätsresektion nach Hartmann wird v. a. bei einer Obstruktion im Bereich des linken Hemikolons durchgeführt. Hierbei wird der Tumor primär reseziert und ein passageres endständiges Kolostoma mit Blindverschluss des distalen Darmendes angelegt. In einer 2. Sitzung kann dann die Kontinuität nach entsprechender Darmvorbereitung wiederhergestellt werden.
- primäre (einzeitige) Resektion nach den onkologischen Kriterien entsprechend der Tumorlokalisation

Verfahren eingeschränkter Radikalität

- **Indikationen:**
  - Palliativsituation zur Verhinderung von Tumorkomplikationen wie Ileus oder Kloake
  - Frühkarzinome (T 1, N0, L 0, V0, G 1–2, max. sm2, M0)
- **Verfahren:**
  - lokale Therapie:
    - endoskopische Polypektomie
    - lokale Exzision (submuköse Exzision oder Vollwandexzision)
  - limitierte Resektionen:
    - tubuläre Resektion: Resektion des tumortragenden Darmsegments ohne Lymphadenektomie
    - Segmentresektion: Resektion des Darmsegments mit beschränkter lokaler Lymphadenektomie
  - Palliativmaßnahmen ohne Resektion:
    - Anus-praeter-Anlage
    - Anlage einer inneren Anastomose

Radikale Verfahren

- **Indikation:** Standardverfahren, wenn keine Kontraindikationen bestehen und kein Frühkarzinom vorliegt
- **Verfahren:**
  - Hemikolektomie rechts (S. 201)
  - Hemikolektomie links (S. 202)
  - Transversumresektion (S. 204)
  - Sigmaresektion (S. 204)
  - erweiterte Radikaloperation (erweiterte Hemikolektomie oder subtotale Kolektomie): Bei Tumoren, die im Gebiet verschiedener Lymphabflusswege liegen (z. B. Kolonflexuren, Querkolon) werden alle betroffenen Lymphabflusswege entfernt.
  - multiviszerale Radikalresektion: Radikal-OP mit Entfernung von infiltrierten Nachbarorganen (R0-Resektion)
- **allgemeines intraoperatives Vorgehen:**
  - Umlegetücher der Bauchdecken zur Vermeidung von Impfmetastasen
  - vor Resektionsbeginn genaue Exploration: Tumorlokalisation, Abtasten des Kolonrahmens, bimanuelle Palpation der Leber und ggf. intraoperative Lebersonografie zur Erkennung von Zweittumoren und Metastasen, Ausschluss Peritonealkarzinose
  - Prüfen der Operabilität
  - Festlegen der Resektionsgrenzen, ggf. mit Verschluss des Darmlumens und Instillation einer zytostatischen Spüllösung ins Darmlumen
  - vor dem offenen Absetzen des Darms: Platzieren von Umlegetüchern, weichen Darmklemmen (Meso nicht mit einklemmen) und Abwurfklemmen
  - nach dem offenen Absetzen des Darms: Desinfektion der Darmöffnungen
  - Handschuhwechsel nach Abgabe des Präparats

11.3 Pathologien des Kolons

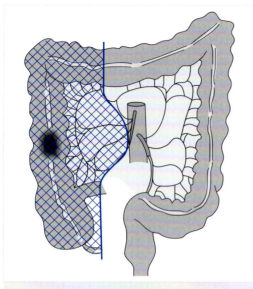

Abb. 11.9 Hemikolektomie rechts.

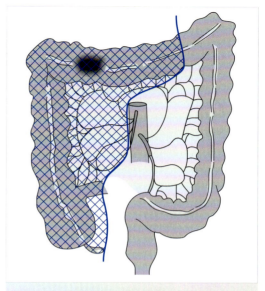

Abb. 11.10 Erweiterte Hemikolektomie rechts.

Hemikolektomie rechts

- **typisches Resektionsausmaß:**
  - Hemikolektomie rechts (▶ Abb. 11.9): radikuläres Absetzen der A. colica dextra und A. ileocolica und Ausräumen der entsprechenden Lymphabflussgebiete
  - erweiterte Hemikolektomie rechts (▶ Abb. 11.10): zusätzlich zentrale Ligatur der A. colica media und Ausräumen des entsprechenden Lymphabflussgebiets
- **Indikationen:**
  - Karzinom des Zäkums und des Colon ascendens: Hemikolektomie rechts
  - Karzinom der rechten Flexur und des proximalen Colon transversum: erweiterte Hemikolektomie rechts
- **Gefahren:**
  - Verletzung von Ästen der A. mesenterica superior
  - Verletzung des rechten Ureters
  - Verletzung des Duodenums
  - Einreißen von Venen am Pankreaskopf

OP-Technik

- Zugangsweg: Medianschnitt unter Linksumschneidung des Nabels oder Pararektal-/Transrektalschnitt rechts
- Exploration, Anzügeln des Darms auf Höhe der Resektionsgrenzen. Die orale Resektionsgrenze liegt 10–20 cm oral der Bauhin-Klappe.
- Mobilisieren des Zäkums, des Colon ascendens und des terminalen Ileums von lateral durch Inzision des Peritoneums im Verlauf der „weißen Linie", Darstellen des rechten Ureters (▶ Abb. 11.11)
- Abheben des Mesokolons von der Gerota-Faszie in einer avaskulären Schicht nach medial (embryonale Grenzschicht)
- Mobilisieren der rechten Flexur unter Durchtrennung der Ligg. hepatocolicum und duodenocolicum. Hierbei sind häufig Ligaturen erforderlich. Behutsames Ablösen der Kolonflexur vom Duodenum und Pankreaskopf
- Durchtrennen des Lig. gastrocolicum unter Erhalt der gastroepiploischen Gefäße bis an die aborale Resektionsgrenze (▶ Abb. 11.12); erweiterte Hemikolektomie: Dissektion der Lymphknoten infrapylorisch und am Pankreaskopf, Mitnahme der gastroepiploischen Gefäßarkade rechts
- Durchtrennen des großen Netzes zwischen Ligaturen auf Höhe der aboralen Resektionsgrenze. Das Netz verbleibt en bloc am rechten Hemikolon. Der linke Teil des Netzes wird in situ belassen.
- V-förmige Inzision des Peritonealblatts zwischen den Resektionsgrenzen als Markierung

Kolon

- Durchtrennen des Mesenteriums zwischen Ligaturen unter Mitnahme aller Lymphknoten rechts lateral der V. mesenterica superior bis an den Pankreasunterrand (▶ Abb. 11.13)
- Ligatur der A. und V. ileocolica, der A. und V. colica dextra und des rechten Astes der A. und V. colica media (bei der erweiterten Hemikolektomie wird sie stammnah ligiert)
- Absetzen des Darms auf Höhe der Resektionsgrenzen nach sparsamer Skelettierung. Zum Ausgleich des Lumenunterschieds wird der Dünndarm schräg abgesetzt, der Dickdarm gerade.
- Ileotransversostomie durch End-zu-End-Anastomose oder Seit-zu-Seit-Anastomose (Kap. 11.2.1).
- Verschluss des Mesenteriumschlitzes mit fortlaufender Naht

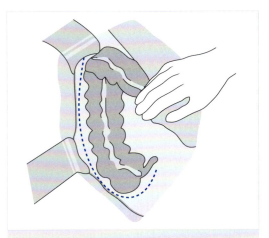

Abb. 11.11 Mobilisierung des Zäkums.

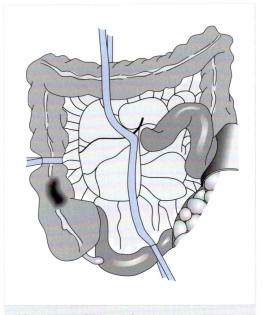

Abb. 11.13 Durchtrennen des Mesenteriums.

Hemikolektomie links

- **typisches Resektionsausmaß:**
  - Hemikolektomie links (▶ Abb. 11.14): zentrale Ligatur der A. mesenterica inferior
  - erweiterte Hemikolektomie links (▶ Abb. 11.15): zentrale Ligatur der A. mesenterica inferior und der A. colica media
- **Indikationen:**
  - Karzinom des Colon descendens und des proximalen Sigmas: Hemikolektomie links
  - Karzinom der linken Flexur: erweiterte Hemikolektomie links
- **Gefahren:**
  - Verletzung des unteren Milzpols durch Zug bei der Mobilisation
  - Blutungen aus dem Lig. splenocolicum
  - Verletzung des linken Ureters

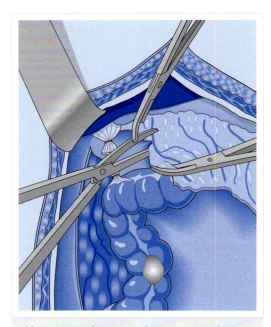

Abb. 11.12 Durchtrennung des Lig. gastrocolicum.

11.3 Pathologien des Kolons

OP-Technik

- Zugangsweg: Medianschnitt, Linksumschneidung des Nabels
- Exploration, Anzügeln des Darms auf Höhe der Resektionsgrenzen (oral abhängig von der Tumorlokalisation, aboral oberhalb der peritonealen Umschlagfalte)
- Mobilisieren des Colon descendens und des Sigmas von lateral durch Inzision des Peritoneums im Verlauf der „weißen Linie". Darstellen des linken Ureters
- Abheben des Mesokolons von der Gerota-Faszie in einer avaskulären Schicht nach medial (embryonale Grenzschicht)
- Durchtrennen des großen Netzes zwischen Ligaturen auf Höhe der oralen Resektionsgrenze. Das Netz verbleibt en bloc am linken Hemikolon. Der rechte Teil des Netzes wird in situ belassen.
- Durchtrennen des Lig. gastrocolicum links lateral der oralen Resektionsgrenze unter Erhalt der gastroepiploischen Gefäßarkade
- Mobilisieren der linken Flexur unter Durchtrennung der Ligg. splenocolicum und phrenocolicum zwischen Ligaturen
- v-förmige Inzision des Peritonealblatts zwischen den Resektionsgrenzen
- Durchtrennen des Mesenteriums zwischen Ligaturen
- Durchtrennen der V. mesenterica inferior am unteren Pankreasrand, Durchtrennen der A. mesenterica inferior bzw. der A. colica sinistra möglichst zentral (▶ Abb. 11.16)
- Absetzen des Darms auf Höhe der Resektionsgrenzen nach sparsamer Skelettierung
- ggf. Mobilisieren der rechten Flexur und des Colon ascendens
- Transversorektostomie oder Transversosigmoidostomie, End-zu-End-Anastomose. Auf eine gute Durchblutung des distalen Darmendes muss geachtet werden, ggf. ist eine tiefere Resektion erforderlich.
- Verschluss des Mesokolonschlitzes mit fortlaufender Naht falls möglich
- Mitnahme der gastroepiploischen Gefäßarkade bei erweiterter Resektion

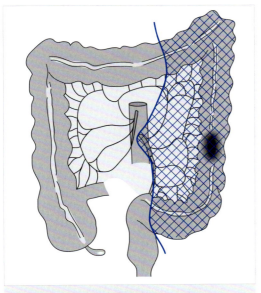

Abb. 11.14 Hemikolektomie links.

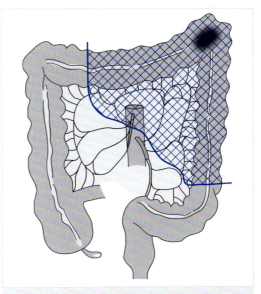

Abb. 11.15 Erweiterte Hemikolektomie links.

Kolon

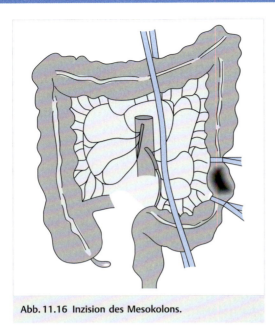

Abb. 11.16 Inzision des Mesokolons.

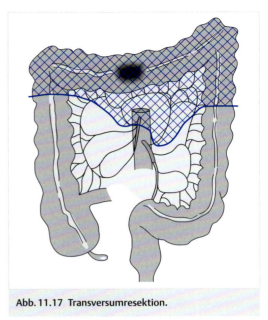

Abb. 11.17 Transversumresektion.

Transversumresektion

- **typisches Resektionsausmaß:** zentrale Ligatur der A. colica media mit Ausräumung der entsprechenden Lymphbahnen (▶ Abb. 11.17)

- **Indikation:** nur bei Karzinomen in der Mitte des Colon transversum. Bei flexurnahem Sitz ist die erweiterte Hemikolektomie Standard.

OP-Technik

- Zugangsweg: mediane Laparotomie mit Linksumschneidung des Nabels oder quere Mittelbauchlaparotomie
- Exploration, Anzügeln der Resektionsgrenzen
- Durchtrennung des Lig. gastrocolicum zwischen Ligaturen unter Mitnahme der gastroepiploischen Gefäßarkade
- Mobilisieren der rechten Flexur und des Colon ascendens (wie bei der Hemikolektomie rechts)
- Mobilisieren der linken Flexur und des Colon descendens (wie bei der Hemikolektomie links)
- radikuläres Absetzen der A. und V. colica media: Hochschlagen des großen Netzes, Inzision des mesenterialen Peritoneums am Abgang der A. colica media, zentrales Absetzen und Ligieren von A. und V. colica media, stammnahes Absetzen der A. colica sinistra
- Absetzen des Mesocolon transversum am Pankreasunterrand unter Mitnahme der dortigen Lymphknoten
- v-förmige Inzision des Serosablatts zwischen den Resektionsgrenzen
- Durchtrennen des Mesenteriums zwischen Ligaturen
- Absetzen des Darms auf Höhe der Resektionsgrenzen nach sparsamer Skelettierung mit dem gesamten großen Netz
- Aszendodeszendostomie als End-zu-End-Anastomose (s. o.)
- Verschluss des Mesokolonschlitzes mit fortlaufender Naht (wenn möglich)

Sigmaresektion

- **typisches Resektionsausmaß:** Ligatur der A. mesenterica inferior distal des Abgangs der A. colica sinistra (▶ Abb. 11.18)
- **Indikation:** Karzinome im mittleren und distalen Drittel des Sigmas
- **Gefahren:**
  - Verletzung des linken Ureters
  - Verletzung autonomer retroperitonealer Nerven (Miktionsstörung, Impotenz)
  - unzureichende Anastomosendurchblutung von proximal bei unterbrochener Marginalarterie im Bereich der linken Flexur

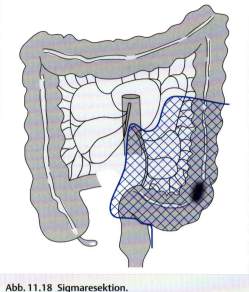

Abb. 11.18 Sigmaresektion.

OP-Technik

Zugangsweg: mediane Unterbauchlaparotomie, Linksumschneidung des Nabels

- Exploration, Anzügeln der oralen Resektionsgrenze (proximal: Übergang zwischen Colon descendens und Sigma, distal: rektosigmoidaler Übergang, oberhalb der peritonealen Umschlagfalte)
- Mobilisieren von lateral durch Inzision des Peritoneums im Verlauf der „weißen Linie"; Darstellen des linken Ureters
- Abheben des Mesosigmas in einer avaskulären Schicht nach medial
- Darstellen und Absetzen der A. mesenterica inferior unter Erhalt der A. colica sinistra, bei Tumoren im oberen Sigma ggf. zentrale Ligatur der A. mesenterica inferior, dann Prüfung der Durchblutung des proximalen Darmendes, ggf. Nachresektion bei mangelhafter Durchblutung (Hemikolektomie links)
- Absetzen der V. mesenterica inferior am Pankreasunterrand
- mediale Inzision des mesenterialen Peritoneums am Ansatz entlang der Aorta und stumpfes Abheben vom Retroperitoneum unter Schonung der autonomen Nerven. Die A. rectalis superior wird mitreseziert.
- Durchtrennen des Mesosigmas zwischen Ligaturen auf Höhe der oralen Resektionsgrenze
- Mobilisieren des proximalen Rektums; vgl. Rektumresektion (S. 211):
  - U-förmige Inzision des Beckenbodenperitoneums am Ansatz der Mesorektums
  - Auslösen des Rektums, zunächst dorsal im Waldeyer-Raum, dann ventral und ggf. lateral im Bereich der Paraproktien
  - Durchtrennen des oberen Mesorektums auf Höhe der aboralen Resektionsgrenze (**Cave:** kein Coning), dabei Ligatur der A. rectalis superior
  - Absetzen des tumortragenden Darmabschnitts (oral: offen oder mit dem GIA-Klammernahtgerät, distal: offen oder mit dem TA-Klammernahtgerät)
- Adaptation der Darmenden. Bei starker Spannung kann die Mobilisierung der linken Flexur erforderlich sein.
- Deszendorektostomie als End-zu-End-Anastomose ohne Skelettierung am Schnittrand des Colon descendens oder maschinelle Stapleranastomose transanal

Palliativmaßnahmen

- Bei einem resektablen Tumor mit nachgewiesenen Fernmetastasen sollte der Tumor zur Sicherung der Darmpassage entfernt werden, z. B. in Form einer Segmentresektion.
- Bei einem inoperablen Primärtumor sind evtl. Umleitungsverfahren (z. B. Entero-Entero-Anastomosen) oder eine Anus-praeter-Anlage notwendig.
- Bei stenosierenden Tumoren im Rektum, Sigma und linken Hemikolon können Stents zur Sicherung der Darmpassage eingesetzt werden.
- palliative Chemotherapie zur Lebensverlängerung:
  - aggressives Tumorwachstum: FOLFOX/FOLFIRI (5-FU, Folinsäure, Oxaliplatin/Irinotecan), ggf. mit monoklonalem Antikörper (z. B. EGFR-Antikörper bei RAS-Wildtyp)
  - ohne tumorbedingte Symptome/schwere Komorbidität: 5-FU, ggf. mit Bevacizumab
- ggf. Reevaluierung bezüglich sekundärer Resektabilität im Sinne einer kurativen Therapie bei gutem Ansprechen auf die Chemotherapie.
- Eine Radiotherapie ist beim Kolonkarzinom nicht etabliert.

Nachbehandlung

Postoperative Behandlung nach Kolonresektion in Abhängigkeit des Patientenzustands:
- Verzicht auf Drainagen
- Entfernen der Magensonde direkt postoperativ
- frühzeitiger Kostaufbau
- frühzeitige Mobilisation
- Verzicht auf Opioidanalgetika

Komplikationen

Perioperative Komplikationen

- Blutung
- Hämatome
- Verletzung von Nachbarorganen (z. B. Harnleiterverletzung → Rekonstruktion)
- Tumorzellverschleppung und Peritonitis bei Perforation

Spätkomplikationen

- Nahtinsuffizienz
  - **Peritonitis** → Relaparotomie, Spülung. Proximalen Kolonstumpf als Stoma ausleiten, distaler Blindverschluss (Hartmann-Situation); oder, meist aber nicht möglich, Darstellung und Verschluss des Lecks; ggf. bei nicht nahtfähigen Wundrändern Nachresektion. Anlage eines protektiven Anus praeter
  - **Abszess** → Drainageneinlage (z. B. CT-gesteuert), ggf. Anus-praeter-Anlage
  - **Stuhlfistel** → Abwarten der Spontanheilung unter Nahrungskarenz bzw. Astronautenkost, sonst Anus-praeter-Anlage
- postoperative Darmatonie
- Nachblutungen
- mechanischer Ileus durch Verklebungen oder Briden → Relaparotomie und Lösen des Hindernisses
- Wundheilungsstörung (Abszesse, Serome, Platzbauch)
- Hernien
- Rezidiv

Nachsorge

- Von den potenziell kurativ resezierten Patienten entwickeln ca. 15–30 % metachrone Lebermetastasen, ca. 10–20 % metachrone Lungenmetastasten und 0–8 % ein Lokalrezidiv. 70 % der Rezidive manifestieren sich in den ersten 2 Jahren. Somit ist eine regelmäßige Tumornachsorge sinnvoll, wenn bei einem Rezidiv therapeutische Konsequenzen zu erwarten sind.
- Im Stadium UICC I ist aufgrund der günstigen Prognose eine regelmäßige Nachsorge nicht notwendig. In diesem Stadium sollte individuell über eine Nachsorge entschieden werden. Zur Erkennung von metachronen Zweittumoren ist eine Koloskopie nach 2 und 5 Jahren sinnvoll.
- Nach R0-Resektion kolorektaler Karzinome des UICC-Stadiums II und III sind regelmäßige Nachsorgeuntersuchungen indiziert (▶ Tab. 11.8).

Tab. 11.8 Nachsorgeschema für kolorektale Karzinome (UICC II und III).

Untersuchung	Monate							
	3	6	12	18	24	36	48	60
Anamnese, körperliche Untersuchung, CEA	–	X	X	X	X	X	X	X
Sonografie des Abdomens	–	X	X	X	X	X	X	X
Koloskopie	–	X[1]	X[2]	–	–	–	–	X[2]
Computertomografie	X[3]	X[4]	X[4]	X[4]	X[4]	X[4]	X[4]	X[4]
Röntgen-Thorax in 2 Ebenen[5]	–	–	X	–	X	X	X	X
Sigmoidoskopie[6]	–	X	X	X	X	–	–	–

1: wenn keine vollständige präoperative Koloskopie erfolgt ist; 2: bei unauffälligem Befund nächste Koloskopien alle 5 Jahre; 3: nur beim Rektumkarzinom 3 Monate nach Abschluss der tumorspezifischen Therapie als Ausgangsbefund; 4: fakultativ, sinnvoll bei jungen Patienten zur sicheren Erkennung von Lokalrezidiven und Lebermetastasen; 5: fakultativ; 6: nur beim Rektumkarzinom ohne neoadjuvante oder adjuvante Therapie

Vorsorge

- jährlicher Haemocculttest und digital-rektale Untersuchung ab dem 50. Lebensjahr (wenn positiv, besteht die Indikation zur Koloskopie)
- Koloskopie ab dem 55. Lebensjahr (bei unauffälligem Befund Wiederholung alle 10 Jahre)
- bei erblicher Belastung: Vorsorgebeginn sollte 10 Jahre vor dem Manifestationsalters des betroffenen Verwandten liegen
- Management und Abtragung von Polypen (s. Kap. 11.3.3)

Prognose

- Die kumulierten relativen 5-Jahres-Überlebensraten liegen für beide Geschlechter bei ca. 60 %.
- 5-Jahres-Überlebensraten nach UICC-Stadium:
  - UICC I: ca. 85–100 %
  - UICC II: ca. 60–80 %
  - UICC III: ca. 30–60 %
  - UICC IV: ca. 5–15 %

Literatur

[1] Dignass A, Preiß JC, Aust DE et al. Aktualisierte S3-Leitlinie zur Diagnostik und Therapie der Colitis ulcerosa 2011 – Ergebnisse einer Evidenzbasierten Konsensuskonferenz (30.09.2011; Leitlinie wird zurzeit überprüft). AWMF-Registriernummer 021/009. Im Internet: http://www.awmf.org/leitlinien/detail/ll/021-009.html; Stand: 31.12.2016
[2] Herrlinger K, Stange EF. Aktuelle Diagnostik und Therapie der Colitis ulcerosa – Update. Gastroenterologie up2date 2012; 08: 279–289, DOI: 10.1055/s-0032-1325945
[3] Kienle P, Post S. Chronisch entzündliche Darmerkrankungen. Allgemein- und Viszeralchirurgie up2date 2015; 9: 313–333, DOI: 10.1055/s-0041-100266
[4] Leifeld L, Germer CT, Böhm S et al. S2k Leitlinie Divertikelkrankheit/Divertikulitis. Gemeinsame Leitlinie der Deutschen Gesellschaft für Gastroenterologie, Verdauungs-und Stoffwechselkrankheiten (DGVS) und der Deutschen Gesellschaft für Allgemein- und Viszeralchirurgie (DGAV) (31.12.2013). AWMF Registernummer 021/020. Im Internet: http://www.awmf.org/leitlinien/detail/ll/021-020.html; Stand: 31.12.2016
[5] Leitlinienprogramm Onkologie (Deutsche Krebsgesellschaft, Deutsche Krebshilfe, AWMF). S3-Leitlinie Kolorektales Karzinom, Langversion 1.1, 2014 (14.06.2013). AWMF Registrierungsnummer 021/007OL. Im Internet: http://www.awmf.org/leitlinien/detail/ll/021-007OL.html; Stand: 31.12.2016
[6] Lux P, Weber K, Hohenberger W: Laparoskopische Chirurgie des Kolonkarzinoms. Chirurg 2014; 85: 593–598
[7] Truelove SC, Witts LJ. Cortisone in ulcerative colitis; preliminary report on a therapeutic trial. Br Med J 1954; 2: 375–378
[8] Turnbull RB, Kyle K, Watson FR, Spratt J. Cancer of the colon: the influence of the no-touch isolation technic on survival rates. Annals of surgery 1967; 166: 420–427
[9] Weber K, Göhl J, Lux P et al. Prinzip und Technik der Lymphknotendissektion beim kolorektalen Karzinom. Chirurg 2012; 83: 487–500

12 Rektum[6]

J. M. Mayer

12.1 Anatomie

- Das Rektum erstreckt sich vom Oberrand des Analkanals (Linea dentata) bis 16 cm ab ano, gemessen mit einem starren Rektoskop.
- Es wird in 3 Etagen eingeteilt:
  - oberes Drittel: 12–16 cm ab ano (intraperitoneal)
  - mittleres Drittel: 6–12 cm ab ano (extraperitoneal)
  - unteres Drittel: < 6 cm ab ano (extraperitoneal)
- Ampulla recti: liegt der Konkavität des Os sacrum an
- Canalis analis: auf Höhe des Diaphragma pelvis, knickt nach dorsal ab
- **Faszienverhältnisse im kleinen Becken:**
  - **dorsal:** Die Fascia pelvis parietalis kleidet das kleine Becken dorsal aus. Sie geht vom Beckenring bis nahe zur Steißbeinspitze, schlägt auf dem Beckenboden um und bedeckt das Mesorektum dorsal als Fascia pelvis visceralis (sog. Hüllfaszie). Dazwischen liegt der gefäßfreie Waldeyer-Raum.
  - **lateral:** Paraproktien als Bandverbindung zum Becken.
  - **Ventral** liegt die Denonvilliers-Faszie. Sie umkleidet beim Mann die Blasenhinterwand, die Samenblasen und die Prostatahinterwand. Am Diaphragma urogenitale schlägt sie um und bedeckt das Rektum ventral als Fascia pelvis visceralis (sog. Hüllfaszie); bei der Frau: Septum rectovaginale.

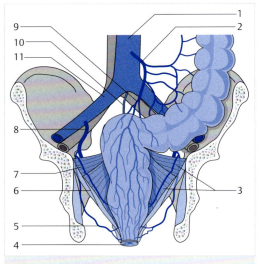

Abb. 12.1 Rektum. Gefäßversorgung.
- 1: Aorta
- 2: A. mesenterica inferior
- 3: M. levator ani mit Puborektalisschlinge
- 4: Analkanal
- 5: A. rectalis inferior
- 6: M. levator ani
- 7: A. rectalis media
- 8: A. iliaca interna
- 9: A. rectalis superior
- 10: A. sacralis media
- 11: A. iliaca communis

12.1.1 Arterien

(▶ Abb. 12.1).
- A. rectalis superior (unpaar) aus der A. mesenterica inferior versorgt als Hauptversorger den größten Teil des Rektums. Sie teilt sich an der Rückwand des Rektums in 3 Endäste, die in den Hämorrhoidalplexus bei 3, 7 und 11 Uhr münden.
- Aa. rectales mediae (paarig, inkonstant) aus der A. iliaca interna verlaufen supralevatorisch in den Paraproktien und versorgen zusammen mit den Aa. rectales inferiores (paarig, inkonstant) aus den Aa. pudendae, Ästen der A. iliaca interna, die infralevatorisch verlaufen, einen kleinen Abschnitt der distalen Rektumvorderwand.
- Blutversorgung **nach tiefer anteriorer Rektumresektion:**
  - Bei stammnaher Ligatur der A. mesenterica inferior wird der proximale Kolonstumpf nur noch über die Riolan-Anastomose und die Drummond-Arkade ernährt. Deshalb ist die Schonung der Randarkade wichtig.
  - Der Rektumstumpf kann nur noch durch die Aa. rectales inferiores und ggf. die Aa. rectales mediae versorgt werden. Je länger der Rektumstumpf ist, desto gefährdeter ist dessen Blutversorgung. Intramurale Gefäßanastomosen sorgen in der Regel für eine ausreichende Blutversorgung von distal.

---

[6] Dieses Kapitel ist eine überarbeitete Version des Beitrags aus der 5. Auflage von K.-H. Reutter.

12.1 Anatomie

12.1.2 Venen
- Der venöse Hauptabfluss erfolgt über die unpaare V. rectalis superior und das Pfortadersystem in die Leber.
- Im unteren Rektumviertel kann ein venöser Abstrom über die Vv. rectales media et inferior und die V. cava inferior in die Lunge bestehen (inkonstant).

12.1.3 Lymphabfluss
- Der Hauptabfluss der Lymphe folgt den Aufzweigungen der A. rectalis superior zu den lokoregionären Lymphknoten im Mesorektum und von dort entlang des Hauptstamms der A. rectalis superior zu den paraaortalen Lymphknoten.
- Aufgrund der fehlenden darmwandnahen Gefäßarkade existieren keine Lymphbahnen nach oral und aboral entlang des Darmrohrs. Man findet in der Regel keine malignen Zellen weiter als 4 cm vom Primarius entfernt. Somit sind in der Rektumchirurgie kleinere Sicherheitsabstände ausreichend.
- Das kaudale Viertel des Rektums ist aufgrund des fehlenden Mesos lymphknotenfrei. Die Lymphdrainage erfolgt intramural nach kranial.
- Lymphbahnen entlang der Aa. rectales media et inferior sind nur selten angelegt. Deshalb treten iliakale Lymphknotenmetastasen (seitliche Beckenwand) auch bei tief sitzenden Karzinomen nur selten auf.
- Der Analkanal wird zusätzlich zu den inguinalen Lymphknoten drainiert.

12.1.4 Innervation
- Das distale Rektumviertel besitzt eine besonders ausgeprägte Innervation.
- Hier befindet sich der Sitz der Prokontinenz zur Aufrechterhaltung des anorektalen Reflexes.
- Im Anoderm liegt die epikritische Sensibilität zur Unterscheidung der 3 Aggregatzustände (fest, flüssig, gasförmig).
- Durch die polare Ausrichtung der Rektummuskulatur erfolgt der Transport nur nach distal.

12.1.5 Analkanal
(▶ Abb. 12.2).
- von der Linea anocutanea (Übergang verhornendes in nicht verhornendes Plattenepithel) bis zur Linea dentata (Übergang nicht verhornendes Plattenepithel in Rektummukosa)
- **Anoderm:** hochsensibel zur Erkennung des Aggregatzustands des Rektuminhalts
- Analkrypten münden auf Höhe der Linea dentata, durchdringen in der Tiefe den M. sphincter ani internus
- **Proktodealdrüsen:** liegen zwischen M. sphincter ani internus und externus, münden dorsal bei 6 Uhr Steinschnittlage (SSL) und ventral bei 11–1 Uhr SSL in die Analkrypten
- **Corpus cavernosum recti:** submukös oberhalb der Linea dentata gelegen
- **Verschlussmechanismus:**
  - Reservoirfunktion des Rektums
  - M. sphincter ani internus: glatte Muskulatur, autonom innerviert und dauerkontrahiert (Ruhedruck)

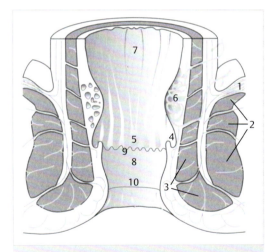

Abb. 12.2 Analkanal. Anatomie der Analregion.
- 1: M. levator ani
- 2: M. sphincter ani externus
- 3: M. sphincter ani internus
- 4: Analkrypte
- 5: Columnae rectales
- 6: Corpus cavernosum recti
- 7: Rektum
- 8: Anoderm
- 9: Linea dentata
- 10: Linea anocutanea

- M. sphincter ani externus: quer gestreifte Muskulatur, somatisch innerviert, willkürliche Kontraktion
- Corpus cavernosum recti – Plexus haemorrhoidalis, dient der Feinkontinenz
- anorektaler Winkel, etwa 90° in Ruhe, wichtigster statischer Kontinenzfaktor
• Defäkation:
- bei Stuhlfüllung der Ampulle: Kontraktion der Rektummuskulatur und Erschlaffung des M. sphincter internus (rektoanaler Inhibitionsreflex)
- Bei gleichzeitiger willkürlicher Erschlaffung des M. sphincter externus und Bauchpresse kommt es zur Defäkation.
- Soll die Defäkation unterbleiben, kommt es zur Tonuszunahme des M. sphincter externus und der Puborektalisschlinge mit Verkleinerung des anorektalen Winkels.

12.2 Pathologien des Rektums

12.2.1 Rektumkarzinom

Definition

Als Rektumkarzinom werden alle epithelialen Malignome zwischen Linea dentata und rektosigmoidalem Übergang bei 16 cm ab ano (gemessen mit einem starren Rektoskop) bezeichnet.

Epidemiologie

Siehe Kolonkarzinom (Kap. 11.3.4).

Ätiologie

Siehe Kolonkarzinom (Kap. 11.3.4).

Pathogenese

- siehe Kolonkarzinom (Kap. 11.3.4).
- Häufigkeitsverteilung:
  - oberes Rektum (12–16 cm): 17,5 %
  - mittleres Rektum (6–12 cm): 35,6 %
  - unteres Rektum (< 6 cm): 46,9 %

Tab. 12.1 Klassifikation des Tastbefunds nach Mason.

Clinical Staging	Tastbefund
CS I	Mukosa verschieblich
CS II	Darmwand verschieblich
CS III	Darmwand teilfixiert
CS IV	Darmwand vollfixiert
CS V	disseminierte Erkrankung

Metastasenwege

- **lymphogen:**
  - mesorektale Lymphknoten, entlang der A. rectalis superior zu den paraaortalen Lymphknoten
  - bei distalen Karzinomen zusätzlich zu den iliakalen Lymphknoten (selten)
- **hämatogen:**
  - über die Pfortader in die Leber
  - bei distalen Karzinomen über die V. cava in die Lunge (selten)

Symptomatik

Siehe Kolonkarzinom (Kap. 11.3.4).

Diagnostisches Vorgehen

- Die Diagnostik entspricht der des Kolonkarzinoms. Klassifikation des Tastbefunds ▶ Tab. 12.1.
- Hinzu kommen folgende Untersuchungen:
  - starre Rektoskopie mit Endosonografie (T- und N-Klassifikation) und als chirurgische Rektoskopie zur Bestimmung der Höhenlokalisation des Tumorunterrands
  - MRT des Beckens (T- und N-Klassifikation, Tumorabstand zur mesorektalen Faszie)
  - CT des Thorax (insbesondere bei tief sitzenden Karzinomen)
  - ggf. Sphinktermanometrie

Therapeutisches Vorgehen

Indikationsstellung

(▶ Tab. 12.2).

Tab. 12.2 Therapeutisches Vorgehen in Abhängigkeit vom Tumorstadium.

Tumorstadium	Therapie
Tis/T 1 (low risk)	lokale Exzision (z. B. transanale Vollwandresektion)
T 1 (high risk)/T 2, N0, M0	primäre Operation
T 3/4, N0, M0/TX, N+, M0	neoadjuvante Therapie, anschließend Operation und adjuvante Nachbehandlung
M1	R0-Resektion oder palliative Therapie

Konservative Therapie

Neoadjuvante Therapie

- Diese Vorbehandlung ist indiziert bei lokal fortgeschrittenen oder lymphogen metastasierten Karzinomen (UICC-Stadien II und III). Darüber hinaus kann eine Vorbehandlung bei tiefen, sphinkternahen Karzinomen zur Erzielung eines sphinktererhaltenden Eingriffs erwogen werden.
- Es soll ein präoperatives Downsizing bzw. Downstaging erreicht werden, sodass eine anschließende R0-Resektion möglich wird. In der Langzeitprognose kann das Risiko eines Lokalrezidivs signifikant gesenkt werden, ein verlängertes Gesamtüberleben kann nicht erreicht werden.
- Die Behandlung erfolgt mit einer konventionell fraktionierten **Bestrahlung** (50,4 Gy) oder einer **Kurzzeitbestrahlung** (5 × 5 Gy) begleitet von einer **Chemotherapie** mit 5-FU oder Capecitabin als Radiosensitizer (alternativ in Kombination mit Oxaliplatin oder Irinotecan), komplette Remission bei ca. 8 % der Patienten.
- An zahlreichen Zentren wird bei Tumoren im oberen Rektumdrittel aufgrund der intraperitonealen Lage auf die präoperative Radiotherapie verzichtet.
- Anschließend erfolgt nach 4–6 Wochen die Operation.

Adjuvante Therapie

- Nach erfolgter neoadjuvanter Vorbehandlung ist postoperativ eine adjuvante Chemotherapie ca. 4–6 Wochen nach Operation mit 5-FU oder Capecitabin indiziert.
- Wird erst postoperativ ein fortgeschrittenes Tumorstadium (T 3/4) oder ein Lymphknotenbefall festgestellt, ist eine Radiochemotherapie (s. o.) notwendig. Voraussetzung für die Durchführung einer adjuvanten Therapie ist immer die R0-Resektion und M0-Situation.
- Auch nach einer R1-Resektion oder einem intraoperativen Tumoreinriss sollte eine postoperative Radiochemotherapie durchgeführt werden.
- Nach R0-Resektion von Leber- oder Lungenmetastasen besteht keine generelle Indikation für eine adjuvante Chemotherapie (Einzelfallentscheidung).

Operative Therapie

Transanale Vollwandresektion

Dieses Verfahren kommt für ca. 5 % aller Rektumkarzinome infrage.
- **Indikation:**
  - Tis/T 1, G1–2, L0, V0, R0, M0, maximal sm2
  - Durchmesser ≤ 3 cm
  - lateraler Sicherheitsabstand mind. 1 cm
- In dieser Konstellation sind **Lymphknotenmetastasen** in ca. 3 % der Fälle zu erwarten.
- **operatives Vorgehen:**
  - **transanale lokale Exzision** nach Parks:
    - Einführen eines Analretraktors, Platzieren von Haltefäden, Zug des Tumors nach kaudal, Resektion mittels Elektrokauter, quere Naht
    - Problem: schlechte Übersicht
    - Rezidivraten bis 30 %
  - **transanale endoskopische Mikrochirurgie** (TEM) nach Bueß:
    - breites Operationsmikroskop, kontinuierliche Gasinsufflation, Verwendung von Mikroinstrumenten (z. B. UltraCision), quere Naht
    - Vorteil: bessere Übersicht, auch höher gelegene Befunde werden erreicht
    - Verwendung spezieller Single-Port-Systeme mit einer Laparoskopiekamera

Radikale Operationen

Operationsprinzipien sind:
- R0-Resektion (▶ Abb. 12.3)
- radikuläres Absetzen der A. und V. mesenterica inferior (kein prognostischer Unterschied zwischen stammnaher Ligatur der A. mesenterica inferior und Erhalt der A. colica sinistra)
- totale mesorektale Exzision (TME) bei Tumoren des mittleren und unteren Drittels, partielle mesorektale Exzision (PME) bei Tumoren des oberen Drittels (▶ Abb. 12.4), dabei ist ein konusförmiges Ausdünnen (Coning) des Mesorektums hin zur distalen Absetzung zu vermeiden
- Erhalt der Hüllfaszien bei der Präparation (Angabe der Mercury-Klassifikation durch den Pathologen als Qualitätskontrolle)
- Einhalten eines Sicherheitsabstands:
  - oberes Rektum: 5 cm
  - tiefes Rektum bei High-Grade-Tumoren (G3, G4): 2 cm
  - tiefes Rektum bei Low-Grade-Tumoren (G1, G2): 1 cm
- En-bloc-Resektion von tumoradhärenten Organen (multiviszerale Resektion)
- Schonung der autonomen Beckennerven (Nn. hypogastrici, Plexus hypogastrici superior et inferior): ggf. Darstellung am Promontorium und darunter, Schonung der Denonvillier-Faszie, keine Hitze nervennah.

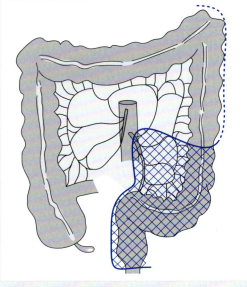

Abb. 12.3 **Rektumresektion.** Resektionsausmaß.

- routinemäßige Anlage eines protektiven Stomas (Ileum/Transversum) bei der TME empfohlen, Rückverlagerung nach 6–8 Wochen

(Tiefe) anteriore Rektumresektion

OP-Technik

- Lagerung in Steinschnittlage
- Zugangsweg: mediane Unterbauchlaparotomie mit Linksumschneidung des Nabels
- Exploration: Abklären der Operabilität und des OP-Verfahrens (Radikalität), intraoperative Sonografie der Leber, Ausschluss Peritonealkarzinose
- Mobilisation der Sigmaschlinge von links her durch Ablösen des Mesosigmas von der lateralen Bauchwand. Darstellung des linken Ureters. Mobilisation des Colon descendens und der linken Flexur von lateral
- Darstellen der A. mesenterica inferior aus der Aorta ca. 1–2 cm distal ihres Abgangs, Inzision des Peritoneums vom Treitz-Band parallel zur Aorta bis zum Beckeneingang und hohe Ligatur der Arterie (aortennah oder unter Erhalt des Colica-sinistra-Abgangs). Die V. mesenterica inferior wird in Höhe des Pankreasunterrands ligiert.
- Durchtrennung des Mesokolons zwischen Ligaturen auf Höhe der oralen Resektionsebene. Die Marginalarterie ist der einzige noch bestehende Versorgungsweg des oralen Stumpfes und muss unbedingt geschont werden.
- Absetzen des Darms (z. B. GIA-Klammergerät oder offenes Absetzen und Einknoten der Andruckplatte eines Zirkularklammernahtgeräts nach Legen einer Tabaksbeutelnaht)
- Ablösen des Mesosigmas vom Retroperitoneum zwischen der Ligatur der A. mesenterica inferior und dem Promontorium unter Schonung der retroperitoneal verlaufenden autonomen Nerven
- Unterhalb des Promontoriums eröffnet sich dorsal des Rektums eine Spinnengewebsschicht (Waldeyer-Raum) zwischen der Fascia pelvis visceralis (Hüllfaszie des Rektums) und Fascia pelvis parietalis (Beckenfaszie). Häufig stumpfe Präparation im

12.2 Pathologien des Rektums

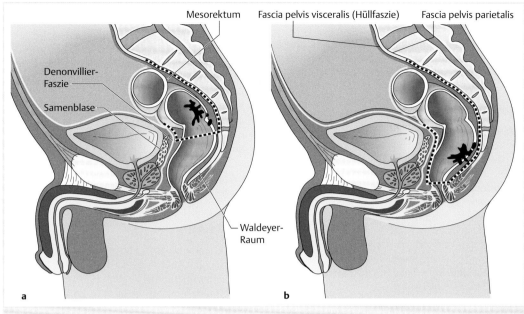

Abb. 12.4 Rektumresektion. Faszienverhältnisse beim Mann. a: PME; b: TME.

Waldeyer-Raum bis auf den Beckenboden möglich (dadurch Schonung der dorsal verlaufenden autonomen Nerven und Präsakralvenen sowie vollständige Entfernung des Mesorektums)
- u-förmige Umschneidung des ventralen und lateralen Peritoneums des oberen Rektums (ventral Inzision ca. 2 cm oberhalb der peritonealen Umschlagsfalte)

Mobilisieren des Rektums beim Mann
(s. ▶ Abb. 12.4).
- Vordere Auslösung des Rektums: Unterfahrung des Peritoneums unmittelbar hinter der Harnblase mit dem Zeigefinger und Durchtrennung der Gewebsbrücke möglichst weit vom Rektum entfernt, um Blutungen zu vermeiden. Von hier aus weiter in die Tiefe zwischen der Fascia pelvis visceralis (Hüllfaszie) und der Denonvillier-Faszie (Schonung der ventral der Denonvillier-Faszie liegenden autonomen Nerven)
- bei ventralem Tumorsitz Mitnahme der Denonvillier-Faszie unter Darstellung der Samenblasen
- seitliche Auslösung des Rektums: scharfes Durchtrennen der seitlichen Aufhängebänder (Paraproktien), ggf. Ligatur der inkonstant ausgebildeten A. rectalis media
- Damit ist das Rektum bis an den durch den M. levator ani gebildeten Beckenboden ausgelöst.

Mobilisieren des Rektums bei der Frau
- Zwischen dem hinteren Scheidengewölbe und der Rektumvorderwand lässt sich eine Rinne darstellen, durch die die vordere Umschneidung des Peritoneums läuft. Die Dissektion erfolgt in dem obliterierten Rezessus der Denonvillier-Faszie (Septum rectovaginale), der die Scheidenhinterwand bis hinunter zum Beckenboden, die Rektumvorderwand und die Paraproktien umgibt.
- Simultane Hysterektomie nur bei einer Tumorinfiltration. In diesen Fällen ist oft auch eine Entfernung der Scheidenrückwand erforderlich.

Anastomose
- Wiederherstellung der Kontinuität entweder durch offenes Absetzen und End-zu-End-Anastomose (Handnaht) oder durch Absetzen mittels Linearstapler und Anlage einer Klammernahtanastomose mittels transanal eingeführtem Zirkularklammernahtgerät.
- Einlage einer Easy-Flow-Drainage extraperineal in die Sakralhöhle (nicht obligat)
- Verschluss des Beckenbodenperitoneums zur Extraperitonealisierung der Anastomose (nicht obligat)
- protektives Stoma erwägen

Rektum

TAMIS-TME – transanal minimally invasive surgery

Indikation: tiefe und mittlere Rektumkarzinome, geeignet v. a. bei männlichen Patienten mit einem engen Becken und voluminösem Mesorektum

OP-Technik

Abdominaler Teil:
- Vorgehen entsprechend der tiefen anterioren Rektumresektion in laparoskopischer Technik

Perinealer Teil:
- Einstellen der Analregion mit dem Lone Star Retraktor
- Einsetzen eines Single-Ports über den Sphinkter
- Verschluss des Rektums ausreichend aboral des Tumors mit einer Tabaksbeutelnaht
- Vollwanddurchtrennung des Rektums unterhalb der Tabaksbeutelnaht
- Bei sehr tiefen Karzinomen: offene Anlage der Tabaksbeutelnaht, Durchtrennung der Rektumwand und Beginn der Präparation nach oral, bis der Single-Port platziert werden kann
- Auslösen des Rektums aus der Puborektalschlinge
- Nach oral zunächst Präparation dorsal in den Waldeyer'schen Raum und Präparation ventral entlang der Denonviller-Faszie/des Septum rectovaginale dorsal, zuletzt Durchtrennen der Paraproktien beidseits lateral bis zum Anschluss an die abdominale Präparationsebene

Anastomose:
- Stapler-Anastomose nach Anlage einer Tabaksbeutelnaht am Rektumstumpf oder
- koloanale Handnaht nach sehr tiefer Resektion (transanales Bergen des Präparates möglich)

Vorteile:
- Nervenschonung durch genaue Visualisierung (N. hypogastricus, Plexus hypogastricus inf., Nn. erigentes)
- vollständige mesorektale Exzision durch saubere Präparation entlang der Hüllfaszien zur Vermeidung von Lokalrezidiven
- Einhalten eines ausreichenden Sicherheitsabstandes zum Tumor aboral
- möglicher Sphinktererhalt bei supraanalen Karzinomen

Abdominoperineale intersphinktäre Resektion

OP-Technik
- Rektummobilisation entsprechend der tiefen anterioren Resektion
- weitere Rektummobilisation im Levatortrichter zwischen M. sphincter ani externus und internus
- Absetzen auf Höhe der Linea dentata im Analkanal
- Anastomosierung mittels Zirkularklammernahtgerät
- protektives Stoma erwägen

Transanale Anastomose nach Parks (1972)
- sehr tiefes suprasphinktäres oder intersphinktäres Absetzen des Rektums
- Durchziehen des Kolons nach distal
- transanale Anastomosierung durch allschichtige Einzelknopfnaht
- protektives Stoma erwägen

Koloanale Pouchanastomosen

Direkte Sphinkterschädigung oder Verletzung autonomer Nerven nach tiefer Anastomose können zu einem Abfall des analen Ruhedrucks führen. Klinisch können Stuhlschmieren, hohe Stuhlfrequenz oder imperativer Stuhldrang auftreten.

Durch Bildung einer Pouchanastomose (▶ Abb. 12.5) kann die Kontinenz verbessert werden, ohne dass die Komplikationsrate erhöht ist. Selbst eine Seit-zu-End-Anastomose ist funktional günstiger als eine End-zu-End-Anastomose.

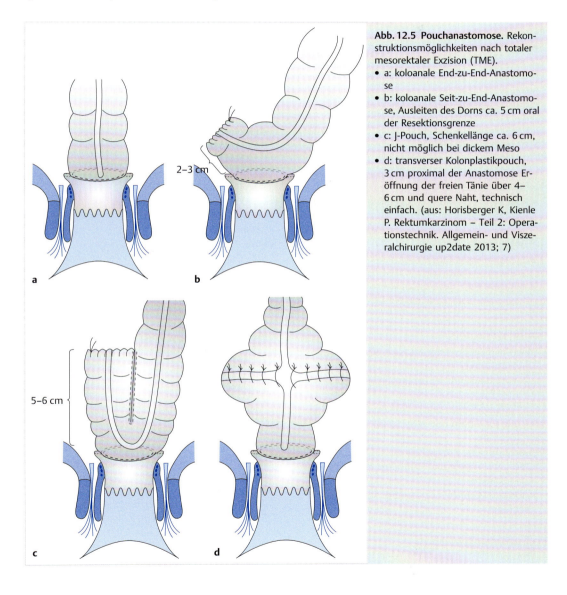

Abb. 12.5 Pouchanastomose. Rekonstruktionsmöglichkeiten nach totaler mesorektaler Exzision (TME).
- a: koloanale End-zu-End-Anastomose
- b: koloanale Seit-zu-End-Anastomose, Ausleiten des Dorns ca. 5 cm oral der Resektionsgrenze
- c: J-Pouch, Schenkellänge ca. 6 cm, nicht möglich bei dickem Meso
- d: transverser Kolonplastikpouch, 3 cm proximal der Anastomose Eröffnung der freien Tänie über 4–6 cm und quere Naht, technisch einfach. (aus: Horisberger K, Kienle P. Rektumkarzinom – Teil 2: Operationstechnik. Allgemein- und Viszeralchirurgie up2date 2013; 7)

Abdominoperineale Rektumamputation

OP-Technik

- Markieren der Anus-praeter-Ausleitungsstelle und Einlage eines transurethralen Harnblasenkatheters vor OP-Beginn
- Rektummobilisation entsprechend der tiefen anterioren Rektumresektion
- Verschluss des Anus durch eine kräftige Tabaksbeutelnaht
- elliptische Umschneidung des Anus in 2 cm Abstand
- großzügige Ausräumung des Fettgewebskörpers der Fossa ischiorectalis mit Entfernung der darin befindlichen Lymphknoten
- Durchtrennen des Lig. anococcygeum an der Steißbeinspitze
- Durchtrennen des M. levator ani am Übergang in den M. sphincter ani externus
- beim ventralen Auslösen Gefahr der Urethra- und Prostataverletzung beim Mann, der Verletzung der Hinterwand der Vagina bei der Frau sowie der Eröffnung des Rektums
- ggf. zylindrische Exzision des Beckenbodens mit größeren Anteilen der Levatormuskulatur, somit Vergrößerung des zirkumferenziellen Abstands (häufig plastische Deckung des Defekts notwendig)
- primärer Wundverschluss nach Einlage einer Robinsondrainage in die Sakralhöhle durch schichtweise Naht von Muskel, Faszie und Haut
- Blutstillung in der Sakralhöhle, Einlage einer Netzplombe oder Verschluss des Beckenperitoneums erwägen

Anlage des endständigen Deszendostomas

- kreisförmiges Ausschneiden der Haut an der vorbestimmten Stelle
- kreuzförmiges Einkerben der Rektusscheide, stumpfes Spalten der Rektusmuskulatur, Eröffnen des Peritoneums. Die korrekte Position des Stomas liegt am Rande des M. rectus. Der Kanal in der Bauchdecke sollte gerade die Passage von 2 Fingern ermöglichen.
- Durchziehen des Kolonendes durch die Bauchdecke, Fixation mit 4 Einzelknopfnähten an der Faszie
- Revision der Bauchhöhle, ggf. Einlage von Easyflow-Drainagen und Verschluss der Bauchdecke
- nach Eröffnung Einnähen des oralen Kolonstumpfs mit Einzelknopfnähten in seromuskulär-intrakutaner Stichtechnik

Weitere Verfahren

- **Diskontinuitätsresektion nach Hartmann:**
  - Indikationen:
    – Notfalleingriff bei Tumorperforation und Peritonitis
    – Palliativeingriff zur Vermeidung eines Ileus
    – alte Patienten mit insuffizienter Sphinkterfunktion
- **endoskopische Polypektomie:**
  - Indikation: polypoide Tumoren mit einer Basis < 3 cm
  - Abtragung mittels Zange oder Diathermieschlinge

Palliativmaßnahmen

- Bei allgemeiner oder lokaler Inoperabilität sind Palliativmaßnahmen zum Bremsen des Tumorwachstums und Offenhalten der Stuhlpassage indiziert.
- Lokal können angewandt werden:
  - Elektro-/Infrarotkoagulation
  - Lasertherapie
  - Kryotherapie
  - Stents
  - Anlage eines vorgeschalteten Kolostomas als Ultima Ratio
- Bei einem nicht resezierbaren metastasierten Karzinom ist der Nutzen einer palliativen Chemotherapie zur Verlängerung des Überlebens und Verbesserung der Lebensqualität gesichert. Zur Anwendung kommen neben 5-FU, Irinotecan, Oxaliplatin und spezifische Antikörper; s. Palliativmaßnahmen beim Kolonkarzinom (S. 206).
- Zur Verhinderung von Komplikationen wie Ileus, Tumoreinbruch in Nachbarorgane oder Blutungen kann eine palliative Resektion des Primarius sinnvoll sein. Weiterhin kann aufgrund der deutlich verbesserten systemischen Therapiemöglichkeiten eine sekundäre Metastasenresektabilität im Sinne eines kurativen Therapieansatzes

möglich sein, sodass eine Reevaluierung im Therapieverlauf erwogen werden sollte.

Komplikationen
Perioperative Komplikationen
- Blutungen
- Ureterverletzung
- Verletzung der Blasenhinterwand oder Scheidenhinterwand (→ Naht)
- undichte Anastomose:
  - 2. Nahtreihe von Hand (protektives Stoma)
  - Neuanlage (protektives Stoma)
  - Hartmann-OP
- Urethraverletzung bei der Rektumamputation

Spätkomplikationen
- Nachblutung
- Wundheilungsstörung
- Anastomoseninsuffizienz: bis 10 % der Fälle, meist am 4.–7. Tag
  - intraperitoneal: Peritonitis → Revisions-OP mit Anastomosenneuanlage und protektivem Stoma oder Hartmann-OP
  - extraperitoneal: Abszess → Drainageeinlage, protektives Stoma
- Fisteln
- Inkontinenz
- Impotenz und Miktionsstörung infolge Verletzung autonomer Nerven
- Rezidiv

Nach- und Vorsorge
Siehe Vor-/Nachsorge Kolonkarzinom (S. 206).

Prognose
- 5-Jahres-Überlebensrate nach UICC-Stadium:
  - UICC I: 72–98 %
  - UICC II: 54–85 %
  - UICC III: 39–60 %
  - UICC IV: 3–7 % (ohne Therapie)

12.2.2 Beckenbodeninsuffizienz
Anatomie
- Der Beckenboden bildet eine funktionelle Einheit, die den Bauchraum nach kaudal verschließt und den Vorfall von inneren Organen verhindert.
- Er wird gebildet aus Muskeln, Bändern und Bindegewebe, die in den knöchernen Beckenring eingespannt sind.
- Die Sphinkteren gewährleisten einen kompetenten Verschluss sowie eine kontrollierte Entleerung von Harnblase und Enddarm.
- Der weibliche Beckenboden ist breiter, weniger steil gestellt, schwächer ausgebildet und geringer innerviert.

Epidemiologie
Frauen sind im Vergleich zu Männern im Verhältnis von 9 : 1 deutlich häufiger betroffen.

Ätiologie
- komplexes, multifaktorielles und dynamisches Geschehen
- Häufig bestehen Pathologien verschiedener Kompartimente (▶ Tab. 12.3, ▶ Abb. 12.6), sodass verschiedene Fachdisziplinen in die Therapie miteinbezogen werden müssen.
- Einseitige Behandlungsansätze können meist nur einen Teil der Beschwerden lindern und führen gehäuft zu Rezidiven.
- Risikofaktoren:
  - weibliches Geschlecht
  - vaginale Entbindung
  - Multiparität
  - übermäßiges Pressen bei der Defäkation bei chronischer Obstipation
  - Adipositas
  - Operationen im kleinen Becken (z. B. Hysterektomie)
  - Pudendusneuropathie
  - anlagebedingte Bindegewebsschwäche
  - Alter

Tab. 12.3 Kompartimenteinteilung des Beckenbodens.

Kompartiment	Pathologie
vorderes	Zystozele
mittleres	Descensus uteri, Scheidenstumpfdeszensus, Enterozele
hinteres	Rektumprolaps

Rektum

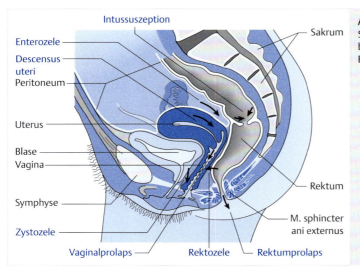

Abb. 12.6 Weiblicher Beckenboden. Sagittalebene des weiblichen Beckenbodens mit Pathologien (blau) bei Beckenbodeninsuffizienz.

Pathologische Veränderungen beim obstruktiven Defäkationssyndrom

Descensus perinei

- aus koloproktologischer Sicht die häufigste Erkrankung
- 2 Formen der Beckenbodensenkung:
  - in Ruhe bestehende Senkung (Descending Perineum Syndrome – DPS)
  - durch Pressen provozierte Senkung
- multifaktoriell, u. a. Pudendusneuropathie mit konsekutiver Muskelatrophie
- durch Vergrößerung des rektoanalen Winkels und Verkürzung des Analkanals sowie durch Muskelfaseratrophie sinkt die Kontinenzleistung
- führt häufig zu Stuhl- und Harninkontinenz

Rektozele

- vordere (häufigste Form), seltener seitliche und hintere Rektozele
- entsteht durch Ausweitung des Septum rectovaginale v. a. durch starkes Pressen
- große Befunde führen zu Stuhlentleerungsstörungen

Enterozele („Cul de sac")

- Tiefertreten des Peritoneums zwischen Rektumvorderwand und Vagina im Douglas-Raum, meist Dünndarm oder elongiertes Sigma enthalten
- ursächlich ist ein Auseinanderweichen der Levatorschenkel (z. B. nach Hysterektomie)
- führt zur Obstruktion des Rektums durch ventrale Impression bei der Defäkation
- häufig kombiniert mit einem Descensus perinei und einer Rektozele

Rektumprolaps

- teleskopartige Einstülpung (Intussuszeption) aller Wandschichten des Rektums (Einteilung ▶ Tab. 12.4)
- häufig Folgezustand chronischer Obstipation
- meist kombiniert mit einer Enterozele, die auf das Rektum drückt
- führt zu Inkontinenz und Stuhlentleerungsstörung (Ventilmechanismus)

Tab. 12.4 Einteilung des Rektumprolaps.

Grad	Definition	Klinik
1	innerer Prolaps, nur rektoskopisch oder im Kontrastmitteleinlauf sichtbar	asymptomatisch, Stuhlentleerungsstörung
2	innerer Prolaps bis in den Analkanal	Stuhlschmieren, Inkontinenz
3	zirkulärer Vorfall des Rektums vor den Anus	ausgeprägte Inkontinenz, Ulzerationen, Blutungen

Symptomatik

- sehr vielschichtig
- Inkontinenz (Stuhl/Harn)
- Obstipation
- Gefühl der unvollständigen Entleerung mit Stuhlschmieren
- Prolaps von Beckenorganen (Vagina, Uterus, Rektum)
- perineale Schmerzen
- Störung der Sexualfunktion, Kohabitationsschmerzen
- Blut- und Schleimauflagerungen auf dem Stuhl
- Ulzeration, Ekzem

Diagnostisches Vorgehen

- Anamnese (Inkontinenz, Voroperationen, Geburten, Geburtsschäden)
- Inspektion in Ruhe und beim Pressen
- bidigital rektale und vaginale Untersuchung in Steinschnittlage
- Proktorektoskopie, Sphinktermanometrie
- gynäkologische Untersuchung
- urologische Untersuchung (ggf. Urodynamik)
- Sonografie, ggf. Endosonografie (Sphinkterdefekt)
- Röntgenuntersuchungen: Defäkografie, Kolonkontrasteinlauf
- dynamisches Beckenboden-MRT (Darstellung aller 3 Kompartimente)
- neurologische Diagnostik (Beckenbodenelektromyografie, Pudendusdiagnostik)
- Koloskopie (Karzinomausschluss)
- Ausschluss einer rein funktionellen Outletobstruktion wie Anismus, Slow-Transit-Konstipation (Kontraindikation für ein operatives Vorgehen)

> **Cave**
>
> Aus dem Vorhandensein und dem Ausmaß morphologischer Veränderungen kann nicht zwangsläufig auf eine Symptomatik geschlossen werden.

Therapeutisches Vorgehen

Konservative Therapie

- sollte vor jeder operativen Maßnahme versucht worden sein
- stuhlregulierende Maßnahmen (Ballaststoffe, Macrogol, Laxanzien), Irrigation
- medikamentös: Prucaloprid (5-HT 4-Agonist, Steigerung der Kolonmotilität)
- Beckenbodengymnastik
- aktives und passives Biofeedback
- siehe auch Therapie der Stuhlinkontinenz (S. 230)

Operative Therapie

- Es existieren viele verschiedene Verfahren, ohne dass auf dem Boden evidenzbasierter Medizin eine klare Empfehlung gegeben werden kann (▶ Tab. 12.5).

Tab. 12.5 Weitere Operationsverfahren bei Beckenbodeninsuffizienz.

Operation	Indikation	Technik
extraabdominal		
Delorme	mäßig großer Prolaps mit Sphinkterinsuffizienz	• Exzision eines queren, 10–15 cm breiten Mukosastreifens ca. 1 cm oberhalb der Linea dentata • Wiedervereinigung der Mukosaränder mit gleichzeitiger Duplikatur der Muskelwand führt zu lokaler Verwachsung
Altemeier	pflegebedürftige Patienten mit großem oder irreponiblem Prolaps	• Durchtrennung der Rektumwand ca. 1 cm oberhalb der Linea dentata • Vollwandresektion des vorgefallenen Rektums • Wiedervereinigung per Handnaht oder maschinell
abdominal		
Sudeck		• komplette dorsale Mobilisation des Rektums • Fixation des Rektums an der präsakralen Faszie
Wells		• entsprechend der Sudeck-Operation • zusätzlich Einlage eines Kunststoffnetzes in die Konkavität des Os sacrum, das das Rektum zu 2 Drittel umgreift
Ripstein		Netzschlinge, die von ventral um das Rektum gelegt und beidseits am Os sacrum fixiert wird

- Die postoperative Morbidität ist nach extraabdominalem Zugang geringer als nach abdominalem Zugang.
- Beim abdominalen Vorgehen scheint das Rezidivrisiko geringer und die Kontinenzleistung besser zu sein.
- Die postoperative Obstipation scheint nach Resektionsrektopexie geringer als nach Rektopexie alleine zu sein.
- Beim abdominalen Vorgehen ist die laparoskopische Operation für den Patienten komfortabler.
- Bei einem komplexen Beckenbodeninsuffizienzsyndrom mit Descensus perinei, Sigma elongatum, Enterozele oder Rektumprolaps 3. Grades ist die laparoskopische Rektosigmoidresektion ggf. mit Netzimplantation Standard.

Standardverfahren

- **laparoskopische Resektionsrektopexie** nach Frykmann und Goldberg
- Indikation: großer Rektumprolaps mit morphologischer Outletobstruktion.
- operatives Vorgehen:
  - vollständige Mobilisation des Rektums ventral und dorsal bis an den Sphinkter (Auflösen der Rektozelen, somit Streckung des tiefen Rektums)
  - Resektion von Sigma und hohem Rektum (Anastomose unterhalb des Promontoriums)
  - Verschluss der beiden Lefzen des Beckenperitoneums über dem Rektum mit einer raffenden Naht (somit Anheben des Beckenperitoneums und ggf. Extraperitonealisieren der Anastomose)
  - ggf. gleichzeitige Nahtrektopexie dorsal auf Promontoriumshöhe

Transanale tubuläre Rektumvollwandresektion

- STARR: Stapled transanal rectal Resection mittels PPH-Stapler/Transtar
- indiziert bei Stuhlentleerungsstörung infolge eines obstruktiven Defäkationssyndroms
- ursächlich ist ein innerer Rektumprolaps (Intussuszeption) ggf. kombiniert mit einer Rektozele
- nicht indiziert bei Kombination mit Descensus perinei, ausgedehnter Enterozele, Rektumprolaps 3. Grades, funktionellen Störungen oder Begleitsymptomen des vorderen oder mittleren Kompartiments
- tubuläre Resektion der Rektumvollwand mittels spezieller Klammernahtgeräte 2–3 cm oberhalb der Linea dentata

Literatur

[1] Germer CT. Beckenboden und anale Inkontinenz. Chirurg 2013; 84: 5–6
[2] Graeven U, Hohenberger W. Rektumkarzinom – Update. Gastroenterologie up2date 2011; 7: 179–191
[3] Hohenberger W. Offene Rektumchirurgie. Chirurg 2007; 78: 739–747
[4] Horisberger K, Kienle P. Rektumkarzinom – Teil 2: Operationstechnik. Allgemein- und Viszeralchirurgie up2date 2013; 7: 163–181, DOI: 10.1055/s-0032-1325038
[5] Parks AG. Transanal technique in low rectal anastomosis. Proc R Soc Med 1972; 65: 975–976

13 Anus[7]

J. M. Mayer

13.1 Anatomie

Siehe Kap. 12.1.

13.2 Pathologien des Anus

13.2.1 Hämorrhoiden

Definition

- Erweiterung des oberhalb der Linea dentata gelegenen Corpus cavernosum recti, typischerweise bei 3, 7 und 11 Uhr Steinschnittlage (SSL)
- Beim Auftreten von Symptomen liegt ein Hämorrhoidalleiden vor.

Epidemiologie

- Inzidenz: 40–50 pro 100 000 Einwohner/Jahr
- Häufigkeitsgipfel zwischen 45. und 65. Lebensjahr
- eine der häufigsten Erkrankungen in den Industrienationen
- ca. 70 % aller Erwachsenen im Laufe ihres Lebens betroffen

Ätiologie

- genaue Ätiologie ungeklärt
- neben einer genetischen Disposition ist eine gestörte Defäkation ursächlich
- Risikofaktoren:
  - chronische Obstipation verbunden mit starkem Pressen
  - Gravidität
  - Adipositas
  - chronische Diarrhö
  - Laxanzienabusus
  - Alkoholabusus

Symptomatik

Die Beschwerden sind unabhängig von der Größe. Erstgradige Hämorrhoiden (▶ Tab. 13.1) sind meist asymptomatisch.
- hellrote, tropfende oder spritzende Blutung

Tab. 13.1 Einteilung des Hämorrhoidalleidens.

Stadium	Beschreibung
1	proktoskopisch sichtbar vergrößertes Corpus cavernosum recti
2	Prolaps bei Defäkation, spontane Retraktion
3	Prolaps bei Defäkation, manuell reponibel
4	Prolaps fixiert, thrombosiert oder fibrosiert, irreponibel, entspricht Analprolaps

- Blutspuren am Toilettenpapier
- Juckreiz
- Nässen
- Analekzem
- Analprolaps mit Ulzerationen
- Störung der Feinkontinenz bei prolabierten Hämorrhoiden
- Gefühl der unvollständigen Entleerung, Stuhlschmieren
- starke Schmerzen bei Inkarzeration

Diagnostisches Vorgehen

- Inspektion des Anus mit Pressversuch
- Palpation des Analkanals
- Proktoskopie: genauste Beurteilung von Größe und Beschaffenheit
- bei Analprolaps radiäre, kleeblattförmige Fältelung
- bei Blutung hohe Koloskopie zum Karzinomausschluss erwägen

Differenzialdiagnostik

- Analvenenthrombose (Kap. 13.2.2)
- Mariskén: indolente Analhautfalte am äußeren Analrand
- hypertrophe Analpapille: proliferative Fibrosierung aufgrund chronisch-rezidivierender Entzündung einer Analpapille
- Rektumprolaps (S. 218): zirkuläre Mukosafältelung
- prolabierter Rektumpolyp
- Malignom

---

[7] Dieses Kapitel ist eine überarbeitete Version des Beitrags aus der 5. Auflage von K.-H. Reutter.

Therapeutisches Vorgehen

(▶ Tab. 13.2).

Konservative Therapie
Lokaltherapie
- Applikation von Salben und Zäpfchen (z. B. kortisonhaltig) zur Linderung der Symptome
- keine kausale Therapie

Interventionelle Therapie
Sklerosierung
- Prinzip: Stabilisierung und Fixierung der Hämorrhoidalkonvolute oberhalb der Linea dentata (Entzündung → Vernarbung)
- langfristig hohe Rezidivrate (bis 70%)
- nach Blond: submuköse Injektion von Aethoxysklerol in den Knoten
- nach Blanchard/Bensaude: Injektion von Phenol-Mandelöl-Lösung in den Bereich der zuführenden Hämorrhoidalarterien bei 3, 7 und 11 Uhr

Gummibandligatur nach Barron
- Prinzip: Applikation von Gummibändern mithilfe eines speziellen Ligators, dadurch Nekrose und Abfallen des Hämorrhoidalknotens
- Rezidivrate bis 25%

Operative Therapie
Ligaturbasierte Verfahren
- **Hämorrhoidalarterienligatur** (HAL)
  Dopplersonografisches Aufsuchen eines Hämorrhoidalarterienastes mit einem speziellen Anoskop, Umstechung des submukös gelegenen Gefäßes proximal der Linea dentata (schmerzfrei), dopplersonografische Erfolgskontrolle führt zum Schrumpfen der Hämorrhoide
- **Recto Anal Repair** (RAR)
  Vorgehen entsprechend der HAL-Technik, zusätzlich Schleimhautraffung durch spiralig angelegte Longitudinalnaht entlang der Hämorrhoidenbasis führt zur Reposition des Hämorrhoidalknotens nach oral

Die Ergebnisse der ligaturbasierten Verfahren sind noch nicht abschließend beurteilbar, der Haupteffekt scheint durch die raffende Naht erzielt zu werden.

Operation nach Milligan-Morgan
(▶ Abb. 13.1).
- Prinzip: resezierendes Verfahren mit Anodermverlust
- Resektion von maximal 3 Knoten, sonst rekonstruktives Verfahren
- Rezidivrate: 10–20%

Tab. 13.2 Stadienorientierte Hämorrhoidaltherapie.

Stadium	Therapie
1	- konservativ (Stuhlregulation, Ballaststoffe, kein Pressen bei der Defäkation) - Sklerosierung, alternativ: Infrarotkoagulation - HAL
2	- Gummibandligatur - HAL
3 (isolierte Knoten)	- OP nach Milligan-Morgan - OP nach Parks - OP nach Longo - RAR
3 (zirkulärer Prolaps)	- OP nach Longo - OP nach Parks
4 (fixierter Prolaps)	- OP nach Parks - OP nach Fansler-Arnold

(HAL: Hämorrhoidalarterienligatur, RAR: Recto Anal Repair)

13.2 Pathologien des Anus

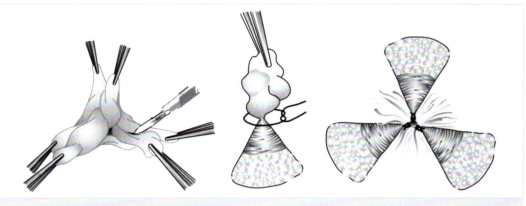

Abb. 13.1 Operation nach Milligan-Morgan.

Cave
Whitehead-Deformation bei supraanodermaler Hämorrhoidektomie! (Inkontinenz durch Anodermverlust)

OP-Technik
- Sphinkterdehnung (3 Finger)
- Anklemmen des Hämorrhoidalpfeilers am Haut-Anoderm-Übergang
- 2. Klemme oberhalb der Linea dentata, klemmt gleichzeitig die tastbare Arterie ab
- Durchstichligatur oberhalb der proximalen Klemme
- Einschnitt an der Haut-Anoderm-Grenze mit der Schere. Eintrennen des Anoderms entlang des Pfeilers (beidseits) bis zur proximalen Klemme (halbkreisförmiges Umschneiden der Hämorrhoide)
- Abpräparieren des Gefäßplexus vom M. sphincter ani internus
- eventuell vorhandene Satellitenknoten vom Hauptknoten aus subanodermal auslösen
- Abnehmen der proximalen Klemme und nochmaliges Verknoten unter Einschlagen des abpräparierten Gefäß-Schleimhaut-Konvoluts
- Abschneiden des Lappens distal der Ligatur
- ausreichende Haut-/Schleimhautbrücke (mindestens 6 mm) zwischen den Pfeilern ist wichtig, um eine Stenose zu vermeiden
- Salbenstreifen
- **Modifikation nach Ferguson:** fortlaufende Naht des entstandenen Defekts

Operation nach Parks
(▶ Abb. 13.2).
- Prinzip: rekonstruktives Verfahren mit geringem Anodermverlust
- Rezidivrate: 10–20 %

OP-Technik
- Sphinkterdehnung (3 Finger)
- Infiltration im Bereich des Knotens mit vasokonstriktorischer Lösung
- Anklemmen des Knotens
- knappes Umschneiden des Knotens, Längsinzision des Anoderms nach kranial bis zur Linea dentata, Schräginzision nach beiden Seiten (y-förmig)
- Aufklappen der Haut/Mukosa und Abpräparieren des Gefäßplexus vom M. sphincter ani internus. **Cave:** Anoderm ist sehr empfindlich
- zentrale Ligatur des Pfeilers und Resektion des Knotens
- Naht der beiden seitlichen Lappen nach kranial, somit Deckung des Defekts und Verlagerung des Anoderms nach kranial

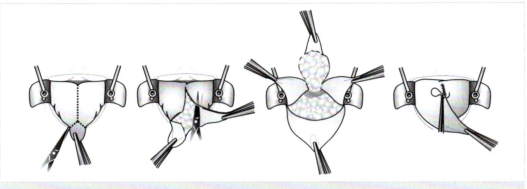
Abb. 13.2 Operation nach Parks.

Operation nach Fansler-Arnold

- Prinzip: rekonstruktives Verfahren ohne Anodermverlust

OP-Technik

- Resektion des Hämorrhoidalgewebes mit Mukosaüberzug von oberhalb der Linea dentata unter Mobilisation eines Anodermläppchens nach distal
- Refixation des Anodermläppchens an der Rektummukosa, somit Verlagerung des Anoderms nach kranial in den Analkanal

Stapler-Hämorrhoidektomie nach Longo 1993

(▶ Abb. 13.3).
- Prinzip: Reposition nach kranial, Verringerung der Blutzufuhr, Vernarbungsprozesse
- nur bei reponiblen Hämorrhoiden indiziert
- Vorteile:
  - kein Verlust von Anoderm
  - wenig postoperative Schmerzen
- Rezidivrate: 3 %
- Kontraindikation bei Morbus Crohn

OP-Technik

- Legen einer Tabaksbeutelnaht durch die Mukosa des Rektums 3–5 cm oral der Linea dentata
- Einführen eines zirkulären 33-mm-Staplers (mit vergrößertem Gehäuse)
- Zusammenziehen der Tabaksbeutelnaht
- Schließen des Staplers. Hierdurch zirkuläre Durchtrennung der Mukosa und Abtrennung der vom Stapler erfassten Mukosa mit Teilen des Plexus haemorrhoidalis sowie Vereinigung der oralen und aboralen Mukosa mit doppelter Klammernahtreihe ca. 1 cm oberhalb der Linea dentata

Cave

Kein Einziehen des Septum rectovaginale oder von Anoderm in den Stapler!

Prophylaxe

- ballaststoffreiche Ernährung
- ausreichend Flüssigkeit und Bewegung
- Vermeidung von Pressen bei der Defäkation (Zeitungslektüre!)
- keine Laxanzien, wenig Alkohol
- ggf. stuhlregulierende Maßnahmen (Flohsamen, Macrogol)
- Gewichtsreduktion

13.2 Pathologien des Anus

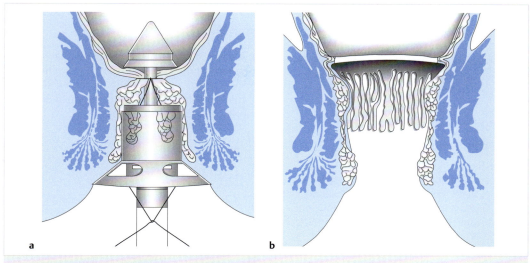

Abb. 13.3 Operation nach Longo. Stapler-Hämorrhoidektomie.
- a: eingeführter Stapler
- b: Klammernahtreihe nach Auslösung des Staplers.

13.2.2 Perianalvenenthrombose

- **Definition:** Thrombose im äußeren perianalen Venengeflecht
- **Synonym:** äußere Hämorrhoide
- **Ätiologie:** unklar; begünstigende Faktoren s. Hämorrhoiden (Kap. 13.2.1)
- **Symptomatik:** stark schmerzhafter prall elastischer Knoten
- **Therapie:**
  - in der Regel konservativ (Analhygiene, Stuhlregulation)
  - bei Schmerzen: kortison-/lokalanästhetikahaltige Salben, Kühlung
  - bei Nichtansprechen der konservativen Therapie, Rezidiv oder fehlender Rückbildung: komplette, sparsame Exzision (Stichinzision unzureichend, da häufig Rezidive)

13.2.3 Analfissur

- **Definition:** längs gerichtetes, bis nach subepidermal reichendes Ulkus im Bereich des Anoderms
- meist junge Patienten (20.–40. Lebensjahr) ohne Geschlechtsbevorzugung
- **Ätiologie:** unklar, möglicherweise durch Aufbrechen entzündeter Krypten

- begünstigende Faktoren: harter Stuhlgang, anale Entzündungen, Manipulation (Darmrohr, Geschlechtsverkehr)
- gleichzeitig Sphinkterspasmus, der Schmerzen verursacht und aufgrund einer Durchblutungsminderung eine Abheilung verhindert
- Lokalisation: 80–90 % bei 6 Uhr SSL (schlechteste Durchblutung), 10–20 % bei 12 Uhr SSL
- 2 Formen:
  - akut: frisches Ulkus mit Kontaktblutung und scharfer Begrenzung
  - chronisch: sichtbare Fasern des Sphinktermuskels, derber, sklerosierter Randwall, Mariske, hypertrophe Analpapille
- ohne Behandlung Übergang der akuten in eine chronische Fissur mit Ausbildung eines kallösen Ulkus mit hypertropher Analpapille und Mariske
- **Komplikation:** selten Abszesse oder Fisteln, Sphinktersklerose, narbige Stenose (Pektenosis)

Symptomatik

- Defäkationsschmerz, der zunächst nachlässt, sich nach Minuten aber erneut zu einem krampfartigen, heftigen Nachschmerz steigert
- gelegentlich leichte Blutungen
- schmerzbedingte Obstipation

Diagnostisches Vorgehen

- Inspektion: Mariske in der hinteren Kommissur bei 6 Uhr SSL
- Proktoskopie: fissuraler Defekt, ggf. mit hypertropher Analpapille in Höhe der Linea dentata
- hoher Sphinktertonus, schmerzhafte Palpation

Therapeutisches Vorgehen

Indikationsstellung

- **akute Fissur:**
  - Prinzip: Beseitigung des Sphinkterspasmus
  - in der Regel konservativ (Stuhlregulation, warme Sitzbäder, nitrat- oder kalziumantagonistenhaltige (Diltiazem) Salben für mindestens 8–12 Wochen; **Cave:** Nitratkopfschmerz)
  - Analdilatation ist obsolet!
- **chronische Fissur:**
  - zunächst konservativer Behandlungsversuch mit topischer Anwendung von Nitraten oder Kalziumantagonisten
  - Operation (Fissurektomie nach Gabriel mit Entfernung von Vorsteherfalte und hypertropher Analpapille; Histologiegewinnung. Heilungsrate 90%) nur bei ausbleibendem Erfolg oder aber bei Komplikationen wie Abszess oder Fistel, Veränderungen unklarer Dignität

>
> **Cave**
>
> Manuelle Sphinkterdilatation in Narkose sowie alle Sphinkterotomieverfahren sind wegen des hohen Inkontinenzrisikos obsolet!

Operative Therapie

Fissurektomie nach Gabriel

>
> **OP-Technik**
>
> - proktologische Untersuchung in Narkose
> - Fissurektomie ggf. mit Diathermie ohne Verletzung des M. sphincter
> - Exzision von Sekundärveränderungen wie Mariske oder hypertropher Analpapille
> - offene Wundbehandlung
> - histologische Untersuchung des Exzidats

13.2.4 Abszesse und Analfisteln

Definition

- Abszess (▶ Abb. 13.4): akute Form – entweder Spontanperforation oder operative Eröffnung
- Fistel (▶ Abb. 13.4): chronische Form – Residuum eines Abszesses (Verbindung zwischen Analkanal und Haut)

>
> **Merke**
>
> Goodsall-Regel:
> - Anteriore Fisteln verlaufen radial.
> - Posteriore Fisteln verlaufen bogenförmig und münden in aller Regel in der hinteren Kommissur bei 6 Uhr SSL.
> - Anteriore Zweitöffnungen, die mehr als 3 cm von der Anokutanlinie entfernt sind, kommunizieren über einen bogenförmigen Gang mit posterior gelegenen Analdrüsen.

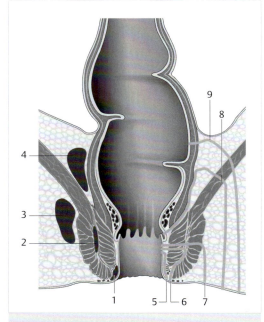

Abb. 13.4 Abszesse und Analfisteln. Klassifikation.
- 1: subkutaner, subanodermaler Abszess
- 2: intersphinktärer Abszess
- 3: ischiorektaler Abszess
- 4: pelvirektaler Abszess
- 5: subanodermale Fistel
- 6: intersphinktäre Fistel
- 7: transsphinktäre Fistel
- 8: suprasphinktäre Fistel
- 9: extrasphinktäre Fistel

Epidemiologie
- Inzidenz: 18 pro 100 000 Einwohner/Jahr
- vor allem Männer zwischen 20. und 50. Lebensjahr betroffen

Ätiologie
- Ursache: Entzündung der in Höhe der Linea dentata zwischen innerem und äußerem Sphinkter gelegenen Proktodealdrüsen
- weitere Ursachen: Morbus Crohn, Colitis ulcerosa, Karzinome, Radiatio, Acne inversa

Symptomatik
(▶ Tab. 13.3).
- **Komplikation:** Spontanverschluss einer Fistel kann zu erneutem Abszess und fuchsbauartigen Fistelgängen mit Zerstörung des Sphinkters führen.

Diagnostisches Vorgehen
- Inspektion (perianal, gluteal, vaginal, einschließlich Skrotum und Labien)
- Palpation (rektal: tiefe Abszesse nur transanal/vaginal tastbar)
- Fistelsondierung (Einspritzen von Methylenblau, Kontrastmitteldarstellung)
- Endosonografie
- CT/MRT (bei Verdacht auf tief sitzende Abszesse, gute Darstellung der Fistelgänge im MRT)
- Rektoskopie (Auffinden der inneren Fistelöffnung, Ausschluss anderer Erkrankungen)
- Im akuten Stadium ist weiterführende Diagnostik nicht sinnvoll.

Cave
Via falsa bei der Sondierung, v. a. im entzündeten Stadium!

Therapeutisches Vorgehen
Abszess
- Eröffnung, oväläre Entdeckelung, Spülung und lockere Tamponade (mind. 3 cm Abstand und parallele Schnittführung zum Analkanal zur Vermeidung einer Sphinkterschädigung)
- pelvirektale Abszesse ggf. transrektal entlasten
- präoperative Single-Shot-Antibiotikaprophylaxe (z. B. Cefuroxim und Metronidazol)
- ggf. vorsichtige Rektoskopie (Darstellung der inneren Fistelöffnung, ggf. Einlage einer lockeren Fadendrainage in den Fistelkanal, Ausschluss von Begleiterkrankungen), sonst im Intervall
- offene Wundbehandlung, regelmäßiges Ausspülen

Fistel
(▶ Tab. 13.4).
- Operationsindikation: nahezu jede Fistel, da Spontanheilung sehr selten
- Ziel: Sanierung ohne Kontinenzstörung und Rezidiv
- Prinzip: vollständige Entfernung des Fistelepithels
- Konservative Strategien (Antibiotika, Infliximab) haben keinen Stellenwert in Bezug auf eine definitive Fistelheilung.

Cave
Schon die Spaltung des M. sphincter ani internus bis auf Höhe der Linea dentata kann zur Inkontinenz führen, bei zusätzlicher Durchtrennung des M. sphincter ani externus steigt das Inkontinenzrisiko stark an!

Tab. 13.3 Symptome bei Analabszessen und -fisteln.

Abszess	Fistel
- schmerzhafte Schwellung und Rötung - evtl. Fieber/Leukozytose - tiefe Abszesse äußerlich nicht sichtbar	- wenig Beschwerden - stricknadelgroße, verhärtete Hautöffnung mit Analekzem - auf Druck trübes Sekret

Tab. 13.4 Therapeutisches Vorgehen in Abhängigkeit vom Fistelverlauf.

Fistelverlauf	Therapie
• subkutane, submuköse Fistel • untere intersphinktäre Fistel • (untere transsphinktäre Fistel)	Fistelspaltung
• hohe intersphinktäre Fistel • transsphinktäre Fistel • suprasphinktäre Fistel • extrasphinktäre Fistel	plastischer Fistelverschluss oder Fistelspaltung mit primärer Sphinkterrekonstruktion
• komplexes rezidivierendes Fistelsystem • schwere Proktitis	Anlage eines passageren Kolostomas

OP-Technik

Nicht schneidende Fadendrainage
- Einziehen eines doppelten, locker geknoteten, nicht resorbierbaren Fadens mithilfe einer Knopfsonde
- bewirkt eine Reinigung des Fistelkanals und verhindert eine äußere Scheinabheilung
- dient der Vorbereitung einer Fisteloperation (insbes. beim plastischen Fistelverschluss) – Einbringen im akuten Entzündungsstadium, operative Sanierung nach Konsolidierung (meist nach 2–3 Monaten)
- **Die schneidende Fadendrainage nach Hippokrates ist obsolet.**

Fistelspaltung
- Sphinkterdehnung in Narkose
- Ermittlung des Fistelverlaufs (Goodsall-Regel) durch:
  - Palpation
  - Sondierung mit der Knopfsonde und von innen mit der Hakensonde
  - ggf. Einspritzen von Methylenblau
- Spalten der Fistel über der Myrthenblattsonde
- Exzision des Fistelgewebes (z. B. scharfer Löffel)
- Rezidivrate bis 10 %
- bei hohen Fisteln nach Entfernung des entzündlichen Gewebes primäre Naht des Sphinkters
- postoperative Inkontinenzgefahr

Plastischer Fistelverschluss
- geringe Sphinkterdehnung in Narkose
- Exzision des äußeren Gangs bis zum M. sphincter ani externus
- transsphinktäre Säuberung mit dem scharfen Löffel
- Entfernung des Anoderms/der Mukosa an der inneren Fistelöffnung
- quere Naht des M. sphincter ani internus
- Deckung mit Anoderm-/Mukosalappen
- Rezidivrate bis 30 %
- **Alternative:** komplette Fistelspaltung und primäre oder sekundäre Sphinkterrekonstruktion

Nachbehandlung
- Stuhlregulation
- Sitzbäder

13.2.5 Stuhlinkontinenz

Definition
- Kontinenz: Fähigkeit zur Perzeption, Retention und Ausscheidung von Darminhalt zum Zeitpunkt und am Ort der Wahl
- Inkontinenz: teilweiser oder kompletter Verlust dieser Fähigkeit

Epidemiologie
- Prävalenz für Mitteleuropa: ca. 3–7 % der Bevölkerung
- bei über 65-Jährigen bis 7 %
- hohe Dunkelziffer
- Frauen sind häufiger als Männer betroffen

Ätiologie

Inkontinenzursachen

- veränderte Stuhlkonsistenz:
  - irritables Darmsyndrom
  - entzündliche Darmerkrankung
  - Diarrhö
  - radiogene Enteritis
  - Malabsorptionssyndrom
- gestörte Reservoirfunktion:
  - verändertes Rektumreservoir (Zustand nach Rektumresektion, Pouch etc.)
  - chronisch entzündliche Darmerkrankung
  - Kollagenosen
  - Rektumtumoren
  - externe Rektumkompression
- Beckenbodenfunktionsstörung:
  - Beckenbodeninnervationsstörung (Descending-perineum-Syndrom, Pudendusneuropathie)
  - kongenitale Läsionen (Analatresie, Spina bifida, Myelomeningozele)
  - andere (Rektumprolaps, Dyskoordination, chronische Obstipation)
- gestörte Sphinkterfunktion:
  - Sphinkterdefekt (Gebärtrauma, anorektale Chirurgie, Trauma)
  - Sphinkterdegeneration
  - Tumor
  - Entzündung
- gestörte Sensorik:
  - neurologische Ursachen (Demenz, Neuropathie, Apoplex, Multiple Sklerose)
  - Überlaufinkontinenz (Medikation, Enkopresis, Obstipation)
  - Anodermverlust
- kombinierte Veränderungen

Symptomatik

Die Stuhlinkontinenz wird in 3 Grade eingeteilt (▶ Tab. 13.5).

Diagnostisches Vorgehen

- Anamnese! (Stuhltagebuch)
- Inspektion (Hautveränderungen, Narben)
- digital-rektale Untersuchung (Sphinkterruhedruck, Kneifdruck, Länge des Analkanals, Rektozele)
- Überprüfung des Anokutanreflexes (Afferenz: sensibles Anoderm, Efferenz: Sphinkterkontraktion)
- Endosonografie (Sphinkterdarstellung, Fisteln, Abszesse)
- Sphinktermanometrie (▶ Abb. 13.5; schlechte Vergleichbarkeit der verschiedenen Messsysteme)

Tab. 13.5 Klassifikation der Stuhlinkontinenz.

Einteilung	Symptomatik
Grad 1	Inkontinenz für Winde
Grad 2	Inkontinenz für flüssigen Stuhlgang, Stuhlschmieren
Grad 3	Inkontinenz für festen Stuhlgang, Grobinkontinenz

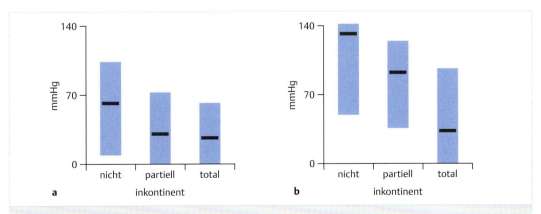

Abb. 13.5 Sphinktermanometrie. Bei Patienten ohne, mit partieller und mit totaler Inkontinenz.
- a: Ruhedruck
- b: maximaler Willkürdruck.

- neurologische Untersuchung (Beckenboden-Elektromyogramm, Pudendus-Latenz-Messung → verlängert bei Nervenüberdehnung infolge Descensus perinei [diese Untersuchung wird heute nur noch selten angeboten!])
- Defäkografie/dynamisches MRT (Intussuszeption, Prolaps, Enterozele)
- CT/MRT (bildmorphologische Darstellung des Beckenbodens und Sphinkterapparats)
- Rektoskopie ([post-]entzündliche Veränderungen, Intussuszeption)

Therapeutisches Vorgehen

Konservative Therapie

- Therapie der 1. Wahl, außer wenn Ursache oder Ausmaß einer Schädigung keinen Erfolg erwarten lassen
- verschiedenste Methoden (▶ Tab. 13.6), deren wissenschaftlich belegte Evidenz häufig gering ist
- zusätzlich Behandlung des Grundleidens (falls möglich)

Operative Therapie

Sphinkterrekonstruktion

- **Indikation:** Sphinkterdefekt nach Trauma, Dammriss, Fistel-OP
- bis 50 % Substanzverlust möglich
- **OP-Technik:** Freilegung der Enden und überlappende Naht oder Stoß-auf-Stoß
- hohe Rezidivrate im langfristigen Verlauf

Präanal, Postanal und Total pelvic Floor Repair

- **Indikation:** neurogene Inkontinenz, komplette Beckenbodeninsuffizienz ohne Sphinkterdefekt
- **Prinzip:** Verlängerung des Analkanals, Anheben des Beckenperitoneums, Korrektur des anorektalen Winkels
- **OP-Technik:** Raffung muskulärer Strukturen des Beckenbodens (M. sphincter, M. levator)
- hohe Rezidivrate im langfristigen Verlauf

Sakralnervenstimulation

- **Indikation:** Schwäche/Teildefekte des M. sphincter ani externus, neurogene Inkontinenz, nach Rektumresektion
- **Prinzip:** Stimulation der Sakralnerven (S 2/S 3) mittels Impulsgeber und Elektroden führt zu verbesserter Kontraktion der Beckenbodenmuskulatur. Zusätzlich modulierende Effekte auf spinaler und kortikaler Ebene

Dynamische Grazilisplastik

- **Indikation:** ausgedehnte Sphinkterdefekte, die nicht rekonstruiert werden können, fehlende Muskelaktivität
- **OP-Technik:** Muskeltransposition und Elektrostimulation mittels Impulsgeber über Elektroden
- relativ häufig Komplikationen (Infektion, Entleerungsstörung)

Künstlicher Sphinkter

- **Indikation:** ausgedehnte Sphinkterdefekte, die nicht rekonstruiert werden können
- **OP-Technik:** Implantation einer flüssigkeitsgefüllten Manschette (um den Analkanal unterhalb des Levators), die vor Defäkation über eine Pumpe entleert werden kann
- **Komplikation:** Infektion, Arrosion (hohe Rate an Explantationen)

Tab. 13.6 Konservative therapeutische Maßnahmen bei Stuhlinkontinenz.

Therapeutische Maßnahme	Wirkung
lokale Maßnahmen (Analhygiene, Hautschutz, Analtampons)	beugt perianalen Ekzemen vor
anale Irrigation – gezielte Defäkation durch Einläufe, Suppositorien	verhindert Inkontinenzereignisse, wirkt peristaltikanregend
Beeinflussung der Stuhlkonsistenz (ballaststoffarme Ernährung, Stuhleindickung, z. B. Loperamid)	verzögert den Transit, erhöht die Stuhlkonsistenz
Sphinktertraining, Beckenbodengymnastik	Steigerung Willküraktivität des M. sphincter ani externus
Biofeedback-Training	operante Konditionierung zur Verbesserung der Koordination der Beckenbodenaktivität
passive anale Elektrostimulation	Verstärkung der Sphinkterkraft

Stomaanlage

- Ultima Ratio: endständiges Kolostoma mit kurzem Rektumstumpf
- volle soziale Aktivität, was bei Windelversorgung nicht sicher gegeben ist

13.2.6 Analkarzinom

Definition

Man unterscheidet zwischen Analkanal- und Analrandkarzinomen (▶ Tab. 13.7).

Epidemiologie

- Inzidenz: 1 pro 100 000 Einwohner/Jahr
- ca. 1–2 % aller gastrointestinalen Karzinome
- Häufigkeitsgipfel zwischen 60. und 70. Lebensjahr

Ätiologie

- unklar
- Risikofaktoren:
  - chronische Entzündungen (z. B. Morbus Crohn)
  - Infektion mit dem humanpathogenen Papilloma-Virus (HPV; v. a. Typen 16, 18 und 58)
  - Infektion mit dem Herpes-simplex-Virus (HSV; Typ 2)
  - Immunsuppression (Z. n. Transplantation, HIV-Infektion)
  - Promiskuität, Analverkehr
  - Zervix-, Vulva-, Vaginalkarzinom in der Anamnese

Klassifikation

Stadieneinteilung anhand der TNM-Kriterien (▶ Tab. 13.8).

Tab. 13.7 Vergleich Analkanal- und Analrandkarzinom.

Parameter	Analkanalkarzinom	Analrandkarzinom
Lokalisation	zwischen Linea dentata und Linea anocutanea	im Umkreis von 5 cm um die Linea anocutanea
Häufigkeit	80 %	20 %
Histologie	• ca. 75 % Plattenepithelkarzinom • 15–20 % Adenokarzinom	überwiegend Plattenepithelkarzinom
Geschlechtsverteilung (m : w)	1 : 1,2	1 : 1

Tab. 13.8 TNM-Klassifikation (2010).

Stadium	Analkanalkarzinom	Analrandkarzinom
Tis	Carcinoma in situ	Carcinoma in situ
T1	≤ 2 cm	≤ 2 cm
T2	2–5 cm	> 2 cm
T3	> 5 cm	jede Größe mit Infiltration tiefer extradermaler Strukturen
T4	jede Größe mit Nachbarorganinfiltration	Knocheninfiltration
N0	keine Lymphknotenmetastasen	keine Lymphknotenmetastasen
N1	Metastase(n) in perirektalen Lymphknoten	≤ 3 cm in regionären Lymphknoten
N2	Metastase(n) in inguinalen/iliakalen Lymphknoten einseitig	> 3 cm ≤ 6 cm in regionären Lymphknoten oder multipel
N3	Metastase(n) perirektal/iliakal/inguinal beidseits	> 6 cm in regionären Lymphknoten
M0	keine Fernmetastasen	keine Fernmetastasen
M1	Fernmetastasen	Fernmetastasen

Symptomatik

- meist unspezifisch
- Blutungen
- Schmerzen
- Nässen
- Pruritus
- Kontinenzstörungen/Stuhlunregelmäßigkeiten
- inguinale Lymphknotenvergrößerung

> **Cave**
> Kann mit benignen Erkrankungen vergesellschaftet sein!

Diagnostisches Vorgehen

- Inspektion
- digital-rektale Untersuchung
- Proktoskopie mit Endosonografie
- Probeentnahme, kleine Befunde können in toto entfernt werden
- CT/MRT des Beckens und Abdomens, ggf. FDG-PET/-CT
- Koloskopie
- Röntgen-Thorax in 2 Ebenen
- ggf. gynäkologische oder urologische Untersuchung bei fortgeschrittenem Tumor
- Tumormarker: CEA, SCC

> **Merke**
> Sämtliche im Analbereich entnommenen Gewebe sind als potenziell maligne anzusehen und müssen histologisch untersucht werden.

Therapeutisches Vorgehen

Vor Einleitung der Therapie ist die histologische Sicherung der Malignität und die Differenzierung zwischen Plattenepithel- und Adenokarzinom erforderlich (▶ Abb. 13.6).

Indikationsstellung

Plattenepithelkarzinome

- Radiochemotherapie ist Goldstandard bei fortgeschrittenen Befunden: hohe Heilungsraten (75–90 %) und Erhalt der Sphinkterfunktion.
- Nach Radiochemotherapie persistierendes oder lokal rezidiviertes Karzinom kann durch eine Rektumamputation in 50 % der Fälle noch geheilt werden.
- **Cave:** hohe Rate an Wundheilungsstörungen nach Radiatio, ggf. plastische Deckung nötig
- Chemotherapie: 5-FU als Radiosensitizer ggf. kombiniert mit Mitomycin oder Cisplatin
- Radiatio: Split-course-Konzept mit 50–59 Gy, ggf. Dosiserhöhung mittels Brachytherapie (Primarius, Lymphknoten: perirektal, inguinal, iliakal)
- primäre chirurgische Exzision bei T1-Karzinomen: < 2 cm durchmessend, G1, maximal Submukosainfiltration, keine Verletzung des Sphinkterapparats zu erwarten
- bei Solitärmetastasen in Lunge oder Leber: Metastasenchirurgie erwägen
- Palliativmaßnahmen: Anus-praeter-Anlage bei Passagestörung, palliative (Radio-)Chemotherapie, palliative Beckenexenteration bei drohender Kloake

Adenokarzinome

- radikale abdominoperineale Rektumamputation, ggf. nach neoadjuvanter Radiochemotherapie
- hohes Rezidiv- und Metastasenrisiko, somit schlechte Prognose

Nachsorge

- Nachsorgeschema siehe ▶ Tab. 13.9
- darüber hinaus Diagnose und Behandlung von Komplikationen wie Stenose, Inkontinenz, Schmerzen, Blutungen oder perianale Exzeme

Prognose

- relative 5-Jahres-Überlebensrate nach UICC-Stadium:
  - UICC I: 90 %
  - UICC II: 78 %
  - UICC IIIA: 70 %
  - UICC IIIB: 58 %
  - UICC IV: 0 %
- Nach primärer Radiochemotherapie sind nach 5 Jahren 65–75 % der Patienten kolostomiefrei.

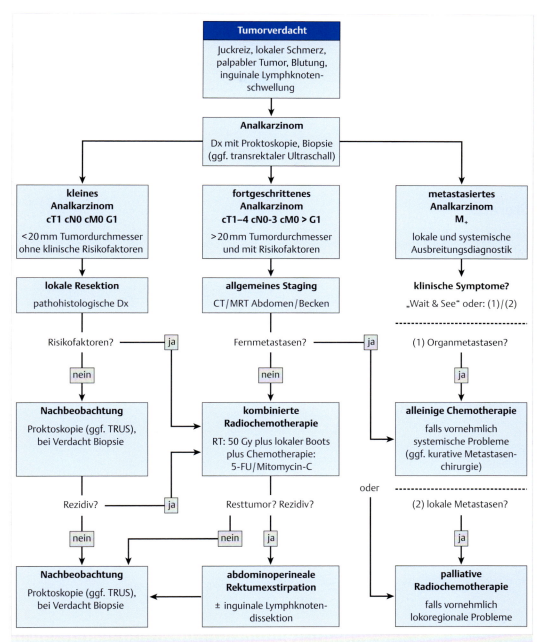

Abb. 13.6 **Plattenepithelkarzinom des Anus.** Diagnostisches und therapeutisches Vorgehen. Risikofaktoren: G3/G4-Differenzierung, Einbruch in Lymphgefäße oder Venen, R1-Resektion, Lymphknotenmetastasen (TRUS: transrektaler Ultraschall).

Tab. 13.9 Nachsorgeschema beim Plattenepithelkarzinom des Anus (aus: Analkarzinom – Interdisziplinäre Leitlinien der Deutschen Krebsgesellschaft und der Deutschen Gesellschaft für Chirurgie. Coloproctology 2000; 22: 231–235).

Untersuchung	Wochen*	Monate*								
	6	3	6	9	12	18	24	36	48	60
Anamnese, körperliche Untersuchung	X	X	X	X	X	X	X	X	X	X
Sonografie des Abdomens	–	–	X	–	X	X	X	X	X	X
Röntgen des Thorax in 2 Ebenen	–	–	–	–	X	–	–	X	–	X
Rektoskopie, evtl. Endosonografie	X	X	X	X	X	X	X	–	–	–
MRT oder Spiral-CT des Beckens	–	–	X	–	X	X	X	–	–	–

* nach Abschluss der Radiochemotherapie

Literatur

[1] Glynne-Jones R, Nilsson PJ, Aschele C et al. Anal cancer: ESMO-ESSO-ESTRO clinical practice guidelines. Ann Oncol 2014; 25 (Suppl. 3): iii10–iii20
[2] Herold A. Koloproktologische Klassifikation und Einteilung der Beckenbodenfunktionsstörungen. Viszeralchirurgie 2006; 41: 163–168
[3] Longo A. Treatment of haemorrhoidal disease by reduction of mucosa and haemorrhoidal prolapse with a circular stapling device: a new procedure – 6th World Congress of Endoscopic Surgery. Mundozzi Editore; 1998: 777–784
[4] Ommer A, Herold A, Berg E et al. S 3-Leitlinie: Kryptoglanduläre Analfisteln. AWMF-Registriernummer 088/003. S 3-Leitlinie: Kryptoglanduläre Analfisteln. Coloproctology 2011; 33: 295–324
[5] Ommer A, Herold A, Berg E et al. S 3-Leitlinie: Analabszess. Coloproctology 2011; 33: 378–392

14 Ileus[8]

M. Dick

14.1 Definition

Das Krankheitsbild des Ileus ist definiert als Unterbrechung der Darmpassage, aufgrund funktioneller oder mechanischer Ursachen.

14.2 Epidemiologie

- Bei der Ileuserkrankung handelt es sich um eine häufige Erkrankung, vergleichbar mit der akuten Appendizitis.
- 2014 wurden in Deutschland 112 408 Patienten (108 pro 100 000 Einwohner) mit einem Ileus stationär behandelt.

14.3 Klassifikation

Die Unterscheidung erfolgt nach:
- Ätiologie: mechanischer versus funktioneller Ileus sowie Mischformen
- Lokalisation: Dickdarm oder Dünndarm betroffen
- Zeitverlauf: akut oder chronisch

14.4 Ätiologie und Pathophysiologie

14.4.1 Mechanischer Ileus

Ursachen des Verschlusses (▶ Tab. 14.1):
- Kompression des Darms von außen (extraluminale Ursachen)
- Verlegung des Darmlumens von innen (intraluminale Ursachen)
- Veränderungen der Darmwand selbst (intramurale Ursachen)

Mechanischer Dünndarmileus

- Die häufigste Ursache des mechanischen Dünndarmileus sind **Briden** und Adhäsionen, gefolgt von Tumoren sowie – seltener – von Obstruktionen durch **Hernierung** und die **Invagination** im Kindesalter.
- Adhäsionen entstehen durch eine peritoneale Verletzung, z. B. durch Operationen, Traumen oder Entzündungen. Im Rahmen der posttraumatisch einsetzenden komplexen Reparationsprozesse der Mesothelzellen können so sehr flächige Adhäsionen oder aber auch lokalisierte Verwachsungsstränge (Briden) entstehen.

Mechanischer Dickdarmileus

- Die häufigste Ursache für einen mechanischen Dickdarmileus ist das **stenosierende kolorektale Karzinom**, gefolgt von entzündlichen oder postentzündlichen **divertikulitischen Stenosen**, durch chronisch entzündliche Darmerkrankungen, **Hernierungen** und **Volvulus**.
- In Abhängigkeit vom Lebensalter der Patienten bestehen typische Häufungen der einzelnen Ileusformen:
  - Im Neugeborenalter findet man hauptsächlich den Mekoniumileus oder Fehlbildungen als Ileusursachen.
  - Im Kleinkindalter treten fast ausschließlich Invaginationen oder Hernierungen (bei offenem Processus vaginalis) auf.
  - Beim jüngeren Erwachsenen sind die Hauptileusursachen in Briden, Adhäsionen, chronisch entzündlichen Darmerkrankungen, dem Sigmavolvulus und inkarzerierten Hernien zu finden.

Tab. 14.1 Ursachen für einen mechanischen Ileus.

extraluminale Ursachen	intraluminale Ursachen	intramurale Ursachen
- Adhäsionen - Briden - Hernien - Volvulus	- Fremdkörper - Bezoar - Gallenstein - Invagination - Koprostase - Mekonium	- stenosierend wachsende Tumoren - chronisch entzündliche Darmerkrankungen - vaskuläre Veränderungen - Morbus Hirschsprung - Vernarbungen z. B. nach Anastomosen - Strikturen z. B. nach Bestrahlung - Fehlbildungen

---

[8] Dieses Kapitel ist eine überarbeitete Version des Beitrags aus der 7. Auflage von H. Brunn.

○ Beim älteren Menschen stehen die malignen Tumoren, entzündlichen Stenosen und die inkarzerierten Hernien im Vordergrund.

14.4.2 Funktioneller (paralytischer) Ileus

- Beim paralytischen Ileus kommt es durch metabolische, reflektorische oder toxische Ursachen (▶ Tab. 14.2) zu einer Beeinträchtigung der Darmmotilität, bis hin zur vollständigen Atonie.
- Ein mechanischer Ileus kann jedoch unbehandelt, bei zunehmender Darmwandschädigung, in ein paralytisches Ileusbild übergehen.

14.4.3 Ileuskrankheit

- Bei jedem unbehandelten und klinisch manifesten Ileus kommt es schrittweise zur Ausbildung der Ileuskrankheit. Hierbei handelt es sich um ein sehr schweres Krankheitsbild, das unbehandelt über ein zunehmendes Multiorganversagen bis zum Tode führen kann.
- Auch hier ist eine differenzierte Betrachtung von Dünn- und Dickdarm erforderlich (▶ Abb. 14.1):
  ○ Eine **Obstruktion auf Dünndarmebene** führt zur Ausbildung einer **fäkulenten Flora** im ansonsten weitgehend unbesiedelten Dünndarm. Dies wiederum löst eine endotoxininduzierte und prostaglandinvermittelte Hypersekretion

Tab. 14.2 Ursachen des paralytischen Ileus.

metabolische Ursachen	reflektorische Ursachen	medikamentös-toxische Ursachen
- Elektrolytstörungen (z. B. Hypokaliämie) - Myopathien - Neuropathien - vaskuläre Ursachen (Mesenterialinfarkt/Thrombose) - Eiweiß und Vitaminmangel	- postoperativ - entzündlich - retroperitoneale Prozesse (Abszess/Hämatom) - peritoneale Irritationen (Gallen- oder Ureterkolik; Harnverhalt; Adnextorsion)	- Opiate - Narkotika - Antidepressiva - Laxanzienabusus - Prolaktinantagonisten (Parkinson) - Urämie

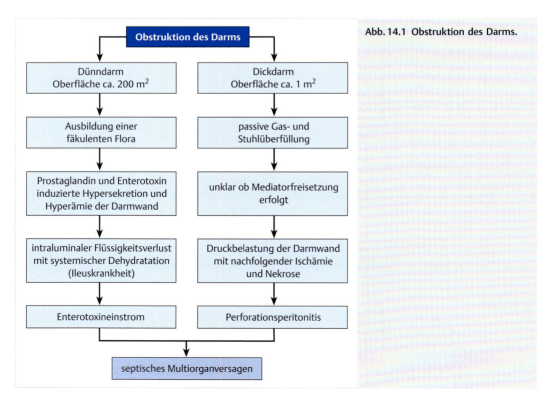

Abb. 14.1 Obstruktion des Darms.

und Hyperämie der Darmwand aus. Hierdurch kommt es zum **intraluminalen Flüssigkeitsverlust** in die prästenotischen Darmabschnitte. Durch fortschreitenden **Endotoxineinstrom** entwickelt sich unbehandelt dann ein septisches Multiorganversagen.

- Bei der **Dickdarmobstruktion** scheinen, nicht zuletzt durch die sehr viel geringere Darmoberfläche, die obengenannten Mechanismen eher eine untergeordnete Rolle zu spielen. Durch die mechanische Druckerhöhung kommt es konsekutiv zur Druckbelastung der Darmwand mit **Mikrozirkulationsstörung** bis zur Darmwandschädigung. Die Folge hiervon ist die Ausbildung einer **Peritonitis** durch eine vermehrte bakterielle Translokation oder Perforation der Darmwand. Unbehandelt entsteht dann über die zunehmende Peritonitis ebenfalls ein septisches Multiorganversagen.
- Diese unterschiedlichen Mechanismen spiegeln sich in dem zu beobachtenden differenten klinischen Verlauf wieder. Beim **Dünndarmileus** entsteht ein sehr akut verlaufendes endogen getriggertes **akutes Krankheitsbild**, gegenüber der eher langsamer verlaufenden, zunächst oft oligosymptomatischen und erst **sekundär systemischen Erkrankung des Dickdarmileus**.
- Bei 95 % der Dickdarmileuserkrankten bleibt die Erkrankung auf den Dickdarm beschränkt und die Bauhin'sche Klappe bleibt intakt.
- Bei Rückstauung bis in das Ileum sind Mischformen der oben genannten Mechanismen möglich.

> **Merke**
>
> Aufgrund der unterschiedlichen Pathophysiologie und dem unterschiedlichen klinischen Erscheinungsbild ist die Differenzierung in Dünn- und Dickdarmileus wichtig.

14.4.4 Besonderheiten der einzelnen Ileusformen

Bridenileus, Adhäsionen, Verwachsungsbauch

- Bei dieser häufigsten Form des mechanischen, vorwiegend im Dünndarm anzutreffenden Darmverschlusses kommt es zur Ausbildung eines mechanischen extraluminalen Hindernisses durch die oben beschriebene Entwicklung von Verwachsungen.
- Hierbei ist es pathophysiologisch von entscheidender Bedeutung, ob sich nur einzelne **derbe Verwachsungsstränge** (**Briden**) entwickeln oder ob aber das viszerale und parietale Peritoneum breitflächig verklebt, bis hin zum vollständigen **Verwachsungsbauch**.
  - Im 1. Fall kann es zur Strangulation mit Unterbrechung der Darmperfusion kommen, mit einem daraus resultierenden hoch akuten Krankheitsbild, das einer sofortigen operativen Therapie bedarf. Am häufigsten ist hiervon der Dünndarm betroffen.
  - Im 2. Fall entstehen meist über längere Zeiträume relativ stenotische Darmabschnitte, bei denen es dann zur Verlegung des Darmlumens durch meist faserhaltige Nahrungsmittel kommen kann. Dieser Darmverschluss entwickelt sich oft über Tage und stellt sich oft in der klinischen Untersuchung subakut dar, sodass bei nicht bedrohter Darmperfusion umfangreichere Diagnostik erfolgen kann (z. B. „Mandarinen-Ileus").
  - Mischformen aus beiden Varianten sind immer möglich.

> **Merke**
>
> Bei Verdacht auf Bridenileus – auch bei noch geringer Symptomatik – sofortige Operation.

Volvulus

- Beim Volvulus sind meist das elongierte Sigma oder der Dünndarm betroffen.
- Bei dieser Ileusform kommt es, ohne dass sich Briden ausgebildet haben, zur Verdrehung von Darmabschnitten um die Mesenterialwurzel, mit **drohender Perfusionsstörung**.

- Hierbei handelt es sich ebenfalls um ein hoch akutes Krankheitsbild mit sofortigem chirurgischem Handlungsbedarf.
- Eine genaue Differenzierung zum Bridenileus ist letztlich oft nur intraoperativ möglich.

Obstruktionsileus bei Peritonealkarzinose

- Bei fortgeschrittenen gastrointestinalen oder ovariellen Tumoren, kann es, ähnlich wie bei den Adhäsionen, zu Darmstenosen, sei es durch Kompression von außen oder aber durch direkte Tumorinfiltration, kommen.
- Die **Entwicklung** der Ileussymptomatik ist **eher langsam** und entwickelt sich meist über Tage.

Inkarzerierte Hernien

- Bei vorbestehenden Hernien kann es zu **Prolabierung** von Darmabschnitten durch die Bruchpforte kommen. Kommt es dabei zur Abschnürung der Perfusion spricht man von **Inkarzeration** und es besteht dringender Handlungsbedarf.
- Aber auch bei nicht inkarzerierten Hernien und erhaltener Perfusion kann durch die direkte Einklemmung der Darmwand eine Ileussituation entstehen.
- Es können grundsätzlich alle Hernienformen betroffen sein. Am häufigsten finden sich jedoch inkarzerierte Leisten-, Schenkel-, Nabel- und Narbenhernien (s. Kap. 6).

> **Merke**
> Bei inkarzerierten Hernien besteht eine absolute OP-Indikation, wenn die Reposition nicht innerhalb von 6 h erfolgreich war.

Invaginationsileus

- Die Invagination beschreibt das Einstülpen eines Darmabschnitts in den distal nachfolgenden Darmabschnitt, mit Entwicklung einer Ileussymptomatik.
- Häufigste Form ist die **ileozäkale Invagination**, meist im 1. Lebensjahr.
- Jedoch auch im Erwachsenenalter ist eine Invagination möglich, meistens bedingt durch das Vorliegen von größeren Polypen oder Tumoren, die die Darmwand durch die sich vorwärtsbewegende Stuhlsäule einstülpen und mitziehen.

Gallensteinileus

- Beim Gallensteinileus kommt es durch einen größeren, in den Darm dislozierten Gallenstein zur Obstruktion.
- Die intestinale Dislokation des Gallensteins entsteht im Rahmen einer chronischen Cholezystitis mit Arrosion der Gallenblasenwand und Perforation meist in das zuvor postentzündlich adhärente Duodenum. Der Stein wandert mit der Peristaltik analwärts und bleibt meist vor der Bauhin'schen Klappe hängen und führt so zur Obstruktion.
- Falls in den proximalen Darmanteilen schon präformierte Engen bestehen, z. B. Anastomosen oder verwachsungsbedingte Stenosen, kann der Verschluss auch auf jeder anderen Ebene entstehen.
- Die ursächliche Gallenblasenentzündung und -perforation kann über längere Zeit ohne große Symptome bestehen.
- Die für die Einklemmung kritische Steingröße beginnt bei ca. 2,5 cm.

Akute Kolonpseudoobstruktion (Ogilvie-Syndrom)

- Es handelt sich bei der akuten Kolonpseudoobstruktion (ACPO: Acute colonic Pseudo-Obstruction) um eine sich schnell entwickelnde, massive Kolonüberblähung ohne erkennbares mechanisches Hindernis.
- Ursächlich hierfür ist eine noch nicht vollständig geklärte **Dysbalance der autonomen Innervation**, ausgelöst durch metabolische, retroperitoneale oder spinaltraumatische Ursachen.

Morbus Hirschsprung

- Funktionelle Obstruktion eines Rektum- oder Kolonabschnitts im Kindesalter, mit nachfolgender Kolondilatation.
- Ausgelöst wird die spastische Obstruktion durch eine **angeborene Aganglionose** des submukösen Plexus myentericus.

Postoperativer Ileus

- Abdominale Eingriffe induzieren auf der Ebene des Magen-Darm-Trakts eine immunologische Entzündungsreaktion. Aufgrund der direkten zellulären Schädigung kommt es zur Aktivierung von Mastzellen, Monozyten und Gewebsmakrophagen mit einer daraus resultierenden **Freisetzung von Mediatoren und Gewebshormonen** (Histamin, TNF-α, Prostaglandine, Interleukine, Stickstoffmonoxid [NO]).
- Gleichzeitig kommt es zu einer **Stimulation des sympathischen Nervensystems** und einer Ausschüttung endogener Opioide.
- Als Folge dieser Veränderungen kommt es zu einer direkten Beeinträchtigung der Darmmuskulatur mit Verminderung der Motilität einerseits und einer Erhöhung der Gefäßpermeabilität mit nachfolgendem Darmwandödem andererseits.
- Diese Veränderungen führen dann letztlich zur Ausbildung eines postoperativen Ileus mit Paralyse und Akkumulation von Gas und Flüssigkeit intraluminal.
- Die oben genannten Mechanismen werden von einer Vielzahl von Einzelfaktoren beeinflusst:
  - Ausmaß des operativen Traumas
  - Dauer der operativen Maßnahme
  - Notfalloperation
  - Blutverlust
  - Elektrolyt- und Wasserüberladung
  - niedriges präoperatives Serumalbumin
  - hohes Alter
  - Opiatmedikation, insbesondere präoperative Dauereinnahme; Narkotika
  - vorbestehende Gefäß- oder Lungenerkrankung
- Grundsätzlich sind alle Darmabschnitte von den oben genannten Mechanismen betroffen. Die einzelnen Segmente verhalten sich aber unterschiedlich, hinsichtlich des Wiedererlangens einer normalen Motilität.
  - Beim Dünndarm ist im Normalfall nach 5–10 h eine muskuläre Aktivität messbar.
  - Beim Magen dauert dies 1–2 Tage.
  - Beim Kolon kann man erst nach 2–3 Tagen eine geregelte Motilität nachweisen.
- Die oben dargestellten pathophysiologischen Veränderungen lassen sich postoperativ immer nachweisen. Ob es jedoch nur zu einer klinisch kaum manifesten kurzfristigen Passagestörung kommt oder ob sich das Vollbild eines postoperativen Ileus ausbildet, ist im Wesentlichen von den oben genannten Bedingungen abhängig. Obwohl das Verständnis über die pathophysiologischen Veränderungen in den letzten Jahren stark zugenommen hat, lässt sich das Ausmaß der klinischen Symptome oft nur schwer vorhersagen.

14.5 Symptomatik

- Das klinische Erscheinungsbild des Ileus ist sehr variabel.
- Die entscheidenden Größen beim mechanischen Ileus sind die Höhe der Okklusion sowie die aktuelle Perfusionssituation der Darmwand. Je höher die Okklusion, umso eher stehen Übelkeit und Erbrechen und weniger die abdominale Schmerzsymptomatik im Vordergrund.
- Eine weitere wesentliche Größe ist die Entwicklung der Symptome im zeitlichen Verlauf nach Eintritt der Okklusion. Bei längerem unbehandelten Verlauf gehen die unten genannten Symptome über in die Symptome eines akuten Abdomens mit starkem Dauerschmerz und den klassischen Peritonitiszeichen (Kap. 21.2.1).

14.5.1 Mechanischer proximaler Dünndarmileus

- Typisch für den hohen Dünndarmileus mit einer Darmokklusion auf duodenaler oder proximaler Jejunumebene ist die im Vordergrund stehende Symptomatik mit Übelkeit und schwallartigem, galligem Erbrechen.
- Nach Entleerung des Magens verspüren die Patienten oft eine erhebliche Erleichterung.
- Die Schmerzsymptomatik ist oft nur gering ausgeprägt und meist im Oberbauch lokalisiert und von kurzem krampfartigen Charakter, oft gefolgt von oligo- bis asymptomatischen Pausen.
- Der letzte Stuhlgang wird oft als unauffällig beschrieben.

14.5.2 Mechanischer distaler Dünndarmileus

- Je distaler die Okklusion liegt, umso weiter rückt die abdominale Schmerzsymptomatik in den Vordergrund, mit aufgetriebenem Abdomen, wellenförmigen kolikartigen starken Schmerzepisoden.
- Dabei besteht Übelkeit und später auch Erbrechen von größeren Mengen Dünndarmstuhl. Die

Schmerzsymptomatik ist eher im Mittel- bis Oberbauch lokalisiert. Bei längerem Verlauf entsteht zunehmend Meteorismus.
- Typisch für den Bridenileus ist die akut einsetzende heftige Schmerzsymptomatik mit nachfolgendem, oft oligosymptomatischem freiem Intervall.

> **Merke**
>
> Typisch für den Bridenileus ist die akut einsetzende heftige Schmerzsymptomatik mit nachfolgendem, oft oligosymptomatischem freiem Intervall.

14.5.3 Mechanischer Dickdarmileus

- Bei der im Dickdarm liegenden Okklusion entwickelt sich die Symptomatik deutlich langsamer. Das Abdomen nimmt oft langsam an Umfang zu und es zeigt sich zunehmender Meteorismus mit dann nachfolgend einsetzenden krampfartigen Schmerzen.
- Die Patienten berichten über das Ausbleiben des Stuhlgangs oder über das Einsetzen von dünnflüssigen Stühlen (**paradoxe Diarrhöe**).
- Im weiteren Verlauf kommt es zu stuhligem Erbrechen (Miserere). Da die Bauhin'sche Klappe oft lange kompetent bleibt und damit ein Übergreifen der Stauung auf den Dünndarm verhindert, ist Miserere als Spätsymptom zu werten.

14.5.4 Paralytischer Ileus

- Die Symptome des primär paralytischen Ileus sind oft durch die Grunderkrankung bestimmt.
- Es besteht meist nur eine geringe, nicht kolikartige Schmerzsymptomatik, die dann oft als Spannungs- und Druckgefühl beschrieben wird.
- Das Abdomen ist aufgetrieben und gebläht.
- Der Stuhlgang sistiert und es kommt zu Überlauferbrechen, ohne dass die Patienten eine wesentliche Erleichterung nach der Entleerung verspüren.

14.6 Diagnostisches Vorgehen

Bei der Verdachtsdiagnose Ileus ist eine sofortige Klärung bzw. Sicherung der Diagnose erforderlich, da nicht selten eine sofortige operative Therapie erfolgen muss, um Schaden vom Patienten abzuwenden.

14.6.1 Anamnese

- Dauer und Art der aktuellen Symptome?
- Charakter, Lokalisation und Intensität der Schmerzen?
- ggf.: Dauer des freien Intervalls?
- Übelkeit, Erbrechen (Häufigkeit, Menge, Aussehen, gallig/stuhlig)?
- Änderung der Stuhlgewohnheiten, letzter Stuhlgang; Diarrhöe; Blutbeimengung; Farbe; Stuhlverhalt; Meteorismus?
- Vorerkrankungen, insbesondere abdominale Voroperationen, Entzündungen, chronisch-entzündliche Darmerkrankungen, Tumorleiden, Hernien?
- letzte Koloskopie?
- Ernährungsanamnese

14.6.2 Klinische Untersuchung

Inspektion

- Beurteilung des Allgemeinzustands; Hautturgor oft reduziert, Mund und Zunge trocken, als Ausdruck der Dehydratation; Kachexie als Ausdruck fortgeschrittener Tumorerkrankung
- Beurteilung des Erbrochenen; gallig bei hohem Dünndarmileus; Miserere bei distalem Ileus; dunkel, kaffeesatzartig, blutig
- Inspektion der Bauchdecke; Narben nach Voroperationen; Hernien; Anus praeter; bei schlanken Bauchdecken sieht man manchmal den gestauten Dünndarm mit sichtbarer Peristaltik (sogenannte Darmsteifung)
- Form des Abdomens; bei distalen Ileuszuständen stark aufgetriebenes Abdomen mit verstrichenem Nabel, sogenannter Trommelbauch

Auskultation

- **Borborygmen** sind auch ohne Stethoskop hörbare, gurgelnde, kollernde und knurrende Darmgeräusche als Ausdruck einer Hyperperistaltik zur Überwindung des Hindernisses.

- **Pressstrahl- oder Spritzgeräusche** entstehen, wenn die Stenose überwunden wird und der Stuhl in den poststenotischen Darm gepresst wird.
- Mit zunehmendem Meteorismus entstehen sogenannte **hoch gestellte, hell klingende Darmgeräusche**.
- Die sogenannte **Totenstille** ist das völlige Fehlen von Darmgeräuschen beim primär paralytischen Ileus oder als Alarmzeichen beim sekundären paralytischen Ileus nach eingetretener Darmwandschädigung beim fortgeschritten mechanischen Ileus.

Des Weiteren muss das ganze Abdomen systematisch quadrantenweise untersucht werden. Häufig lässt sich dadurch eine grobe Lokalisation der Okklusion oder Stenose ausmachen.

- Wichtig bei der Auskultation ist, dass man sich ausreichend Zeit nimmt, da sich teilweise hyperperistaltische Phasen mit eher atonen Phasen abwechseln können.
- Bei konservativen Therapieversuchen ist es unerlässlich, dass die Auskultation nach einigen Stunden, nach Möglichkeit durch den gleichen Untersucher, wiederholt wird. Hieraus lassen sich Schlüsse über die Dynamik der Erkrankung ziehen, die möglicherweise zum Abbruch des konservativen Therapieversuchs führen.
- Selten lassen sich Strömungsgeräusche der großen **Arterien** auskultieren, die unter Umständen Hinweise für die vaskuläre Genese der Erkrankung geben.

> **Merke**
>
> Der Übergang von hoch gestellten zu nicht mehr auskultierbaren Darmgeräuschen ist ein Alarmsignal für das Bestehen einer fortgeschrittenen Darmwandschädigung.

Palpation und Perkussion

- Bei der Palpation betastet man zunächst systematisch vorsichtig alle Quadranten nach Resistenzen und Druckschmerz.
  - Wenn Druckschmerz auslösbar ist, sollte man versuchen, das Punctum maximum zu finden, meist der prästenotisch am meisten dilatierte Darmabschnitt.
  - Danach überprüft man, ob eine Peritonitis vorliegt (**Loslass- und Erschütterungsschmerz oder Abwehrspannung**).
- Anschließend erfolgt das systematische Abtasten aller Bruchpforten zum Ausschluss von **inkarzerierten Hernien**.
- Durch die Perkussion lassen sich durch den hypersonoren Klopfschall die meteoristisch geblähten Darmabschnitte ausmachen.
- Abschließend erfolgt immer die digitale **rektale Untersuchung**: Ampulle leer oder stuhlgefüllt, Blut, Tumor?

14.6.3 Laboruntersuchungen

- Es gibt keine spezifischen Laboruntersuchungen, deren Ergebnisse das Vorliegen eines Ileus nahelegen können.
- Die Basisuntersuchungen mit Blutbild, klinischer Chemie, Gerinnung und Kreuzblut dienen zur Vorbereitung einer etwaigen Operation sowie zur Einschätzung der möglicherweise bestehenden Ileuskrankheit, hier im Wesentlichen zur Erkennung einer Elektrolytentgleisung, zur Abschätzung einer Infektsituation und zur Erkennung von Komorbidität.
- Die oft durchgeführte Laktatmessung ist nicht beweisend für eine Darmischämie, kann aber einen zusätzlichen Hinweis für eine ischämische Genese geben.

14.6.4 Bildgebende Diagnostik

Sonografie des Abdomens

- Nach den oben genannten diagnostischen Schritten sollte eine systematische Sonografie des Abdomens erfolgen. Diese nebenwirkungsfreie Untersuchung liefert schnell und zuverlässig Auskunft über **Morphologie und Funktion des Darms** und ist insbesondere in der Frühphase des Ileus sensitiver als die radiologischen Verfahren. Darüber hinaus liefert die Ultraschalluntersuchung einen wesentlich besseren Eindruck vom Funktionszustand sowie über die Perfusionsverhältnisse.
- Nachteilig erweisen sich die Untersucherabhängigkeit, schlechtere Reproduzierbarkeit und im Falle von starkem Meteorismus eine deutlich eingeschränkte Beurteilbarkeit.
- Nach erfolgter Standardsonografie mit Beurteilung der parenchymatösen Organe und der großen Gefäße zum Ausschluss von Begleitpathologien erfolgt dann die Beurteilung des Darms.
- Der flüssigkeitsgefüllte **Dünndarm** lässt sich meist problemlos darstellen, sodass die Peristal-

tik gut beurteilt werden kann. Es gelingt eine schnelle Differenzierung zwischen paralytischem oder mechanischem Ileus.
- Das typische Bild des **paralytischen Ileus** ist eine nur minimale Peristaltik bis zum vollständigen Fehlen, bei deutlich flüssigkeitsgefüllten, dilatierten Dünndarmschlingen mit stehenden Schleimhautfalten, dem sogenannten **Klaviertasten-Phänomen**.
- Als charakteristisches Zeichen eines **mechanischen Dünndarmileus** zeigt sich ein hyperperistaltisches Bild bis hin zur **Pendelperistaltik**.
- Dem geübten Untersucher gelingt bei guten Schallbedingungen zumindest die grobe Lokalisation der Okklusion. Des Weiteren kann die Darmwand an sich, ihre Stärke und ihr Perfusionszustand (z. B. Hyperämie bei entzündlichen Veränderungen), beurteilt werden.
- Anhand der ebenfalls oft gut zur Darstellung kommenden Menge an freier Flüssigkeit lässt sich das Stadium des Ileus abschätzen.
- Beim **Dickdarmileus** ist die Beurteilung aufgrund der Lage sowie der häufiger auftretenden intraluminalen Luft sehr viel schwieriger. Aber auch hier gelingt manchmal die Lokalisation der Obstruktion.

Röntgenübersichtsaufnahme des Abdomens

- Die Aufnahme wird entweder im Stehen oder in Linksseitenlage durchgeführt und gehört zur Standarddiagnostik beim Ileusverdacht.
- Das typische radiologische Zeichen einer Passagestörung ist die **Spiegelbildung**, die durch flüssigkeitsgefüllte Hohlräume mit überstehender Luft entsteht.
- Die Spiegel lassen
    - eine Differenzierung zwischen Dünn- und Dickdarm,
    - eine Abschätzung des Ausmaßes (viele oder nur vereinzelte Spiegel) sowie
    - eine grobe Zuordnung zu den Quadranten zu.
- Des Weiteren kann über die Verteilung der intraluminalen Luft ebenfalls eine Aussage über die grobe Lokalisation der Okklusion getroffen werden (Beispiel: der luftleere Kolonrahmen beim älteren tiefen Dünndarmileus).
- Gelingt der Nachweis von freier intraabdominaler Luft, besteht der dringende Verdacht auf die Perforation eines Hohlorgans.

Computertomografie des Abdomens

- Die Computertomografie sollte, wenn möglich, mit i. v.-, rektaler und ggf. oraler Kontrastmittelgabe durchgeführt werden und bietet den **größten Informationsgehalt** sowie die beste Reproduzierbarkeit.
- Es kann eine bestehende Okklusion genau lokalisiert werden.
- Zusätzlich lassen sich wichtige Nebenbefunde erheben, die jedoch oft in Beziehung zum akuten Krankheitsbild stehen, z. B.
    - der Nachweis von Lebermetastasen beim Dickdarmileus oder
    - die Aerobilie beim unklaren distalen Dünndarmileus.
- Des Weiteren können extraluminale Prozesse, z. B. Perforationen oder Abszesse, beurteilt werden. Durch die Kontrastmittelgabe lässt sich die Perfusionssituation des Darms gut abschätzen und bereits eingetretene Darmwandschädigungen darstellen.
- Nachteilig bei der Computertomografie sind die eingeschränkte Beurteilbarkeit, wenn aufgrund einer Niereninsuffizienz keine Kontrastmittelgabe erfolgen kann, sowie die bestehende Strahlenbelastung insbesondere beim jungen Patienten.

Zusätzliche bildgebende Verfahren

- Die Kontrastmitteluntersuchung des Dünndarms und der Kontrastmitteleinlauf des Dickdarms unter Durchleuchtung spielen heute bei der Notfalldiagnostik nur noch eine untergeordnete Rolle. Bei der Diagnostik eines chronischen Ileusgeschehens können sie aber in Einzelfällen wertvolle Zusatzinformationen liefern.
- Die **Angiografie** kann bei bestehendem Verdacht auf **mesenterialen Gefäßverschluss** sinnvoll sein.
- Eine MRT-Untersuchung des Abdomens hat einen ähnlich hohen Informationsgehalt, ist aber im Notfall nicht immer verfügbar und relativ zeitaufwendig. Bei der Diagnostik von chronischen Passagestörungen insbesondere beim jungen Patienten ist eine MRT-Untersuchung oft sinnvoll.

Endoskopie

- Die endoskopische Untersuchung hat ihren Stellenwert bei der Abklärung und ggf. auch Therapie des distalen Dickdarmileus.
- Zum einen kann eine Diagnosesicherung mittels Inspektion und **Biopsie** erfolgen, zum anderen kann, in Einzelfällen, eine Therapie durch Einlage einer **Dekompressionssonde, eines Stents**, oder durch eine **koloskopische Absaugung** erfolgen.

14.7 Therapeutisches Vorgehen

14.7.1 Erstmaßnahmen

Die therapeutischen Erstmaßnahmen sollen dazu dienen, einer Verschlechterung des Allgemeinzustands und der Ausbildung der Ileuskrankheit entgegenzuwirken.
Im Einzelnen sind dies:
- intravenöse Volumengabe
- Ausgleich der Elektrolytverschiebung
- Einlage einer großlumigen nasogastralen Entlastungssonde
- Analgesie
- ggf. frühzeitige Antibiotikagabe.

>
> **Merke**
>
> Abhängig vom klinischen Bild muss eine intensivmedizinische Überwachung erfolgen.

14.7.2 Klärung der Operationsindikation

- Der tradierte Leitsatz der Chirurgie „Über einem Ileus darf die Sonne weder auf noch untergehen" lässt sich nach einem besser werdenden Verständnis für die Pathophysiologie und Ätiologie so nicht mehr aufrechterhalten.
- Die **Indikationsstellung** zur operativen Therapie beim mechanischen Ileus muss jedoch nach wie vor **frühzeitig** erfolgen. Ein konservativer Therapieversuch ist nur indiziert, wenn der klinische Zustand des Patienten dies zulässt und berechtigte Aussicht auf Überwindung des mechanischen Hindernisses besteht.
- Bei allen Ileusformen, bei denen der Verdacht einer Perfusionsbeeinträchtigung besteht, ist eine absolute und sofortige Operationsindikation gegeben (z. B. Bridenileus, Volvulus).
- Trügerischerweise ist die Dringlichkeit der Operation nicht immer von der Ausprägung des klinischen Bildes abhängig.

>
> **Merke**
>
> Bei allen Ileusformen, bei denen der Verdacht einer Perfusionsbeeinträchtigung besteht, ist eine absolute und sofortige Operationsindikation gegeben.

>
> **Merke**
>
> Ein konservativer Therapieversuch ist nur indiziert, wenn der klinische Zustand des Patienten dies zulässt und berechtigte Aussicht auf Überwindung des mechanischen Hindernisses besteht.

Dünndarmileus

- Beim **Dünndarmbridenileus** kommt es nach initial ausgeprägter Symptomatik oft zu einem beschwerdearmen bis -freien Intervall, obwohl der betroffene Dünndarmabschnitt hochgradig gefährdet ist und eine sofortige Operation erfolgen muss.
    - Charakteristisch ist der plötzliche Schmerzbeginn. Die Patienten können oft den Zeitpunkt des Schmerzbeginns oder die durch den Schmerz unterbrochene Tätigkeit auf die Minute genau angeben.
    - Bei typischer Klinik und Anamnese kann die sofortige Operation unter Verzicht auf eine weitere zeitraubende Diagnostik sinnvoll sein, da man bei vollständig unterbrochener Perfusion innerhalb eines Zeitfensters von ca. 6 h, bis zum Gewebsuntergang, bleiben muss.
- Abzugrenzen hiervon ist der **dekompensierte chronische Verwachsungsileus.**
    - Betroffen sind Patienten mit multiplen Voroperationen, meist nach peritonitischen Komplikationen mit rezidivierenden Subileuszuständen in der Anamnese.
    - Typischerweise findet sich hier CT-morphologisch oder sonografisch eine erhebliche prästenotische Darmwandverdickung als Ausdruck der **chronischen Stenosierung**. Ursächlich ist der akute Verschluss einer präformierten, schon lange bestehenden Stenose durch

schlecht verdauliche Nahrungsmittel, z. B. **faserhaltige Kost** wie Zitrusfrüchte, Spargel etc.
  - In diesen Fällen ist die operative Therapie besonders kritisch zu prüfen, da zum einen eine erneute operative Intervention extrem schwierig sein kann, und nicht selten zu einer Verschlechterung der Gesamtsituation führt, und zum anderen eine konsequente konservative Therapie oft erfolgreich ist.
- Bei dem Vorliegen von **Peritonitiszeichen** oder dem Nachweis von **freier Luft** besteht in jedem Fall die Indikation zur sofortigen Operation.

Dickdarmileus

- Beim Vorliegen eines Dickdarmileus ist die Situation oft nicht so dringlich, sodass im Regelfall eine **weitergehende Diagnostik** erfolgen kann.
- Hieraus ergeben sich manchmal konservative Therapieoptionen, wie z. B. die Einleitung von abführenden Maßnahmen oder die endoskopische Dickdarmdekompression oder Stenteinlage, z. B. bei metastasiertem und stenosierendem Kolonkarzinom in der Palliativsituation.

Paralytischer Ileus

Beim paralytischen Ileus ergibt sich nur eine Indikation zur Operation bei aufgetretenen Komplikationen, wie z. B. die Perforation oder Peritonitis.

14.7.3 Konservative Therapie

- Ein konservative Therapie sollte nur dann erwogen werden, wenn keine Indikation zu operativen Therapie besteht.
- In jedem Fall muss die konservative Therapie mit einer engmaschigen Überprüfung des klinischen Verlaufs verbunden sein und ist nur statthaft, wenn es nicht zu einer Verschlechterung der klinischen Situation kommt.
- Es muss vermieden werden, dass der Patient durch die konservative Therapie in eine schlechtere Ausgangssituation kommt und letztlich doch operiert werden muss.
- Die wesentlichen Bestandteile der konservativen Therapie sind:
  - Nüchternheit des Patienten
  - Einlage einer nasogastralen Entlastungssonde
  - Flüssigkeitssubstitution, ggf. ZVK-Anlage und komplett parenterale Ernährung
  - Elektrolytausgleich
  - Gabe von Prokinetika wie Metoclopramid oder Domperidon
  - nach Ausschluss einer mechanischen Ursache: Gabe von Cholinergika wie Neostigmin
  - abführende Maßnahmen wie Klistiere oder Schwenkeinläufe
  - endoskopische Einlage einer Dekompressionssonde bei distalen Kolonstenosen
  - endoskopische Absaugung des Kolons bei akuter oder chronischer Pseudoobstruktion
  - konsequente Behandlung der ursächlichen Erkrankung beim paralytischen Ileus

> **Merke**
>
> Eine konservative Therapie sollte nur dann erwogen werden, wenn keine Indikation zu operativen Therapie besteht.

Therapie des postoperativen Ileus

- Im Vordergrund stehen die **präventiven Maßnahmen** zur Minimierung der nach abdominalen oder retroperitonealen Eingriffen immer auftretenden postoperativen Atonie, wie z. B. das Fast-Track Konzept oder das ERAS-Protokoll (Enhanced Recovery after Surgery).
  - keine präoperative Darmspülung, lediglich moderate Abführmaßnahmen
  - Vermeidung bzw. Minimierung des präoperativen Fastens
  - sedierende Prämedikation
  - wenn möglich, Einsatz laparoskopischer Operationstechniken
  - atraumatische Präparationstechnik
  - möglichst kurzfristiger Einsatz von nasogastralen Sonden
  - Vermeidung von intraoperativer Hypothermie
  - optimales intraoperatives Flüssigkeitsmanagement
  - frühzeitige postoperative orale Flüssigkeitszufuhr
  - Einsatz von thorakaler epiduraler Anästhesie (Analgesie/Sympathikolyse)
  - Analgesie zusätzlich mit NSAR (Nicht steroidale Antirheumatika); möglichst moderater Einsatz von Opioiden
  - möglichst zügiger enteraler Kostaufbau
  - Frühmobilisation

- Bei prolongierter postoperativer Atonie muss immer an die Möglichkeit eines mechanischen Hindernisses gedacht werden.
- Nach ausgeschlossenem mechanischem Hindernis können Prokinetika verstärkt zum Einsatz kommen, Überprüfen der Elektrolytsituation, erneute Einlage einer nasogastralen Entlastungssonde und rektal abführenden Maßnahmen, wenn keine Kontraindikationen, z. B. tiefe Anastomosen, bestehen.

14.7.4 Operative Therapie

- Aufgrund der vielfältigen Ileusursachen und der möglicherweise zugrunde liegenden Haupterkrankung kommt operativ situationsabhängig fast das **gesamte Spektrum der Viszeralchirurgie** zum Einsatz. Ziel aller Maßnahmen ist die Wiederherstellung der Darmpassage mit möglichst geringem operativem Trauma und maximaler Sicherheit für den ohnehin schwer kranken Patienten.
- Unter Abwägung der Risiken, unter Berücksichtigung der Grunderkrankung, kann es sein, dass z. B. nur die Anlage eines vorgeschalteten Anus praeter sinnvoll ist, jedoch unter anderen Umständen ausgedehnte onkologischen Resektionen erforderlich werden.
- Entsprechend der Vielfältigkeit der Ursachen und der nicht immer vorhersagbaren intraoperativen Situation, muss die **Aufklärung der Patienten**, am besten in Begleitung von Angehörigen, sehr sorgfältig erfolgen und nach Möglichkeit ein Verständnis für die komplexe Situation schaffen. Nur so können die oft einschneidenden Maßnahmen, wie Anlage eines Anus praeter oder eine erforderlich werdende Relaparotomie, vom Patienten verstanden und mitgetragen werden.
- Schon die präoperative Lagerung, die Desinfektion und das sterile Abdecken des OP-Gebietes sollte alle intraoperativen Eventualitäten berücksichtigen.
- Eine perioperative **Antibiotikaprophylaxe** ist indiziert.
- In Abhängigkeit von den Befunden ist die mediane Ober-, Mittel-, Unterbauchlaparotomie der **Standardzugang**, da er auch bei unvorhergesehenen Befunden die größte Übersicht bietet.
- Ob man beim mehrfach laparotomierten Patienten den vorherigen Zugang nutzt oder bewusst einen Zugang fern der Voroperation wählt, hängt im Wesentlichen von der Lokalisation der Okklusion sowie von dem zu erwartenden Verwachsungsausmaß ab.
- Wenn starke Adhäsionen im Bereich der Laparotomie zu erwarten sind, muss die Eröffnung des Peritoneums sehr vorsichtig erfolgen, um eine Verletzung des gestauten Dünndarms zu vermeiden.
  - Dazu wird das schon eröffnete hintere Faszienblatt angeklemmt und hochgehalten.
  - Das Peritoneum wird dann schrittweise mit der Schere eröffnet, beginnend in dem Bereich, in dem die wenigsten Verwachsungen zu erwarten sind.
- Nach Eröffnen des Abdomens kann die meist vorhandene intraabdominale Flüssigkeit beurteilt werden, dies gibt erste Hinweise auf die Schwere der Erkrankung (serös, blutig, eitrig, stuhlig). Anschließend erfolgt die Entnahme eines **Abstrichs**.
- In Abhängigkeit vom Verwachsungsausmaß erfolgt zunächst eine ventrale Adhäsiolyse.
  - Dazu werden die Faszienränder angespannt und der Darm zart mit der Hand nach dorsal gedrückt, um die Verwachsungen anzuspannen.
  - Die Präparation erfolgt mit der Schere.
  - Anschließend kann ein Wundretraktor eingesetzt werden.
- Nach erfolgter Adhäsiolyse sollte man nun versuchen, Übersicht über den Situs zu gewinnen und den Ort der Obstruktion aufzufinden. Hierbei kann man sich an den gestauten Darmabschnitten orientieren, bis man den Übergang zum poststenotischen Hungerdarm findet.
- Anschließend sollte eine **vollständige Adhäsiolyse** angestrebt werden.
- Bei unübersichtlichen Verhältnissen, aufgrund der ausgeprägten Darmstauung, kann eine **offene Dekompression** erforderlich werden.
  - Hierbei wird der Darm, nachdem eine Tabaksbeutelnaht vorgelegt wurden, eröffnet und mit dem Darmsauger dekomprimiert.
  - Es sollte sorgfältigst eine intraabdominale Kontamination vermieden werden.
  - Falls eine Resektion erforderlich ist, sollte die Enterotomie im zu resezierenden Bereich angelegt werden.

> **Merke**
>
> Bei der Dekompression sollte der Darm möglichst wenig traumatisiert werden, um eine weitere Endotoxin- und Mediatorfreisetzung zu vermeiden.

Spezifische Therapie beim Dünndarmileus

Dünndarmbridenileus

- Beim Dünndarmbridenileus ist die operative Situation meist übersichtlicher, sodass nach der Laparotomie der durch die Bride strangulierte Dünndarmabschnitt meist schnell zur Darstellung kommt und durchtrennt werden kann. Nun lässt sich der Dünndarm meist luxieren, sodass er begutachtet werden kann.
  - Oft lässt sich eine eindeutige **Schnürfurche** darstellen.
  - Wenn noch keine schwere Perfusionsstörung vorliegt, sieht man meistens, dass der gestaute prästenotische Darm nach Lösung der Bride sich in den ehemals **poststenotischen Hungerdarm** entleert und eine rege Peristaltik einsetzt.
  - Bei schon fortgeschrittener Perfusionsstörung sollte der betroffene Darmabschnitt möglichst intraabdominal belassen werden, um wenig Spannung auf das Meso zu bringen.
  - Spülung mit warmer Kochsalzlösung kann hilfreich sein.
  - Nun sollte der Darmabschnitt über einige Zeit (mindestens 10 min) in Bezug auf Rückgang der lividen Verfärbung, palpabler arterieller Perfusion und **Wiedereinsetzen der Motilität** . beobachtet werden.
  - Der wesentliche Aspekt ist die Erholung der Motilität. Durch zartes Beklopfen können peristaltische Wellen ausgelöst werden, sie sind ein Zeichen für zunehmende Erholung des Darms.
- Bei Ausbleiben jeglicher Motilität ist eine Resektion unumgänglich.
- Nach sparsamer Resektion im gut perfundierten Bereich lässt sich im Regelfall trotz Stauung eine End-zu-End-Handanastomose anlegen. Bei längerstreckigen Befunden mit zögerlicher Erholung der Motilität kann es unter Umstände sinnvoll sein, zunächst keine Resektion vorzunehmen und nach 24 h eine **Revisionslaparotomie** durchzuführen.
- Die Anlage von 2 endständigen Dünndarmstomata ist nur in Ausnahmefällen erforderlich.

Inkarzerierte Hernie

- Beim Vorliegen einer Dünndarminkarzeration in einer Hernie erfolgt zunächst die **Reposition** und im Weiteren ein Vorgehen wie oben beschrieben.
- In Abhängigkeit des Situs und des Zustands des Patienten kann die Hernienversorgung nur provisorisch durch direkte Naht erfolgen und muss zu einem späteren Zeitpunkt durch eine gesonderte Operation nachgeholt werden.

Dünndarminvagination

- Die gleichen Prinzipien gelten bei der Dünndarminvagination. Nach erfolgter **Desinvagination** kann der Dünndarmabschnitt in der Regel erhalten werden.
- Zu berücksichtigen ist jedoch, dass der Invagination eine ursächliche Erkrankung der Darmwand (z. B. Polyp, Divertikel) zugrunde liegen kann und daher dennoch resezierende Maßnahmen, ggf. auch unter onkologischen Kriterien, erforderlich werden.

Verwachsungsbauch mit Dünndarmileus

- Der Verwachsungsbauch mit Dünndarmileus stellt eine besondere Herausforderung in der Viszeralchirurgie dar.
- Bei den oftmals mehrfach voroperierten Patienten ist eine vollständige Adhäsiolyse manchmal nicht möglich. Trotzdem muss das Darmsegment, das zur aktuellen Obstruktion geführt hat, sicher identifiziert und befreit werden, um die Passage wieder zu ermöglichen.
- Ansonsten erfolgt das Vorgehen wie oben beschrieben.

Peritonealkarzinose

- Eine Sondersituation stellt der Ileus bei bestehender Peritonealkarzinose dar. Wenn keine kurative Therapieoption besteht und eine Adhäsiolyse aufgrund der disseminierten Tumoraussaat nicht möglich ist, kann man versuchen, über die Anlage einer **Enteroanastomose** die Passage wieder zu ermöglichen.
- Hierbei wird ein prästenotisch gestauter Darmabschnitt mit einem poststenotischen Abschnitt – meist in Seit-zu-Seit-Technik – anastomosiert. Oftmals kann so die Anlage eines Enterostomas vermieden werden.

Gallensteinileus

- Bei dem seltenen Gallensteinileus besteht die operative Therapie in der Entfernung des Gallensteins über eine etwas proximal gelegte Enterotomie mit Bergung des Gallensteins.
- Ein gleichzeitiger Sanierungsversuch der Gallenblasenfistel sollte unterbleiben und ggf. 2-zeitig durchgeführt werden.
- Ein gleiches Vorgehen wird beim Dünndarmileus durch **Fremdkörper** gewählt.

Spezifische Therapie beim Dickdarmileus

Tumorbedingte Stenose

- Da die häufigste Form des Dickdarmileus die tumorbedingte Stenose ist, gelten grundsätzlich die **Richtlinien der onkologischen Chirurgie** (siehe hierzu Kap. 11.2, Kap. 11.3.4, Kap. 12.2.1).
- Aufgrund einer möglicherweise bestehenden Peritonitis und des schlechten Allgemeinzustands des Patienten sowie der schwierigen lokalen Bedingungen, kann es jedoch sein, dass eine radikal onkologische Resektion oder eine Reanastomosierung nicht möglich ist, sodass ein mehrzeitiges Vorgehen gewählt werden muss. So kann es z. B. sinnvoller sein, beim schwer vorerkrankten Patienten mit einem stenosierenden Kolonkarzinom zunächst nur ein Kolostoma vorzuschalten und die onkologische Resektion zu einem späteren Zeitpunkt im stabilisiertem Zustand durchzuführen.
- Beim **stenosierenden Karzinom des rechten Kolons** kann in der Regel onkologisch reseziert und reanastomosiert werden (Hemikolektomie rechts), da die Bauhin'sche Klappe oft noch kompetent ist und keine oder nur eine mäßige Stauung des Dünndarms vorliegt.
- Bei starker Dünndarmwanddilatation kann ein Ileostoma vorgeschaltet werden, um bei guter Drainage eine mögliche Anastomoseninsuffizienz konservativ behandeln zu können.
- Beim **Tumorsitz im linken Kolon und Rektum** zeigt sich oft das Problem, dass das prästenotische Kolon oft derart dilatiert und die Wand so stark geschädigt ist, dass eine primäre Reanastomosierung nur unter hohem Risiko möglich ist, sodass ein 2-zeitiges Vorgehen sinnvoll ist.
  - Dazu wird zunächst der tumortragende Kolonabschnitt reseziert, das proximale Kolon als endständiges Kolostoma ausgeleitet und das distale Kolon oder Rektum blind verschlossen (**Operation nach Hartmann**).
  - Nach Stabilisierung des Allgemeinzustands des Patienten kann dann eine Reanastomosierung zu einem späteren Zeitpunkt erfolgen.
- Alternativ zu diesem Konzept kann, wenn vertretbar, nach erfolgter Resektion eine **primäre Reanastomosierung** erfolgen, unter gleichzeitiger Anlage eines **Ileo- oder Kolostomas**. Der Vorteil dieses Vorgehens liegt in der weniger belastenden und risikoärmeren Stomarückverlagerung, bei aber erhöhtem Risiko des Entstehens einer Anastomoseninsuffizienz.
- Da eine entstandene Anastomoseninsuffizienz unter dem Schutz eines Enterostomas sehr häufig zur Ausheilung gebracht werden kann und da die Reanastomosierung nach Hartmann-Operation eine komplikationsbehaftete Operation darstellt, sodass eine Reanastomosierung bei nur 2 Dritteln der Patienten erfolgt, sollte nach Möglichkeit eine primäre Reanastomosierung unter protektivem Enterostoma erfolgen.

Perforation mit Peritonitis

Beim Auftreten einer Perforation mit Peritonitis stellt sich die Situation etwas anders dar. Da diese Patienten durch ihre Peritonitis schwerst erkrankt sind, muss die sicherste und komplikationsärmste Therapie erfolgen, sodass hier noch häufiger die Indikation zur Hartmann-Operation gestellt werden muss.

Sigmavolvulus

- Bei Diagnosestellung eines Sigmavolvulus sollte eine umgehende Notfalllaparotomie mit **Detorquierung des Darms** erfolgen.
- Bei elongiertem Sigma sollte, in Abhängigkeit vom Zustand des Patienten, auch bei erhaltener Perfusion, eine Sigmaresektion mit primärer Anastomose erfolgen.
- Die Resektion stellt die einzige prophylaktische Maßnahme zur Verhinderung einer erneuten Torquierung dar.

14.7.5 Nachbehandlung

- Die Nachbehandlung erfolgt nach dem oben vorgestelltem Konzept des postoperativen Ileus (S. 244).
- Einen wesentlichen Stellenwert hat die Durchbrechung der durch die Ileuskrankheit hervorgerufenen Veränderungen insbesondere im Wasser- und Elektolythaushalt.
- Trotz Forschungen auf dem Gebiet des Themas Induktion von **Adhäsionen als wesentlicher ätiologischer Faktor** in der Entstehung des mechanischen Ileus, gibt es zurzeit noch keinerlei medikamentöse Ansätze, um die Entwicklung von Adhäsionen zu beeinflussen. In mehreren Studien gibt es Hinweise darauf, dass eine möglichst atraumatische Operationstechnik, laparoskopisch wie offen, die Entstehung von Adhäsionen minimiert.
- Bei der Laparoskopie ist die Rolle des Kapnoperitoneums in Bezug auf die Entstehung von Adhäsionen noch nicht vollständig geklärt.

14.7.6 Komplikationen

- Es sind alle Komplikationen nach viszeralchirurgischen Eingriffen denkbar.
- Aufgrund der starken Beeinträchtigung der Darmwand durch die Überdehnung, Ödemneigung und kritische Perfusion ist jedoch, im Vergleich zur elektiven Darmchirurgie, mit einer erhöhten Rate von **Anastomoseninsuffizienzen** zu rechnen.
- Nach Perforation oder iatrogener Eröffnung des Darms besteht ebenfalls ein erhöhtes Risiko der Ausbildung von **Wundinfekten**.
- Durch den ileusinduzierten erhöhten intraabdominalen Druck entstehen zusätzlich vermehrt Fasziendehiszenzen bis zum **Platzbauch**.

Literatur

[1] Gustafson UO, Scott MJ, Schwenk W et al. Guidelines for perioperative care in elective colonic surgery: Enhanced Recovery after Surgery (ERAS) Society recommendations. World Surg 2013; 37: 259–284
[2] Königer J, Gutt CN, Wente MN et al. Postoperativer Ileus. Chirurg 2006; 77: 904–912
[3] Kriwanek M, Gschwantler P, Armbruster P et al. Langzeitergebnisse nach Hartmann-Operation. Chirurg 1999; 70: 49–53
[4] Molinas CR, Binda MM, Manavella GD et al. Adhesions formation after laparoscopic surgery: what do we know about the role of the peritoneal environment? Facts Views Vis Obgyn 2010; 2: 149–160
[5] Müller MH, Lehmann KS, Kreis ME. Mechanische Obstruktion, paralytischer Ileus, Ileuskrankheit und postoperativer Ileus. Allgemein- und Viszeralchirurgie up2date 2014; 4: 235–246
[6] Plusczyk T, Bolli M, Schilling M. Ileuskrankheit. Chirurg 2006; 77: 898–903
[7] Roscher R, Öttinger W, Berger H et al. Bacterial microflora, endogenous oxygen and prostaglandins in small bowel obstruction. Am J Surg 1988; 155: 348–355
[8] Scott MJ, Badini G, Fearon KC et al. Enhanced Recovery after Surgery (ERAS) for gastrointestinal surgery, part 1: pathophysiological considerations. Acta Anaesthesiol Scand 2015; 59: 1212–1231

15 Milz[9]

B. Hörsch

15.1 Anatomie

- Die Milz des Erwachsenen hat eine Größe von etwa 11 × 7 × 4 cm und ein Gewicht von 100–200 g.
- Die Milz liegt in Höhe der 9.–11. Rippe links in der hinteren Axillarlinie. Die Längsachse entspricht dem Verlauf der 10. Rippe. Unter physiologischen Bedingungen überragt die Milz den Rippenbogen nicht.
- Lagebeziehungen bestehen zur linken Zwerchfellkuppel, zum Magenfundus, zur linken Kolonflexur, zur linken Niere und zum Pankreasschwanz.
- Die Milz ist von einer 0,1 mm dicken Bindegewebskapsel umgeben, die mit den Aufhängebändern (Lig. splenocolicum, Lig. phrenicosplenicum, Lig. splenorenale, Lig. gastrosplenicum) verbunden ist.
- In bis zu 30 % werden Nebenmilzen beobachtet, häufig in der Nähe zum Milzhilus.
- Die A. lienalis entspringt aus dem Truncus coeliacus und verläuft, zunächst von der V. lienalis begleitet, an der Oberkante des Pankreas. Im Milzhilus erfolgt eine Aufzweigung in mehrere Äste, die zu einer segmentären Blutversorgung der Milz führen.
- Der Oberpol der Milz wird von Ästen der Aa. gastricae breves versorgt
- Der venöse Abstrom erfolgt über die V. lienalis, die sich mit der V. mesenterica superior zur Pfortader vereint.

15.2 Physiologie

- fetal: Erythropoese
- Sequestration von alten und defekten Erythrozyten, Granulozyten und Thrombozyten
- Elimination von Zelleinschlüssen wie den Howell-Jolly-Körpern (Chromatinreste) und Heinz-Körpern (denaturiertes Hämoglobin). Nach einer Splenektomie fällt diese Funktion der Leber zu.
- immunologisch:
  - Antigene filtrieren und verarbeiten
  - Hauptquelle der IgM-Antikörperbildung
- Nach einer Splenektomie fällt die Phagozytose pathogener Keime vornehmlich der Leber zu. Problematisch ist hierbei jedoch die Clearance von bekapselten Bakterien (z. B. Pneumokokken).

15.3 Pathologien der Milz

Unterschieden werden angeborene und erworbene Erkrankungen (siehe Lehrbücher für Innere Medizin).

15.3.1 Hyperspleniesyndrom

- Es handelt sich um eine qualitative und quantitative Zunahme aller oder einzelner Milzfunktionen.
- Eine Splenomegalie ist möglich.
- Als Folge kommt es zur Verminderung einer oder mehrerer Blutzellklassen.
- Ebenfalls ist ein Hyperspleniesyndrom als sekundäre Folge anderer Erkrankungen möglich. Häufigste Ursache ist hier die portale Hypertension bei Leberzirrhose.

Diagnostisches Vorgehen

Klinische Untersuchung

- Mögliche Palpation der vergrößerten Milz in Rücken- oder Rechtsseitenlage mit 2 Händen, wobei die eine Hand palpiert und die andere Hand gegenhält.
- Das tastbare Anstoßen bei tiefer Palpation weist auf eine Milzvergrößerung hin.

Laboruntersuchung

Bei hämatologischen Erkrankungen mit Milzbeteiligung:
- Differenzialblutbild
- Knochenmarkpunktion

---

[9] Dieses Kapitel ist eine überarbeitete Version des Beitrags aus der 5. Auflage von H. Siegert und aus der 7. Auflage von H. Brunn.

Bildgebende Diagnostik

Sonografie

- Die Milz und ihre Größe lassen sich generell gut sonografisch darstellen.
- Ebenfalls lassen sich freie Flüssigkeit um die Milz herum oder eine Inhomogenität des Parenchyms (Milzruptur/Trauma) erkennen.
- Auch die Perfusion ist einer Duplexsonografie zugänglich.

Computertomografie

Sollte die Sonografie nicht klärend sein, ist die CT als weiteres Verfahren zur Bildgebung einsetzbar (z. B. Polytrauma-CT).

Therapeutisches Vorgehen

Indikationsstellung

Bei Verletzungen der Milz ist die organerhaltende Operation in über 50 % der Fälle möglich. Hier sind der klinische Zustand (Kreislaufstabilität) und das Ausmaß der Verletzung bei der Indikation zur Operation zu beachten.

Indikation zur Splenektomie

- Kugelzellanämie (hereditäre Sphärozytose) bei ausgeprägter Anämie und schweren hämolytischen Krisen
- Morbus Werlhof (idiopathische thrombozytopenische Purpura) bei Versagen der konservativen Therapie
- sonstige hämatologische Erkrankungen mit Einhergehen eines Hypersplenismus, hier bedarf es jedoch umso mehr der fakultativen Indikationsstellung mit den Kollegen der Hämatologie
- im Rahmen abdominaler Tumoroperationen
- primäre Neoplasien der Milz (Hämangiom, Lymphangiom, Splenom, Hämangiosarkom)
- sekundäre Neoplasien der Milz (Metastasen, Lymphome)
- Milzverletzungen (traumatisch/iatrogen), siehe ▶ Tab. 15.1
- sonstige seltene Indikationen (rupturiertes Milzarterienaneurysma, bei portaler Hypertension)
- selten entzündliche Erkrankungen z. B. des Pankreas unter Einbezug der Blutgefäße mit Rupturgefahr, Abszesse
- Aus der **Klassifikation** (▶ Tab. 15.1) kann die Therapie und Indikation zur Operation mit entsprechendem Verfahren abgeleitet werden. Bei **konservativer Therapie** einer Milzverletzung (entsprechend Grad I und II) ist eine entsprechende Überwachung von Herz und Kreislauf mit Kontrollen des Hämoglobins sowie sonografischen Verlaufskontrollen erforderlich.
- Aggravierend kann eine Veränderung der Blutgerinnung (angeboren/erworben/medikamentös) sein, die eine frühe Indikationsstellung zur Operation erfordert.

Tab. 15.1 Klassifikation von Milzverletzungen nach Buntain und Gould.

Grad	Befund
Grad I	lokalisierter Kapseleinriss oder subkapsuläres Hämatom ohne signifikante Parenchymverletzung
Grad II	einfache oder multiple Kapsel- oder Parenchymeinrisse, transversal oder longitudinal, die sich nicht bis in den Hilus ausdehnen oder Milzhauptgefäße betreffen; mit oder ohne intraparenchymales Hämatom
Grad III	tiefe Risse einzeln oder multipel, transversal oder longitudinal, die sich bis in den Hilus hinein ausdehnen oder große segmentale Milzhauptgefäße betreffen
Grad IV	komplett zerschmetterte oder fragmentierte bzw. von ihrer normalen Blutzufuhr durch die Hauptstämme abgetrennte Milz
Untergruppe	
A	ohne andere intraabdominale Verletzung

B	• mit anderen assoziierten intraabdominalen Verletzungen
	    ◦ B1: solides Organ
	    ◦ B2: Hohlorgan

E	mit assoziierten extraabdominalen Verletzungen

Operative Therapie

Spezielle präoperative Maßnahmen

- Das Robert-Koch-Institut empfiehlt bei elektiver Splenektomie die Durchführung einer **Impfung** gegen Pneumokokken, Haemophilus influenzae Typ B und Meningokokken bis 14 Tage vor der Operation, besser bereits zum Zeitpunkt der Indikationsstellung.
- Auch eine jährliche Grippeimpfung wird empfohlen, zur Reduktion des Risikos einer bakteriellen Sekundärinfektion.
- Eine Impfung bei unvorhergesehener Splenektomie sollte innerhalb von 14 Tagen nach der Operation erfolgen.

Offene Splenektomie

OP-Technik

- Rückenlagerung
- linksseitiger Rippenbogenrandschnitt, ggf. bei sehr großer Milz Medianlaparotomie
- Eröffnung der Bursa omentalis
- Aufsuchen und primäre Ligatur der A. lienalis am Pankreasoberrand
- Durchtrennung der Aufhängebänder (**Cave:** Vasa gastrica breva im Verlauf des Lig. gastrosplenicum versorgen)
- nach vollständiger Eventeration der Milz schrittweise Durchtrennung der Milzhilusgefäße, anschließend Entfernung des Organs möglich
- ggf. Nebenmilzen im Hilusbereich mit entfernen
- ggf. Einlage einer Drainage in die Milzloge

Bei **traumatischer Milzverletzung** ggf. primär Medianschnitt, bei dann notwendiger Splenektomie zügige Mobilisation und Luxation der Milz unter manueller Kompression der Gefäße, ggf. primäre Präparation des Hilus mit Durchtrennung der Gefäße.

Laparoskopische Splenektomie

Vorteil der laparoskopischen gegenüber der konventionellen Splenektomie sind
- geringere Schmerzen,
- frühere enterale Ernährung,
- geringerer Blutverlust (und somit weniger Transfusionen),
- kürzere Verweildauer im Krankenhaus.
- Die Operationsdauer ist bei Erfahrung mit einer offenen Operation vergleichbar [1].
- Nachteilig ist die meist immer notwendige intraabdominale Zerkleinerung der Milz.

OP-Technik

- Rückenlagerung, Rechtskippung
- infraumbilikaler Optiktrokar, 5-mm-Trokar im rechten Oberbauch und Epigastrium, 12-mm-Trokar linker Mittelbauch
- ggf. handassistierte laparoskopische Operation, dann infraumbilikaler Optiktrokar, Handport epigastrisch und 12-mm-Trokar linker Mittelbauch
- Durchtrennung der Aufhängebänder z. B. mit der Ultraschallschere
- Darstellen des Milzhilus und Durchtrennung z. B. mit dem Linearstapler
- Bergung der Milz unter Zuhilfenahme eines Bergebeutels über den Handport oder eine Erweiterung eines Trokarzugangs. Ist die histologische Aufarbeitung des Gesamtorgans nicht erforderlich, kann eine Zerkleinerung im Bergebeutel intraabdominal erfolgen.
- ggf. Einlage einer Drainage in die Milzloge

Milzerhaltende Operationsmöglichkeiten

Segmentale Resektion

- Aufsuchen und Abklemmen der Segmentarterien im Milzhilus
- bei passender Demarkierung segmentale Resektion entlang der Demarkierungslinie
- ggf. nach vorheriger Durchstechung des Parenchyms
- ggf. anschließend Infrarotkoagulation der Resektionsfläche
- Aufbringen von Fibrinkleber und/oder -vlies

Blutstillung ohne Resektion (Splenorrhaphie)

- Versorgung von oberflächlichen Blutungen mit Infrarotkoagulator/Laser/Ultraschalldissektor/Linearstapler/ Fibrinkleber/Fibrinvlies
- ggf. direkte Kapselnaht
- Umlegen der Milz mit resorbierbarem Netz und Zusammenziehen des Netzes bis Hämostase erreicht wird (hierzu ist vollständige Mobilisation der Milz erforderlich)

Nachbehandlung

Nach einer nicht geplanten Splenektomie, oder wenn bei geplanter Splenektomie nicht bereits im Vorfeld erfolgt, sind die Empfehlungen des Robert-Koch-Instituts zu Impfungen (S. 251) umzusetzen.

Komplikationen

Perioperative Komplikationen

- Blutung, Hämatom
- subphrenischer Abszess in der Milzloge
- Pleuraerguss, Atelektase, Pneumonie
- Pankreasverletzung, Pankreasfistel, Pankreatitis
- Kolonverletzung, Kolonfistel
- Mesenterial- und Pfortaderthrombosen
- Morbiditätsrisiko 10–15 %, Mortalitätsrisiko < 1 %

Spätkomplikationen nach Splenektomie

- pathologische Zellformen und -einschlüsse der Erythrozyten
- verminderte IgM-Serumkonzentration
- temporäre Thrombozytose, die sich nach mehreren Wochen normalisiert. Bei einer Thrombozytose über 1000/nl kann vorübergehend eine thrombozytenaggregationshemmende Therapie mit z. B. ASS 100 notwendig werden. Weiterhin ist eine konsequente Thromboseprophylaxe notwendig.
- Die gefürchtetste Komplikation nach Splenektomie ist die Postsplenektomiesepsis (OPSI-Syndrom: Overwhelming post Splenectomy Infection). Sie tritt meist innerhalb der ersten 2 Jahre nach Splenektomie auf. Die häufigsten Erreger sind Pneumokokken.

Literatur

[1] Donini A, Baccarani U, Terrosu G, Corno V, Ermacosa A, Pasqualucci A, Bresadola F: Laparascopy vs. open splenectomy in the management of hematological diseases. Surg Endosc 1999; 13: 1220–1225

[2] Emmermann A, Zornig C. Laparoskopische Splenektomie. Viszeralchirurgie 2003; 38: 118–121

[3] Hildebrand P, Kleemann M, Keller R et al. Stellenwert organerhaltender Operationstechniken bei traumatischer Milzruptur. Z Gastroenterol 2005; 43: CP14, DOI: 10.1055/s-2005-920 336

[4] Sahm M, Pross M, Wolff S et al. Erkrankungen der Milz. Allgemein- und Viszeralchirurgie up2date; 2008; 2: 41–59

16 Leber

M. John

16.1 Anatomie

- mit ca. 1500 g das größte parenchymatöse Organ; große funktionelle Reserve, kann Gewebsverluste durch Hyperplasie und Hypertrophie ausgleichen, sofern keine Vorschäden wie z. B. Leberzirrhose bestehen; 20 % des Ausgangsvolumens reichen aus, um nach einer Resektion die volle Leberfunktion aufrechtzuerhalten
- füllt den rechten oberen Abdominalquadranten fast vollständig aus; Oberfläche (Facies diaphragmatica) ist der Zwerchfellkuppe angepasst, Unterfläche des rechten Leberlappens hat enge Lagebeziehung zur rechten Niere (Impressio renalis) und zur rechten Kolonflexur
- Verbindungslinie V. cava inferior/Gallenblase trennt rechte und linke Leberhälfte
- „Aufhängung" durch Bänder (Ligg. coronarium hepatis, triangulare dextrum et sinistrum, falciforme hepatis, teres hepatis)
- anatomische Unterteilung in rechten/linken Leberlappen sowie 2 akzessorische Lappen (Lobus caudatus et quadratus), stützt sich auf die äußere Form der Leber
- funktionelle Einteilung an Gefäßversorgung orientiert (nach Couinaud), mit Einteilung in 8 Segmente, hinsichtlich Blutversorgung und Galleabfluss voneinander unabhängig; Grundlage der modernen Leberchirurgie

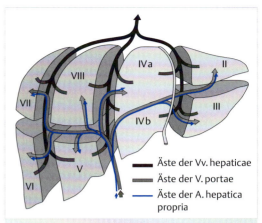

Abb. 16.1 Leber. Topografie der Lebersegmente mit arterieller und venöser Versorgung.

16.1.1 Blutversorgung

Die Blutversorgung (▶ Abb. 16.1) erfolgt über Leberarterien und portalvenös über die Pfortader.

- **Arterien:**
  - A. hepatica communis in 95 % der Fälle ein Ast des Truncus coeliacus, bei 5 % aus der A. mesenterica superior
  - setzt sich als A. hepatica propria leberwärts nach Abgang der A. gastroduodenalis fort
  - gibt dicht oberhalb der Abgangsstelle der A. gastroduodenalis die A. gastrica dextra ab, teilt sich in der Leberpforte in Aa. hepatica dextra et sinistra
  - häufige Variante: zusätzlicher oder alleiniger Abgang einer A. hepatica sinistra aus dem Truncus coeliacus (oder A. gastrica sinistra)
  - A. cystica entspringt aus der A. hepatica dextra
- **V. portae:**
  - entsteht durch Vereinigung der V. mesenterica superior und der V. lienalis
  - nimmt im Lig. hepatoduodenale die V. coronaria ventriculi und V. cystica auf
  - teilt sich in der Leberpforte in rechten und linken Ast zur Versorgung der entsprechenden Leberlappen
- **Venen:**
  - Abfluss über Lebervenen, münden in die V. cava inferior und sind nicht bindegewebig eingescheidet (dadurch intraoperativ sonografisch gut von den Pfortaderästen zu unterscheiden)
  - Vv. hepaticae liegen zwischen den Lebersegmenten, halten aber deren Grenzen nicht ein und nehmen Äste aus benachbarten Segmenten auf; intrahepatischer Verlauf kann sonografisch verfolgt werden
  - häufigste Variante: 3 große Lebervenen (rechts, links, Mitte; mittlere Lebervene verläuft an der Grenze zwischen rechtem und linkem Leberlappen)
- Die Leber ist wie andere Drüsen aus **Läppchen** aufgebaut. Das Blut fließt von interlobären Pfortader- und Arterienästen in radiärer Richtung durch die Lebersinuide zu der im Läppchenzentrum gelegenen Zentralvene. Die Gallenkapillaren liegen interzellulär und münden in die inter-

lobulären Gallengänge. Im Bereich benachbarter Läppchengrenzen liegen die **„Glisson-Triaden"**, die jeweils einen interlobulären Pfortader-, Arterien- und Gallengangast enthalten. Verzweigungen der Glisson-Trias führen dazu, dass jedes Segment (▶ Abb. 16.1) hinsichtlich Blutversorgung und biliärer Drainage von den anderen Segmenten unabhängig ist und ohne die Funktion der restlichen Leber zu gefährden operativ entfernt werden kann.
- intrahepatische **Lymphbahnen** innerhalb der Glisson-Scheiden; tägliche Lymphproduktion 1–3 Liter; bei Leberzirrhose auf bis zu 10 Liter gesteigert

16.2 Benigne Lebertumoren

16.2.1 Fokale noduläre Hyperplasie (FNH)

- überwiegend bei Frauen im mittleren Lebensalter, meist singulär und subkapsulär lokalisiert
- kausaler Zusammenhang mit langjährigem Gebrauch von **Kontrazeptiva**
- häufiger als das hepatozelluläre Adenom, aber keine Präkanzerose

Symptomatik
- keine
- oft entdeckt durch bildgebende Diagnostik bei anderen Beschwerden

Diagnostisches Vorgehen
- wichtig: sichere Unterscheidung zu Adenom und anderen Diagnosen für die weitere Behandlung
- **sonografisch** meist als echoarmer Herdbefund sichtbar
- **Kontrastmittelsonografie:** Methode der Wahl zur sicheren Diagnose
- **Computertomografie und Kernspintomografie:** Diagnose mit großer Sicherheit anhand des typischen Kontrastmittelverhaltens
- in Zweifelsfällen Sicherung durch **Biopsie** oder laparoskopische **Resektion in toto** (z. B. bei Malignom in der Vorgeschichte, bei großer diagnostischer Sicherheit jedoch meistens nicht erforderlich)

Therapeutisches Vorgehen
- **Verlaufsbeobachtung;** nach Absetzen der Kontrazeptiva Rückbildung möglich
- bei günstiger Lage und unklarer Diagnose **Biopsie** oder laparoskopische **Herdresektion** in toto

16.2.2 Hepatozelluläres Adenom
- überwiegend bei Frauen im mittleren Lebensalter; Zusammenhang mit langjähriger Einnahme von **Kontrazeptiva** wahrscheinlich
- maligne Entartung möglich, deshalb Unterscheidung zur FNH besonders wichtig

Symptomatik
- kann selten durch Blutung oder Ruptur Symptome verursachen
- meistens Zufallsbefunde im Rahmen anderer bildgebender Diagnostik

Diagnostisches Vorgehen
- Sonografie
- Kontrastmittelsonografie
- Computertomografie
- Kernspintomografie

Therapeutisches Vorgehen
- aufgrund des Entartungsrisikos **Resektion in toto** (R0-Resektion)

16.2.3 Leberhämangiome

Hämangiome sind mit einer Prävalenz von 5–7% die häufigsten benignen Primärtumoren der Leber.

Symptomatik
- meist sonografische Zufallsbefunde
- Ursache von **Abdominalschmerzen** bei größeren Hämangiomen infolge partieller Infarzierung oder durch Druck auf umliegendes Gewebe
- können auch rupturieren oder Abszesse bilden

Diagnostisches Vorgehen

- **Sonografie:** nahezu beweisend bei echoreichem, glatt begrenztem Herd ohne „Halo", ggf. Kontrastmittelsonografie zur Sicherung
- **Computersonografie und Kernspintomografie:** ebenfalls typische Befunde, in der Diagnose der Sonografie meist unterlegen

Therapeutisches Vorgehen

- Operationsindikation bei Schmerzen, Komplikationen oder unsicherer Dignität
- Therapie dann: **In-toto-Resektion** des Herdes

16.2.4 Zystische Leberveränderungen

- Einzelne Zysten sind häufiger Zufallsbefund ohne Krankheitswert.
- Bei der polyzystischen Organdegeneration (meist Kombination mit Zystennieren) liegt ein fortschreitender zystischer Umbau des gesamten Organs vor.

Symptomatik

- Schmerzen durch Druck auf die Restleber oder andere Organe. Große Zysten können erhebliche **Oberbauchbeschwerden** verursachen.
- gelegentlich akute Schmerzen durch Spontanruptur einer Zyste

Therapeutisches Vorgehen

- **laparoskopische Entdeckelung**, indem die dem freien Abdomen zugewandte Zystenwand in toto reseziert wird.

16.3 Maligne Lebertumoren

16.3.1 Primäre Leberkarzinome

- Sie entstehen vor allem in einer durch Hepatitis B/C oder Leberzirrhose vorgeschädigten Leber sowie auch bei Fettleberhepatitis ohne Zirrhose; kommen solitär oder multipel vor.
- Man unterscheidet das **hepatozelluläre Karzinom (HCC)**, das **cholangiozelluläre Karzinom** sowie Mischtypen; Inzidenz des HCC steigend, als Folge zunehmender Hepatitis-C-Infektionen.
- Das größte Risiko haben Patienten mit **Leberzirrhose** und einer chronischen **Hepatitis C**, einer chronischen **Hepatitis B** oder einer Hämochromatose. Daneben wird auch das **Aflatoxin** (Mykotoxin aus Lebensmitteln) für die Entstehung verantwortlich gemacht.
- Metastasierung:
  - oft in der Nähe des Primärtumors (Satellitenmetastasen)
  - lymphogene Metastasierung in die hilären, perigastrischen, peripankreatischen und paraaortalen Lymphknoten
  - hämatogen vor allem Lungenmetastasen

Klassifikation

Die Stadieneinteilung erfolgt anhand der TNM-Kriterien (▶ Tab. 16.1). Die UICC-Stadieneinteilung zeigt ▶ Tab. 16.2. Für die Transplantationsentscheidung ist die Barcelona-Klassifikation (BCLC-Klassifikation, Barcelona-clinic-Liver-Cancer-Klassifikation) etabliert (▶ Tab. 16.3).

Tab. 16.1 TNM-Klassifikation.

TNM (HCC)	Leber
T 1	solitärer Tumor ohne Gefäßinvasion
T 2	solitärer Tumor mit Gefäßinvasion oder multiple Tumoren alle < 5 cm
T 3a	multiple Tumoren > 5 cm
T 3b	multiple Tumoren mit Befall eines größeren Astes der V. portae oder Vv. hepaticae
T 4	Tumoren mit Invasion von Nachbarorganen oder Perforation des viszeralen Peritoneums
N0	keine lokoregionären Lymphknoten
N1	lokoregionäre Lymphknoten

Tab. 16.2 UICC-Stadien.

Stadien (UICC)	TNM
I	T 1 N0 M0
II	T 2 N0 M0
IIIA	T 3a N0 M0
IIIB	T 3b N0 M0
IIIC	T 4 N0 M0
IVA	jedes T N1 M0
IVB	jedes T jedes N M1

Tab. 16.3 BCLC-Klassifikation.

Stadium	Allgemeinzustand (WHO)	Tumor	Leberfunktion
A1–A2	0	solitär < 5 cm	Child A, normales Bilirubin ± portaler Hypertension
A3	0	solitär < 5 cm	Child A, Bilirubin erhöht
A4	0	≤ 3 Herde < 3 cm	Child A–B
B	0	groß/multilokulär	Child A–B
C	1–2	Gefäßeinbruch oder extrahepatisch	Child A–B
D	3–4	jeder	Child C

Symptomatik

- unspezifische Oberbauchbeschwerden
- palpable Resistenz, Ikterus und Aszites sind Spätsymptome

Diagnostisches Vorgehen

- **Labor**: α-Fetoprotein (AFP) als spezifischer Tumormarker, wird zur Verlaufsbeurteilung empfohlen, nicht jedoch zur Primärdiagnostik
- **Kontrastmittelsonografie**
- **Computertomografie** (triphasisch), arterielle, portalvenöse und venöse Phase. Für die Rekonstruktion der arteriellen Gefäßanatomie reicht diese Untersuchung in der Regel aus.
- **Kernspintomografie** mit Kontrastmittel, sofern sonografisch keine eindeutige Diagnose
- **Thorax-CT** zur Ausbreitungsdiagnostik
- **Histologische Abklärung** bei unklarer Dignität im kontrastverstärktem Schnittbildverfahren, Herde unter 1 cm werden nach 3 Monaten im Schnittbildverfahren kontrolliert.
- **PET-CT**: selten primär erforderlich, ggf. zur Rezidivdiagnostik (Unterscheidung Narbengewebe/Tumorgewebe)
- bei Verdacht auf cholangiozelluläres Karzinom endoskopisch retrograde Cholangiografie (ERC) mit Bürstenzytologie

Therapeutisches Vorgehen

Indikationsstellung

- **Resektion** kleiner hepatozellulärer Karzinome, in ausgewählten Fällen die **Lebertransplantation**
- Patienten mit potenziell resektablem HCC ohne Zirrhose sollen reseziert werden.
- Das gesicherte HCC ist innerhalb der **Mailand-Kriterien** (ein Herd < 5 cm, maximal 3 Herde < 3 cm) eine Indikation für die **Lebertransplantation**. Bei Tumoren außerhalb der Mailand-Kriterien kann eine Transplantation erwogen werden. Hierbei müssen die Richtlinien der Bundesärztekammer beachtet werden. Bei fehlendem Spender kann die Lebendspende-Transplantation erwogen werden.
- Patienten mit einem HCC, Leberzirrhose und potenziell resektablen/ablatierbaren Tumoren sollten in einem Lebertransplantationszentrum vorgestellt werden.
- Wenn eine **Transplantation nicht möglich** ist:
  - bei **1–3 Tumoren < 3 cm**: Bei Child-A- und Child-B-Zirrhose mit adäquater Leberfunktion und nur gering- oder mäßiggradiger portaler Hypertension (Bilirubin < 2 mg/dl; keine Splenomegalie, Thrombozyten > 100 000) sollte eine **Radiofrequenzablation** (**RFA**) oder eine **Resektion** durchgeführt werden.
  - bei **1–3 Tumoren 3–5 cm**: Bei Child-A- und Child-B-Zirrhose mit adäquater Leberfunktion und nur gering- oder mäßiggradiger portaler Hypertension (Bilirubin < 2 mg/dl; keine Splenomegalie, Thrombozyten > 100 000) sollte eine individuelle **Abwägung** zwischen RFA und Resektion erfolgen. Bei Durchführung einer RFA soll vorher embolisiert werden.
  - bei **Tumoren > 5 cm**: Bei Child-A- und Child-B-Zirrhose mit adäquater Leberfunktion und ohne portale Hypertension, geeigneter Lokalisation und ausreichender Leberreserve kann eine **Resektion** durchgeführt werden.
- Die meist vorhandene Leberzirrhose schränkt die Aussichten, eine größere Leberresektion zu überleben, erheblich ein. Sie kommt bei Child-B- und -C-Patienten meistens nicht infrage. Bei einer Leberzirrhose Child A besteht ebenfalls deutlich erhöhtes Operationsrisiko, die Funktionsreserve ist bereits stark eingeschränkt. Bei

Tab. 16.4 Child-Klassifikation der Leberzirrhose.

Parameter	Child A	Child B	Child C
Bilirubin	< 2 mg/dl	2–3 mg/dl	> 3 mg/dl
Albumin	> 35 g/l	30–35 g/l	< 30 g/l
Aszites	nein	therapierbar	therapierefraktär
neurologische Symptome	nein	gering	schwer
Quickwert	> 70 %	40–70 %	< 40 %

gutem Allgemeinzustand sind jedoch Resektionen bis zur Hemihepatektomie möglich.
- Besser als die Child-Klassifikation (▶ Tab. 16.4) ist der Child-Score, er erfordert jedoch genaue Kenntnis der Schweregrade der hepatischen Enzephalopathie. Eine prognostisch relevante Klassifikation des HCCs muss neben dem Tumorstadium auch die Leberfunktion sowie den körperlichen Leistungszustand des Patienten berücksichtigen, jedoch integriert lediglich die **Barcelona-clinic-Liver-Cancer-Klassifikation (BCLC)** klinische Parameter und den Effekt verschiedener therapeutischer Optionen in einem Ansatz.
- Der nicht mehr übliche Quickwert in der Child-Klassifikation wird durch die INR (International normalized Ratio) ersetzt (< 1,7; 1,7–2,3; > 2,3).
- Ein guter Prognoseparameter ist die **Cholinesterase**, oft deutlich reduziert als Zeichen der verminderten Organfunktion. Es besteht eindeutige umgekehrte Korrelation zwischen Cholinesterase und mittlerer Lebenserwartung.
- Bei **Tumoren < 5 cm** und **nicht möglicher Resektion** oder **Kontraindikationen** kommen lokal **interventionelle Verfahren** zum Einsatz. Hierzu zählen:
  - **Radiofrequenzthermoablation (RFA)**, empfohlenes Verfahren!
  - ultraschallgesteuerte perkutane Alkoholinjektion (nicht mehr empfohlen wenn RFA möglich)
  - Kryotherapie
  - Laserablation
  - **transarterielle Chemoembolisation (TACE)**, auch bei größeren Tumoren möglich
  - RFA und TACE auch als Bridging zur Lebertransplantation möglich
- Die **transarterielle Chemoembolisation (TACE)**
  - soll durchgeführt werden, wenn ein kuratives Verfahren nicht möglich ist und folgende Kriterien gegeben sind: solitäres oder multifokales HCC ohne extrahepatische Metastasierung und ECOG ≤ 2 (ECOG: Eastern cooperative Oncology Group; entspricht etwa einem Karnowsky-Index von 50 %) im Stadium Child A oder B.
  - Die TACE kann bei nicht führender systemischer Metastasierung oder bei segmentaler Pfortaderthrombose erwogen werden.
  - Die TACE soll so selektiv wie möglich erfolgen.
  - Intraarterielle Applikationen von Zytostatika und Embolisaten sollen kombiniert werden und möglichst zeitgleich erfolgen. Das Tumorgewebe soll dabei möglichst vollständig devaskularisiert werden.
  - Eine alleinige transarterielle Embolisation kann bei Kontraindikation für ein Chemotherapeutikum durchgeführt werden.
  - Eine alleinige intraarterielle Chemotherapie sollte nicht durchgeführt werden.
  - Die Beurteilung des lokalen Therapieansprechens soll mittels kontrastverstärkter CT oder MRT 1–3 Monate nach Behandlung erfolgen.
- Die konventionelle perkutane Strahlentherapie wird außerhalb von Studien nicht empfohlen.
- Eine **adjuvante systemische Therapie** u. a. auch mit Interferon oder Sorafenib nach Lebertransplantation, Resektion oder Ablation kann derzeit **nicht empfohlen** werden.
- **Palliativsituation:**
  - Im Stadium Child A oder bei fehlender Zirrhose mit Fernmetastasen oder einer hepatischen Tumormanifestation, die lokoregionär nicht kontrolliert werden kann, mit einem ECOG-Status 0–2 und einer Lebenserwartung von > 3 Monaten, soll eine Systemtherapie mit **Sorafenib** angeboten werden.
  - Außer der Sorafenib-Therapie sollte eine Systemtherapie mit Einzelsubstanzen, eine Kombinationschemotherapie, eine intraarterielle Chemotherapie oder eine Kombination von Chemotherapie und Strahlentherapie nur im Rahmen von klinischen Studien durchgeführt werden.
  - Eine Chemotherapie soll im Stadium Child B und C nicht erfolgen.

- Die Therapie einer chronischen **HCV- oder HBV-Infektion** nach Lebertransplantation, Resektion und RFA sollte nach den gültigen Therapieempfehlungen der S 3-Leitlinien der DGVS durchgeführt werden.

Prognose

- Trotz Fortschritten in der operativen Therapie, den lokal ablativen Verfahren und der arteriellen Chemoembolisation bleibt die **Rezidivrate hoch**, besonders wegen der nicht behandelbaren Grunderkrankung und dem Auftreten von neuen Tumoren aufgrund der bleibenden Risikofaktoren.
- Die 5-Jahres-Überlebensrate beträgt 30–50 % nach kurativer Resektion/Ablation, bis 70 % nach Transplantation.
- Ob eine gezielte Tumornachsorge die Prognose verbessert, bleibt fraglich; bei Patienten in gutem Allgemeinzustand erfolgt regelmäßige Sonografie, CT und Bestimmung des AFPs, um Rezidive frühzeitig zu entdecken.

16.3.2 Lebermetastasen

Therapeutisches Vorgehen

Indikationsstellung

- Lebermetastasen **kolorektaler Karzinome** sind die häufigste Indikation für die Metastasenchirurgie.
- Aufgrund verbesserter chirurgischer Techniken und adjuvanter oder neoadjuvanter Chemotherapiekonzepte liegt die 5-Jahres-Überlebensrate und damit die Heilungsquote zwischen 40 und 50 %. In einzelnen Serien fanden sich 5-Jahres-Überlebensraten von über 70 %, wobei für das Endergebnis solcher Studien auch die Ausschlusskriterien eine erhebliche Bedeutung haben.
- Alle früher gebräuchlichen Grenzangaben, bis zu welcher Metastasengröße und -anzahl eine Resektion als sinnvoll einzuschätzen ist, sind nicht relevant. Prognoserelevant ist die R0-Resektion sowie das Fehlen von Lymphknotenmetastasen und anderen Fernmetastasen.
- limitierender Faktor: Circa 20 % gesundes Lebergewebe müssen für eine ausreichende Leberfunktion erhalten bleiben. Mindestens ein Segment und eine Lebervene sollten zur Indikationsstellung tumorfrei sein. Die Leber besitzt als einziges parenchymatöses Organ die Fähigkeit zur Regeneration durch Hypertrophie. Meist erreicht die Restleber nach einigen Wochen wieder 70 % ihrer Ausgangsgröße.
- Auch **Rezidivresektionen** sind möglich, durch veränderte Leberanatomie und Vernarbungen jedoch technisch anspruchsvoll. Sofern nicht die Tumorbiologie innerhalb der Leber oder andere Fernmetastasierung die Regeneration der Leber überholt, sind auch mehrfache Rezidivoperationen erfolgversprechend.
- Durch zusätzliche Verwendung lokal ablativer Verfahren (Radiofrequenzthermoablation) lassen sich R0-Situationen herstellen, die mit alleiniger Resektion nicht zu erzielen wären.
- Bei manchen Patienten konnte in vermeintlicher Palliativsituation bei ausgedehnter Lebermetastasierung durch „palliative Chemotherapie" eine deutliche Minderung der Tumormasse erzielt werden, sodass sekundär eine erfolgreiche Leberresektion möglich war. So etablierte sich das Konzept der **neoadjuvanten Chemotherapie** in der Behandlung von Lebermetastasen.
- Morbidität und Mortalität nach Leberresektionen sind aufgrund verbesserter chirurgischer Techniken und des anästhesiologischen perioperativen Managements erheblich gesunken (Mortalität < 2 % in vielen Studien). Deshalb sollte die Indikation zur Resektion insbesondere beim primären kolorektalen Karzinom, aber auch bei **nicht kolorektalen Metastasen**, großzügig gestellt werden.
- Außer beim kolorektalen Karzinom ist für keine Tumorentität der Nutzen der Metastasenchirurgie an der Leber in größeren Serien bewiesen. Allerdings gilt das Gleiche auch für das Gegenteil.
- **Faustregel für die Indikationsstellung:** Je länger das Intervall zwischen Auftreten des Primärtumors und Auftreten der Metastasen, umso eher ist ein Nutzen aus der operativen Behandlung anzunehmen. Sofern der Patient nicht durch die Operation an sich geschädigt wird, ist selbst im Falle des Ausbleibens einer Langzeitkuration ein therapeutischer Nutzen durch die Verminderung der Tumorlast anzunehmen.
- Besteht primär nicht die Möglichkeit zur R0-Resektion, sollten besonders für junge Patienten und solche in gutem Allgemeinzustand folgende Optionen zur Erzielung einer sekundären R0-Situation überdacht werden:

- Konditionierung der Leber durch **Ligatur eines Pfortanerasts** oder radiologisch interventionelle Embolisation. Durch den einseitigen Verschluss des Pfortaderstromgebiets wird eine Hypertrophie der Gegenseite induziert. Dies kommt am ehesten bei ausgedehnter rechtsseitiger Lebermetastasierung und einem kleinen anatomisch linken Leberlappen (Segment 2 + 3) infrage, wenn eine erweiterte Hemihepatektomie rechts (und ggf. lokale Exzision/Thermoablation links) zu einer R0-Situation führen würde.
- **neoadjuvante Chemotherapie:** Bei gutem Ansprechen mit oft deutlicher Reduktion der Tumormasse kann aus einer primär nicht resektablen Situation eine resektable werden.
- **2-zeitiges Vorgehen:** zum Beispiel primär Hemihepatektomie der mit größerer Tumorlast befallenen Seite, ggf. mit zusätzlicher atypischer Resektion und Thermoablation von Metastasen der Gegenseite unter Belassen schwer zugänglicher Befunde. Ggf. nach zusätzlich mehreren Zyklen Chemotherapie erneute Beurteilung der Resektabilität. Die primäre Resektion bewirkt auch eine Hypertrophie gesunden Lebergewebes, sodass zu einem späteren Zeitpunkt eine nochmalige Resektion mit dem Ergebnis einer R0-Situation erzielt werden kann.
- **Weitere Verfahren**, die ggf. als alleinige Verfahren oder auch in Kombination mit einer Resektion zum Einsatz kommen können, sind:
  - **Radiofrequenzthermoablation:** wegen der einfachen Handhabung insbesondere zur intraoperativen Anwendung etabliert
  - **Kryoablation und Laserablation:** apparativ technisch aufwendig, Ergebnisse sind mit der Radiofrequenzthermoablation vergleichbar
  - **regionale Chemotherapie über arteriellen Port:** zeigt keine besseren Ergebnisse als die intravenöse Chemotherapie mit modernen Substanzkombinationen (Oxaliplatin/5 FU, Erinotecan/5 FU)
  - **adjuvante Chemotherapie** nach Metastasenresektion, je nach Primarius und Diskussion in der Tumorkonferenz. Beim kolorektalen Karzinom gibt es hierzu trotz zahlreicher Studien keine klare Empfehlung (S 3-Leitlinie), wird aber als prinzipiell sinnvoll angesehen.

Operative Therapie

Leberresektionen

- möglichst anatomische Resektionsverfahren: Resektionsgrenzen nach Anatomie der zu- und abführenden Blutgefäße, die zur Aufteilung in 8 Segmente führt (s. ▶ Abb. 16.1). Parenchymdissektion entlang der Segmentgrenzen ist blutärmer, und es werden Nekrosen durch fehlende Blutversorgung bzw. Drainage vermieden (nicht zwingend, da nekrotisches Lebergewebe wenig Einfluss auf den postoperativen Verlauf hat, sofern es nicht zur Infektion kommt).
- Bedeutend ist, dass mindestens 20 % gesundes Lebergewebe nach Resektion verbleibt, das arteriell und portalvenös gut versorgt ist und einen intakten venösen Abfluss aufweist.
- Neben Hemihepatektomien, Segmentresektionen, Keilresektionen und atypischen Resektionen ist prinzipiell jede Kombination der resezierenden Verfahren untereinander statthaft, wie auch die Kombination von Resektions- und Ablationsverfahren (Radiofrequenzthermoablation).
- 3-Phasen-CT ist zur Planung der operativen Strategie ausreichend. Weiterführende angiografische Darstellungen sind meist nicht erforderlich, die intraoperative Sonografie bietet dem Operateur die beste Orientierung.
- 3-D-Schnittbildsimulationen können zur OP-Planung bei ausgedehnten Befunden hilfreich sein, entscheidend ist aber das gute räumliche Vorstellungsvermögen des Operateurs vor und während der Operation. Besonders hilfreich ist die wiederholte intraoperative Sonografie, um die Resektionslinien an die Gefäßanatomie anzupassen.
- Folgende **operative Verfahren** sind einzeln oder in Kombination durchführbar:
  - Hemihepatektomie rechts (Segmente V–VIII)
  - erweiterte Hemihepatektomie rechts (Segmente IV–VIII; Trisegmentektomie rechts)
  - Hemihepatektomie links (Segmente II–IV)
  - erweiterte Hemihepatektomie links (Segmente II, III, IV, V, VIII; Trisegmentektomie links)
  - Lobektomie links (Segmente II/III)
  - zentrale Leberresektion (Segment IV oder Segmente IV, V und VIII)
  - Segmentresektion oder Bisegmentresektion
  - Keilresektion
  - atypische Resektion
  - Thermoablation

Allgemeine Technik der Leberresektion

OP-Technik

Allgemeines
- Der Beginn jeder Resektion ist prinzipiell gleich. Dies betrifft sowohl die speziellen anästhesiologischen Anforderungen als auch Lagerung, Schnittführung, Präparation des Leberhilus und Darstellen/Anzügeln der großen Gefäße.
- **Anästhesie:** große Bedeutung, da in erheblichem Ausmaß durch das intraoperative Management die Menge des Blutverlusts mitbestimmt wird und damit auch Morbidität und Letalität. Periduralkatheter, großvolumiger zentralvenöser Zugang und arterielle Blutdruckmessung sind Voraussetzung. Restriktive Volumengabe, Narkoseführung mit niedrigem zentralvenösen Druck (ZVD) und niedrigem arteriellen Druck, vor allem während der Parenchymdissektion. Insbesondere wird der venöse Rückstau in die Lebervenen reduziert, wodurch die Blutungsneigung aus dem Leberparenchym erheblich vermindert wird. Allein dadurch kann häufig auf ein Pringle-Manöver (Ausklemmen der portalvenösen und arteriellen Blutzufuhr der Leber) verzichtet werden.
- **Lagerung:** Rückenlagerung mit Polsterung des Rückens (Gelkissenrolle) auf Höhe der Sternumspitze, um die Leber im Situs nach ventral zu verlagern.

Schnittführung
- Für alle Leberresektionen ist erweiterter rechter Rippenbogenrandschnitt ausreichend. Er wird knapp links lateral der Sternumspitze am linken Rippenbogen begonnen und führt entlang des rechten Rippenbogens bis in die rechte Flanke.
- alternativ quere Oberbauchlaparotomie mit medianer Erweiterung ins Epigastrium; häufiger Narbenbrüche und größeres Operationstrauma

Intraoperative Sonografie
- nach Inspektion und Palpation (Ausdehnung des Tumorleidens, Beurteilung der Leber auch im Hinblick auf Verfettung und Zirrhose; wichtig für das mögliche Ausmaß der Resektion) obligat
- nicht selten durch intraoperative Sonografie neue Aspekte zur Veränderung der operativen Strategie (Festlegung der Resektionsgrenzen im Hinblick auf die Gefäßanatomie, Entdecken neuer Herdbefunde); sensitivstes Verfahren in der Detektion von Leberherdbefunden
- Systematisch wird das Leberparenchym im Hinblick auf Tumorausdehnung, Zuordnung zur Lebergefäßanatomie sowie Vorhandensein weiterer, bisher nicht bekannter Herde untersucht.

Präparation des Leberhilus
- Festlegung der operativen Strategie: Anhand der nun erhobenen Befunde wird festgelegt, mit welcher Strategie eine R0-Resektion erzielt werden kann. Große Resektionen zu Beginn, gefolgt von evtl. erforderlichen zusätzlichen kleineren Resektionen und Thermoablationen.
- Befall der Lymphknoten im Leberhilus (▶ Abb. 16.2) kann die Entscheidung für oder gegen eine Resektion beeinflussen.
- Verwendung der bipolaren elektrischen Schere und Pinzette. Zunächst die Bindegewebslamelle im Lig. hepatoduodenale ventral mit den darin enthaltenen Lymphknoten ablösen. Anschließend Präparation des Lymphknotens im Winkel zwischen Duodenum, Pankreaskopf und Lig. hepatoduodenale.
- Weitere Präparation an der Dorsalseite des Lig. hepatoduodenale. Danach Präparation der Lymphknoten entlang der A. hepatica communis bis zum Truncus coeliacus.
- Alle Lymphknoten gelangen zur Schnellschnittuntersuchung.

Cholezystektomie
- im Falle einer größeren Leberresektion obligat
- Sofern die Gallenblase nicht mit dem Hauptpräparat entfällt, wird sie anterograd mit der bipolaren elektrischen Schere in der Bindegewebsschicht zwischen der Muskularis und dem Gallenblasenbett ausgelöst. Der Ductus cysticus wird möglichst langstreckig belassen und offen abgesetzt, anschließend ein Angiografiekatheter zur späteren Füllung des Gallengangsystems mit verdünnter Baulösung eingeknotet.
- Gallenblase und evtl. anhängende Lymphknoten können zur Schnellschnittuntersuchung abgegeben werden.

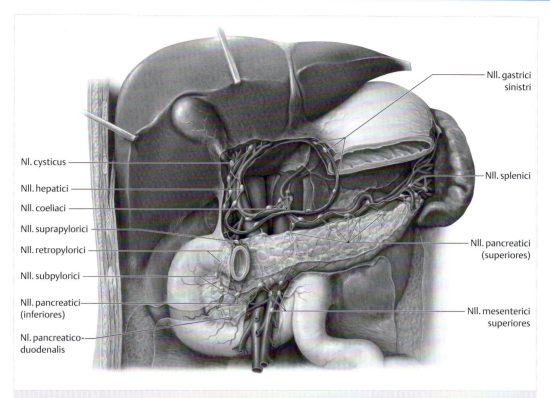

Abb. 16.2 Lymphknoten im Leberhilus. (Schünke M, Schulte E, Schumacher U. Prometheus. LernAtlas der Anatomie. Allgemeine Anatomie und Bewegungssystem. Illustration von M. Voll und K. Wesker. 4. Aufl. Stuttgart: Thieme; 2012)

Mobilisierung der Leber
- in der Wartezeit auf das Schnellschnittergebnis entsprechend der zu erwartenden Resektion
- Inzidieren des Lig. falciforme an der Leberoberfläche, Ablösen des rechtsseitigen oder linksseitigen Lig. triangulare, d. h. komplette Mobilisierung der entsprechenden Leberhälfte

Darstellung und Anzügeln der großen Gefäße
- vor Hemihepatektomien, zentralen oder schwierigen Segmentresektionen Freipräparieren und Anschlingen der großen Gefäße; hierzu zählen:
  - Pfortader im Leberhilus, A. hepatica propria und beide Äste im Leberhilus
  - der Leberhilus insgesamt (für das sogenannte Pringle-Manöver)
  - V. cava unmittelbar oberhalb der Einmündung der Nierenvenen
  - V. cava oberhalb der Leberveneneinmündung
- für das Anzügeln der Pfortader und V. cava Mersyleneband mit vorgelegtem Tornique

Parenchymdissektion
- Im Falle großer anatomischer Resektionen Beginn mit Absetzen der zuführenden arteriellen und portalvenösen Äste sowie der abführenden Lebervene. Zur Durchtrennung von Lebervenen und Pfortaderhauptästen ist die Verwendung von Endo-GIA-Gefäßstaplern möglich; Klammernähte sind platzsparend, vermeiden die Einengung des verbleibenden Gefäßes und sind schnell und sicher zu handhaben.
- Es demarkiert sich nun der nicht mehr durchblutete Leberanteil. Falls die Ausdehnung des Tumors es erlaubt, ist die Festlegung der Resektionsgrenze ca. 0,5 cm im nicht mehr gut durchbluteten Areal anzustreben, der Blutverlust bei der Resektion ist dann geringer.

- Im Falle von Segmentresektionen oder atypischen Resektionen ohne vorherige Durchtrennung der Blutzufuhr wird die Resektionslinie anhand der sonografisch ermittelten Tumorausdehnung und der Gefäßanatomie festgelegt.
- Die vorgesehene Resektionslinie wird mit dem Elektrokauter an der Leberoberfläche mit Durchtrennung der Kapsel eingezeichnet.
- Für die Parenchymdissektion sind zahlreiche Methoden beschrieben und kommen je nach Einrichtung und Verfügbarkeit von Geräten zur Anwendung:
  - **Ultraschalldissektion:** Durch die Sonde werden Zellen in Schwingung versetzt und erhitzt, bis sie platzen. Da wasserreiche Zellen schneller platzen, bleiben Strukturen mit mehr Bindegewebeanteilen (Gefäße) stehen und sind einer gezielten chirurgischen Versorgung (bipolare Elektrokoagulation, Cliplligatur, Umstechungsligatur) besser zugänglich. Die Geräte verfügen über die Möglichkeit zur gleichzeitigen Anwendung monopolarer Elektrokoagulation, wodurch der Operateur kleine Blutungen sofort koagulieren kann.
  - **Wasserstrahldissektion:** anderes physikalisches Prinzip; auch hier werden die weicheren Hepatozyten schneller zerstört als die bindegewebigen Strukturen.
  - **Ultraschallscheren und elektrische Kompressionsscheren** (LigaSure, Thunderbeat, Harmonic, Enseal, …): Hierbei werden kleine Gewebeportionen in toto erfasst und Gefäße durch die gleichzeitige Anwendung von Druck und Hitze oder Kavitationswellen versiegelt (Nachteil: schlechtere Darstellung anatomischer Strukturen in der Nähe großer Gefäße).
  - **Koagulation und mechanische Durchtrennung:** Durch Verwendung bipolarer Scheren oder spezieller Geräte mit thermoablativem Effekt (dissecting sealer) wird das Gewebe schrittweise entlang der Resektionslinie mit den darin enthaltenen kleineren und mittleren Gefäßen koaguliert und anschließend mechanisch durchtrennt. Hat ebenfalls den Nachteil der schlechteren anatomischen Sicht in der Nähe großer Gefäße.
  - **Klammernahtgeräte:** Entlang der vorgesehenen Resektionslinie wird schrittweise das Gewebe mit geraden Klammernahtmagazinen durchtrennt (besonders zeitsparend und besonders teuer; Nachteil: ebenfalls schlechte anatomische Sicht).
  - **„Fingerfracture"-Methode:** Das Lebergewebe wird zwischen den Fingern zerquetscht, die stehenbleibenden Gefäße zwischen Klemmen durchtrennt und versorgt (relativ grobes Verfahren, kaum mehr gebräuchlich).
  - **Clamp Crushing:** Das Lebergewebe wird mit Klemmen zerquetscht und die Gefäße versorgt.
- **Pringle-Manöver:** Besteht während der Dissektion eine stärkere Blutungsneigung, wird entweder der gesamte Leberhilus ausgeklemmt oder gezielt die Pfortader und die A. hepatica propria bzw. deren Äste. Die postoperative Leberfunktion wird allerdings hierdurch ungünstig beeinflusst, weswegen gerne darauf verzichtet wird. Ein Ausklemmen für ca. 20 min führt jedoch zu keiner wesentlichen Schädigung. Ausklemmen bis 60 min gilt als noch gut möglich. Besser als das Ausklemmen am Stück ist die sogenannte Konditionierung, wobei nach ca. 5-minütiger Ausklemmung der Blutstrom wieder für einige Minuten freigegeben wird, wonach dann die Phase der längeren Ausklemmung erfolgt.
- **Hanging-Manoeuvre:** Bei der Hemihepatektomie kann durch vorsichtiges Untertunneln der Leber über der V. cava bis zur Einmündung der mittleren Lebervene mit anschließendem Durchziehen eines breiten Bandes (abgeschnittenes Band vom Bauchtuch) die Leber in der vorgesehenen Resektionslinie angehoben werden. Dies erleichtert das korrekte Einhalten der Resektionslinie, besonders wenn der rechte Leberlappen wegen der Größe des Tumors nicht gut mobilisierbar ist (ggf. erfolgt das Absetzen der Lebervene[n] erst nach der Parenchymdissektion).
- **Ante-Situ-Resektionen und Lebervenenersatz** sind selten erforderliche Techniken, die in wenigen spezialisierten Kliniken in Ausnahmesituationen zum Einsatz kommen.

Biliodigestive Anastomose
- Macht das Tumorwachstum eine Mitresektion von zentralen Gallengangstrukturen erforderlich, kann nach der Resektion zwischen dem einseitigen Hauptgallengang oder seinen Ästen auf eine ausgeschaltete Y-Roux-Schlinge eine biliodigestive Anastomose gefertigt werden.
- Sollten die Gänge zu zart für eine direkte Anastomosierung sein, kann die Schlinge auch direkt auf das Leberparenchym genäht werden.

Abschluss der OP

- **Blutstillung:** Nach 3- bis 5-minütiger Kompression der Resektionsfläche mit heißem Bauchtuch ist die Sickerblutung meist spontan sistiert. Noch bestehende Blutungen werden gezielt umstochen. Um die restliche Sickerblutungsneigung zu unterbinden, wird die Resektionslinie verschorft (Elektrokauter, Infrarotkoagulator, Laser).
- **Prüfung auf Galleleckagen:** Injektion von verdünnter Blaulösung in den Angiografiekatheter (Ductus cysticus), Ductus choledochus mit Bulldog-Klemme abgeklemmt. Somit wird das Gallengangsystem retrograd prall gefüllt, an der Resektionsfläche können nun Gallengangsleckagen (Blauaustritt) gezielt umstochen werden.
- **Versiegelung der Leberoberfläche** mit Fibrinkleber oder anderen Hämostyptika ist fakultativ.
- **Herausleiten von Silikonleichtflussdrainagen**, schichtgerechter Verschluss der Bauchdecken durch fortlaufende resorbierbare Nähte.

Hemihepatektomie rechts

OP-Technik

- Ablösen des rechten Lig. triangulare und Darstellung der rechten Lebervene
- Absetzen der rechten Leberarterie und des Ducuts hepaticus dexter
- Absetzen des rechten Pfortaderastes
- Absetzen der rechten Lebervene
- Parenchymdurchtrennung vom Gallenblasenbett bis zum Lebervenendreieck
- Durchtrennen der direkt in die V. cava einmündenden Venenäste aus dem rechten Leberlappen

Erweiterte Hemihepatektomie rechts

OP-Technik

- simultanes Vorgehen wie bei der Hemihepatektomie rechts, die Resektionslinie verläuft allerdings im Bereich des Lig. falciforme
- zusätzliches Absetzen der mittleren Lebervene sowie der Pfortader- und Arterienäste für Segment IV (▶ Abb. 16.3)
- entsprechend dem Tumorwachstum ggf. Mitresektion des Ductus hepaticus sinister und biliodigestive Anastomose auf ausgeschaltete Y-Roux-Schlinge

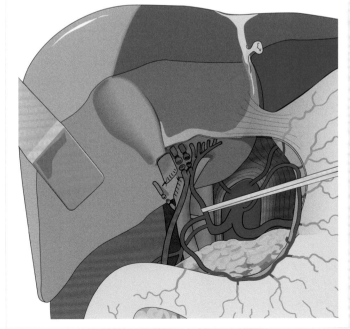

Abb. 16.3 Hemihepatektomie rechts. Gefäßversorgung im Leberhilus.

Hemihepatektomie links

(▶ Abb. 16.4, ▶ Abb. 16.5).

OP-Technik

- Ablösen des linken Lig. triangulare und Darstellung der Leberveneneinmündung
- Absetzen des Ductus hepaticus sinister sowie der A. hepatica sinistra
- Absetzen des linken Pfortaderasts
- Absetzen der linken Lebervene
- ggf. je nach Tumorausbreitung Mitresektion des Lobus caudatus

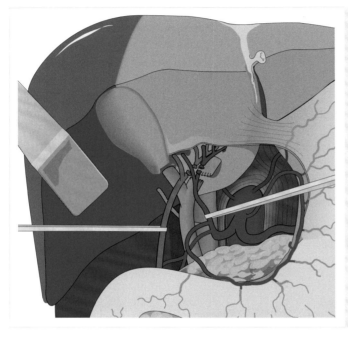

Abb. 16.4 Leberhilus bei Hemihepatektomie links.

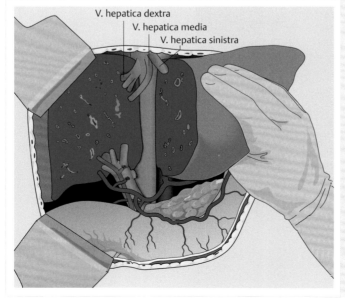

Abb. 16.5 Hemihepatektomie links. Parenchymdurchtrennung.

Erweiterte Hemihepatektomie links

OP-Technik

- Arbeitsschritte wie bei Hemihepatektomie links, zusätzlich obligate Unterbindung der mittleren Lebervene
- nach Beginn der Parenchymdissektion Unterbindung des Segmentasts für die Segmente V und VIII aus der Pfortader
- Resektionslinie im Leberparenchym entsprechend den Segmentgrenzen nach rechts verschoben

Zentrale Leberresektion

- gezielte Ligatur der Segmentgallengänge und Arterienäste
- Versorgung der segmentbezogenen Pfortaderäste und der **mittleren Lebervene** im Verlauf der Parenchymdissektion

Bisegmentresektionen

- Häufigste Bisegmentresektion ist die linksseitige Lobektomie (Segment II und III). Die Parenchymbrücke linkslateral des Lig. falciforme ist relativ schmal, die linke Lebervene lässt sich meist gut darstellen und absetzen. Darstellung und Absetzen des Pfortaderasts und Gallengangs für die Segmente II und III erfolgt intraparenchymatös in der Resektionslinie.
- Andere Bisegmentresektionen (z. B. V/VI) sind wegen der großen Resektionsflächen technisch aufwendiger. Ziel ist die Darstellung der segmentalen Gefäße, besonders der segmentversorgenden Pfortaderäste.

Segmentresektionen

- Das Prinzip ist wie oben geschildert.
- Die Resektionslinie orientiert sich an der jeweiligen Segmentgrenze, wobei erst nach Beginn der Parenchymdissektion der zentral versorgende Gefäßstamm mit Pfortaderast und Gallengang dargestellt und versorgt werden kann (das Gleiche gilt für die arterielle Versorgung, die aber für die Orientierung keine Rolle spielt).

Keilresektion der Leber

- Dieses Verfahren ist geeignet für oberflächliche, an der Kante liegende Herdbefunde.
- Um den Herd wird keilförmig die Resektionslinie im Parenchym angezeichnet.
- Bei weichem Leberparenchym kann beidseits lateral eine weiche Darmklemme angebracht werden.
- Es erfolgt Herausschneiden des Keiles im Gesunden mit der bipolaren elektrischen Schere und anschließende Versorgung noch blutender Gefäße.

Atypische Leberresektion

- Wenn durch ungünstige Lage eines Herdes keine Keilexzision möglich ist. Im gesunden Gewebe wird ein kegel- oder zylinderförmiges Areal entfernt.
- Durch sonografische Kontrolle ist darauf zu achten, dass keine großen Gefäße beteiligt sind; dann wäre eine anatomische Resektion erforderlich.
- Nach Inzision der Leberoberfläche das Resektat ggf. durch Haltefäden am Rand anheben; so werden die Gefäßstrukturen leichter sichtbar.
- Ultraschalldissektion ist besser geeignet, da in der Tiefe oft größere Gefäßäste verlaufen, die sich nach „blutiger Durchtrennung" schwerer versorgen lassen.

Thermoablation

- Herde bis ca. 3 cm Durchmesser. Ablationen bis zu einer Herdgröße von 5 cm sind technisch möglich. Die Erwärmungszonen bilden ein landkartenartiges Relief, somit ist die Wahrscheinlichkeit, alles Tumorgewebe zu zerstören, mit zunehmendem Durchmesser des Herdes geringer.
- Offen chirurgisches Vorgehen hat den Vorteil, dass Nachbarorgane gezielt vor schädlicher Hitzeeinwirkung geschützt werden können.
- Es können auch gezielt Pfortaderäste für die Dauer der Thermoablation unterbunden werden, hierdurch wird eine Kühlung durch strömendes Blut am Rand der Metastase unterbunden.
- Gezielte Kühlung von Gallengängen ist möglich, um Gallengangstrikturen durch Hitzeeinwirkungen zu vermeiden, selten erforderlich.
- Entsprechend der Größe der Metastase wird eine geeignete Sonde ausgewählt und zentral in der Metastase platziert.
- Das Verfahren erfordert Erfahrung in der interventionellen Sonografie; es stehen auch Punktionshilfen und Schallköpfe mit gleichzeitiger Darstellung eines Herdes in 2 Ebenen zur Verfügung.
- Verschiedene Techniken wurden entwickelt, um die Eindringtiefe/Ausdehnung der Thermoablation zu erhöhen:

- Entfalten einer fächerartigen Sonde mit mehreren Armen, die sich in der Metastase ausbreiten
- Kühlung des Sondeninneren, um das Karbonisieren des Gewebes in Sondennähe zu verhindern (Verkohlung führt zur Erhöhung des Gewebewiderstands und verhindert somit die Stromausbreitung)
- Instillation von Kochsalzlösung in das Tumorgewebe, um die Leitfähigkeit des Gewebes zu verbessern
- Entsprechend den Herstellerangaben der dazugehörigen Geräte wird dann die Thermoablation durchgeführt.

Laparoskopische Leberresektionen
- Vorgehen: identisch zum offenen Verfahren
- Eignet sich insbesondere zur Resektion kleiner randständiger Befunde bis hin zur Segment- und Bisegmentresektion. Größere anatomische Leberresektionen sind ebenfalls laparoskopisch möglich, die Risiko-/Nutzenabwägung entscheidet meist für das offene chirurgische Vorgehen.
- Im Falle einer Gefäßverletzung werden innerhalb kurzer Zeit große Blutmengen freigesetzt, Übersicht und Kontrolle der Blutung sind dann schwierig.
- zur Parenchymdissektion schmale Ultraschallschere oder Ligashure-Gerät
- größere Gefäße mit Endo-GIA-Klammernahtgerät durchtrennen
- zur Blutstillung im Parenchym Elektrokoagulation oder Infrarotkoagulation
- Bergung des Präparats mittels Bergebeutel

Cave
Zur Vermeidung von Luftembolien sollte der intraperitoneale Druck niedriger sein als der ZVD! (Allerdings ist CO_2 im Blut gut löslich)

Komplikationen
- Durch die Verbesserung der chirurgisch-operativen Technik und des perioperativen Managements sind schwere Komplikationen selten.
- Größere Galleleckagen sind durch die o. g. Technik sehr selten geworden, nach biliodigestiven Anastomosen ist gelegentlich operative Revision nötig.
- Kleinere Galleleckagen über die Silikonleichtflussdrainage sind häufiger zu beobachten, versiegen meist spontan innerhalb weniger Tage.
- Rechtsseitiger Pleuraerguss, insbesondere nach Hemihepatektomie rechts, bildet sich meist spontan zurück, intensive Atemtherapie zur Vermeidung von Atelektasen; bei ausgedehnten Befunden zunächst Pleurapunktion, bei raschem Nachlaufen Bülau-Drainage für einige Tage.
- subphrenischer oder perihepatischer Abszess; Therapie: ultraschall- oder CT-gesteuerte Punktion und Drainage
- Leberversagen, Therapie: Spontanheilung durch Leberregeneration, in der akuten Phase Optimierung der kardiorespiratorischen Situation

16.4 Weitere Pathologien der Leber

16.4.1 Echinokokkose der Leber

Ätiologie
- **Zoonose** durch Bandwürmer (Zestoden). Im Gegensatz zu anderen Bandwürmern ist der Mensch im Entwicklungszyklus der Echinokokken nur Zwischenwirt, Erreger erreichen nur das Finnenstadium. Ausgewachsene Echinokokken findet man bei Menschen nicht, somit ist auch der Nachweis von Eiern im Stuhl nicht möglich.
- Morphologisch lassen sich beim Menschen 2 Erregerarten unterscheiden:
  - Der Hundebandwurm **Echinococcus cysticus** (granulosus) ist weltweit verbreitet. Wichtigster Endwirt ist der Hund, bei dem sich die Bandwurmeier im Kot und dadurch auch im Fell befinden. Als Zwischenwirte fungieren neben dem Menschen Huftiere wie Schaf, Rind und Pferd.
  - Beim **Echinococcus alveolaris** treten Hund, Fuchs und Katze als Endwirte auf. Zwischenwirte sind neben Menschen vor allem Feldmäuse. Übertragung auf den Menschen überwiegend durch kontaminierte Waldbeeren.
- Im Magen wird die Eihaut der Larve verdaut. Die Larve gelangt dann durch die Duodenalschleimhaut in das Pfortadersystem und von dort in die Leber. Der Echinococcus cysticus befällt in 20–30 % der Fälle neben der Leber die Lunge und in geringerem Prozentsatz auch andere Organe.
- Im Zwischenwirt zeigen die beiden Arten ein unterschiedliches Wachstum:

- Der Echinococcus cysticus wächst verdrängend und entwickelt eine großzystische Hydatide mit 3-schichtigem Aufbau von außen nach innen. Die Abgrenzung zum komprimierten Lebergewebe bildet die Perizyste, eine reaktive fibröse Membran, die verkalken kann. Es folgt eine zartwandige chitinhaltige Zwischenschicht. Die Innenwand der Zyste besteht aus einer germinativen Membran, dem Entstehungsort der Brutkapseln mit Skolizes, den Köpfen der späteren Bandwürmer. Diese gelangen dann millionenfach in den flüssigkeitsgefüllten Hohlraum der Zyste.
- Der Echinococcus alveolaris wächst infiltrativ unter Ausbildung zahlreicher kleiner Zysten, die sich durch exogene Sprossung vermehren. Der Organbefund kann mit einem Leberkarzinom verwechselt werden.

Symptomatik

- Bei der **zystischen Echinokokkose** zeigen sich meist über Jahre keine Symptome oder lediglich in Form unspezifischer Oberbauchbeschwerden. Mit zunehmendem Wachstum der Hydatide kann sich eine tastbare Resistenz im rechten Oberbauch oder eine Hepatomegalie ausbilden. Manchmal zeigt eine Thorax- oder Abdomenübersichtsaufnahme einen auffälligen rechtsseitigen Zwerchfellhochstand oder Verkalkungen im rechten Hypochondrium.
- Die **alveolären Verlaufsform** zeigt oft progrediente schmerzlose Lebervergrößerung mit höckriger Organoberfläche. Frühzeitig Ikterus. Röntgen-Abdomenübersicht kann diffuse schollige Verkalkungen der Leberregion aufzeigen.

Diagnostisches Vorgehen

- **Serologische Verfahren** beruhen auf dem Nachweis von Antikörpern.
  - Der Antikörpertiter kann beim Echinococcus cysticus Schwankungen aufweisen, in Abhängigkeit vom befallenen Organ (bei Lungenbefall ist er z. B. niedriger), der Dicke und den Verkalkungen der Zyste.
  - Kreuzreaktionen mit anderen Wurmerkrankungen sind möglich. Ein Antikörpernachweis sollte daher durch einen 2. serologischen Test bestätigt werden.
- Die **Routinelaboruntersuchungen** sind wenig aussagekräftig; in Einzelfällen Erhöhung des C-reaktiven Proteins, Leukozytose, Eosinophilie und erhöhte Cholestaseparameter.
- Wichtigstes Screeningverfahren ist die **Sonografie**, sie zeigt den typisch mehrschichtigen Aufbau von Solitärzysten. Der sonografische Befund bei der alveolären Echinokokkose ist weniger typisch und von neoplastischer Erkrankung schlecht abzugrenzen.
- **Computertomografie**, für die präoperative Planung, hat höchste diagnostische Treffsicherheit; gibt Auskunft über die Größe, Form und Lage der Zysten.
- Wenn intraoperativ gewonnenes Material vorliegt, ist ein **mikroskopischer Nachweis** leicht zu führen. Bei Lungenbefall mit Einbruch in das Bronchialsystem kann Sputum zum mikroskopischen Nachweis verwendet werden.

Merke
Bei Verdacht auf Echinokokkose ist die Feinnadelbiopsie kontraindiziert.

Therapeutisches Vorgehen

Konservative Therapie

- Nicht operable Verlaufsformen benötigen eine medikamentöse Therapie.
- Präparate wie Mebendazol und Albendazol wirken bei beiden Echinokokkusarten, wenn auch nur parasitostatisch. Sie werden als alleinige oder adjuvante Chemotherapie eingesetzt, vor allem dann, wenn mit einer unvollständigen Resektion des befallenen Gewebes zu rechnen ist.

Operative Therapie

- **chirurgische Sanierung:** Die Operationstaktik hängt von der Zahl, der Größe und der Lokalisation der Zysten ab.
  - Bei der **Zystektomie** (Hydatektomie) werden aus der Leberoberfläche herausragende Zysten punktiert und der Inhalt abgesaugt. Danach wird die Zyste mit 20 %iger Kochsalzlösung aufgefüllt. Die Lösung muss zur vollständigen Abtötung der Parasiten mindestens 5 min belassen werden. Ausschälung der Parasitenzyste unter Belassung der fibrösen Wirtskapsel. Nach Ligatur eröffneter Gallengänge wird die verbliebene Resthöhle eventuell mit Omentum majus plombiert.

- Bei der **Perizystektomie** wird die gesamte Zyste einschließlich Wirtskapsel in toto vom umgebenden Lebergewebe abpräpariert. Anschließend ggf. Netzplombe. Operationstechnisch schwieriger.
- **Leberresektion**
- ultraschallgesteuerte **Injektion von Alkohol** in die Zyste
- Beim **Echinococcus alveolaris** ist ein chirurgisches Vorgehen nur dann angezeigt, wenn eine radikale Entfernung der befallenen Organstrukturen technisch möglich ist.
- Resektionsverfahren entsprechen der Vorgehensweise bei Lebertumoren.

16.4.2 Portale Hypertension

Definition

- Resultiert aus dem Gefäßwiderstand und dem Blutfluss im portalen Stromgebiet, definiert als konstante Erhöhung des Druckgradienten zwischen Pfortader und unterer Hohlvene von über 7 mmHg.
- Der Pfortaderdruck kann durch direkte (intraoperative Druckmessung, Kanülierung der Umbilikalvene, perkutane transhepatische Punktion von Pfortaderästen) und indirekte Messverfahren ermittelt werden (Messung des Lebervenenverschlussdrucks).

Ätiologie

- Erhöhter Abflusswiderstand für das Pfortader- und Milzvenenblut, meist durch eine Leberzirrhose bedingt; seltener ein Abflusshindernis im Bereich der großen Lebervenen (Budd-Chiari-Syndrom), eine Pfortaderthrombose oder segmentale Stenosen im Verlauf der Milzvene.
- Führt zur Ausbildung portosystemischer Kollateralen. Klinisch bedeutsam sind die submukös bzw. subepithelial gelegenen Ösophagus- und Fundusvarizen. Sie können zu lebensbedrohlichen Blutungen führen.
- **prähepatische** portale Hypertension: häufigste Ursache **Thrombose** der V. portae oder der V. lienalis
- **intrahepatische** portale Hypertension: häufigste Ursache **Leberzirrhose**
- **posthepatische** portale Hypertension: Obstruktion der Lebervenen (Budd-Chiari-Syndrom) oder der V. cava inferior, knapp oberhalb der Einmündung der Lebervenen, z. B. bei der konstriktiven Perikarditis

Folgen der portalen Hypertension

- **Kollateralen** im Ösophagus und Mediastinum, die Blut von Milz- und Magenvenen zur V. azygos und V. hemiazygos führen
- **Ruptur** dünnwandiger Kollateralgefäße in der Mukosa und Submukosa von Speiseröhre und Magen, **gefährlichste Komplikation**
- Das Blutungsrisiko bei den Ösophagusvarizen ist wesentlich größer als bei Varizen im Magenfundus. Dabei spielen die Wandbeschaffenheit der Varizen, die Leberfunktion und das Ausmaß der Gerinnungsstörung eine Rolle.
- Kollateralen in der Submukosa des Rektums, die Blut von den Mesenterialvenen zu den unteren Hämorrhoidalvenen führen
- Kollateralen in der vorderen Bauchwand, Blutfluss von der Umbilikalvene zu den epigastrischen Gefäßen
- Kollateralen im Retroperitoneum, vor allem zwischen Milzvene und linker Nierenvene
- Durch Kollateralen zwischen der portalen und systemischen Zirkulation kommt es zum Übertritt von Substanzen, die normalerweise von der Leber extrahiert werden, aus dem Darm in den Blutkreislauf.
- Neben Ammoniak sind eine Vielzahl anderer Stoffe an der Entstehung der portosystemischen **Enzephalopathie** beteiligt.
- Der Anstieg des hydrostatischen Drucks in den Lebersinusoiden bewirkt eine vermehrte Bildung von Leberlymphe. Ist die Kapazität der hepatischen Lymphdrainagen erschöpft, kommt es zur Exsudation von Lymphflüssigkeit in die Peritonealhöhle und damit zur **Aszitesbildung**.
- Weitere Faktoren zur Aszitesbildung sind: Albuminmangel mit herabgesetztem onkotischem Druck, funktionelle Veränderungen des renalen Tubulus mit vermehrter Natriumabsorption.
- Minderung des renalen Blutflusses, Umverteilung der Nierendurchblutung und **funktionelles Nierenversagen** (sogenanntes hepatorenales Syndrom)

Symptome

- klinisches Bild: Symptome der Leberzirrhose (Spider naevi, Aszites, Palmarerythem, Enzephalopathie, Ikterus, Splenomegalie, Anämie)
- oft Ösophagusvarizenblutung als erstes Symptom

Ösophagusvarizenblutung

- auslösende Faktoren nicht bekannt; die Blutung tritt meist spontan akut auf
- Leitsymptome **Hämatemesis** und/oder **Teerstuhl**.
- Kreislaufreaktionen bis zum irreversiblen **Blutungsschock**
- kommt in 40–50 % der Fälle spontan zum Stillstand
- bei alleiniger konservativer Therapie hohe Neigung zur **Rezidivblutung**
- Entscheidender Letalitätsfaktor ist das Ausmaß der Leberfunktionsstörung.

Diagnostisches Vorgehen

- **Labor:** Blutbild, Gesamteiweiß, Albumin, Bilirubin, Cholinesterase, Leberenzyme
- **Sonografie:** Erweiterung der Pfortader, Milzvene, Mesenterialvenen; Aszites, Splenomegalie, Leberparenchymveränderungen
- **Computertomografie:** als 3-Phasen-CT aussagefähigste Untersuchung, sowohl Gefäße als auch parenchymatöse Organe und Aszites betreffend
- **Splenoportografie** (sofern nicht durch CT ausreichende Beurteilung möglich)
- **Gastroskopie:** Beurteilung von Ösophagus- und Fundusvarizen
- **Laparoskopie und Leberbiopsie** (Punktion mit Koagulation der Punktionsstelle): bei Aszites der Blindpunktion vorzuziehen

Therapeutisches Vorgehen

Konservative Therapie

- nach Aufnahme mit Verdacht auf Varizenblutung sofort intensivmedizinische Behandlung mit Gabe von **Erythrozytenkonzentraten** (EK) und **Frischplasma** (FFP)
- Danach rasche **Notfallgastroskopie**. Wenn möglich, bereits dann Sklerosierung, Ligatur oder Embolisation der Varizen. Die Notfallsklerosierung führt häufiger zur definitiven Blutstillung als die Therapie mit Sonden oder Medikamenten.
- zur Prophylaxe von Rezidivblutungen ggf. wiederholte Sklerosierungen
- rasche Blutstillung auch durch Sengstaken-Blakemore- oder Linton-Nachlass-Sonde möglich
- evtl. medikamentöse Senkung des Pfortaderdrucks

Operative Therapie

- Bei ausreichender Leberfunktion nach 2–3 Rezidivblutungen Shuntoperation erwägen, vorzugsweise der perkutan transjugulär angelegte portosystemische Shunt (TIPS), vor allem bei Patienten mit hohem Blutungsrisiko, die für eine Lebertransplantation vorgesehen sind. Das TIPS-Verfahren wird in Zentren auch im Notfall durchgeführt. Es verschlechtert den Operationssitus für eine Transplantation nicht. Nachteilig ist eine erhöhte Verschluss- bzw. Stenosierungsrate gegenüber chirurgischen Shunts.
- Ohne Transplantationsindikation haben chirurgische Shunts bei Patienten mit endoskopisch nicht beherrschbaren Ösophagusvarizenblutungen ihre Berechtigung, sofern nicht Allgemeinzustand oder Enzephalopathie entgegenstehen.

Drucksenkende Shuntoperation

- Die **portokavale End-zu-Seit-Anastomose** ist die einfachste, schnellste, effektivste Methode mit der niedrigsten Thromboserate.
- Die **mesenterikokavale Anastomose** hat eine hohe Verschlussrate (15–30 %, Kunststoffinterponat). Beide Verfahren führen zur kompletten Umleitung und Unterbrechung der portalen Leberperfusion.
- Die **distale splenorenale Anastomose** (Warren-Shunt) ist technisch schwieriger, erhält aber zeitweilig die mesenterikoportale Leberperfusion.
- Im Hinblick auf eine spätere Lebertransplantation sollten bei den operativen Shuntverfahren die distale splenorenale Anastomose und der mesenterikokavale Shunt bevorzugt werden.

Sperroperationen

- Ösophagus- und Magendevaskularisation mit Splenektomie
- maschinelle Blutsperren mit Zirkulärstaplern
- Diese Verfahren beseitigen die portale Hypertension nicht und sind deshalb mit einer hohen Rate an Rezidivblutungen behaftet. Ihr Vorteil liegt in der Aufrechterhaltung der Leberperfusion.

Operationszeitpunkt

- **Notoperation**, während der akuten, konservativ unstillbaren Blutung durchgeführt; Ziel ist die sofortige und definitive Blutstillung; ausgenommen Patienten im Coma hepaticum oder mit allgemeinen Kontraindikationen, wie massiver be-

atmungspflichtiger Pneumonie, nicht beherrschbarem Alkoholdelir oder dekompensierter Herzinsuffizienz
- **frühelektive Operation** innerhalb von 24–48 h nach dem initialen Blutungsstillstand, um eine frühe Rezidivblutung zu verhindern
- **elektive Operation** im blutungsfreien Intervall etwa 2–3 Wochen nach einer Blutung; infrage kommen Patienten mit rezidivierenden Blutungen trotz langzeitiger Sklerotherapie
- Von der elektiven Shuntoperation werden Patienten mit dekompensierter Leberinsuffizienz ausgenommen.
- Wegen der durch die Leberzirrhose bedingten hohen Komplikationsraten und der schlechten Prognose der Grunderkrankung wird die Indikation zur Shuntoperation zurückhaltend gestellt.

Klassifikation

Die Schweregradeinteilung der Leberverletzungen erfolgt nach Moore (▶ Tab. 16.5).

Therapeutisches Vorgehen

Indikationsstellung

- beim stumpfen Bauchtrauma bei stabilem Kreislauf konservativer Behandlungsversuch unter engmaschiger sonografischer Kontrolle gestattet
- bei penetrierenden Abdominaltraumen in jedem Fall Operationsindikation gegeben; ggf. zunächst diagnostische Laparoskopie
- Bereitstellung von ausreichend Blutkonserven, insbesondere im Falle einer dringlichen operativen Revision

16.4.3 Lebertrauma

Definition

- Mitbeteiligung der Leber bei 5–30 % der Patienten mit stumpfen Bauchtrauma
- **Parenchymläsionen** mit oder ohne Zerreißung der Organkapsel. Letztere kann zu einer verzögert auftretenden „2-zeitigen Ruptur" führen.

Operative Therapie

> **OP-Technik**
>
> - Als **Zugang** mediane Laparotomie oder eine quere Oberbauchlaparotomie, je nachdem welche weiteren Organe noch beteiligt sein könnten.
> - Nach Inspektion des Ausmaßes der Organläsion und Untersuchung des Bauchraums auf weitere Verletzungen steht die sichere und dauerhafte **Blutstillung** im Vordergrund.
> - Die effektivste und einfachste Form zur primären Blutstillung besteht in der Tamponade der Leber (Packing).
> - Nahtverfahren zur Beherrschung von Blutungen sind obsolet.
> - In seltenen Fällen ist in der Notfallsituation eine Resektion erforderlich. Einrisse an den großen Gefäßen außerhalb der Leber (Pfortader, V. cava, Leberveneneinmündung) sollten nach Möglichkeit operativ versorgt werden.
> - Größere Gefäßeinrisse im Bereich von Parenchymeinrissen sollten, wenn möglich, ebenfalls gezielt umstochen werden.
> - Um einen besseren Überblick über die Verletzungssituation zu erlangen, ist bei schweren Verletzungen die Durchführung eines **Pringle-Manövers** (Ausklemmen des Leberhilus) bis etwa 60 min problemlos möglich.
> - Alle unklaren Blutungssituationen, auch nicht beherrschbare Blutungen aus Einrissen der V. cava oder der Lebervenen lassen sich bei instabiler Kreislaufsituation des Patienten durch ein festes Packing mit Bauchtüchern beherrschen. Dabei wird die gesamte Leber zirkulär fest mit Bauchtüchern tamponiert. Dafür sind ca. 15 Bauchtücher erforderlich.
> - Bester Zeitpunkt für eine operative Revision mit Entfernung der Bauchtücher und dann ggf. gezielter Blutstillung unter besseren Kreislaufverhältnissen ist der 2. postoperative Tag.

Tab. 16.5 Klassifikation traumatischer Leberverletzungen nach Moore.

Grad	Beschreibung
I	Leberkapselverletzung
II	nicht blutender Leberriss bis 1 cm Tiefe, nicht blutende Perforation, subkapsuläres Hämatom
III	gering blutende Parenchymrisse, Gewebszerstörung subsegmental
IV	große Parenchymrisse, Gewebszerstörung auf einen Leberlappen begrenzt
V	ausgedehnte beidseitige Leberparenchymzerstörung, Verletzung der Lebervenen oder retrohepatischer Kavaeinriss

Postoperative Komplikationen

- Nachblutungen
- Gallefisteln
- Infektionen, vor allem subphrenische und subhepatische Abszesse
- Leberversagen (im Rahmen von Schock und Multiorganversagen)
- Pleuraergüsse

Literatur

[1] Adam R, Avisar E, Ariche A et al. Five-year survival following hepatic resection after neoadjuvant therapy for nonresectable colorectal (liver) metastases. Ann Surg Oncol 2001; 8: 347–353
[2] Beal IK, Anthony S, Papadopoulou A et al. Portal vein embolisation prior to hepatic resection for colorectal liver metastases and the effects of periprocedure chemotherapy. Br J Radiol 2006; 79: 473–478
[3] Leitlinienprogramm Onkologie (Deutsche Krebsgesellschaft, Deutsche Krebshilfe, AWMF). Diagnostik und Therapie des hepatozellulären Karzinoms. Langversion 1.0. AWMF Registrierungsnummer: 032–053OL. Im Internet: http://leitlinienprogramm-onkologie.de/Leitlinien.7.0.html; Stand: 06.01.2017
[4] Leitlinienprogramm Onkologie (Deutsche Krebsgesellschaft, Deutsche Krebshilfe, AWMF). S3-Leitlinie Kolorektales Karzinom. Langversion 1.1. August 2014. AWMF Registrierungsnummer: 021–007OL. Im Internet: http://leitlinienprogramm-onkologie.de/Leitlinien.7.0.html; Stand: 06.01.2017
[5] National Cancer Institute. Adult Primary Liver Cancer Treatment (PDQ) (15.01.2016). Im Internet: http://www.cancer.gov/cancertopics/pdq/treatment/adult-primary-liver/healthprofessional; Stand: 06.01.2017
[6] Portier G, Elias D, Bouche O et al. Multicenter randomized trial of adjuvant fluorouracil and folonic acid compared with surgery alone after resection of colorectal liver metastases. J Clin Oncol 2006; 24: 4976–4982

17 Gallenblase und Gallenwege

M. John

17.1 Anatomie

17.1.1 Gallenblase

- liegt unter dem rechten Leberlappen (lateral unter dem Lobus quadratus, entspricht vorderem Anteil Segment IV)
- Nachbarschaft zu rechter Kolonflexur, Pars descendens duodeni, Pfortader

17.1.2 Gallenwege

(▶ Abb. 17.1).
- Parallel zu den Pfortderästen vereinigen sich Ductus hepaticus dexter et sinister zum Ductus hepaticus communis.
- Ab der Einmündung des Ductus cysticus nennt dieser sich **Ductus choledochus** (Abschnitte: supraduodenal, retroduodenal, intrapankreatisch, intramural).
- Er mündet mit dem Ductus pancreaticus (Ductus:Wirsungianus) an der Papilla Vateri (Papilla duodeni major) ins Duodenum. Ein Ductus pancreaticus accessorius wird auch als Ductus Santorini bezeichnet.
  - **Typ I** (häufig, Y-Typ): Vereinigung der beiden Gänge, gemeinsamer Ausführungsgang über die Ampulla hepatopancreatica in die Papilla duodeni major
  - **Typ II** (selten, V-Typ): gemeinsame Mündung beider Gänge ohne vorangehender Konfluenz in der Papilla duodeni major
  - **Typ III** (selten, U-Typ): getrennte Mündung der beiden Gänge
- Wichtig für die Präparation der Gallenblase sind:
  - **Calot-Dreieck**, durch Ductus cysticus, Ductus hepaticus und Leberunterfläche begrenzt
  - **Ductus cysticus** mit unterschiedlichen Einmündungsmöglichkeiten in den Choledochus (▶ Abb. 17.2)

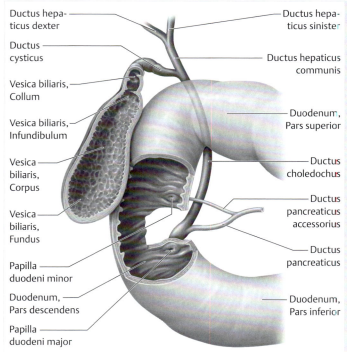

Abb. 17.1 **Gallenwege.** Gliederung der extrahepatischen Gallenwege. (Schünke M, Schulte E, Schumacher U. Prometheus. LernAtlas der Anatomie. Allgemeine Anatomie und Bewegungssystem. Illustration von M. Voll und K. Wesker. 4. Aufl. Stuttgart: Thieme; 2012)

17.1 Anatomie

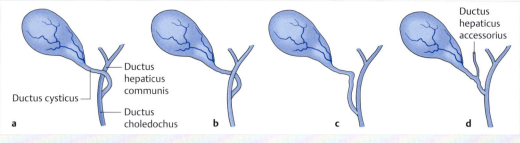

Abb. 17.2 **Ductus cysticus.** Auswahl abweichender Verläufe.

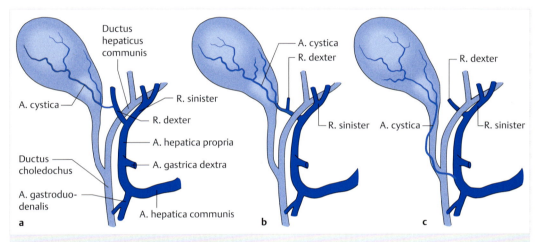

Abb. 17.3 **Arteria cystica.** Auswahl abweichender Verläufe.
- a: R. dexter der A. hepatica propria läuft ventral des Ductus hepaticus communis. A. cystica geht von R. dexter ab.
- b: R. dexter läuft dorsal des Ductus hepaticus communis. A. cystica geht von R. dexter ab.
- c: R. dexter läuft dorsal des Ductus hepaticus communis. A. cystica geht von A. hepatica propria ab.

- gelegentlich **Ductus hepaticus accessorius**, leicht bei der Präparation zu übersehen und führt postoperativ zu galliger Sekretion
- **Foramen Winslowii** (Foramen omentale, Foramen epiploicum), unterhalb des Lig. hepatoduodenale, Zugang zur Bursa omentalis

17.1.3 Arterielle und venöse Versorgung

- A. hepatica communis aus dem Truncus coeliacus
- Variante: Fehlen der A. hepatica communis mit Ursprung der arteriellen Leberversorgung aus der A. mesenterica superior
- Verlauf der A. hepatica propria sowie ihrer Aufzweigung in die Aa. hepatica dextra et sinistra in allen nur denkbaren Varianten möglich (Über- und Unterkreuzung der Gallenwege)
- Besonders zu beachten: Rechte Leberarterie läuft auf das Gallenblaseninfundibulum zu, um dann mit einem scharfen Knick wieder in Richtung Leber zu verlaufen (**Cave:** Verwechslung mit der A. cystica bei der Präparation).
- **A. cystica** aus der A. hepatica dextra. Alle nur denkbaren Variationen möglich. Die 3 häufigsten Verläufe sind in ▶ Abb. 17.3 gezeigt.
- Der **venöse Abfluss** erfolgt in die V. portae.

17.2 Pathologien der Gallenblase und Gallenwege

17.2.1 Cholezystolithiasis

Definition
- **symptomatische unkomplizierte Cholezystolithiasis:** häufigste Form des Gallensteinleidens
- **komplizierte Cholezystolithiasis:** umfasst alle Krankheitsbilder, die als Folge eines eingeklemmten Konkrements entstehen
- **akute Cholezystitis** (Kap. 17.2.2): häufigste Form der komplizierten Cholezystolithiasis

Epidemiologie
- 10 % aller Männer und 20 % aller Frauen über 40 Jahre sind Gallensteinträger.
- Bei etwa 10 % der Gallensteinpatienten besteht auch eine **Choledocholithiasis**.
- Nur etwa 30 % der Gallensteinträger werden symptomatisch.
- Das Risiko eines Gallenblasenkarzinoms wird mit 1–2 % bei Gallensteinträgern angegeben.

Ätiologie
- Ursache ist die in Westeuropa und Nordamerika übliche **Fehlernährung**.
- Merksatz zur Prädisposition → **6-F-Regel**: female (weiblich), fat (übergewichtig), forty (vierzig), fertile (mehrere Kinder), flatulent (Blähungen), fair (hellhäutig)
- **symptomatische unkomplizierte Cholezystolithiasis:** Beschwerden durch Kontraktion der steingefüllten Gallenblase auf Nahrungsreize und eine evtl. daraus resultierende Steinwanderung durch den Ductus choledochus mit intermittierenden Einklemmungen
- **komplizierte Cholezystolithiasis:**
  - pathophysiologisch Beginn der Erkrankung durch **Einklemmung** eines Steins
  - Bei Einklemmung im Ductus cysticus oder Gallenblaseninfundibulum kann die Galle nicht mehr abfließen, die Gallenblase ist dann zunächst prall gefüllt.
  - Nach Rückresorption der Gallenfarbstoffe ist die Gallenflüssigkeit wasserklar, man spricht vom **Gallenblasenhydrops**. Dieser Zustand kann symptomlos bleiben oder sehr schmerzhaft sein.
  - Die in der Gallenblase gefangene Flüssigkeit kann sich sekundär infizieren, es kommt dann zum Krankheitsbild der **akuten Cholezystitis** (Kap. 17.2.2).
  - **chronische Cholezystitis:** Nach Ausheilung des akuten Krankheitsbilds durch Vernarbungen im Bereich der Gallenblase oder mit umgebenden Organen, es kann eine **Schrumpfsteingallenblase** entstehen.
  - Bei **Einklemmung eines Steins im Ductus choledochus**, meist präpapillär, staut sich die Galle im extra- und intrahepatischen Gallengangsystem und in der Gallenblase. Es kommt zum akut auftretenden, **schmerzhaften Ikterus**.
  - Infiziert sich die gestaute Galle, kann es sowohl zur **akuten Cholezystitis** als auch zur akuten **eitrigen Cholangitis** kommen.
  - Beim **Mirizzi-Syndrom** handelt es sich um eine äußere Kompression des Ductus hepaticus communis mit Cholestase durch einen im Infundibulum oder Ductus cysticus sitzenden Stein.
  - Eingeklemmte Steine können durch eine umgebende Wandstruktur penetrieren (z. B. Choledochus).
  - Bei Penetration in das Duodenum kann es außer der Fistel ins Duodenum bei großem Stein zum **Gallensteinileus** kommen.
  - **Biliodigestive Fisteln** sind auch zu Magen, Kolon und Dünndarm möglich.
  - Präpapilläre Konkremente können zur **cholegenen Pankreatitis** führen.
  - Ein **Gallenblasenempyem** als Folge der akuten Cholezystitis mit möglicher Perforation der Gallenblase ins Leberbett oder in die freie Bauchhöhle ist möglich.
  - Folgen einer eitrigen Cholangitis können multiple **Leberabszesse** sein.

Symptomatik

Symptomatische unkomplizierte Cholezystolithiasis
- unspezifische Oberbauchbeschwerden, Druckgefühl, insbesondere im rechten Oberbauch, Dyspepsie
- Koliken im rechten Oberbauch, evtl. Schmerzausstrahlung in Rücken und die rechte Schulter
- galliges Erbrechen
- Nahrungsunverträglichkeit für Fett, Röstprodukte und Alkohol

Komplizierte Cholezystolithiasis

- akut auftretender schmerzhafter Ikterus
- Fieber
- akute Oberbauchschmerzen, Abwehrspannung
- Zeichen sekundärer Krankheitsbilder (Pankreatitis)

Diagnostisches Vorgehen

Klinische Untersuchung

- **Druckschmerz** im rechten Oberbauch; bei Hydrops oder Gallenblasenempyem möglicherweise palpabler Tumor
- **Murphy-Druckpunkt:** Bei Inspiration und Druck auf den rechten Oberbauch findet sich ein schmerzbedingter Atemstoß.
- **Sklerenikterus** bei Verschluss des Gallengangsystems

Laboruntersuchung

- erhöhte **Cholestaseparameter:** Bilirubin, alkalische Phosphatase (AP), γ-Glutamyltransferase (γGT); Transaminasen (GOT und GPT) (weniger stark erhöht),
- Lipase (Erhöhung bei Pankreatitis)
- kleines Blutbild, CRP, INR, PTT

Bildgebende Verfahren

- **Sonografie** ist diagnostisch das wichtigste Verfahren. Dabei werden beurteilt:
  - Gallenblasensteine (Schallschatten)
  - Sedimentspiegel in der Gallenblase (Differenzialdiagnose: Empyem oder Sludge bei parenteraler Ernährung)
  - Wandbeschaffenheit: Dreischichtung und Verdickung bei akuter Cholezystitis
  - Kaliber des Ductus hepatocholedochus (DHC): normal bis 7 mm
  - freie Flüssigkeit insbesondere um Gallenblase und Leber
  - Aufstau intrahepatischer Gallenwege (Doppelflintenphänomen)
  - Vorhandensein von Leberabszessen
  - Pankreaskopf, Nachweis eines präpapillären Konkrements ist schwierig
- **Oberbauchcomputertomografie:**
  - bei komplizierten Verläufen und schlechten Sonografiebedingungen
  - Differenzialdiagnostik bei Tumorverdacht an Gallenblase, Gallenwegen oder Pankreaskopf
- **MRCP** (Magnetresonanz-Cholangiopankreatikografie): weiterführende Diagnostik, insbesondere bei Tumorverdacht
- **hepatobiliäre Sequenzszintigrafie:** selten zur Differenzierung einer intra- oder extrahepatischen Ikterusursache
- **PCT** (Perkutane transhepatische Cholangiografie): sehr selten erforderlich bei nicht möglicher endoskopischer retrograder Cholangiopankreatikografie (ERCP)
- **i. v.-Cholangiografie:** durch Anwendung von ERCP und MRCP kaum noch eine Indikation

Invasive Diagnostik

- **ERCP** (Endoskopische retrograde Cholangiopankreatikografie):
  - bei Verdacht auf Choledocholithiasis
  - meist mit retrograder **Papillotomie** beim Nachweis von Konkrementen
  - gleichzeitig orientierende Beurteilung von Ösophagus, Magen und Duodenum
- **Gastroskopie:** differenzialdiagnostisch zum Ausschluss eines Ulcus ventriculi/duodeni
- **Endosonografie:** bessere Beurteilung des Pankreaskopfes, Pankreasgangs und des distalen Choledochus (präpapilläres Konkrement?)

Therapeutisches Vorgehen

Indikationsstellung

Cholezystektomie

- bei allen symptomatischen und komplizierten Verlaufsformen der Cholezystolithiasis
- frühelektiv (innerhalb von 72 h nach Symptombeginn) bei akuter Cholezystitis
- bei asymptomatischer Porzellangallenblase
- Bei klinisch stummen Gallensteinen besteht in der Regel keine oder nur eine relative Indikation zur Operation; sie erzeugen im langjährigen Verlauf nur in bis zu 30 % der Fälle Komplikationen.
- Bei asymptomatischen Gallensteinen größer als 3 cm (Karzinomrisiko) besteht eine relative Indikation. Das Karzinomrisiko bei langjährigen Gallensteinträgern beträgt 1–2 %.
- Gallenblasenpolypen über 1 cm (Karzinomrisiko)
- Bei großen abdominalen Eingriffen mit simultaner asymptomatischer Cholezystolithiasis kann die Cholezystektomie durchgeführt werden (relative Indikation).
- Im 1. und 2. Trimenon der Schwangerschaft ist bei dringlicher Indikation laparoskopische Cho-

lezystektomie möglich, im 3. Trimenon sehr strenge Indikation!
- Da sich fast alle Gallensteine in der Gallenblase bilden, führt die Cholezystektomie zur ursächlichen Beseitigung des Steinleidens. Nur in 2 % der Fälle kommt es zu einer Rezidivcholelithiasis im Bereich der Gallengänge. Deshalb gibt es kaum eine Indikation zur medikamentösen Steinauflösung oder Lithotripsie.

Endoskopische Papillotomie (EPT)
- Bei Choledocholithiasis erfolgt Sanierung des Gallengangsystems im Rahmen der endoskopischen retrograden Cholangiopankreatikografie (ERCP), möglichst vor Cholezystektomie.
- Nach endoskopischer Steinentfernung besteht bei Nachweis einer Cholezystolithiasis die Indikation zur Cholezystektomie innerhalb von 6 Wochen.
- Eine funktionstüchtige steinfreie Gallenblase muss nicht entfernt werden.

Choledochusrevision
- bei fehlgeschlagenem Versuch der endoskopischen Sanierung
- bei Unmöglichkeit der endoskopischen Sanierung durch veränderte anatomische Situation (z. B. Y-Roux-Situation nach Gastrektomie)

Sekundäre Komplikationen
Sekundäre Komplikationen des Gallensteinleidens (Fisteln zum Intestinaltrakt, Leberabszesse, Peritonitis, Gallensteinileus) erfordern die operative Therapie entsprechend dem Befund.

Konservative Therapie
Medikamentöse Therapie
- Die medikamentöse Gallensteinauflösung ist nur bei reinen **Cholesterinsteinen** möglich (10 % aller Gallensteine).
- Da die Ursache nicht behoben wird, besteht kaum eine Indikation.
- Ursodeoxycholsäure (UDCA) 10 mg/kgKG/d oral; mögliche Nebenwirkungen sind u. a. Diarrhö und Transaminasenerhöhung.

Lithotripsie
- Da die Ursache nicht behandelt wird, gibt es kaum eine Indikation.
- Die **extrakorporale Stoßwellenlithotripsie** (ESWL) ist nur bei kleinen Steinen möglich; die Gallenblase muss sich kontrahieren, die Fragmente gehen dann unter Koliken ab, es besteht eine hohe Rezidivrate.

Operative Therapie
Endoskopische Papillotomie (EPT)
- Die EPT (nach ERCP) ist das primäre Therapieverfahren bei Choledocholithiasis.
- Nach Papillotomie geht der Stein entweder spontan ab oder wird z. B. mit dem Dormiakörbchen in gleicher Sitzung entfernt.

Laparoskopische Cholezystektomie
- Standardverfahren bei Cholezystolithiasis und bei frischer akuter Cholezystitis ohne weitere Komplikationen
- Variante NOTES (Natural Orifice transluminal endoscopic Surgery): Entfernung der Gallenblase über natürliche Köperöffnungen (transvaginal oder transgastral); Vorteile fraglich; zusätzliche Komplikationsmöglichkeiten durch unsterilen Zugang oder durch Einbeziehung sonst nicht betroffener Bauchregionen (z. B. Douglas-Abszess nach transvaginaler Cholezystektomie)
- Variante SILS (Single Port Incision laparoscopic Surgery): nur ein Zugang im Nabel als Minilaparotomie und Verwendung eines speziellen „Ports" mit mehreren Arbeitszugängen
- **Kontraindikationen** zum laparoskopischen Vorgehen:
  - portale Hypertension
  - fortgeschrittene Gravidität
  - ggf. schwere pulmonale Obstruktion
  - Verdacht auf Gallenblasenkarzinom
- Verwachsungen nach Voroperationen können ggf. laparoskopisch gelöst werden, Aufwand und Nutzen müssen im Verhältnis stehen.

OP-Technik

Lagerung
- auf Beinstützen in flacher Steinschnittlagerung, Monitor rechts am Kopfende
- Operateur steht zwischen den Beinen (alternativ links vom Patienten) (▶ Abb. 17.4)
- alternativ Patient flach gelagert, Kameraassistent sitzt rechts neben dem Patienten, der Operateur steht links

Herstellen des Pneumoperitoneums
- **Cave:** Das blinde Eingehen ist besonders gefährlich; eine sorgfältige Einhaltung der Sicherheitsschritte ist erforderlich!
- subumbilikale quere Inzision ca. 2–3 cm (später: Entfernung der Gallenblase)
- Über links und rechts der Wunde eingebrachte Backhausklemmen wird die Bauchdecke durch den Assistenten kräftig angehoben. **Cave:** Der Patient darf nicht pressen, gute Relaxierung erforderlich.
- Einstechen der Veress-Nadel in leicht schräger Richtung auf den Oberbauch zu. Nadel löst beim Durchstechen der Faszie den Sicherheitsmechanismus aus, ein 2. Mal beim Durchstechen des Peritoneums.
- **Sicherheitstest:**
  - Freispülen der Kanüle mit 0,9 %iger NaCl-Lösung
  - Ausschluss Aspiration Blut
  - Aufträufeln von 0,9 %iger NaCl-Lösung auf die Nadel, muss durch den Unterdruck im Peritoneum spontan verschwinden
- Auffüllen der Peritonealhöhle mit CO_2. Durch Anheben und Sinkenlassen der Bauchdecken verändert sich der Druck in der Bauchhöhle (und damit die Druckanzeige) als indirektes Zeichen der richtigen Lage.
- Schnelles Ansteigen des Druckes zeigt Fehllage an. Nadel entfernen und Wiederholen des gesamten Prozedere.
- Durch Perkussion und Inspektion gleichmäßige Auffüllung der Bauchhöhle überprüfen. Besonders penibel auf Veränderungen der Vitalparameter achten (extrem selten: Luftembolie durch Punktion der V. cava).

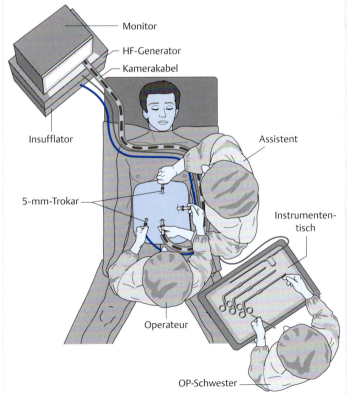

Abb. 17.4 Laparoskopische Cholezystektomie. Lagerung und Trokarposition.

Gallenblase und -wege

- Sollten nicht sämtliche Sicherheitsprüfungen entsprechend dem o. g. Vorgehen erfolgreich sein, wird die Minilaparotomie durchgeführt.
- Variante: primäres Eingehen mit einem Optiktrokar, dessen Spitze durchsichtig ist und in den die Optik schon beim Eingehen eingebracht wird.

Alternative: Minilaparotomie
- in manchen Kliniken generell geübtes Verfahren
- Über den o. g. Schnitt wird die Faszie dargestellt und mit 2 scharfen Klemmen angehoben. Zwischen den Klemmen erfolgen die Inzision und das Vorpräparieren bis auf das Peritoneum; ggf. Erweitern des Schnitts, bis die darunterliegenden Verwachsungen gelöst werden können und der Optiktrokar eingebracht werden kann. Sollte die Faszieninzision zu groß geworden sein: durch Einzelknopfnähte einengen, bis sie luftdicht abschließt.
- Platzieren eines weiteren 10-mm-Arbeitstrokars und zweier weiterer 5-mm-Arbeitstrokare entsprechend der Stellung des Operateurs

Cholezystektomie
- Anheben der Gallenblase in Richtung Zwerchfell und Ziehen des Infundibulums nach rechts lateral, sodass sich das Calot-Dreieck aufspannt.
- Freipräparieren des Ductus cysticus und der A. cystica, Gallenblasenserosa ventral und dorsal vom Infundibulum bis in das Leberbett inzidieren.
- Um sicher zu sein, dass es sich um den Ductus cysticus handelt, sollte sowohl die Einmündung in die Gallenblase als auch die Einmündung in den Ductus choledochus dargestellt werden.
- Es folgt Clipversorgung und Durchtrennung des Ductus cysticus; nach zentral 2 Clips, nach peripher ein Clip (Metall oder resorbierbarer Kunststoff).
- Durchtrennung der A. cystica erfolgt ebenfalls mit 2 Clips nach zentral und einem Clip nach peripher. Sicherstellen, dass es sich um die A. cystica handelt, was erst die Einmündung in die Gallenblase beweist (▶ Abb. 17.5). Cave: Die A. hepatica dextra kann leicht mit der A. cystica verwechselt werden, wenn sie dicht am Gallenblaseninfundibulum verläuft und erst danach in Richtung Leber abbiegt.
- subseröses Auslösen der Gallenblase aus dem Leberbett mit Elektrohäkchen
- Blutstillung im Leberbett durch Elektrokoagulation
- Umsetzen des Optiktrokars auf den zweiten 10-mm-Trokar
- Entfernen der Gallenblase über infraumbilikale Inzision mit Spreizinstrument im Bergebeutel

Abschluss der OP
- Anheben der Faszie an der subumbilikalen Inzision durch Einzinkerhaken und Verschluss durch 2–3 Einzelknopffasziennähte
- erneutes Herstellen des Pneumoperitoneums und Inspektion des OP-Gebiets auf nachlaufendes Blut und ggf. Galle
- Spülung des OP-Gebiets, ggf. Herausleiten einer 6-mm-Silikonleichtflussdrainage oder Robinson-Drainage durch den rechtsseitigen Trokar (Rendez-vous-Technik)
- Entfernen der Trokare unter Sicht, Hautverschluss durch Intrakutannähte

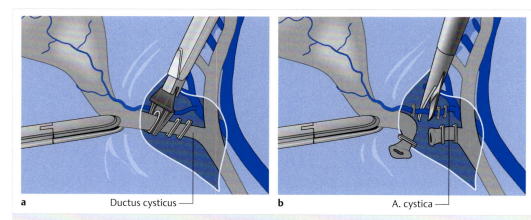

Abb. 17.5 Laparoskopische Cholezystektomie. Darstellung und Durchtrennung von Ductus cysticus und A. cystica.

17.2 Pathologien

Konventionelle (offen chirurgische) Cholezystektomie

OP-Technik

- Rippenbogenrandschnitt rechts (alternativ: Transrektalschnitt)
- Identifizierung von Ductus choledochus und hepaticus communis, Ductus cysticus und A. cystica im Calot-Dreieck
- Ligatur und Durchtrennung A. cystica
- Ligatur und Durchtrennung Ductus cysticus
- subseröse Exstirpation der Gallenblase (bipolare elektrische Schere)

- **alternativ: anterograde Cholezystektomie:**
  - insbesondere bei unübersichtlichen Verhältnissen durch starke Entzündung
  - Beginn mit subseröser Exstirpation der Gallenblase
  - Absetzen der Strukturen von ihrer unmittelbaren Verbindung zur Gallenblase

Choledochusrevision

OP-Technik

- Choledochotomie an der Vorderwand zwischen Haltefäden
- Steinextraktion mit Fasszange, Körbchen, Fogarty-Katheter oder Steinlöffel (▶ Abb. 17.6)
- nach Mobilisierung des Duodenums (Kocher) und Unterfahren mit der Hand, Kontrolle der Durchgängigkeit der Papille mit einer Gallensonde
- Choledochoskopie, mit flexiblem Choledochoskop; Spiegelung nach distal bis zur Papille, wenn möglich bis ins Duodenum; nach zentral bis zur Aufzweigung in die Segmentgallengänge
- ggf. Lokalisation weiterer Konkremente und Bergung unter Sicht mit Fogarty-Katheter, Zange oder Dormiakörbchen (▶ Abb. 17.7)
- ggf. Bougierung der Papille mit Olivensonden in ansteigender Größe
- Zurechtschneiden einer T-Drainage und Einlegen in den Gallengang
- Verschluss der Choledochotomie und Wasserprobe auf Dichtigkeit
- abschließende Kontrastmitteldarstellung des Gallengangsystems und des Abflusses in das Duodenum unter Durchleuchtung über die T-Drainage

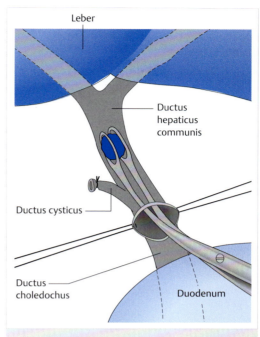

Abb. 17.6 **Choledochusrevision.** Choledochotomie und Steinextraktion.

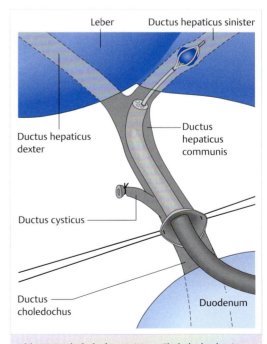

Abb. 17.7 **Choledochusrevision.** Choledochoskopie und Steinextraktion mit Dormiakörbchen.

Nachbehandlung

Laparoskopische und konventionelle Cholezystektomie

- klinische Kontrolle und Blutbild am 1. postoperativen Tag
- Blutbild, C-reaktives Protein (CRP) und Bilirubin am 3. postoperativen Tag
- danach Entlassung bei Beschwerdefreiheit und unauffälligen Laborparametern, ansonsten Sonografiekontrolle und ggf. Einleitung weiterer diagnostischer Maßnahmen

Choledochusrevision

- Kontrolle der Cholestaseparameter
- nach Erreichen eines normalen Bilirubins Hochhängen des Ablaufbeutels
- abschließende Kontrastmitteldarstellung über liegende T-Drainage
- Ziehen der T-Drainage frühestens 1 Woche postoperativ

Komplikationen

Perioperative Komplikationen

- **laparoskopische und konventionelle Cholezystektomie:**
  - Darmverletzung
  - Gallenwegsverletzungen (oft unbemerkt!)
  - Blutung aus der A. cystica und der A. hepatica dextra
  - Blutung aus einer hinter dem Gallenblasenbett verlaufenden Lebervene
  - Einengung des Ductus hepatocholedochus durch falsch platzierten Clip (durch lateralen Zug am Gallenblaseninfundibulum)
  - Durchtrennung des Hauptgallengangs oder eines Hauptasts durch Verwechslung mit dem Ductus cysticus
  - **Therapie:**
    - je nach Befund Relaparaskopie oder Laparatomie
    - ggf. direkte Rekonstruktion des Gallengangs über einliegende Drainage oder biliodigestive Anastomose
- **Choledochusrevision:**
  - Perforation des retroduodenalen Ductus choledochus
    - durch intraoperative Sondenmanipulation
    - durch fehlgeschlagenen endoskopischen Versuch der Stenteinlage
  - Therapie:
    - Duodenotomie und transduodenale Papillotomie
    - Einlage einer T-Drainage, deren distaler Schenkel bis in das Duodenum reicht
    - alternativ: Entlastung des Gallengangs mit sogenannter Völcker-Drainage, die transduodenal über einen Witzel-Kanal nach außen abgeleitet wird

Spätkomplikationen

- **laparoskopische und konventionelle Cholezystektomie:**
  - Nachblutung durch abgerutschte Clips oder diffus aus dem Gallenblasenbett
  - Cholaskos durch abgerutschten Zystikusclip
  - Cholaskos durch unbemerkte Eröffnung akzessorischer Gallengänge
  - subhepatischer Abszess, infiziertes Hämatom
  - Verschlussikterus durch verbliebene Gangkonkremente

17.2.2 Akute Cholezystitis

Ätiologie

- durch Steineinklemmung im Ductus cysticus oder Gallenblaseninfundibulum schmerzhafte Prallfüllung der Gallenblase und nachfolgende, zunächst abakterielle Entzündung; ggf. Ausbildung eines Gallenblasenhydrops
- im Verlauf sekundäre bakterielle Infektion (Aszension aus dem Duodenum, hämatogene Ausbreitung, lymphogene Ausbreitung)
- zunächst phlegmonös-fibrinöse, dann ggf. Gallenblasenempyem und/oder ulzerophlegmonöse bis nekrotisierende Verlaufsform

Symptomatik

- Zeichen der rechtsseitigen Oberbauchperitonitis mit Abwehrspannung
- begleitende oder vorausgehende Koliken
- Fieber, ggf. septischer Temperaturverlauf mit Schüttelfrost
- Übelkeit und Erbrechen
- palpable Resistenz im rechten Oberbauch

Diagnostisches Vorgehen

Laboruntersuchung

- erhöhte Entzündungsparameter (Leukozytose, CRP-Anstieg)
- AP, γGT bei begleitender Cholangitis oder ursächlicher Choledocholithiasis

Bildgebende Verfahren

Sonografie

- Druckschmerz durch Schallkopf, korreliert mit sonografischen Zeichen
- Wandverdickung der Gallenblase mit Dreischichtphänomen
- dichtes Echomuster, ggf. mit Spiegel bei Empyem (Differenzialdiagnose: Sludge)
- freie Flüssigkeit um die Gallenblasenwand (Pericholezystitis)
- entzündliche Infiltration des Leberbetts, evtl. mit Abszessdarstellung

Differenzialdiagnose

- Ulcus duodeni/ventriculi
- akute Pankreatitis
- Neoplasie oder entzündliche Prozesse im Bereich der rechten Kolonflexur
- Colon irritabile
- Nierensteinkolik
- Appendizitis (insbesondere mit retrozäkaler Lage)
- rechtsseitige Pneumonie
- Myokardinfarkt
- Pyelonephritis rechts

Therapeutisches Vorgehen

Indikationsstellung

Konservative Therapie

- wenn klinisch und sonografisch keine Perforation oder Gallenblasenempyem
- und wenn die Klinik bereits länger als 3 Tage besteht
- wenn schwere Begleiterkrankungen gegen eine frühzeitige Operation sprechen

OP-Indikationen

- Sofortoperation: bei V. a. Perforation, bei lokaler/fortschreitender Peritonitis
- Frühoperation: innerhalb 72 h nach Beginn der Symptomatik
- Intervalloperation: ca. 6 Wochen nach Abschluss der konservativen Therapie

Konservative Therapie

I.v.-Antibiose (z. B. Ceftriaxon) und **Nahrungskarenz** bis zur Beschwerdefreiheit

Operative Therapie

- **offene Cholezystektomie:** bei akuter Entzündung schneller als laparoskopisch, alle Komplikationen werden sicher beherrscht; anterogrades Vorgehen wegen unübersichtlicher Verhältnisse im entzündeten Lig. hepatoduodenale vorzuziehen
- **laparoskopische Cholezystektomie:** oft technisch möglich, aber zeitaufwendiger, indiziert bei frischen Befunden ohne Hinweis auf Komplikationen, vorteilhaft auch bei starker Adipositas, ggf. frühzeitiges Umsteigen zur offenen Cholezystektomie

Zur OP-Technik siehe im Abschnitt Operative Therapie (S. 276) im Kap. 17.2.1.

17.2.3 Gallenblasenkarzinom

Epidemiologie

- fünfthäufigster Tumor des Gastrointestinaltrakts
- Häufigkeitsgipfel 6.–7. Dekade
- Frauen : Männer = 2 : 1
- Disposition durch Cholezystolithiasis (Entartungsrisiko 1–3 %)
- erhöhtes Risiko bei chronisch kalzifizierender Cholezystitis (Porzellangallenblase)

Klassifikation

Die Stadieneinteilung erfolgt anhand der TNM-Kriterien (▶ Tab. 17.1) und nach dem AJCC-Schema (American Joint Committee on Cancer) (▶ Tab. 17.2).

Gallenblase und -wege

Tab. 17.1 TNM-Klassifikation des Gallenblasenkarzinoms.

Stadium	Definition
T – Primärtumor	
TX	Primärtumor nicht beurteilbar
T 0	kein Anhalt für Primärtumor
Tis	Carcinoma in situ
T 1	Tumor infiltriert Lamina propria oder muscularis
T 1a	Tumor infiltriert Lamina propria
T 1b	Tumor infiltriert Lamina muscularis
T 2	Tumor infiltriert perimuskuläres Bindegewebe, keine Infiltration von Serosa oder Leber
T 3	Tumor infiltriert die Serosa (viszerales Peritoneum) und/oder infiltriert direkt die Leber und/oder eine andere angrenzende Struktur (Magen, Duodenum, Kolon, Pankreas, Omentum oder extrahepatische Gallengänge)
T 4	Tumor infiltriert die Pfortader oder Leberarterie oder multiple extrahepatische Organe oder Strukturen
N – regionäre Lymphknoten	
NX	regionäre Lymphknoten nicht beurteilbar
N0	keine regionären Lymphknotenmetastasen
N1	Lymphknotenmetastasen an Ductus cysticus, DHC, A. hepatica und/oder Pfortader
N2	Lymphknotenmetastasen paraaortal, parakaval, an A. mesenterica superior, Truncus coeliacus
M – Fernmetastasen	
MX	Fernmetastasen nicht beurteilbar
M0	keine Fernmetastasen
M1	Fernmetastasen

Tab. 17.2 Stadieneinteilung (AJCC).

Stadium	TNM-Klassifikation
0	Tis, N0, M0
1a	T 1, N0, M0
2	T 2, N0, M0
3a	T 3, N0, M0
3b	T 1–3, N1, M0
4a	T 4, N0–1, M0
4b	• jedes T, N2, M0 • jedes T, jedes N, M1

Symptomatik

- meist symptomlos
- Courvoisier-Zeichen: schmerzlose Gallenblasenvergrößerung
- Spätsymptome: Ikterus, Gewichtsverlust, Kachexie

Diagnostisches Vorgehen

- **Sonografie:** wandständiger Tumor im Gallenblasenlumen (Differenzialdiagnose: wandständige, nicht schattengebende Konkremente), ggf. Infiltration des Leberbetts
- **ERCP:** zur Beurteilung der intra- und extrahepatischen Gallenwege
- **CT:** differenzialdiagnostische Abklärung, Lebermetastasen
- **Magnetresonanzcholangiografie:** ggf. Ergänzung der Gallengangsdiagnostik
- **diagnostische Laparoskopie:** ggf. zur Beurteilung der Operabilität, mit intraoperativer laparoskopischer Sonografie

Therapeutisches Vorgehen

Indikationsstellung

Chemotherapie/ Bestrahlung

Die Wirksamkeit einer neoadjuvanten oder adjuvanten Therapie ist möglich, aber nicht erwiesen (Studien laufen).

17.2 Pathologien

Chirurgische Therapie mit kurativem Ansatz

- **Cholezystektomie:** ausreichend bei Tumorstadien Tis, T 1a
- keine ausreichende Datenlage zur Nachresektion bei Tumorstadium T 1b, wahrscheinlich Cholezystektomie ausreichend
- zusätzliche Resektion des Gallenblasenbetts mit einem ca. 3 cm breiten Saum oder anatomische Leberresektion (Segmente IVb und V) mit Lymphadenektomie im Lig. hepatoduodenale bei einem Tumor ≥ T 2
- Mitresektion des Ductus choledochus bei Infiltration
- erweiterte Hemihepatektomie rechts mit zentraler Gallengangresektion und biliodigestiver Anastomose selten möglich und sinnvoll

Palliative Therapie

- bei Ikterus endoskopisch oder interventionell radiologisch zur Galleableitung
- bei gutem Allgemeinzustand ggf. Therapieversuch mit Chemotherapie, evtl. zusätzliche Radiatio, evtl. mit Hyperthermie oder chemischen Radiosensitizern (Studien!); Lebensverlängerung median ca. 3 Monate

Nachsorge

- rein symptomatisch, keine Prognoseverbesserung durch Rezidiverkennung
- hieraus ggf. palliative Therapiemaßnahmen ableiten

Prognose

- in frühen Stadien ohne Lymphknotenbefall Heilung möglich
- in fortgeschrittenen Stadien selten Heilung möglich

17.2.4 Extrahepatische Gallengangskarzinome

Klassifikation

- Die Stadieneinteilung erfolgt anhand der TNM-Kriterien (▶ Tab. 17.3) und nach dem AJCC-Schema (American Joint Committee on Cancer) (▶ Tab. 17.4).
- Die Bismuth-Einteilung (▶ Tab. 17.5) ist für die Planung der operativen Therapie von entscheidender Bedeutung.

Tab. 17.3 TNM-Klassifikation der extrahepatischen Gallengangstumoren.

Stadium	Definition
T – Primärtumor	
TX	Primärtumor nicht beurteilbar
T 0	kein Anhalt für Primärtumor
Tis	Carcinoma in situ
T 1	Tumor auf Gallengang beschränkt
T 2	Tumor durchbricht die Gallengangwand
T 3	Tumor infiltriert Leber, Gallenblase, Pankreas und/oder einen Hauptast der Portalvene oder der Leberarterie
T 4	Tumor infiltriert die Pfortader oder beide Hauptäste, die A. hepatica propria oder angrenzende Organe wie Kolon, Magen, Duodenum oder Bauchwand
N – regionäre Lymphknoten	
NX	regionäre Lymphknoten nicht beurteilbar
N0	keine regionären Lymphknotenmetastasen
N1	regionäre Lymphknotenmetastasen
M – Fernmetastasen	
MX	Fernmetastasen nicht beurteilbar
M0	keine Fernmetastasen
M1	Fernmetastasen

Tab. 17.4 Stadieneinteilung (AJCC).

Stadium	TNM-Klassifikation
0	Tis, N0, M0
1a	T 1, N0, M0
1b	T 2, N0, M0
2a	T 3, N0, M0
2b	T 1–3, N1, M0
3	T 4, jedes N, M0
4	jedes T, jedes N, M1

Tab. 17.5 Klassifikation der Klatskin-Tumoren nach Bismuth-Corlette.

Typ	Beschreibung
I	proximale Choledochustumoren ohne Beteiligung der Hepatikusgabel
II	Obstruktion beider Ducti hepatici ohne Beteiligung Segmentgallengänge
III	Obstruktion beider Ducti hepatici, Beteiligung Segmentgallengänge einseitig
IIIa	Beteiligung von Segmentgallengängen rechts
IIIb	Beteiligung von Segmentgallengängen links
IV	Obstruktion beider Ducti hepatici mit Beteiligung Segmentgallengänge beidseits

Symptomatik

Das Leitsymptom ist schmerzloser Ikterus.

Diagnostisches Vorgehen

- **Sonografie:** Beurteilung Gallenwege, Tumorausdehnung, Lebermetastasen
- **ERCP:** Darstellung des Gallengangsystems, ggf. Bürstenzytologie, bei Klatskin-Tumoren Bestimmung des Typs
- **CT:** Beurteilung Oberbauchorgane und Tumorausdehnung
- **Magnetresonanzcholangiografie:** bei wenig aussagekräftiger ERCP
- **Labor:** Tumormarker CA 19–9 und CEA, Entzündungsparameter, Leberwerte
- Oft kann die Diagnose erst **intraoperativ** gestellt werden.
- **Differenzialdiagnose:** entzündliche Befunde, sklerosierende Cholangitis, Mirizzi-Syndrom

Therapeutisches Vorgehen

Indikationsstellung

Chemotherapie/Bestrahlung

Ein Nutzen einer adjuvanten oder neoadjuvanten (Radio-)Chemotherapie ist nicht erwiesen.

Chirurgische Therapie mit kurativem Ansatz

Bei gutem Allgemeinzustand und gegebener Resektabilität sollte ein möglichst radikales chirurgisches Vorgehen erfolgen.

- **distale Gallenwegskarzinome:** partielle Duodenopankreatektomie (Whipple)
- **Gallengangskarzinome im mittleren Drittel:** selten indiziert, da der Tumor doch entweder nach proximal oder nach distal reicht. Dann jedoch vollständige Resektion der extrahepatischen Gallenwege, Cholezystektomie und Lymphadenektomie des Lig. hepatoduodenale, ggf. Mitresektion des anliegenden Pfortaderanteils oder einer Leberarterie. Der Tumor sollte immer en bloc reseziert werden, eine Präparation durch den Tumor ist sinnlos. Rekonstruktion durch Hepatikojejunostomie.
- **proximale Gallengangstumoren:** erweiterte Hemihepatektomie rechts als Standardeingriff, da der Ductus hepaticus sinister wesentlich länger ist und somit eher ein tumorfreies Ende zur biliodigestiven Anastomose gefunden wird, ggf. En-bloc-Mitresektion anhaftender Pfortader, Reanastomosierung durch Direktnaht. Hepatikojejunostomie auf den proximalen Anteil des Ductus hepaticus sinister. In seltenen Fällen (Typ IIIb nach Bismuth) ist eine Hemihepatektomie links indiziert.

Palliative Therapieansätze

- in der Regel endoskopische Stenteinlage (ERCP)
- falls nicht möglich, transhepatische Galleableitung
- Brachytherapie über transkutanen Katheter (klinische Studien)
- bei gutem Allgemeinzustand ggf. Therapieversuch mit Chemotherapie, evtl. zusätzliche Radiatio, evtl. mit Hyperthermie oder chemischen Radiosensitizern (klinische Studien!); Lebensverlängerung median ca. 3 Monate

Nachsorge und Prognose

- rein symptomatische Nachsorge, keine Prognoseverbesserung durch Rezidiverkennung, hieraus ggf. palliative Therapiemaßnahmen ableiten
- Die Mehrzahl der Patienten ist nicht resektabel.
- Die Prognose ist schlecht, jedoch ist durch radikales chirurgisches Vorgehen in frühen Stadien Heilung in klinischen Serien bis 50 % möglich.

Literatur

[1] Deutsche Gesellschaft für Verdauungs- und Stoffwechselerkrankungen und der Deutsche Gesellschaft für Viszeralchirurgie. S 3-Leitlinie. Diagnostik und Therapie von Gallensteinen (01.07.2007). AWMF-Registernummer 021/008. Im Internet: http://www.awmf.org/leitlinien/detail/ll/021-008.html; Stand: 09.01.2017
[2] Förster S, Klar E. Choledocholithiasis. Diagnostische und therapeutische Strategien. Chirurg 2008; 79: 881–892
[3] National Cancer Institute. Gallbladder cancer treatment (04.11.2016). Im Internet: http://www.cancer.gov/cancertopics/pdq/treatment/gallbladder/healthprofessional; Stand: 09.01.2017
[4] National Cancer Institute. Distal extrahepatic bile duct cancer treatment (16.11.2016). Im Internet: https://www.cancer.gov/types/liver/hp/bile-duct-treatment-pdq#section/_268; Stand: 09.01.2017
[5] National Cancer Institute. Bile duct cancer (Cholangiocarcinoma) treatment (16.11.2016). Im Internet: http://www.cancer.gov/cancertopics/pdq/treatment/bileduct/healthprofessional; Stand: 09.01.2017

18 Pankreas

N. T. Schwarz

18.1 Anatomie

- Das Pankreas ist ein retroperitoneal gelegenes Organ und liegt auf Höhe des 1.–3. Lendenwirbels. Anatomisch unterscheidet man Pankreaskopf (mit Processus uncinatus), -hals, -korpus und -schwanz.
- Am unteren Rand des Pankreashalses verlaufen die Mesenterialgefäße, dorsal des Pankreaskopfs und -halses liegt im Konfluens der Pfortaderursprung.
- Der distale Choledochus zieht intraparenchymatös dorsal im Pankreaskopf zum Duodenum.
- Der Kopf ist fixiert und wird vom duodenalen C-Bogen eingerahmt. Dies erlaubt nur eine geringe Verschieblichkeit.
- Das Pankreas ist abdominal auf 3 Wegen zugänglich:
  - durch das Omentum minus
  - durch das Lig. gastrocolicum
  - durch die Durchtrennung des Treitz-Bandes in Kombination mit dem Kocher-Manöver (Mobilisieren des Duodenums, ▶ Abb. 8.7); hiermit gelingt eine vollständige Mobilisierung des Kopfbereichs.

18.1.1 Exkretorische Ausführungsgänge

- Man unterscheidet 2 exkretorische Ausführungsgänge des Pankreas:
  - Ductus Wirsungianus als Hauptausführungsgang
  - Ductus Santorini, der lediglich den kranialen Anteil des Pankreaskopfs drainiert; er verfügt oft über eine separate Einmündung in das Duodenum.
- Ductus Wirsungianus und Ductus choledochus münden fast immer gemeinsam in der Papilla Vateri in den Zwölffingerdarm.

18.1.2 Arterien

- Die arterielle Versorgung des Pankreas (▶ Abb. 18.1) erfolgt über die A. pancreaticoduodenalis superior, die aus der A. hepatica communis entspringt.
- Der Pankreaskopf wird außerdem über die A. pancreaticoduodenalis inferior versorgt, die von der A. mesenterica superior abgeht.

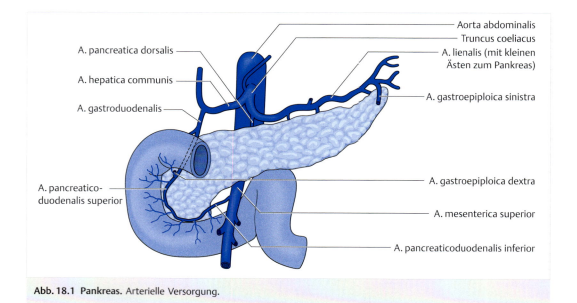

Abb. 18.1 Pankreas. Arterielle Versorgung.

- Während die arterielle Blutversorgung des Pankreas im Kopfbereich relativ konstant ist, haben Pankreaskorpus und -schwanz eine variable Gefäßversorgung, meist über kurze, der A. lienalis entspringende Arterien sowie durch Äste der quer verlaufenden A. pancreatica transversa.

18.1.3 Venen

- Der venöse Abfluss des Pankreaskopfs findet über die V. mesenterica superior statt.
- Korpus und Schwanz gehören zum Abflussgebiet der V. lienalis.

18.1.4 Lymphabfluss

- Die Lymphdrainage erfolgt über peripankreatische und sogenannte „Sammellymphknoten" (▶ Abb. 18.2).

- N1 bzw. peripankreatische Lymphknoten:
  - 1: anteriore duodenopankreatische Lymphknoten
  - 2: posteriore duodenopankreatische Lymphknoten (in ▶ Abb. 18.2 nicht gezeigt, dorsal von 1)
  - 3: suprapankreatische Lymphknoten (a Kopfbereich, b Körper-Schwanz-Bereich)
  - 4: infrapankreatische Lymphknoten (a Kopfbereich, b Körper-Schwanz-Bereich)
  - 5: lienale Lymphknoten
  - 6: subpylorische Lymphknoten (in ▶ Abb. 18.2 nicht eingezeichnet)
- N2 bzw. **Sammellymphknoten:**
  - 7: Lymphknoten an der Leberpforte
  - 8: zöliakale Lymphknoten
  - 9: Lymphknoten am Stamm der A. mesenterica superior
  - 10: obere paraaortale Lymphknoten

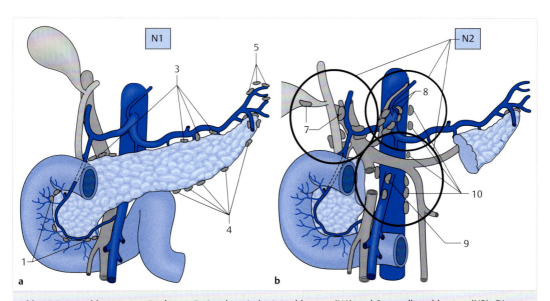

Abb. 18.2 Lymphknoten am Pankreas. Peripankreatische Lymphknoten (N1) und Sammellymphknoten (N2). Die posterioren duodenopankreatischen Lymphknoten (dorsal von 1 gelegen) und die subpylorischen Lymphknoten sind nicht eingezeichnet.
- 1: anteriore duodenopankreatische Lymphknoten
- 3: suprapankreatische Lymphknoten (a Kopfbereich, b Körper-Schwanz-Bereich)
- 4: infrapankreatische Lymphknoten (a Kopfbereich, b Körper-Schwanz-Bereich)
- 5: lienale Lymphknoten
- 7: Lymphknoten an der Leberpforte
- 8: zöliakale Lymphknoten
- 9: Lymphknoten am Stamm der A. mesenterica superior
- 10: obere paraaortale Lymphknoten

18.2 Physiologie

- Histologisch teilt sich das Pankreas in einen exokrinen und einen endokrinen Gewebeanteil.
- Die Langerhans-Inseln liegen vorwiegend im Bauchspeicheldrüsenkörper und -schwanz und produzieren die Hormone Insulin, Glukagon und Somatostatin.
- Täglich werden ca. 1500 ml des alkalischen Pankreassekrets gebildet, das neben Elektrolyten Enzyme zur Spaltung von Kohlenhydraten (Amylase), Fetten (Lipase, Phospholipasen), Nukleinsäuren (Ribo- und Desoxyribonukleasen) und Proteinen (Trypsin, Chymotrypsin) enthält. Die Proteasen liegen als inaktive Proenzyme vor und werden erst im Duodenum durch Enterokinasen in aktive Fermente umgewandelt, um das Organ vor einer Selbstverdauung zu schützen.
- Die exokrine und endokrine Potenz des Pankreas ist so groß, dass es erst bei einem Verlust von ca. 80 % des Parenchyms zu einer manifesten Insuffizienz (Diabetes mellitus, Malassimilation) kommt.

18.3 Pathologien des Pankreas

18.3.1 Akute Pankreatitis

Definition

- entzündliche Veränderungen der Bauchspeicheldrüse
- können primär im Organ entstehen oder als „Begleitpankreatitis" im Zusammenhang mit anderen Erkrankungen auftreten
- Unterscheidung akute und chronische Pankreatitis

Epidemiologie

- jährlich ca. 2–3 Neuerkrankungen pro 100 000 Einwohner in Europa

Ätiologie

- Häufigste Ursachen sind Gallenwegserkrankungen (50 % Cholelithiasis), Alkoholabusus (20–25 %) und die endoskopisch retrograde Cholangiopankreatikografie (ERCP).
- Seltenere Ursachen sind periampulläre Duodenaldivertikel, eine arteriomesenteriale Duodenalkompression, Pankreastraumen, Medikamente und toxische Einflüsse, der primäre Hyperparathyreoidismus, Hyperlipoproteinämien, Begleitpankreatitis bei Mumps, infektiöser Mononukleose und Virushepatitis. In 15 % der Fälle besteht eine idiopathische Pankreatitis.
- In der Mehrzahl der Fälle besteht eine akute ödematöse Pankreatitis, die auch mit peripankreatischen Fettgewebsnekrosen einhergehen kann.

Klassifikation

- Schwierig ist die Verlaufsbeurteilung zwischen einer milden (ödematösen) und schweren (hämorrhagisch-nekrotisierenden) Form der akuten Pankreatitis. Sie wurde aufgegeben zugunsten der Atlanta-Klassifikation (▶ Tab. 18.1).
- Pankreasversagen, die innerhalb von 48 h reversibel sind, sollten nicht zwangsläufig als schwere Pankreatitis angesehen werden.

Symptomatik

- Oberbauchschmerzen, evtl. Schmerzausstrahlung in den Rücken
- Übelkeit, Erbrechen, Meteorismus, Darmatonie, elastische Bauchdeckenspannung, evtl. Ikterus, Fieber, Oligurie

Tab. 18.1 Atlanta-Klassifikation der akuten Pankreatitis.

Klassifikation	Befund
schwere akute Pankreatitis	Organversagen und/oder lokale Komplikationen (Nekrose, Pseudozyste, Abszess)
leichte Pankreatitis	minimale Organdysfunktion, komplikationsloser Verlauf
akute Flüssigkeitsansammlung	in der Frühphase, in oder um das Pankreas
akute Pseudozyste	Ansammlung von Sekret, umgeben von einer Wand aus Granulationsgewebe, etwa 4 Wochen nach Beginn der Pankreatitis
Pankreasnekrose	fokales oder diffuses Areal nekrotischen Pankreasgewebes mit Fettgewebsnekrosen

nach: Bradley EL, 3 rd. A clinically based classification system for acute pancreatitis. Summary of the International Symposium on Acute Pancreatitis, Atlanta, September 11–13, 1992. Arch Surg 1993; 128: 586–590

Diagnostisches Vorgehen

- genaue körperliche Untersuchung bei Diagnosestellung und im Verlauf der akuten Pankreatitis zum frühzeitigen Nachweis von Komplikationen
- Bestimmung von Laborparametern bei Erstbefundung sowie im Verlauf (▶ Tab. 18.2). Lipasebestimmung wichtiger als Amylase, da längere Halbwertszeit. Spezifität 97 %, Sensitivität 67 %.
- Bei Verdacht auf akute Pankreatitis sichert der **transabdominale Ultraschall** bei ca. 33 % der Patienten die Diagnose.
- Der **sonografische** Nachweis von Gallenwegskonkrementen sowie eine Erhöhung der Cholestaseparameter sprechen für eine biliäre Genese der Pankreatitis.
- Nach der derzeit gültigen Leitlinie der Deutschen Gesellschaft für Verdauungs- und Stoffwechselkrankheiten (DGVS) ist eine **Kontrastmittel-CT** im Regelfall für die Diagnose einer akuten Pankreatitis nicht notwendig.
- Eine **ERCP** ist indiziert beim Verschlussikterus und bei einem anhaltenden Cholestasesyndrom.

Tab. 18.2 Bestimmung von Laborparametern bei akuter Pankreatitis.

bei Erstbefundung	Überprüfung im Verlauf
- Blutbild - CRP - arterielle Blutgasanalyse - Natrium, Kalium, Kalzium - Kreatinin - Lipase - ALT - Albumin - Triglyzeride - LDH - Glukose	- Blutbild - CRP - arterielle Blutgasanalyse - Natrium, Kalium, Kalzium - Kreatinin

ALT: Alanin-Aminotransferase; CRP: C-reaktives Protein; LDH: Laktatdehydrogenase

Therapeutisches Vorgehen

Indikationsstellung

- Die Therapie ist streng **konservativ** und umfasst neben einer engmaschigen Überwachung des Patienten eine standardisierte Basistherapie (▶ Abb. 18.3).
- Alle intensivmedizinischen Überwachungs- und Therapiemöglichkeiten müssen ausgeschöpft werden.
- Bei einer **biliären Genese** ist eine Cholezystektomie im Intervall indiziert, der optimale Zeitpunkt ist individuell zu entscheiden.
- Bei einer **ödematösen** Verlaufsform kann in der Regel nach Durchführung einer ERCP eine laparoskopische Cholezystektomie erfolgen.
- Bei der **nekrotisierenden** Form sollte die Entzündung erst vollständig abklingen und eine elektive Cholezystektomie frühestens nach 3–6 Wochen erfolgen.
- Patienten mit **septischen Komplikationen** durch infizierte Nekrosen bedürfen einer chirurgischen Therapie. Wichtigster Entscheidungsfaktor ist dabei ein progredientes Multiorganversagen trotz maximaler Intensivtherapie oder der Punktionsnachweis infizierter Nekrosen bei Sepsis.

Konservative Therapie

- **parenterale Ernährung:** Bei einer ausgeprägten Hypertriglyzeridämie sollten Fettemulsionen vermieden werden. Cave: Blutzuckerentgleisungen sind nicht selten.
- **Flüssigkeits- und Elektrolytzufuhr:** Zu Beginn der Erkrankung kann ein erhebliches intravasales Flüssigkeitsdefizit auftreten (bis zu 8 l/d), das durch eine beträchtliche Flüssigkeitssequestration im Retroperitoneum bedingt ist.
- **Schmerztherapie:** Morphinagonisten sollten vermieden werden, da sie eine Druckerhöhung am Sphincter Oddi bewirken.
- Durch eine frühzeitige antibiotische Therapie können septische Komplikationen signifikant vermindert werden.

Operative Therapie

- Ziel des chirurgischen Eingriffs ist die interventionelle Entlastung (Abszesse) oder die operative Entfernung sämtlicher intra- und peripankreatischer Nekrosen und des pankreatogenen Sekrets. Inzwischen werden an ausgesuchten Zentren solche Maßnahmen auch endoskopisch transgastral durchgeführt.
- In der Operation werden nach Spülung von Bauchhöhle und Bursa omentalis dicklumige Silikondrainagen platziert, vor allem entlang der typischen retroperitonealen Nekrosestraßen mit kontinuierlicher postoperativer Lavage, programmierter Etappenlavage oder weiteren Revisionen bei „offenem Abdomen" („Laparostoma").

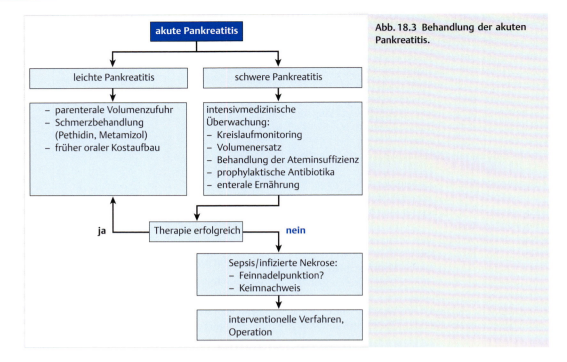

Abb. 18.3 Behandlung der akuten Pankreatitis.

- Beim Débridement sollte möglichst viel vitales Pankreasparenchym erhalten werden, um eine spätere Organinsuffizienz zu verhindern. In den letzten Jahren fand ein Wandel bezüglich der Indikation zur Nekrosektomie zu immer selteneren und später durchgeführten Operationen statt. Dieser geht mit einer deutlichen Reduktion der Mortalität von 39 % auf 12 % einher.

Komplikationen

- Typische Spätkomplikationen der akuten Pankreatitis sind der **Pankreasabszess** bzw. die **Pankreasnekrose** und die Bildung von **Pseudozysten**.
- Infizierte Pankreasnekrosen erhöhen die Mortalität der akuten Pankreatitis auf ca. 40 %, daher ist es ein zentrales Ziel der Behandlung, die Infektion von Nekrosen zu verhindern.
- Die **akute nekrotisierende Pankreatitis** als schwere frühe Verlaufsform einer akuten Pankreatitis ist geprägt durch die massive systemische Einschwemmung von vasoaktiven und toxischen Substanzen, die zu metabolischen, renalen, kardiozirkulatorischen und pulmonalen Reaktionen führen (drohendes Multiorganversagen).
- Daneben kommt es häufig zur bakteriellen Besiedlung der Nekrosen durch enterogene Keime mit nachfolgender **Sepsis**. Diagnostisch relevant hierbei sind die kontrastmittelverstärkte Computertomografie (zur Beurteilung der Ausdehnung und Abgrenzung der Nekrosen) und die sonografisch gesteuerte Punktion der Nekrosen (Bakteriologie).
- Als bester Verlaufsparameter für die Entwicklung von Pankreasnekrosen gilt die Bestimmung des CRP.

18.3.2 Chronische Pankreatitis

Epidemiologie

Die Prävalenz beträgt ca. 27 Fälle pro 100 000 Einwohner.

Ätiologie

- Die Ätiologie der chronischen Pankreatitis entspricht der akuten Form. Dominierender Faktor ist ein chronischer **Alkoholabusus** (70 %).
- Die **Pathogenese** der chronischen Pankreatitis verläuft trotz der unterschiedlichen Entstehungsursachen relativ uniform.

- Ausgangspunkt für später nachweisbare pathomorphologische Veränderungen der Organstruktur ist die intraluminale Ausfällung von Proteinen in den Azini und dem Gangsystem.
- Durch Kalziumeinlagerung entstehen Konkremente und Parenchymverkalkungen. Zusätzlich führt die Proliferation des perikanalikulären Bindegewebes mit Invasion in das Lumen zu Stenosen und Verschlüssen des Gangsystems, die als Kaliberschwankungen der kleinen und großen Pankreasgänge nachweisbar sind.
- Bei einer unvollständigen Gangobstruktion kann es zu zystischen Erweiterungen des Gangsystems kommen. Die Druckerhöhungen infolge des gestörten Sekretabflusses können akute Schübe auslösen, die durch die Sklerosierung von Parenchym zu einem permanenten Verlust von exokrinem Pankreasgewebe führen.
- Eine Zerstörung des Inselapparats kann später nachfolgen.

Diagnostisches Vorgehen

- **klinische Untersuchung:** Zur Beurteilung der funktionellen exokrinen und endokrinen Organreserven werden die gängigen Methoden der Pankreasfunktionsdiagnostik angewandt: Elastasebestimmung im Stuhl, Pankreolauryltest, Stuhlgewicht/d, Blutzuckertagesprofil, oraler Glukosetoleranztest, Langzeitzucker (HbA1-Test).
- **Röntgen:** Bereits auf einer Abdomenübersichtsaufnahme lassen sich oft Kalzifikationen im Bereich der Pankreasloge erkennen. Eine Thoraxübersichtsaufnahme dient zum Ausschluss pleuropulmonaler Komplikationen (Pleuraerguss).
- Die **Sonografie** stellt die Basis der bildgebenden Diagnostik dar und gibt Auskunft über die Größe und Kontur des Pankreas, Pankreasgangkonkremente, zystische Veränderungen, eine Dilatation des Gangsystems und einen pankreatogenen Aszites.
- Die **Kontrastmittel-CT** gilt inzwischen als Standard in der bildgebenden Diagnostik. Sie hilft bei der exakteren Beurteilung des Pankreasschwanzes und der vorbestehenden pathomorphologischen Veränderungen im Rahmen der Operationsplanung.
- Eine **ERCP** dient zum Nachweis von Okklusionen und Stenosen des Pankreasgangsystems.

Therapeutisches Vorgehen

Indikationsstellung

(▶ Abb. 18.4).

OP-Indikationen

- ein konservativ nicht mehr beherrschbares Schmerzsyndrom
- Malignomverdacht
- Komplikationen einer chronischen Pankreatitis (z. B. Beeinträchtigung benachbarter Organe, Fisteln, Pseudozysten, Gallengangsdestruktionen)

Konservative Therapie

Die chronische Pankreatitis wird im Anfangsstadium internistisch behandelt. Im Vordergrund der Behandlung stehen:
- Beseitigung von Noxen
- eiweißreiche und fettarme Diät
- ausreichende Substitution von Pankreasenzymen

Operative Therapie

OP-Ziele

- langfristige Reduktion der Schmerzen, Schmerzfreiheit
- verbesserte Lebensqualität, geringere Hospitalisation, Resozialisierung
- Beseitigung und Vermeidung von Komplikationen
- Erhaltung der endokrinen und exokrinen Restfunktion des Pankreas

Drainageverfahren

- Eine Ableitungsoperation (Dekompression) soll die aufgrund der Verkalkungen entstandene schmerzauslösende Stauung bekämpfen oder ganz beseitigen.
- Ein typisches Verfahren stellt die **laterolaterale Pankreatojejunostomie** nach Partington-Rochelle (▶ Abb. 18.5) dar, bei der der aufgespaltene Ductus pancreaticus in ganzer Länge mit einer Roux-Y-Schlinge anastomosiert wird. Die Voraussetzung für eine wirksame Drainage ist die Ableitung des erweiterten Ductus Wirsungianus auf einer Länge von 7–10 cm. Häufiger sind multiple Stenosen mit dazwischen liegenden Dilatationen (sogenannten „chain of lakes"). Eine unzureichende Drainage von Seitengängen führt

Pankreas

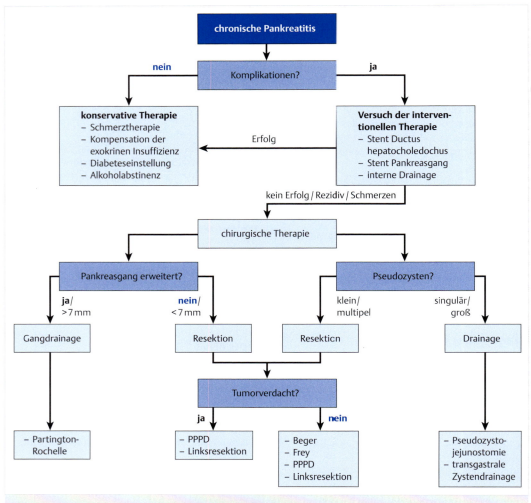

Abb. 18.4 Therapeutisches Vorgehen bei chronischer Pankreatitis.

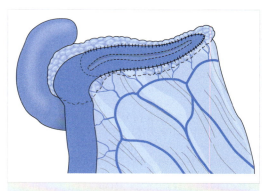

Abb. 18.5 Laterolaterale Pankreatojejunostomie nach Partington-Rochelle.

zu einem Fortbestehen des primären Entzündungsgeschehens mit evtl. späterer narbiger Okklusion der Anastomose. Auch werden kleinere Pankreaskarzinome, die zu einer Stenose geführt haben, bei diesen Operationsverfahren nicht entdeckt.

Resektionsverfahren

- Bei chronisch entzündlichen Prozessen im Bereich des Pankreaskopfs kann außer einer klassischen **Pankreaskopfresektion** (nach Kausch-Whipple) oder einer **Pankreatektomie** auch eine **duodenumerhaltende Pankreaskopfresektion** (nach Beger oder Frey) erfolgen. Indikationen

18.3 Pathologien des Pankreas

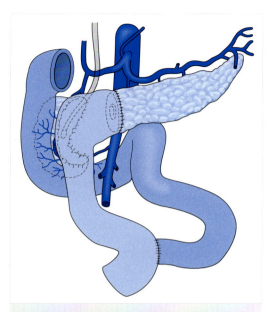

Abb. 18.6 Pankreas-OP nach Beger. Drainage des enukleierten Pankreaskopfs nach duodenumerhaltender Pankreaskopfresektion mit mobilisiertem Jejunum in Y-Roux-Technik.

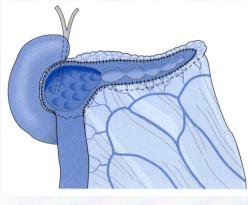

Abb. 18.7 Pankreas-OP nach Frey.

Kombination aus Resektionsverfahren und erweiterter Drainageoperation

Kombinierte Verfahren, wie z. B. die Kombination aus laterolateraler Pankreatojejunostomie mit einer limitierten lokalen Pankreaskopfresektion (nach Frey), finden bei dilatiertem, stenosierendem Ductus Wirsungianus und gleichzeitigem entzündlichem Pankreaskopftumor häufiger Anwendung (▶ Abb. 18.7).

hierfür sind Duodenal-, Pankreasgang- oder Choledochusstenosen mit Cholestase, ein chronisches Schmerzsyndrom und eine Einengung der retroperitonealen Blutgefäße (Pfortader). Dabei wird der Pankreaskopf subtotal zwischen duodenaler Pfortaderkante und dem intrapankreatisch gelegenen Choledochussegment reseziert. Die Rekonstruktion des Pankreaskopfs erfolgt dann mit einem Jejunuminterponat (▶ Abb. 18.6).
- Bei der **Linksresektion** werden je nach Ausdehnung der entzündlichen Veränderungen Pankreasschwanz, -korpus und ggf. Anteile des Pankreaskopfs mit oder ohne Mitnahme der Milz reseziert.
- **Rechtsresektionen** umfassen die partielle oder totale Duodenopankreatektomie. Der Nachteil der Resektionen ist die Verminderung der noch funktionstüchtigen Organsubstanz, was zum gehäuften Auftreten einer exo- und endokrinen Pankreasinsuffizienz führt.
- Bis auf die klassische Kausch-Whipple-Resektion sind die anderen OP-Verfahren bei V. a. malignen Pankreaskopftumor kontraindiziert.

18.3.3 Pankreaspseudozysten

Definition
- Im Gegensatz zu echten Pankreaszysten (dysontogenetische Zysten, Retentionszysten, Zystadenome und -adenokarzinome), ist die Wand der Pseudozysten nicht mit Epithel ausgekleidet. Die Abgrenzung zum umgebenden Parenchym erfolgt lediglich durch eine fibröse Membran.
- Pankreaspseudozysten können posttraumatisch oder infolge akuter und chronischer Pankreatitiden auftreten.

Symptomatik
- Kleine Zysten bleiben meist klinisch stumm und werden lediglich als Zufallsbefunde bei sonografischen oder computertomografischen Untersuchungen erkannt.
- Größere Zysten imponieren klinisch als tastbare abdominale Resistenzen. Neben Schmerzen können indirekte Symptome auftreten, die durch die Verdrängung von benachbarten Strukturen, z. B.

Magen, Duodenum oder Ductus choledochus, verursacht werden.
- Selten sind Komplikationen wie Arrosionsblutungen (aus A. lienalis, A. gastroduodenalis, A. gastroepiploica), Abszedierung oder Zystenruptur.

Diagnostisches Vorgehen
- klinische Untersuchung: evtl. palpable Oberbauchresistenz
- Sonografie, Endosonografie, ggf. Punktion (Bestimmung CA 19–9, CEA möglich)
- Computertomografie, MRCP
- ERCP, Intestinoskopie

Therapeutisches Vorgehen
Indikationsstellung
- Eine Operationsindikation ist gegeben bei drohenden **Komplikationen** (relative OP-Indikation), z. B. bei Rupturgefahr infolge einer raschen Größenzunahme der Pseudozyste, und wenn die Zyste > 6 cm misst, nach mehr als 6 Wochen keine Rückbildungstendenz zeigt und klinische Beschwerden verursacht.
- Malignome sollten ausgeschlossen sein.

Operative Therapie
- Kleinere, symptomatische Pseudozysten werden reseziert.
- Eine sogenannte „innere Drainage" durch eine Operation ist technisch erst möglich, wenn die Zystenwand (meist nach 6–8 Wochen) ausreichend verfestigt ist, um ein geeignetes Nahtlager für die geplante Anastomose zu bieten. Je nach der Lokalisation der Pseudozyste kann eine innere Drainage durch
  - eine Zystogastrostomie,
  - eine Zystojejunostomie mit ausgeschalteter Roux-Y-Schlinge oder
  - eine Zystoduodenostomie erfolgen.
- In jedem Fall muss der tiefste Punkt der Zyste zur Anastomose verwendet werden, um eine vollständige Entleerung des Zysteninhalts zu gewährleisten.

Minimalinvasive Verfahren
- sonografisch gesteuerte Zystenpunktion
- endoskopische Zystoenterostomie mit Einlage eines inneren Drainagekatheters (üblicherweise in den Magen) zur permanenten Zystenentleerung
- seltener perkutane Katheterdrainage (evtl. mit medikamentöser Unterstützung durch Somatostatin)

18.3.4 Pankreaskarzinom
Epidemiologie
- Das Pankreaskarzinom umfasst ca. 10 % aller Neoplasmen des Gastrointestinaltrakts und ist innerhalb dieser Gruppe an Tumoren derzeit die vierthäufigste zum Tode führende Malignomart, mit einer Überlebensrate von weniger als 5 %.
- Inzidenz von 8–10 pro 100 000 Einwohnern, sie ist langsam zunehmend.
- Männer und Frauen sind gleich häufig betroffen.

Ätiologie
Die Ätiologie ist zum Teil weiterhin unklar und vermutlich multifaktoriell (Nikotin, Alkohol, hereditär).

Klassifikation
- Die Stadieneinteilung erfolgt anhand der TNM-Kriterien (▶ Tab. 18.3, ▶ Tab. 18.4, ▶ Tab. 18.5, ▶ Tab. 18.6) [1].
- Nach dem Ursprungsort teilt man die Pankreaskarzinome ein in:
  - **duktale Adenokarzinome** des exokrinen Pankreasparenchyms (90 % der Fälle). Man unterscheidet im Wesentlichen
    - Adenokarzinome,
    - eine interessante Untergruppe von Zystadenokarzinomen,
    - seltener Azinuszellkarzinome und
    - undifferenzierte Karzinome.
  - intraduktale papillär-muzinöse Neoplasien des Pankreas (IPMN)
  - **periampulläre Karzinome** (signifikant bessere Prognose!)
  - **Inselzellkarzinome**
- Entsprechend der Lokalisation unterscheidet man bei den duktalen Adenokarzinomen: Pankreaskopf- (ca. 70 %), Pankreaskorpus- (ca. 10 %) und Pankreasschwanzkarzinome (ca. 20 % der Fälle).
- Die periampullären Karzinome gehen vom duodenalen C, vom Ductus choledochus, von der Papilla Vateri oder der angrenzenden Duoden-

18.3 Pathologien des Pankreas

Tab. 18.3 TNM-Klassifikation des exokrinen Pankreaskarzinoms.

Stadium	Definition
T – Primärtumor	
Tis	Carcinoma in situ
T1	begrenzt auf Pankreas ≤ 2 cm
T2	begrenzt auf Pankreas > 2 cm
T3	Tumorausdehnung über das Pankreas hinaus, aber ohne Beteiligung von Truncus coeliacus oder A. mesenteria superior
T4	Infiltration von Truncus coeliacus oder A. mesenteria superior
N – regionäre Lymphknoten	
N0	keine regionären Lymphknotenmetastasen
N1	regionäre Lymphknotenmetastasen
M – Fernmetastasen	
M0	keine Fernmetastasen
M1	Fernmetastasen

Tab. 18.5 TNM-Klassifikation des periampullären Pankreaskarzinoms.

Stadium	Befund
T – Primärtumor	
Tis	Carcinoma in situ
T1	Tumor begrenzt auf die Ampulla Vateri oder den Sphincter Oddi
T2	Einwachsen in die Wand des Duodenums
T3	Pankreasinfiltration
T4	Einwachsen in peripankreatisches Bindegewebe oder Nachbarorgane
N – regionäre Lymphknoten (Lymphadenektomie von ≥ 10 regionären Lymphknoten, sonst NX)	
N0	keine regionalen Lymphknoten befallen
N1	regionale Lymphknotenmetastasen
M – Fernmetastasen	
M0	keine Fernmetastasen
M1	Fernmetastasen

Tab. 18.4 Stadieneinteilung des endokrinen Pankreaskarzinoms (gilt nicht für perampulläre Karzinome)

Stadium	TNM-Klassifikation
0	Tis, N0, M0
Ia	T1, N0, M0
Ib	T2, N0, M0
IIa	T3, N0, M0
IIb	T1, 2, 3, N1, M0
III	T4, jedes N, M0
IV	jedes T, jedes N, M1

Tab. 18.6 Stadieneinteilung des periampullären Karzinoms.

Stadium	TNM-Klassifikation
Ia	T1, N0, M0
Ib	T2, N0, M0
IIa	T3, N0, M0
IIb	T1, 2, 3, N1, M0
III	T4, jedes N, M0
IV	jedes T, jedes N, M1

alschleimhaut aus. Die genaue Feststellung ihres Ursprungsorts ist oft nicht möglich.
- **intraduktale papillär-muzinöse Neoplasien** (IPMN) (▶ Abb. 18.8):
  - Anatomische Unterscheidung erfolgt in Hauptgang- und Nebengang-IPMN.
  - Potenziell malignes Wachstum findet sich bei Hauptgang-IPMN, männlichem Geschlecht, Tumorgröße > 2 cm, knotiger Veränderung der Zyste, CEA > 200 im Zysteninhalt, Pankreasgang- oder Gallengangerweiterung.
  - Asymptomatische Nebengang-IPMN können alle 6–12 Monate überwacht werden, wenn sie < 2 cm groß sind und keine soliden Zystenanteile besitzen.
  - Hauptgang-IPMN und größere (> 2 cm) Nebengang-IPMN sollten chirurgisch reseziert werden.
  - Prognose:
    - invasives IPMN: 5-Jahres-Überlebensrate 40–60 %
    - nicht invasives IPMN: 5-Jahres-Überlebensrate 80–100 %

Symptomatik

- Neben unspezifischen Hinweisen auf ein Tumorleiden (Appetitlosigkeit, Gewichtsverlust, Leistungsknick) können Oberbauch- und Rückenschmerzen (durch Sekretstau oder Infiltration des Plexus solaris) auftreten.
- Auch ein schmerzloser Ikterus bei palpabler, nicht druckdolenter Gallenblase (Courvoisier-Zeichen) gilt als klassisches klinisches Symptom.

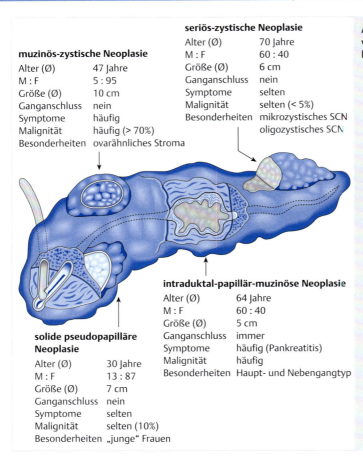

Abb. 18.8 Differenzialdiagnose relevanter zystischer Tumoren des Pankreas. SCN: serös-zystische Neoplasie.

Diagnostisches Vorgehen

- Problematisch ist nach wie vor, dass Pankreaskarzinome spät symptomatisch werden.
- Primäres Screeningverfahren ist die **Oberbauchsonografie**, mit der bereits ca. 70 % der Pankreastumoren erkennbar sind. Tumoren mit einem Durchmesser von unter 2 cm sowie im Bereich des Pankreasschwanzes lokalisierte Malignome werden allerdings sonografisch häufig nicht erkannt. Hier ist bei einem entsprechenden Verdacht ein **Kontrastmittel-CT** (ideal 3-Phasen-CT zur Beurteilung der Lagebeziehung zu den Gefäßen) indiziert, das außerdem ein organüberschreitendes Tumorwachstum und Lymphome besser zur Darstellung bringt.
- Die **ERCP** zeichnet sich durch eine hohe Sensitivität und Spezifität aus.
- Bei einer unsicheren Differenzierung zwischen neoplastischen und entzündlichen Veränderungen kann eine **zytologische Untersuchung** des endosonografisch gewonnen Tumorpunktats hilfreich sein.
- Als spezifischer **Tumormarker** für das Pankreaskarzinom gilt das CA 19-9, das im fortgeschrittenen Stadium zu 70–80 % erhöht ist. Als Sreeningparameter ist es jedoch ungeeignet, da erhöhte Werte auch bei der Pankreatitis, Cholestase und bei anderen Tumoren des Gastrointestinaltrakts beobachtet werden.
- Die perkutane **Feinnadelpunktion** ist heute obsolet, da im Zweifel endosonografisch punktiert oder explorativ laparotomiert wird.

Therapeutisches Vorgehen

Indikationsstellung

Operative Therapie

- Die Operation des Pankreaskarzinoms gilt als einziger potenziell kurativer Behandlungsweg. Als Ausschlusskriterien gelten Peritonealkarzinose, Lebermetastasen und andere Fernmetastasen. Eine lokale Gefäßinfiltration kann evtl. mit Resektion und Gefäßrekonstruktion behandelt werden und stellt keine strenge Kontraindikation dar.
- Tumoren der Pankreaskopfregion und periampulläre Karzinome werden durch eine **partielle Duodenopankreatektomie** (OP nach Whipple oder pyloruserhaltende Pankreaskopfresektion) behandelt.
- Standardverfahren für Korpus- und Schwanzkarzinome ist die **Linksresektion** des Pankreas mit **Splenektomie**. Bei beiden Verfahren sind verbesserte Spätresultate durch systematische Lymphadenektomie, aber nicht durch extendierte intra- und retroperitoneale Lymphadenektomie erzielt worden.
- Die lokale **Papillenexzision** kann bei kleinen Papillenkarzinomen und bei Patienten mit einem zu hohen Risiko für eine partielle Duodenopankreatektomie erwogen werden.
- Die **totale Pankreatektomie** erbrachte keine besseren Überlebensraten, ist jedoch mit den oft erheblichen Problemen einer postoperativen exo- und endokrinen Pankreasinsuffizienz belastet.

Adjuvante Therapie

- Radio- und Chemotherapie haben in Studien bisher zu keiner signifikanten Verbesserung der Langzeitprognose des Pankreaskarzinoms geführt.
- Eine adjuvante Chemotherapie sollte innerhalb von 6 Wochen nach der Operation begonnen werden. Empfohlen werden entweder Gemcitabin oder 5-FU/Folinsäure.
- Eine adjuvante Therapie kann sowohl bei R0- als auch bei R1-Resektionen geplant werden.
- Neoadjuvante Chemotherapien (FOLFORINOX) oder seltener Radiochemotherapien können bei lokal fortgeschrittenen, nicht metastasierten Tumoren im Rahmen von Studien als Maßnahme zum Downsizing überlegt werden.

Operative Therapie

Partielle Duodenopankreatektomie nach Whipple

- Bei diesem Eingriff werden folgende Strukturen im Sinne einer En-bloc-Resektion entfernt (▶ Abb. 18.9):
  - Pankreaskopf sowie je nach Tumorlokalisation Anteile von Hals und Korpus der Drüse
  - das Duodenum mitsamt einem kurzen Abschnitt des proximalen Jejunums
  - die peripankreatischen Lymphknoten und die Lymphknoten des Lig. hepatoduodenale
  - die Gallenblase mitsamt den Gallenwegen
  - die distale Hälfte des Magens zusammen mit der rechten Hälfte des großen Netzes
- Der operative Eingriff gliedert sich taktisch in 2 Abschnitte: die Resektion und die Rekonstruktion.
- Als günstigster Zugang gilt die quere Oberbauchlaparotomie.

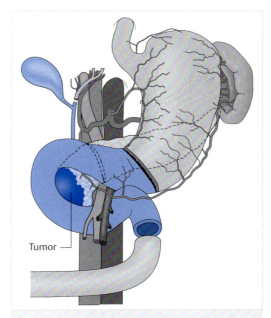

Abb. 18.9 Partielle Duodenopankreatektomie. Ausmaß der Resektion bei der partiellen Duodenopankreatektomie ohne Pyloruserhalt. Die Mesenterialgefäße werden geschont.

OP-Technik

- Zunächst gilt es, im Hinblick auf die Resezierbarkeit die lokale Tumorausbreitung zu beurteilen. Dazu müssen die V. mesenterica superior im sub- und retropankreatischen Verlauf dargestellt werden und die V portae bzw. der Konfluens vom Pankreas ablösbar sein.
- Es folgt die Überprüfung des Lymphknotenstatus, wobei hier ein Kompartiment 1 (peripankreatische Lymphknoten) von einem Kompartiment 2 (Sammellymphknoten) zu unterscheiden ist (▶ Abb. 18.2). Sind Lymphknoten am Truncus coeliacus oder paraaortal befallen, erscheint eine Resektion von fraglichem Nutzen. Leberfiliae und Peritonealkarzinose sind in der Regel Kontraindikationen zur Pankreasresektion.
- Nach Überprüfung der Resektabilität beginnt die Resektion mit der Cholezystektomie und der Skelettierung des Lig. hepatoduodenale. Ob eine distale Magenresektion oder die postpylorische Absetzung des Duodenums durchgeführt wird, hängt von den lokalen Verhältnissen ab.
- Die rekonstruktive Phase des Eingriffs beginnt mit der Pankreatojejunostomie oder Pankreatogastrostomie.
- Es folgt eine End-zu-Seit-Hepatikojejunostomie, danach eine Gastrojejunostomie mit oder ohne Braun-Fußpunktanastomose in Abhängigkeit von der Rekonstruktion (▶ Abb. 18.10).

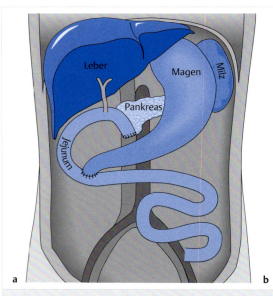
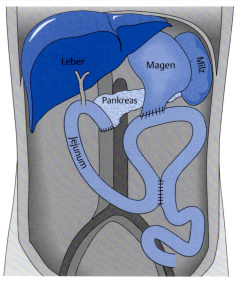

a
b

Abb. 18.10 Rekonstruktion nach partieller Duodenopankreatektomie. Rekonstruktionsmöglichkeiten.
- a: pyloruserhaltend
- b: mit distaler Magenresektion als Pankreatojejunostomie (alternativ auch als Pankreatogastrostomie möglich).

Pankreaslinksresektion mit Splenektomie

OP-Technik

- Diese Operation wird von links nach rechts ausgeführt und beginnt mit der Spaltung des Lig. gastrocolicum.
- Nach der Beurteilung der Resezierbarkeit wird das Lig. gastrolienale durchtrennt und der Pankreasschwanz mitsamt der Milz mobilisiert.
- Ligatur der Milzgefäße und Durchtrennung des Pankreas in ausreichendem Abstand vom Tumor.
- Das Restpankreas wird entweder durch Nähte fischmaulartig verschlossen oder mit einer ausgeschalteten Roux-Y-Dünndarmschlinge anastomosiert.

Palliativmaßnahmen

- Palliative Eingriffe zielen auf die Beseitigung biliärer und gastrointestinaler Passagestörungen. Hier ist die Anlage einer **Gastroenterostomie** (bei duodenaler Passagestörung) und/oder einer **biliodigestiven Anastomose** (bei nicht stentbarer Choledochusstenose) indiziert.
- Die perkutane transhepatische Katheterdrainage der Gallenwege wird außer zur präoperativen Entlastung bei einem Verschlussikterus in Ausnahmefällen bei Palliativsituationen durchgeführt.

Prognose

- Die Prognose des Pankreaskarzinoms ist ungünstig. Die mittlere Überlebenszeit liegt bei 3–6 Monaten. Wesentlicher Grund ist die späte Diagnose des Tumors mit der Folge, dass 70–80 % der Karzinome zum Zeitpunkt ihrer Feststellung unter kurativer Intention nicht mehr operabel sind.
- Bei mehr als 95 % der Patienten ist auch nach erfolgter Resektion mit einem Tumorrezidiv zu rechnen.
- Die günstigsten operativen Therapieergebnisse werden beim Papillenkarzinom (20–30 % 5-Jahres-Heilungsrate) und den IPMN (40–100 % 5-Jahres-Heilungsrate) erzielt.

18.3.5 Endokrine Pankreastumoren

Inzidenz

Neuroendokrine Tumoren des Pankreas (PET: Pancreatic neuroendocrine Tumor) sind selten (4–12 Neuerkrankungen pro 1 Million Einwohner).

Ätiologie

Die Ätiologie ist unbekannt.

Einteilung

- Biologisch werden gutartige PET von gut differenzierten neuroendokrinen Karzinomen und wenig differenzierten neuroendokrinen Karzinomen (2–3 % der Fälle) unterschieden.
- Benigne Neubildungen, die vom endokrinen Inselorgan des Pankreas ausgehen, bilden Peptidhormone und biogene Amine. Diese seltenen Tumoren kommen nicht nur im Pankreas vor, sondern auch an anderen Stellen des Verdauungstrakts und in anderen Organen wie Ovar, Milz und Lunge.
- Die bekanntesten endokrinen Pankreastumoren (s. a. Kap. 22.1) sind:
  - **Insulinom;** Leitsymptom: Hypoglykämie
  - **Gastrinom;** Leitsymptome: rezidivierende, multiple, atypisch lokalisierte Ulzera, Diarrhö; „Zollinger-Ellison-Syndrom"
  - **Vipom;** Leitsymptome: wässrige Durchfälle, Hypokaliämie, metabolische Azidose infolge der Sekretion von vasoaktivem intestinalem Polypeptid; „Verner-Morrison-Syndrom"
- Häufigkeitsverteilung der PET:
  - hormonaktiv, gut differenziert: 20–60 %
    - Insulinom: 25–40 %
    - Gastrinom 15–20 % (Vipom, Glukagonom 5–15 %, Somatostatinom)
  - hormoninaktiv, gut differenziert: 40–80 %
  - wenig differenziert: < 5 %

Symptomatik

- PET können als hormoninaktive Tumoren (40–60 % aller PET) über die Raumforderung imponieren oder über lymphatische und hepatische Metastasen.
- Hormonaktive PET fallen in der Mehrzahl durch die Folgen der Überproduktion von Insulin, Glukagon und anderen Hormonen auf.

Diagnostisches Vorgehen

- Sonografie (Kontrastmittelsonografie, Endosonografie)
- Computertomografie
- PET-CT
- Kernspintomografie
- Blutspiegelbestimmungen der produzierten Wirkstoffe, Chromogranin A

Merke
Da PET-Tumoren meist klein sind und das Pankreas oft verändert ist, ist die Bildgebung in weniger als 50 % der Fälle ergiebig.

Therapeutisches Vorgehen

- Die Tumoren sind oft aufgrund ihrer geringen Größe nicht lokalisierbar.
- Wenn die Lokalisation doch gelingt, z. B. durch eine intraoperative Sonografie, wird eine **Enukleation** oder eines der typischen **Resektionsverfahren** durchgeführt.
- Während die Radiotherapie keine Rolle spielt, lassen sich **chemotherapeutisch** Remissionen erzielen.
- Daneben werden symptomatische Therapieformen praktiziert, z. B. Hemmung der Hormonproduktion durch Somatostatinanaloga.

Prognose

Insgesamt ist die Prognose der endokrinen Pankreastumoren – im Vergleich zu den exokrinen – wesentlich besser (ca. 60 % 5-Jahres-Überlebensrate).

18.3.6 Pankreastrauma

Ätiologie

- Verletzungen des Pankreas entstehen meist im Rahmen stumpfer Oberbauchtraumen. Meist durch heftigen Aufprall der Lenkung eines Autos, Motorrads oder Fahrrads wird das Pankreas gegen die Wirbelsäule gepresst und erleidet Kontusionen oder Gewebseinrisse.
- An die mögliche Mitbeteiligung benachbarter Organe (Duodenum, Ductus hepatocholedochus, Milz) muss stets gedacht werden.

Diagnostisches Vorgehen

- Aufgrund der unzugänglichen Lage des Organs erfolgt die Diagnose einer Pankreasläsion oft verspätet oder gar nicht. Blutungen oder Pankreatitiden können die Folge sein.
- Hinweise auf Pankreasverletzungen liefern **Sonografie** und **Angio-CT** sowie erhöhte **Pankreasenzyme** im Serum und Urin, evtl. auch eine **ERCP**.

Therapeutisches Vorgehen

Indikationsstellung

Neben der einfachen **Verlaufsbeobachtung** mit engmaschigen sonografischen Kontrollen ist die intraoperative Verfahrenswahl von der Art und der Lokalisation der Verletzung abhängig.

OP-Indikationen

- penetrierende Verletzungen
- Pankreastrauma mit Gangverletzung, falls konservativ nicht beherrschbar
- stumpfes Bauchtrauma mit Pankreatitis und Peritonitis

Operative Therapie

- Bei einer notwendig gewordenen Laparotomie muss nach der Untersuchung des Pankreas eine sorgfältige Kontrolle der peripankreatischen Region vorgenommen werden, wobei außer einer Eröffnung des Lig. gastrocolicum und einer Spaltung des kleinen Netzes auch eine Mobilisierung des Duodenums nach Kocher erfolgen sollte.
- Neben Übernähungen von Pankreas und Duodenum mit Einlage von Zieldrainagen werden Resektionen unterschiedlichen Ausmaßes durchgeführt.
- Ein verletzter Ductus Wirsungianus kann durch Anlage einer Roux-Y-Schlinge drainiert werden.

Komplikationen

Häufigste Spätkomplikation einer Pankreasläsion ist die Entstehung einer Pseudozyste.

Literatur

[1] Amin MB, Edge S, Greene F et al., eds. American Joint Committee On Cancer. AJCC Cancer Staging Handbook. 7th ed. New York: Springer; 2010
[2] Bradley EL, 3rd. A clinically based classification system for acute pancreatitis. Summary of the International Symposium on Acute Pancreatitis, Atlanta, September 11–13, 1992. Arch Surg 1993; 128: 586–590
[3] Grützmann R, Saeger HD. Chronische Pankreatitis. Viszeralchirurgie up2date 2008; 6: 431–452
[4] Grützmann R, Post S, Saeger HD et al. Intraduktale papillärmuzinöse Neoplasie des Pankreas: aktueller Stand der Diagnostik, Therapie und Prognose. Dtsch Arztebl Int 2011; 108: 788–794
[5] Kroner C, Kasperk R. Chirurgische Therapie der akuten Pankreatitis. In: Schumpelick V, Siewert JR, Rothmund M. Praxis der Viszeralchirurgie. Gastroenterologische Chirurgie. 2. Aufl. Berlin, Heidelberg: Springer; 2006
[6] von Tirpitz C, Adler G. Akute Pankreatitis. Gastroenterologie up2date 2005; 1: 15–27
[7] Werner J, Büchler MW. Infektionen im Rahmen der nekrotisierenden Pankreatitis. Zentralbl Chir 2007; 132: 433–437

19 Adipositas – Chirurgie der Adipositas und metabolischer Erkrankungen

W. Tigges, H. Tigges

19.1 Definition Übergewicht – Adipositas

- Adipositas ist nach WHO eine **chronische Erkrankung**, die mit einer übermäßigen Übergewichtsentwicklung und Vermehrung des Körperfetts einhergeht. Sie kann ernährungsbedingt, abhängig von Stoffwechselstörungen und/oder auch genetisch bedingt auftreten.
- Häufigste Ursache ist heute eine komplexe Interaktion zwischen genetischen Faktoren und Umwelt- sowie Lebensstileinflüssen, die der zunehmenden Technisierung, Computerunterstützung und Veränderung der Ernährungsgewohnheiten zu vermehrtem Fast Food angelastet werden muss [85].
- Übergewicht und Adipositas werden über den **Body-Mass-Index** (**BMI**) definiert. Der BMI bewertet das Körpergewicht in Relation zur Körpergröße:
    - Ein Normalgewicht besteht bei einem BMI zwischen 18,5 und < 25 kg/m²KOF.
    - Übergewicht liegt bei einem BMI von 25 bis < 30 kg/m²KOF vor.
    - Ab einem Body-Mass-Index von 30 kg/m²KOF wird der Begriff Adipositas verwendet (▶ Tab. 19.1).
- Alter und Geschlecht müssen bei der Interpretation des BMI Berücksichtigung finden, da Männer in der Regel einen höheren Anteil Muskelmasse an der Gesamtkörpermasse haben.
- Auch die Verteilung des Körperfetts spielt bei der Risikoeinschätzung des Patienten eine nicht unerhebliche Rolle. So tragen Patienten mit vornehmlich abdominaler Fettverteilung und vermehrtem viszeralen Fett ein höheres Gesundheitsrisiko als solche mit hüftbetontem Fettdepot [32].

19.1.1 Kenngrößen und Risikoprofil

Die nach WHO festgelegte Aussage bezüglich des Körpergewichts anhand des BMI wird gelegentlich kritisch hinterfragt, sagt er doch nichts über die Verteilung des Körpergewebes aus. Die Verteilung des Körpergewebes lässt eine Aussage zur **Risikoeinschätzung** bezüglich der Adipositas und der daraus resultierenden Folgeerkrankungen zu.

- Die **Waist-to-Hip-Ratio** (Taille-Hüft-Verhältnis) gibt das Verhältnis von Bauch und Hüftumfang an und beschreibt damit das vornehmliche Fettverteilungsmuster im Körper.
- Der Quotient aus den Umfangmessungen an Hüfte und Bauch sollte bei Männern < 1 und bei Frauen < 0,85 liegen.
    - Liegt er bei Männern und Frauen über den definierten Grenzwerten, liegt eine eher bauchbetonte (apfelförmige) Adipositas vor, die mit einem deutlich erhöhten kardiovaskulären Risiko einhergeht.
    - Eine eher birnenförmige Fettverteilung mit Fettdepots an den Hüften ist demgegenüber mit einem wesentlich geringeren Gesundheitsrisiko behaftet.
- Auch die **Waist Circumference** (Bauchumfang) liefert in ihrer Aussagekraft eine ähnliche Wertigkeit der kardiovaskulären, aber auch der metabolischen Risikoeinschätzung.
    - Bei Männern wird bei einem Bauchumfang > 102 cm, bei Frauen > 88 cm von einem deutlich erhöhten Gesundheitsrisiko ausgegangen [16] [21].
- Mit der **bioelektronischen Impedanzmessung** kann die Zusammensetzung und Verteilung der Körpergewebsanteile aufgrund der unterschied-

Tab. 19.1 Gewichtsklassifikation der Weltgesundheitsorganisation (WHO).

Kategorie	BMI (kg/m²KOF)	Körpergewicht
Untergewicht	< 18,5	Untergewicht
Normalgewicht	18,5 – < 25,0	Normalgewicht
Präadipositas	25,0 – < 30,0	Übergewicht
Adipositas Grad I	30,0 – < 35,0	Adipositas
Adipositas Grad II	35,0 – < 40,0	Adipositas
Adipositas Grad III	≥ 40,0	Adipositas

lichen Leitfähigkeit von Körpergeweben näher bestimmt werden, was eine detailliertere phänotypische, aber auch prognostische Aussage zu möglichen adipositasassoziierten Begleiterkrankungen erlaubt.
- Bei einem Körperfettanteil > 25 % des Gesamtkörpergewichts bei Männern und
- > 35 % bei Frauen ist von einer gesundheitsgefährdenden Adipositas auszugehen [62] [81].

19.2 Epidemiologie

- Die weltweit höchsten Übergewichts- und Adipositasprävalenzen für Männer und Frauen sind derzeit für die USA und einige Inseln des Pazifik bekannt.
- 2008 wurden etwa 1,46 Milliarden Erwachsene weltweit mit einem BMI ≥ 25 kg/m²KOF und damit als übergewichtig oder adipös eingeschätzt. Darunter waren etwa 205 Millionen Männer und 297 Millionen Frauen, die in die Gruppe mit Adipositas einzustufen waren [26] [76].
- Die WHO hat anlässlich einer in Europa 2006 stattfindenden Konferenz geschätzt, dass ca. 150 Millionen adipöse Erwachsene und 15 Millionen adipöse Kinder in Europa bis 2010 zu erwarten sein würden [25]. Die Entwicklung scheint diese Zahlen zu bestätigen, sodass mit Recht von einer Adipositasepidemie gesprochen werden kann.
- Nach der Studie zur Gesundheit Erwachsener in Deutschland (DEGS 1 – Gesundheitsmonitoring des Robert-Koch-Instituts) sind 67,1 % der Männer und 53,0 % der Frauen in Deutschland übergewichtig, und die Prävalenz der Adipositas ist nach der neuesten Veröffentlichung 2013 insbesondere bei Männern deutlich gestiegen. Im Bundes-Gesundheitssurvey von 1998 (BGS 98) waren es noch 18,9 % der Männer und 22,5 % der Frauen, die in die Gruppe der Adipösen eingestuft wurden. 2011 konnte demgegenüber nach der DEGS 1 des RKI bereits bei 23,9 % der Männer (besonders junge Männer) und bei 23,3 % der Frauen eine Adipositas festgestellt werden [47]. Aus dieser Entwicklung ergibt sich ein zunehmendes medizinisches wie auch sozioökonomisches Problem.

19.3 Ätiologie und Pathogenese

Die Ursachen für die Ausprägung einer Adipositas sind multifaktoriell.
- Eine **genetische Prädisposition** spielt eine große, aber nicht ausschließliche Rolle in der Entstehung. Aufgrund von Zwillings- und Adoptionsstudien wird der genetische Einfluss zur Entstehung einer Adipositas auf etwa 40–70 % geschätzt [44] [75].
- Für die Adipositas sind bisher mehr als 70 Genloci bekannt (Kandidatengene), die mit einer Erhöhung des BMI einhergehen. Darunter sind Varianten in zentralen Regulationssystemen – wie dem Leptin, dem Leptinrezeptor, dem Melanocortin-4 (MCR-4), Pro-Opiomelanocortin (POMC) – sowie Polymorphismen, die den Energiehaushalt und die Adipozytendifferenzierung betreffen [57].
- Funktionell relevante Mutationen im Leptin- oder Leptinrezeptorgen können beispielsweise durch monogene Effekte zur Adipositasentwicklung führen. Diese Fälle sind jedoch selten. Viel häufiger handelt es sich um **polygene Auswirkungen**. Heute sind etwa 50 verschiedene syndromale Formen der Adipositas bekannt. Dabei handelt es sich um Erkrankungen, die mit adipösem Habitus und ggf. weiteren sich wiederholenden Merkmalen einhergehen. Zu den bekanntesten dieser Syndrome mit Assoziation zur Adipositas gehören das Prader-Willi-Syndrom mit einer Prävalenz von etwa 1 : 10 000–25 000 und das Bardet-Biedl-Syndrom (Prävalenz < 1 : 100 000).
  - Das **Prader-Willi-Syndrom** ist durch verminderte Aktivität, muskuläre Hypotonie, Trinkschwäche und Hyporeflexie häufig schon im Säuglingsalter charakterisiert. Schließlich treten eine zunehmende und überproportionale Gewichtsentwicklung sowie eine geistige und motorische Retardierung hinzu. Betroffene Patienten sind kleinwüchsig, weisen einen Kryptorchismus sowie disproportional kleine Hände und Füße auf.
  - Beim **Bardet-Biedl-Syndrom** besteht eine extreme Form der Adipositas, mit mentaler Retardierung, Dysmorphien der Extremitäten, einer Retinadegeneration, Hypogonadismus sowie einer zystische Nierendegeneration, Herzfehlbildungen und Polydaktylie [84].

- Neben genetischen Faktoren hat die Ausprägung einer Adipositas jedoch auch einen unmittelbaren Zusammenhang mit dem **individuellen Grundumsatz, dem Energieverbrauch und der täglichen Energieaufnahme**. Besteht hier eine Dysbalance, wird die Entstehung der Adipositas entscheidend gefördert.
- Dabei spielen selbstverständlich auch die **Lebensumstände** jedes Einzelnen eine nicht unerhebliche Rolle. Bekannt ist, dass sozial schwächer gestellte Personen eher zu Adipositas neigen.
- Aber auch der Grad der Aktivität, das berufliche und persönliche Umfeld nehmen Einfluss auf die Adipositasentwicklung. Dabei kommt der zunehmenden Technisierung in der heutigen Gesellschaft mit Abkürzung und Erleichterung von Arbeitsabläufen sowie der Fast-Food-Mentalität eine mitentscheidende Bedeutung zu.
- Weitere Ursachen der Entstehung einer Adipositas können auch **hormoneller** Natur sein. So kann eine hypothyreote Stoffwechsellage zu einer erheblichen Gewichtszunahme führen.
  - Beim **Cushing-Syndrom** tritt kortisolabhängig eine zumeist stammbetonte Adipositas mit zusätzlicher Ausbildung von Hautstriae, arteriellem Hypertonus, Diabetes mellitus, Osteoporose und Muskelatrophie auf.
  - Auch Patienten mit **endokrinen Tumoren** wie einem Insulinom können infolge einer Überernährung zum Ausgleich ihrer chronischen Unterzuckerung einen adipösen Habitus entwickeln.
- Zudem gibt es eine Reihe von **Medikamenten**, wie den Glukokortikoiden, einer Vielzahl Antidepressiva, atypischen Neuroleptika, Betablockern und Antidiabetika, die als Nebeneffekt bzw. Nebenwirkung eine erhebliche Gewichtszunahme induzieren.

19.4 Fettgewebe als endokrines Organ

(▶ Abb. 19.1).

19.4.1 Endokrine Aktivität des Fettgewebes

- Das Fettgewebe besitzt nicht nur die Funktion, die Speicherung von Körperfett zu übernehmen. In den letzten Jahren hat sich vielmehr durch intensive Forschung gezeigt, dass das Fettgewebe aus einer Ansammlung einer Vielzahl verschiedener Zelltypen besteht, die alle eine endokrine Funktion erfüllen. In der Gesamtheit werden die Hormone, die durch das Fettgewebe produziert werden **Adipokine** genannt. Neben den Fettzellen findet man im Fettgewebe Makrophagen, T-Zellen, Endothelzellen, Präadipozyten, die hormonelle Aktivität entfalten.
- Über die hormonelle Aktivität des Fettgewebes wird eine Wechselwirkung zwischen Leber, Muskulatur und ZNS hergestellt, wobei die Aktivität des Fettgewebes deutliche Unterschiede nach der Verteilung des Fettgewebes in verschiedene Körperregionen erkennen lässt: intraabdominal gelegenes viszerales Fettgewebe oder auch das perivaskuläre oder organbezogene Fettgewebe haben dabei eine deutlich größere Bedeutung als das subkutane Fettgewebe.
- Durch die Sekretion werden Stoffwechselvorgänge in anderen Organen beeinflusst und der Versuch unternommen, Einfluss auf den Ernährungszustand zu nehmen; Insulinresistenz wird gefördert und pathologische Reaktionen im Sinne einer Entzündungsreaktion ausgelöst oder unterstützt.

19.4.2 Small Inflammation Disease

- Durch die Exprimierung von entzündungsspezifischen Proteinen im Fettgewebe, allen voran TNF-α (Tumornekrosefaktor α), wurde der Begriff Small Inflammation Disease geprägt.
- Daneben sind die auch bei anderen Entzündungsreaktionen mitbeteiligten Zytokine und Chemokine bei der durch das adipöse Fettgewebe ausgelösten Entzündungsreaktion erhöht: Interleukin 6 (IL 6), C-reaktives Protein (CRP) und Leptin. Diese Botenstoffe werden im Wesentlichen durch die Vermehrung des viszeralen Fettgewebes bei der Adipositas gebildet. Eine Erhöhung des im Serum gemessenen CRP-Werts scheint wesentlich durch Stimulation des IL 6 ausgelöst zu sein, das wiederum selbst eine Endothelschädigung der Blutgefäße und eine Thrombozytenaggregation fördert: Mechanismen, mit denen ein kardiovaskuläres Risiko durch Adipositas erklärt wird [64].

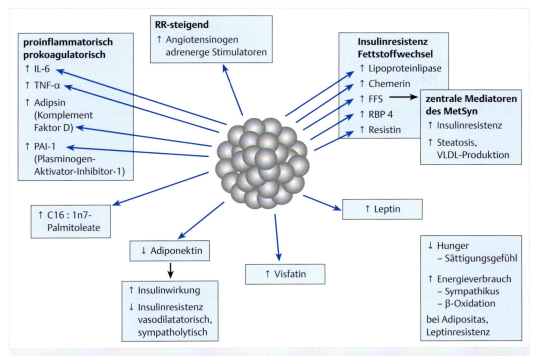

Abb. 19.1 Fett als endokrines Organ. FFS: freie Fettsäuren; IL: Interleukin; MetSyn: metabolisches Syndrom; RBP4: Retinol-Bundungsprotein 4; RR: arterieller Blutdruck (Riva-Rocci); TNF: Tumornekrosefaktor; VLDL: Very-low-Density-Lipoprotein.

19.4.3 Insulinresistenz

- Über die Blockade der Insulinrezeptoren durch TNF-α erklärt sich die Insulinresistenz und damit die Beeinträchtigung der Insulinwirkung mit der unzureichenden Einschleusung der Glukose in den zellulären Stoffwechsel.
  - Ein Anstieg der Glukose mit Nachweis von pathologischen Blutzuckerwerten und gestörter Fettsäureoxidation ist die Folge [11] [51].
  - Die Freisetzung von freien Fettsäuren wird verstärkt.
  - Die Entwicklung einer nicht alkoholischen Fettleber (NAFL) oder einer nicht alkoholischen Steatosis-Hepatis (NASH) ist möglich [73].
- Der Adiponektinspiegel ist bei Adipösen erniedrigt und wird als wegweisend für die Entwicklung eines Diabetes mellitus Typ 2 bei Adipositas angesehen [49]. Adiponektin als spezifisches Hormon der Adipozyten löst einen antiinflammatorischen Effekt und eine verbesserte Insulinempfindlichkeit aus [74]. Bei adipösen Patienten tritt zwischen TNF-α und Adiponektin eine Interaktion ein, mit der Folge einer Erniedrigung des Adiponektinspiegels.

19.4.4 Leptin

- Die Ausschüttung von Leptin zeigt eine positive Korrelation zur Adipositas und unterstützt die Insulinresistenz.
- Zugleich ist Leptin ein wesentliches Steuerungshormon zur Regulierung des Hunger-/Sättigungsgefühl im Hypothalamus.
- Die bei Adipositas erhöhten Konzentrationen von Leptin führen jedoch nicht zu der bei Gesunden bestehenden Wirkung mit Einschränkung des Hungergefühls, da bei Adipositas eine Leptinresistenz festgestellt werden konnte. Diese Resistenz scheint jedoch auch von der Art der zugeführten Nahrung abgängig zu sein: Im Tierversuch war das Ausbleiben des physiologischen Steuerungsmechanismus gekoppelt an die Zufuhr gesättigter Fettsäuren [41].

19.5 Adipositas und Komorbidität

19.5.1 Diabetes mellitus Typ 2

- Adiponektin konkurriert mit der Wirkung von TNF-α, verbessert die Insulinsensitivität und hat eine antientzündliche Potenz.
- Die Entwicklung einer **Insulinresistenz** ist eng an Adiponektin geknüpft, dessen verminderter Wirkspiegel durch die Adipositas ein prädiktiver Marker für die Entstehung eines Diabetes mellitus Typ 2 auf dem Boden einer Adipositas ist und einen Progress der diabetischen Stoffwechsellage bedeutet.
- Die **periphere Insulinresistenz** mit der Einschränkung der Wirkung des Insulins auf Muskel und Fettgewebe tritt insbesondere beim metabolischen Syndrom auf [73]. Das **metabolische Syndrom** ist gekennzeichnet durch
  - Adipositas (definiert über die Korrelation des viszeralen Fettgewebes zur Fettverteilung des Körpers im Sinne des Taillenumfangs; Frauen > 80 cm, Männer > 94 cm),
  - arterielle Hypertonie (> 135/85 mmHg),
  - Hypertriglyzeridämie (> 150 mg/dl),
  - niedriges High-Density-Lipoprotein (HDL) (Frauen: 50 mg; Männer: < 40 mg) und
  - Nüchternglukose > 100 mg/dl) [37].
- Neben der peripheren Insulinresistenz wird die **zentrale Insulinresistenz** durch die Entwicklung einer Fettleber (NAFL) ausgelöst, die bei 75–90 % der Patienten mit einem BMI > 30 kg/m²KOF nachweisbar ist, was durch viele Querschnittsuntersuchungen nachgewiesen wurde [73].
- Nicht alle adipösen Patienten entwickeln eine Insulinresistenz und damit einen Diabetes mellitus. Mit der Langzeitbeobachtung in der SOS-Studie konnte nachgewiesen werden, dass Patienten mit einem BMI von 35–45 kg/m²KOF gleichzeitig auch einen Diabetes mellitus Typ 2 in ca. 10 % der Fälle haben; ohne Gewichtsabnahme steigt dieser Wert nach 2 Jahren auf 18 % und nach 10 Jahren auf 35 % [69].

19.5.2 Kardiovaskuläre Krankheitsbilder

- Das durch die Adipositas erhöhte kardiovaskuläre Risikoprofil wird durch die Aktivität des viszeralen und perivaskulären Fettgewebes provoziert.
- Es besteht eine Korrelation mit der **Verteilung der Fettmassen**. Dabei zeigt sich ein erhöhtes Risiko, wenn eine Dominanz des Fettgewebes im Bereich der Taille gegeben ist, weniger bei Dominanz im Bereich der Hüftregion. Das sich aus diesen beiden Lokalisationen ergebende Verhältnis, das sogenannte **Taille-Hüft-Verhältnis (THV)** oder auch **Waist-to-Hip-Ratio (WHR)** gilt als pathologisch, wenn bei Frauen ein Wert > 0,85 und bei Männern ein solcher von > 1,00 gemessen wird. Zugrunde gelegt wird der Umfang in cm im Bereich der Taille und der Hüfte. Man spricht auch von der sogenannten Birnen- und Apfelform, wobei Erstere die günstige Konstellation mit dem geringeren kardiovaskulären Risiko beinhaltet und gehäuft in dieser Verteilung bei Frauen vorkommt.
- Das kardiovaskuläre Risiko durch die Adipositas ist ein multifaktorielles Geschehen. Eine **Intimaschädigung** wird ausgelöst durch einen hohen Triglyzeridanteil, Small-dense-LDL (small dense low density lipoprotein, sdLDL) und einen verminderten Anteil von HDL, eine Konstellation die durch die Insulinresistenz erklärt werden kann.
- Die Veränderungen des Fettstoffwechsels sind signifikant mit dem Atheroskleroserisiko und der Insulinresistenz assoziiert [39] [55].
- Daneben wird durch die direkte positive Beeinflussung der Adipositas auf das adrenerge System und durch Stimulation des Renin-Angiotensin-Aldosteron-Systems eine **hypertone Wirkung** auf den Kreislauf ausgelöst [24].
  - Das Risiko eine Hypertonie zu entwickeln, beträgt für Normalgewichtige 8 % und verdoppelt sich für Übergewichtige.
  - Es steigt auf das 6-fache Risiko bei adipösen Patienten, unabhängig vom Geschlecht [83].

19.5.3 Venöse Rückflussstörungen und Thrombosen

- Der intraabdominale Druck ist bei adipösen Patienten mit bis zu 6 mmHg größer als bei normgewichtigen Patienten [82]. Dieser Umstand wirkt der Drainagefunktion des venösen Gefäßsystems bei adipösen Patienten entgegen, sodass der herzwärts gerichtete venöse Rücktransport des Blutes aus der unteren Extremität beeinträchtigt wird. Untersuchungen zeigen eine positive Korrelation zwischen dem Ausmaß der durch Adipositas bedingten abdominalen Druck-

erhöhung und dem Auftreten von **Ödemen** der unteren Extremität.[79].
- Darüber hinaus kann die extreme Adipositas zu einer verminderten körperlichen Bewegung, durch degenerative Veränderungen der beteiligten Gelenke, und eingeschränkter Pumpfunktion führen, wodurch die Wirkung der **Muskelpumpe beeinträchtigt** ist.
- Ein BMI > 30 kg/m^{2}KOF wird als Risikofaktor für das Auftreten einer **chronisch venösen Insuffizienz** (CVI) angesehen [53].
- Die physikalischen Bedingungen der Einschränkung des venösen Rückflusses werden durch lokale **thromboembolische Ereignisse** infolge der inflammatorischen Prozesse begünstigt. Nach einer dänischen Studie steigt das Risiko, eine tiefe Beinvenenthrombose zu erleiden, mit dem BMI und ist bei extremer Adipositas 3,4-fach (2,6- bis 4,6-fach) erhöht im Vergleich zum normgewichtigen Patienten [40].

19.5.4 Karzinomentstehung

- Epidemiologische Studien konnten die positive Korrelation zwischen Adipositas und dem Auftreten verschiedener Formen von Karzinomerkrankungen nachweisen. Der Zusammenhang konnte auf der Grundlage eines steigenden BMI an mehr als 20 Krebsarten in einem systematischen Review nachgewiesen werden [61]. Es wird von einem 1,5- bis 3,5-fach erhöhten Risiko für das Auftreten verschiedener Formen von Krebserkrankungen bei adipösen Patienten im Vergleich zu normalgewichtigen Patienten berichtet [59].
- Eines der häufigen Karzinome, die in Assoziation mit der Adipositas auftreten, ist der **Brustkrebs** der Frau. Adipositas ist bei dieser Form der Krebserkrankung eine der bekannten Risikofaktoren der postmenopausalen Frau [87]. Die Zusammenhänge für das Entstehen sind nicht ganz geklärt; Interaktionen zwischen Adipozytokinen und Entzündungsmediatoren werden für komplexe Zellveränderungen wie Überleben, Apoptose, Migration und Proliferation verantwortlich gemacht und scheinen einen Einfluss auf eine verstärkte Produktion von Östradiol im Fettgewebe zu haben. [35] [42]. Das mag auch erklären, warum bei adipösen Frauen eine schlechtere Überlebensrate bei dieser Form der Krebserkrankung besteht. Adipositas hat sich in vielen Studien als erhöhtes Mortalitätsrisiko gezeigt [15].
- Ebenso tritt das **Endometriumkarzinom** gehäuft mit der Adipositas auf, und auch hier scheint die verstärkte Östrogenproduktion im Fettgewebe ursächlich zu sein.
- Für weitere Karzinomerkrankungen lassen sich pathophysiologische Zusammenhänge mit dem Auftreten der Adipositas erklären:
  - Beim **Ösophaguskarzinom** wird eine lokale Entzündungsreaktion durch verstärkten Reflux infolge einer vermehrten Insuffizienz des gastroösophagealen Übergangs bei adipösen Patienten angeschuldigt.
  - Bei der Entstehung eines primären **Leberkarzinoms** scheint die durch eine Adipositas induzierte Fettleber karzinogene Stoffwechsel- und Entzündungsvorgänge zu begünstigen.
  - Bei anderen Karzinomformen wie dem **Kolonkarzinom**, aber auch Karzinomen des Pankreas, der Ovarien, der Nieren oder der Prostata sind die Ursachen noch Gegenstand weiterer Forschungen und bislang nicht hinreichend geklärt und bekannt [14].

19.5.5 Psychische Beeinträchtigung

- Adipöse Patienten sind in der Gesellschaft stigmatisiert und nicht selten sozial isoliert. Es wird vordergründig eine psychische Labilität dieser Menschen als Ursache der Adipositas unterstellt. Die schlüssigen Hinweise für eine ausschließlich psychische Ursache der Adipositas fehlen jedoch [23].
- **Psychiatrische Störungen** bei adipösen Patienten sind in vielen Studien untersucht worden. Dabei finden sich
  - eine Häufung von affektiven Störungen in bis zu 50 %,
  - Angststörungen in bis zu 37 %,
  - Substanzabusus in bis zu 32 % und
  - Essstörungen in 30–50 % der Patienten [38] [52].
  - Eine Korrelation zum Body-Mass-Index scheint zu bestehen. Affektive Störungen treten bei Adipositas permagna (BMI > 40 kg/m^{2}KOF) deutlich häufiger als in der Normalbevölkerung auf.
- **Depression** und Adipositas können wechselseitig auftreten:
  - einerseits begünstigt die Adipositas das Auftreten einer Depression (ein um 55 % erhöhtes Risiko eine Depression zu entwickeln; Odds Ratio 1,55),

- andererseits scheint aber auch die Depression eine der Ursachen für das Auftreten einer Adipositas zu sein (ein um 58 % erhöhtes Risiko adipös zu werden; Odds Ratio 1,58) [43].
- Untersuchungen nach Durchführung einer bariatrischen Operation konnten nachweisen, dass sowohl Depressionen als auch ein pathologisches Essverhalten positiv beeinflusst werden [5] [33].

19.5.6 Schlafapnoesyndrom

- Bei der Schlafapnoe kommt es aufgrund verschiedener Mechanismen zu einer Einschränkung der geregelten Atemabläufe, die mit einer Absenkung der Sauerstoffsättigung verbunden sind und zur Stressreaktion des Organismus führen.
- Die mechanischen, humoralen und hämodynamischen Veränderungen, die mit der Adipositas verbunden sind, erklären die Häufigkeit, mit der bei adipösen Patienten ein solches Syndrom in der Form eines **obstruktiven Schlafapnoesyndroms** auftritt.
  - Humoral werden positive Korrelationen zu erhöhten IL-6- und TNF-α-Spiegeln sowie eine Beziehung zu dem metabolischen Syndrom hergestellt [80].
  - Mechanisch führt eine Einlagerung von pharyngealem Fettgewebe zu einem Kollaps in der Atembewegung durch verstärkte Einengung des Hypopharynx. Dabei ist die Anzahl an Hypo- bzw. Apnoe-Ereignissen pro Stunde eng verbunden mit dem Volumen der in dieser Region bestehenden Fettmenge [67].
- Immer wieder eintretende Atempausen von wenigen Sekunden bis zu 1 min sind keine Seltenheit.
- Die **Prävalenz** des Auftretens einer obstruktiven Schlafapnoe ist bei adipösen älteren männlichen Patienten (> 45 Jahre) deutlich größer (> 20 %) als bei normalgewichtigen jüngeren Patienten (< 5 %) [27].

19.5.7 Orthopädische Krankheitsbilder

- Die degenerativen Krankheitsbilder, insbesondere des Knie- und Hüftgelenkes und der Wirbelsäule, scheinen in besonderem Maße durch die Adipositas beeinflusst zu sein. Andererseits darf aber auch vermutet werden, dass Ursache und Wirkung durchaus auch in einem konträren Zusammenhang stehen, weil vorstellbar ist, dass eingeschränkte Bewegungsmöglichkeit durch degenerative Prozesse gerade auch die Adipositas begünstigen. Publikationen hierzu beschreiben insbesondere eine Wechselbeziehung zwischen **Gonarthrose** und Adipositas. In zahlreichen Studien konnte nachgewiesen werden, dass Übergewicht und Adipositas Risikofaktoren für die Entstehung einer Gonarthrose sind und eine direkte Korrelation zueinander besteht. Signifikant höhere Risiken durch Übergewicht und Adipositas werden mit einer Odds Ratio von 2,5–4,6 angegeben [10] [88].
- Aber auch im Kindesalter ist eine Koinzidenz zwischen Adipositas und Bewegungsapparat gegeben. Gehäuft wird ein Genu varum, Rückenschmerzen, eine Osteoporose sowie die in der Pubertät auftretende Capitis femoris festgestellt [34].

19.6 Gewichtsreduktion: Methoden und Ergebnisse

- Voraussetzung für einen erfolgreichen Ansatz zur Therapie der Adipositas ist eine gründliche **Anamneseerhebung** unter Einbeziehung des persönlichen, beruflichen und sozialen Umfelds des Patienten sowie möglicherweise bereits bestehender Begleiterkrankungen.
- Dabei sollte auch das **therapeutische Ziel des Patienten** herausgearbeitet werden. Vordergründig besteht dies in vielen Fällen in einer umfangreichen Gewichtsreduktion. Zudem wird jedoch insbesondere auch eine Verbesserung der Lebensqualität und der ggf. bereits bestehenden Konsekutiverkrankungen gewünscht bzw. angestrebt. Patienten mit ausgeprägter Adipositas haben zumeist einen nicht unerheblichen Leidensdruck, der sich aus einer zunehmenden sozialen Stigmatisierung und Isolierung, belastenden Begleiterkrankungen sowie auch einer häufig begleitend bestehenden Berufsbeeinträchtigung bis hin zur Berufsunfähigkeit ergibt.

19.6.1 Konservative Therapie

- Ein realistisches Behandlungsziel sollte gerade bei Durchführung einer konservativen Therapie im Vorfeld mit dem Patienten besprochen werden, da häufig durch Medien und Werbekampagnen überzogene Erwartungen erzeugt werden. Dieses richtet sich am Ausgangs-BMI und dem Gesamtrisiko aus.

- Das **Behandlungsziel** einer konservativen Therapie besteht üblicherweise in einer Gewichtsabnahme von 5–10%, bezogen auf das Ausgangsgewicht. In der interdisziplinären Leitlinie der Deutschen Adipositasgesellschaft (DAG) wird
  - bei einem BMI von 25–35 kg/m^{2}KOF eine Gewichtsabnahme von > 5% des Ausgangsgewichts,
  - bei einem BMI > 35 kg/m^{2}KOF eine Gewichtsreduzierung > 10% des Ausgangsgewichtes angestrebt [22].
- Die **Säulen einer konservativen Therapie** sind
  - eine **hypokalorische Ernährung und Diät**,
  - eine Steigerung der **körperlichen Aktivität** durch ein entsprechendes Sport- und Bewegungsprogramm sowie
  - eine **Verhaltens- und Ernährungstherapie** mit Anpassung oder Umstellung der Ess- und Ernährungsgewohnheiten.
- Eine multimodale Therapie beinhaltet alle 3 Säulen und stellt derzeit das erfolgversprechendste konservative Therapiemodell dar.
- Dabei kommt der Diätform und der Ernährungsschulung sicherlich die bedeutendste Rolle zu.
  - Mäßig hypokalorische Diäten benötigen im Schnitt 3–6 Monate, um einen Gewichtsverlust von etwa 5–10% herbeizuführen. Bei Wahl einer niedrigkalorischen Diät kann die Gewichtsabnahme zeitlich begrenzt forciert werden. In der Regel werden hierzu sogenannte Formuladiäten angewendet, bei denen definierte Nährstoffpulver auf Molkebasis mit essenziellen Nährstoffen als Nahrungsersatz und begrenzter Kalorienzahl zum Einsatz kommen. Derartige Therapien sind zumeist auf 12 Wochen ausgelegt und können zu einem Gewichtsverlust von etwa 1,5–3 kg/Woche führen. Eine Gewichtsreduktion um 15–20% wird hiermit möglich.
  - Wie bei nahezu allen konservativen Therapien besteht jedoch auch nach einer derartigen niedrigkalorischen Diät das Hauptproblem in der Nachhaltigkeit des erzielten Therapieerfolgs. Selbst bei begleitender Ess- und Verhaltensschulung sowie regelmäßiger Durchführung einer Bewegungstherapie sind die **Rückfallquoten** nach Beendigung der Diätform sehr hoch. In Langzeitstudien konnte gezeigt werden, dass 4–5 Jahre nach einer Formuladiät im Durchschnitt noch ein mittlerer Gewichtsverlust von 7,1 kg, bezogen auf das Ausgangsgewicht, verbleibt [3].
  - In einer neueren randomisierten Studie zeigte sich hingegen, dass nur bei 1 Drittel der Patienten 2 Jahre nach einer niedrigkalorischen Diät ein Gewichtsverlust von 5% beibehalten werden konnte. Selbst bei Durchführung eines ergänzenden Stabilisierungsprogramms nach Beendigung der Formuladiät war kein besseres Ergebnis im Hinblick auf die Dauerhaftigkeit des Gewichtsverlusts erzielbar [58].

19.6.2 Operative Therapie der Adipositas und metabolischer Erkrankungen

Definition

- Unter **Adipositaschirurgie** oder auch bariatrischer Chirurgie werden Operationsmethoden verstanden, die eine nennenswerte Gewichtsreduktion herbeiführen. Dabei wird zwischen restriktiven, malabsorptiven und kombinierten Operationsverfahren unterschieden.
- Die **Chirurgie metabolischer Erkrankungen** begründet sich in der Tatsache, dass Übergewicht und Adipositas häufig mit der Entwicklung und Manifestation metabolischer Begleiterkrankungen einhergehen. Zum Erkrankungsbild des metabolischen Syndroms gehören schwere Stoffwechselstörungen wie ein arterieller Hypertonus, eine Dyslipidämie, ein Diabetes mellitus, eine Insulinresistenz und auch eine Steatosis hepatis (Fettleber). Durch die metabolische Chirurgie wird Patienten mit bereits manifester Stoffwechselerkrankung oder entsprechendem Risiko zur Ausbildung einer derartigen Erkrankung die Möglichkeit geboten, eine Remission oder deutliche Verbesserung des Krankheitsbildes herbeizuführen. Zudem besteht auch ein präventiver Ansatz.
- Trotz unterschiedlichem Ansatz werden die Begriffe Adipositaschirurgie und metabolische Chirurgie häufig synonym verwendet [12].

Indikationen

- Bereits 1991 wurde vom National Health Institute (NIH) die Empfehlung ausgesprochen, bei einem BMI ≥ 40 kg/m^{2}KOF und nach Versagen konservativer Therapieverfahren eine bariatrische Operation durchzuführen. Die Operationsindikation wurde noch dadurch erweitert, dass auch Patienten mit einem BMI ≥ 35 kg/m^{2}KOF

und gleichzeitig bereits bestehenden Konsekutiverkrankungen einer operativen Therapie zugeführt werden können [54].
- Diese Kriterien wurden von der S3-Leitlinie „Chirurgie der Adipositas" weitgehend übernommen, wobei explizit eine obere Altersgrenze herausgenommen wurde, da auch Patienten mit Adipositas in höherem Alter von einem bariatrischen Operationsverfahren nachhaltig profitieren. Zudem wurde auch die Möglichkeit einer operativen Therapie zur Gewichtsreduktion bei extrem adipösen Jugendlichen mit erheblicher Komorbidität als Ultima Ratio und nach Scheitern wiederholter multimodaler konservativer Therapien in Betracht gezogen.[63].
- In den aktualisierten Leitlinien der Deutschen Adipositas Gesellschaft (DAG) von 2014 wird eine **chirurgische Therapie** bei extremer Adipositas empfohlen, wenn die konservative Therapie nicht zum beabsichtigten Therapieziel geführt hat (▶ Tab. 19.2) [22]. Diese **Ziele** sind eine langfristige Senkung des Körpergewichts, verbunden mit der Verbesserung adipositasassoziierter Begleiterkrankungen, eine Senkung des vorzeitigen Sterblichkeitsrisiko, eine Minimierung bzw. Beseitigung der Arbeits- u. Berufsunfähigkeit sowie insbesondere auch eine Steigerung der Lebensqualität. Ausdrücklich wird dabei auch darauf verwiesen, dass gerade individuelle Komorbiditäten, Risiken, Erwartungen und Ressourcen des Patienten stärker als die Gewichtsreduktion allein Berücksichtigung finden sollten [22]. Diese Sichtweise wurde auch bereits vom Edmonton Obesity Staging System (EOSS) aufgegriffen [66].
- BMI, Waist-to-Hip-Ratio, Waist Circumference und andere **metrische Klassifikationen** der Adipositas haben den **Nachteil**, dass sie die individuelle Situation des Patienten mit Komorbiditäten der Adipositas, Lebensqualität, persönlichem Risiko des Patienten, Arbeitsfähigkeit und psychosoziale Begleitumstände außer Acht lassen. Gerade diese Faktoren können jedoch innerhalb der gleichen oder auch zwischen verschiedenen Übergewichts- oder Adipositasklassen völlig unterschiedlich ausfallen. So kann ein Patient mit Adipositas Grad I bereits erhebliche Komorbiditäten aufgrund seines Übergewichts, mit einem entsprechend höheren Gesundheits- und Lebensrisiko, entwickelt haben, wohingegen ein anderer Patient mit Adipositas Grad III keine wesentlichen Komorbiditäten aufweist und damit auch ein geringeres Gesundheitsrisiko bei noch adäquater Lebensqualität trägt. Dieser unterschiedlichen und **individuellen Risikostratifizierung** wird sich die Adipositas- und metabolische Chirurgie zukünftig im Rahmen der Indikationsstellung vermehrt annehmen müssen. In einem Positionsschreiben der International Federation for the Surgery of Obesity and Metabolic Disorders (IFSO) wird dementsprechend bei entsprechendem Risikoprofil auch bereits bei Adipositas Grad I die Möglichkeit einer operativen Intervention in Erwägung gezogen [13].

Tab. 19.2 Indikationen zur chirurgischen Therapie der Adipositas.

Empfehlung	
Bei Patienten mit extremer Adipositas soll ein chirurgischer Eingriff erwogen werden	
Die Indikation zu einem adipositaschirurgischen Eingriff soll interdisziplinär gestellt werden	
Die Indikation für einen adipositaschirurgischen Eingriff soll gemäß dem BMI wie folgt gegeben sein, wenn die konservativen Behandlungsmöglichkeiten erschöpft sind	• Adipositas Grad III (BMI ≥ 40 kg/m²KOF) oder • Adipositas Grad II (BMI ≥ 35 und < 40 kg/m²KOF) mit erheblichen Komorbitäten (z. B. Typ-2-Diabetes mellitus) oder • Adipositas Grad I (BMI > 30 und < 35 kg/m²KOF) bei Patienten mit Typ-2-Diabetes mellitus (Sonderfälle).

Eine chirurgische Therapie kann auch primär ohne eine präoperative konservative Therapie durchgeführt werden, wenn die konservative Therapie ohne Aussicht auf Erfolg ist oder der Gesundheitszustand des Patienten keinen Aufschub eines operativen Eingriffs zur Besserung durch Gewichtsreduktion erlaubt	• Dies ist unter folgenden Umständen gegeben:
	  ○ besondere Schwere von Begleit- und Folgekrankheiten der Adipositas
	  ○ BMI > 50 kg/m2KOF
	  ○ persönliche psychosoziale Umstände, die keinen Erfolg einer Lebensstiländerung in Aussicht stellen.

nach: Deutsche Adipositas Gesellschaft (DAG), Deutsche Diabetes Gesellschaft (DDG), Deutsche Gesellschaft für Ernährung e. V. (DGE), Deutsche Gesellschaft für Ernährungsmedizin e. V. (DGEM). Interdisziplinäre Leitlinie der Qualität S3 zur „Prävention und Therapie der Adipositas". AWMF-Register Nr. 050/001. Klasse: S3. Version 2.0 (April 2014)

Operationsmethoden und -techniken

- Alle Operationsmethoden der metabolischen und bariatrischen Chirurgie werden standardmäßig laparoskopisch, d. h. **minimalinvasiv** durchgeführt.
- Gerade adipöse Patienten profitieren von den Vorteilen eines minimalinvasiven operativen Vorgehens.
  - Sie haben postoperativ weniger Schmerzen und sind früher mobilisierbar, was zu geringeren kardiopulmonalen Komplikationen und einer geringeren Thrombose- und Embolierate führt.
  - Sie weisen eine geringere Rate an Wundheilungsstörungen auf.
  - Die Entwicklung von Bauchdecken- und Narbenhernien ist gegenüber den offenen Operationstechniken deutlich seltener zu beobachten.
- Ein **offenes** operatives Vorgehen sollte bei adipösen Patienten daher nur die Ausnahme darstellen. Beweggründe für ein derartiges Vorgehen können starke Verwachsungen nach Voroperationen, Unklarheiten über die anatomische Situation oder intraoperative Komplikationen sein.
- Zu den **Standardoperationen** und am häufigsten durchgeführten bariatrischen Operationen weltweit zählen zurzeit
  - das laparoskopische Gastric Banding (Magenband),
  - die laparoskopische Sleeve-Resektion des Magens (Schlauchmagen),
  - der Y-Roux-Magen-Bypass,
  - die biliopankreatische Diversion mit Duodenal Switch (BPD-DS) und
  - der Mini-Magenbypass.
- Während gerade die laparoskopische Sleeve-Gastrektomie oder Sleeve-Resektion des Magens weltweit als bariatrische Operationsmethode zunimmt, nimmt die Anzahl der implantierten Magenbänder aufgrund hoher Spätkomplikationsraten und geringerer Abnahme des Übergewichts im Vergleich zu anderen Operationsverfahren deutlich ab [4].
- Weitere, zum Teil noch nicht ausreichend evaluierte und daher nur unter Studienbedingungen einsetzbare bariatrische Operationsverfahren sind
  - der Single-Anastomosis-duodeno-ileal-Bypass (SADI),
  - der Single-Anastomosis-duodeno-ileal-Bypass mit Sleeve-Gastrektomie (SADI-S),
  - die intestinale oder ileale Transposition,
  - der duodenojejunale Bypass,
  - die Gastroplikation und
  - die Magen- und Duodenalschrittmachersysteme (Pacer).

Laparoskopisches Gastric Banding (Magenband)

- Das Gastric Banding stellt ein rein restriktives Operationsverfahren dar.
- Der Magen erhält durch das implantierte Magenband eine sanduhrförmige Einschnürung (▶ Abb. 19.2) mit Unterteilung in einen kleinen, etwa 30 ml fassenden **Vormagen** (Pouch) und einen unverändert großen **Restmagen**.
- Die Implantation eines **verstellbaren Magenbandes** stellt das am wenigsten invasive operative Vorgehen bei Adipositas dar und ist gleichzeitig die einzige Operationstechnik der bariatrischen Chirurgie, die eine komplette anatomische Reversibilität nach Entfernung des Bandes zulässt.

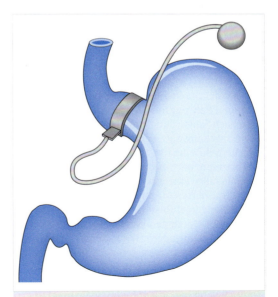

Abb. 19.2 Prinzip des Magenbandes. (Wolter S, Mann O. Entwicklungen in der bariatrischen Chirurgie – Past, Present and Future. Allgemein- und Viszeralchirurgie up2date 2015; 9: 77)

OP-Technik

- Zur Anlage des Magenbandes wird retrogastral ausgehend von der Pars flaccida vor dem rechten und linken Zwerchfellschenkel ein Tunnel zum His'schen Winkel des Magens gebildet (Pars flaccida Technik).
- Durch diese Untertunnelung der Magenkardia und des gastroösophagealen Übergangs wird das anzulegende Magenband hindurchgezogen und vor dem Magen verschlossen.
- Das Magenband wird vorderwandseitig in der gewünschten Position, in der Regel durch 3 nicht resorbierbare Nähte, fixiert.
- Dabei wird ein kaudal des Bands liegender Magenwandabschnitt über das Magenband hinweg auf den benachbarten Anteil des Vormagens angeheftet. Auf diese Weise wird ein Großteil des vorderwandseitigen Magenbandes mit Magenwandanteilen überdeckt und das Band in seiner Position gehalten.
- Nach Anlage des Magenbandes wird der am verstellbaren Band angebrachte Katheter durch die Bauchdecken ausgeleitet und mit einer Portkammer verbunden.
- Diese Portkammer wird in aller Regel auf der Faszie substernal oder auch am Rippenbogenrand so platziert und fixiert, dass sie durch die Haut- und Subkutis gut palpabel und anpunktierbar ist.
- Über die fixierte Portkammer und den verbindenden Katheter kann eine Innenmembran des Magenbandes in aller Regel mit isotonischer NaCl-Lösung aufgefüllt und hierdurch die sanduhrförmige Einschnürung am Magen weiter oder enger gestellt werden. Eine Engerstellung bewirkt ein noch frühzeitiger auftretendes Sättigungsgefühl mit Reglementierung der Kalorienaufnahme und hierdurch erzeugtem langfristigem Gewichtsverlust. Es handelt sich daher um ein verstellbares Magenband (adjustable gastric banding).

Laparoskopische Sleeve-Resektion des Magens (Schlauchmagen)

- Auch die Sleeve-Resektion des Magens stellt primär ein restriktives Operationsverfahren dar.
- Bei der Schlauchmagenbildung wird der Magen in Längsrichtung erheblich verkleinert: Durch die Sleeve-Resektion des Magens wird das Hohlorgan von einem durchschnittlichen Füllungsvolumen von etwa 1,5 l auf etwa 150 ml verkleinert (▶ Abb. 19.3).
- Neben der durch die Resektion bewirkten frühzeitigen Nahrungsrestriktion unterliegen Patienten nach Schlauchmagenbildung einem weiteren Wirkmechanismus, der Einfluss auf die Gewichtsreduktion hat, aber auch eine Interaktion zu anderen intestinalen Hormonen (wie z. B. dem Insulin) erzeugt:
  - Im resezierten Magenfundus wird ein Großteil des hungergefühlsteuernden Hormons **Ghrelin** gebildet. Durch den Wegfall des Magenfundus verspüren die operierten Patienten daher gerade in den ersten Monaten nach Sleeve-Resektion des Magens zumeist auch ein deutlich geringeres Hungergefühl.
  - Auch kann bei Patienten mit begleitendem Diabetes mellitus Typ 2 schon vor oder mit Beginn der eigentlichen Gewichtsreduktion bereits eine Veränderung und Verbesserung der diabetischen Stoffwechsellage beobachtet werden. Dies liegt z. T. an der operativ erzeugten Restriktion insbesondere auch für kohlenhydratreiche Nahrungsbestandteile, zum anderen jedoch an einer frühzeitig veränderten hormonellen Interaktion intestinaler Hormone.

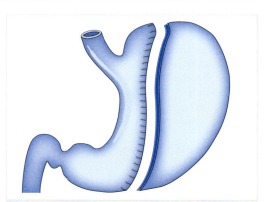

Abb. 19.3 Sleeve-Gastrektomie. (Wolter S, Mann O. Entwicklungen in der bariatrischen Chirurgie – Past, Present and Future. Allgemein- und Viszeralchirurgie up2date 2015; 9: 81)

OP-Technik

- Der Magen wird zunächst komplett großkurvaturseitig bis zum His'schen Winkel mobilisiert und das Lig. gastrolienale sowie Großteile des Lig. gastrocolicum magenwandnah durchtrennt.
- Auch retrogastral sollte der Magen komplett von noch etwa bestehenden Verklebungen zum Pankreas befreit sein.
- Nachdem diese komplette Mobilisierung erfolgt ist, wird eine etwa 36–40 Charr großkalibrige Magensonde transoral über den Ösophagus bis zum Magenpylorus bzw. proximalen Duodenum vorsichtig vorgeschoben und entlang der kleinen Kurvatur als temporärer Platzhalter zur Schlauchmagenbildung positioniert.
- Der Magen wird etwa 3–5 cm proximal des Pylorus, ausgehend vom großkurvaturseitigen Magenantrum, unmittelbar entlang des als Platzhalter eingebrachten Magenschlauchs in Richtung His'schem Winkel mit Staplern abgesetzt.
- Dabei ist darauf zu achten, dass die Staplerlinie der einzelnen Staplerschläge sich gerade bis zum His'schen Winkel ohne Torsion oder Abknickungen fortsetzt. Zudem muss insbesondere im Bereich des Angulus des kleinkurvaturseitigen Magens eine unbeabsichtigte übermäßige Einschnürung oder Einengung durch die Resektion vermieden werden.
- Nach kompletter Absetzung des lateralseitigen Magens wird dieser mithilfe eines Bergebeutels, in der Regel über eine erweiterte Trokarinsertionsstelle, aus dem Bauchraum geborgen.
- Der als Platzhalter eingebrachte Magenschlauch wird sodann nach transoral wieder entfernt.
- Es schließt sich eine abschließende Dichtigkeitskontrolle der Resektionslinie des Schlauchmagens an.
- Erst wenn sich keine Hinweise auf eine persistierende Blutung oder Leckage des Schlauchmagens mehr ergeben, wird die Operation beendet.

Laparoskopische Y-Roux-Magenbypass-Anlage

- Bei der Y-Roux-Magenbypass-Anlage handelt es sich um einen bariatrischen operativen Eingriff mit restriktivem und malabsorptivem Charakter.
- Es entsteht bei dieser Operation ein die Nahrung zuführender, alimentärer Dünndarmschenkel von 150 cm Länge ohne Möglichkeit der Kalorienaufnahme, da die Fermente und Verdauungssäfte des Pankreas, des Magens sowie die Galle erst mit Einmündung des biliären Dünndarmschenkels zugeführt werden (Malabsorption) (▶ Abb. 19.4).

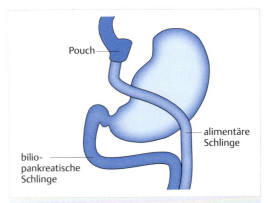

Abb. 19.4 Magenbypass. (Wolter S, Mann O. Entwicklungen in der bariatrischen Chirurgie – Past, Present and Future. Allgemein- und Viszeralchirurgie up2date 2015; 9: 79)

OP-Technik

- In aller Regel wird bei dieser Operation zunächst das zumeist verdickte Omentum majus in Längsrichtung etwa Mitte des Colon transversums gespalten. Wahlweise wird dann entweder mit der Präparation am Magen oder am Dünndarm begonnen. In vielen Kliniken hat sich jedoch bewährt, mit der Darstellung und Anastomosierung der Dünndarmschenkel zu beginnen.
- Hierzu wird zunächst das Treitz'sche Band am Unterrand des Mesocolon transversum aufgesucht.
- Ausgehend von diesem Punkt wird 50 cm distal des Duodenums die proximale Jejunalschlinge markiert und mit einem Stapler abgesetzt.
- Das Mesenterium des Dünndarms wird an gleicher Stelle nach zentral durchtrennt.
- Es werden nun 150 cm an der distalen abgesetzten Jejunalschlinge ausgemessen (späterer alimentärer Dünndarmschenkel) und an dieser Stelle die proximale, kurze Jejunalschlinge (späterer biliärer Dünndarmschenkel) in der Regel Seit-zu-Seit in den parallel gelagerten alimentären Dünndarmschenkel anastomosiert.
- Es schließt sich die Freipräparation des Magens kleinkurvaturseitig mit Eröffnung der Bursa omentalis an.
- Die peritonealen Überzüge am His'schen Winkel vor dem linken Zwerchfellschenkel werden inzidiert und der kraniale Magenanteil ausgehend von der freipräparierten kleinen Kurvatur unterfahren.
- Die Magenkardia wird winkelförmig von der kleinen Kurvatur zum His'schen Winkel mit Staplern so abgesetzt, dass ein Pouchvolumen von etwa 25 ml entsteht.
- Anschließend erfolgt eine Anastomosierung des hochgezogenen distalen, alimentären Jejunalschenkels mit dem hinterwandseitigen Pouch des Magens. Die Anastomosierung kann mit Linearstaplern, Zirkulärstaplern, Handnaht oder aber auch mittels kombinierter Stapler-/Nahttechniken erfolgen.
- Zuletzt schließt sich der Verschluss der mesenterialen Lücken (Peterson Space) mittels nicht resorbierbarer Nähte an.

Laparoskopische biliopankreatische Diversion mit Duodenal Switch

- Dieses Operationsverfahren (BPD-DS) hat einen partiell restriktiven, insbesondere jedoch einen ausgedehnten malabsorptiven Charakter.
- Es entsteht und verbleibt bei der Operation ein kalorienaufnehmender kurzer gemeinsamer Darmschenkel (common limb) von lediglich 75–100 cm Länge (▶ Abb. 19.5).

OP-Technik

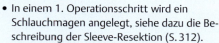

- In einem 1. Operationsschritt wird ein Schlauchmagen angelegt, siehe dazu die Beschreibung der Sleeve-Resektion (S. 312).
- Postpylorisch wird das Duodenum durchtrennt und abgesetzt.
- Ausgehend von der Ileozäkalklappe werden etwa 250–300 cm des Ileums nach proximal ausgemessen und der Dünndarm an der markierten Stelle abgesetzt und anschließend an den unter Pyloruserhalt resezierten Schlauchmagen End-zu-End anastomosiert (alimentärer Schenkel).
- Der biliäre, vom blind verschlossenen Duodenum kommende Dünndarmschenkel wird zuletzt etwa 75–100 cm proximal der Ileozäkalklappe in die alimentäre Dünndarmschlinge eingenäht bzw. anastomosiert (End-zu-Seit oder Seit-zu-Seit).

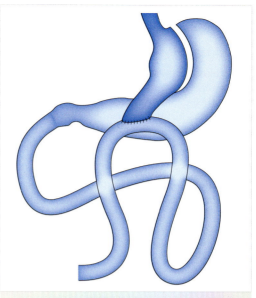

Abb. 19.6 Mini-Magenbypass. (Wolter S, Mann O. Entwicklungen in der bariatrischen Chirurgie – Past, Present and Future. Allgemein- und Viszeralchirurgie up2date 2015; 9: 84)

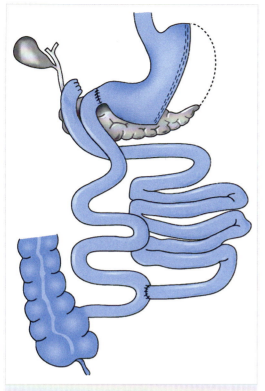

Abb. 19.5 Biliopankreatische Diversion mit Duodenal Switch. (Wolter S, Mann O. Entwicklungen in der bariatrischen Chirurgie – Past, Present and Future. Allgemein- und Viszeralchirurgie up2date 2015; 9: 83)

Laparoskopische Anlage eines Mini-Magenbypasses

- Bei dem Mini-Magenbypass besteht ein ähnliches Wirkprinzip wie beim Y-Roux Magenbypass. Es ist jedoch ein technisch einfacheres Verfahren, da nur eine Anastomose angelegt wird.
- In einem 1. Schritt wird ein kleinkurvaturseitiger, schlauchförmiger Magenpouch gebildet, der größer ist als beim Y-Roux-Magenbypass. Im nächsten Operationsschritt wird eine etwa 200 cm distal des Treitz'schen Bandes gelegene Jejunalschlinge an den Magenpouch anastomosiert. Es wird somit der größere Restmagen, das Duodenum und das proximale Jejunum von der Nahrungspassage ausgeschlossen (▶ Abb. 19.6).

Merke

Die Entscheidung für ein spezielles operatives Verfahren sollte der individuellen Situation des Patienten, den medizinischen Begleitumständen und Komorbiditäten sowie den persönlichen Wünschen, soweit medizinisch verantwortbar, angepasst sein. Es gibt bei der Verfahrenswahl in der bariatrischen und metabolischen Chirurgie keinen Goldstandard. Aufgabe eines verantwortungsbewussten spezialisierten Chirurgen ist es, den Patienten umfassend zu beraten und aufzuklären, um dann nach interdisziplinärer Vordiagnostik gemeinsam ein operatives Verfahren zur Gewichtsreduktion verantwortungsvoll auszuwählen [78].

Ergebnisse der bariatrischen und metabolischen Chirurgie

Reduktion des Übergewichts

- In großen Metaanalysen und randomisierten, kontrollierten Studien konnte gezeigt werden, dass die Ergebnisse der bariatrischen und metabolischen Chirurgie hinsichtlich Gewichtsverlust, Verbesserung der Komorbidität und der Lebensqualität konservativen Therapien überlegen ist [12] [17] [19] [56] [60] [65] [71].
- Durch die operativen Verfahren zur Gewichtsreduktion wird eine **erhebliche und nachhaltige Reduktion des Übergewichts** möglich. Das Ausmaß der Gewichtsabnahme variiert abhängig vom ausgewählten Operationsverfahren und den individuellen Begleitumständen des Patienten erheblich (▶ Abb. 19.7):
  - Mit dem Magenband kann ein durchschnittlicher Übergewichtsverlust von etwa 40–50 % nach 2 Jahren erzielt werden.
  - Die Sleeve-Gastrektomie (Sleeve-Resektion) und der Y-Roux-Magenbypass ermöglichen eine Reduktion des Übergewichts von etwa 60–80 %.
  - Die biliopankreatische Diversion mit Duodenal Switch (BPD-DS) ermöglicht eine Übergewichtsabnahme von bis zu 90 % über den gleichen Zeitraum.
- Gerade bei den ausgeprägten malabsorptiven Verfahren wird der erhebliche Gewichtsverlust jedoch teilweise unter Inkaufnahme potenziell **unerwünschter Begleiterscheinungen** wie Vitaminverluste, Verlust von Eisen, Spurenelementen und Eiweiß erreicht, sodass eine regelhafte Supplementierung erforderlich werden kann.
- Bariatrische Operationsverfahren erzielen eine rasche und erhebliche Reduktion des Übergewichts, was in Einzelfällen sogar zu einem Normalgewicht bei einem zuvor massiv adipösen Patienten führen kann.
- In Langzeituntersuchungen hat sich jedoch auch gezeigt, dass die zwischenzeitlich auf operativem Weg erreichte Gewichtsabnahme nicht konstant bleibt. Es kommt bei vielen Patienten nach bariatrischer Operation im Verlauf mehrerer Jahre zu einer erneuten leichten Gewichtszunahme, wobei auch hier verfahrensabhängige Unterschiede zu beobachten sind. Die Nachhaltigkeit der einmal erzielten Gewichtsreduktion nach Y-Roux-Magenbypass, Sleeve-Gastrektomie und insbesondere auch der biliopankreatischen Diversion mit Duodenal Switch erscheint größer als nach Magenbandanlage.

Auswirkungen auf Konsekutiverkrankungen

Mit den operativen Veränderungen nach bariatrischer und metabolischer Chirurgie sowie dem hierdurch induzierten Gewichtsverlust kommt es auch zu positiven Auswirkungen auf Konsekutiverkrankungen der Adipositas.

- Es tritt häufig eine rasche Remission bei **Diabetes mellitus Typ 2** auf, die sich durch einen verbesserten Nüchternblutzuckerspiegel, einen z. T. normalisierten HbA1c-Wert und eine Dosisreduktion der antidiabetischen Medikation be-

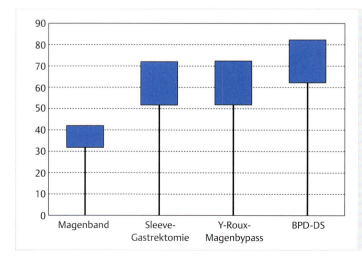

Abb. 19.7 Übergewichtsverlust. Excess Weight Loss % (EWL %) nach unterschiedlichen bariatrischen OP-Verfahren. BPD-DS: Biliopankreatische Diversion mit Duodenal Switch (Blau: Range des durchschnittlich erreichbaren Übergewichtsverlustes).

merkbar machen kann. Ein Ergebnis, das dem Inkretin-Effekt zugesprochen werden kann. Im günstigsten Fall kann auf eine zuvor notwendige medikamentöse Therapie komplett verzichtet werden.
  ○ Nach Y-Roux-Magenbypass-Anlage werden durchschnittliche Remissionsraten des Typ-2-Diabetes mellitus von bis zu 70 % beschrieben, wohingegen nach Magenbandanlage nur von einer mittleren Remissionsrate von etwa 30 % ausgegangen wird.
  ○ Die bisherigen Langzeituntersuchungen zur Sleeve-Gastrektomie ergaben ähnliche oder nur geringfügig schlechtere Remissionsraten als beim Y-Roux-Magenbypass.
  ○ Die besten Ergebnisse im Hinblick auf eine dauerhafte Verbesserung einer diabetischen Stoffwechselsituation erbringt jedoch die biliopankreatische Diversion mit Duodenal Switch, wobei bei diesem Operationsverfahren unerwünschte Begleiteffekte wie hohe Vitamin-, Eisen- und Elektrolytverluste regelmäßig ausgeglichen bzw. ersetzt werden müssen.
• In einer zuletzt veröffentlichten Metaanalyse zum Outcome des Typ-2-Diabetes mellitus nach chirurgischer Therapie wird verfahrensübergreifend sogar von durchschnittlichen Remissionsraten zwischen 79 % und 97 % ausgegangen [17].
• In der gleichen Publikation [17] wird auch Bezug auf die Verbesserung eines **arteriellen Hypertonus** nach bariatrischen und metabolischen Operationsverfahren genommen. Auch hier werden mittlere Remissionsraten zwischen 62 % und 86 % beschrieben.
• Die durchschnittliche Verbesserung vorbestehender **Dys- bzw. Hyperlipidämien** beträgt nach operativer Therapie 56–91 %.
• Die Remission eines bei adipösen Patienten nicht selten anzutreffenden **obstruktiven Schlafapnoesyndroms** liegt sogar zwischen 81 % und 100 %.
• Die Remissionsraten der zuvor genannten Konsekutiverkrankungen weisen, wie auch beim Diabetes mellitus Typ 2, vom Operationsverfahren abhängige Unterschiede auf.
  ○ Operationsverfahren mit malabsorptiver Komponente scheinen höhere und langfristigere Remissionsraten von Konsekutiverkrankungen der Adipositas zu ermöglichen als rein restriktive Verfahren.
  ○ Die Sleeve-Gastrektomie als ein noch neueres restriktives Operationsverfahren mit hormoneller Komponente kann möglicherweise annähernd an die Ergebnisse malabsorptiver Operationstechniken heranreichen. Erste Langzeituntersuchungen deuten dies zumindest an.
• Operationen zur Gewichtsreduktion haben nicht nur einen therapeutischen, sondern auch einen **präventiven Effekt**.
  ○ So konnte gezeigt werden, dass die Mortalitätsrate adipöser Patienten nach bariatrischer Operation im Vergleich zu nicht operierten Adipösen signifikant niedriger ist.
  ○ Auch konnte im Vergleich beider Kollektive eine deutlich geringere Inzidenz für Malignome, das Auftreten einer arteriellen Hypertonie, einer diabetischen Stoffwechselstörung, kardiovaskulärer und respiratorischer Erkrankungen sowie infektiöser Erkrankungen nach bariatrischer und metabolischer Operation festgestellt werden [18].

Komplikationen der bariatrischen und metabolischen Chirurgie

Bariatrische und metabolische Eingriffe werden heute weitgehend **laparoskopisch** bei sehr niedrigen Konversionsraten durchgeführt.
• Der **Vorteil** der laparoskopisch durchgeführten Operationen ist gerade beim adipösen Patienten im Vergleich zum offenen Vorgehen durch
  ○ die schnellere Rekonvaleszenz mit geringeren Wundschmerzen,
  ○ die niedrigere Rate an Wundinfektionen und
  ○ die geringere Rate an Hernien, aber auch
  ○ durch die kürzere Operationszeit des geübten laparoskopisch versierten bariatrischen Chirurgen gegeben.
• Sowohl die **perioperativen Komplikationen** wie auch die Langzeitkomplikationen unterscheiden sich abhängig von der gewählten bariatrischen Operation und müssen daher verfahrensabhängig beschrieben werden.
• Gerade wiederkehrende **Langzeitkomplikationen** nehmen maßgeblich Einfluss auf die Etablierung und Modifikation bariatrischer und metabolischer Operationstechniken. So wurde zu Beginn der Magenbandimplantationen eine „perigastrische Technik" gewählt, die im Verlauf zu hohen Migrations- und Slippage-Raten des Magenbandes führte. Durch Änderung des operativen Vorgehens und Platzierung des Magenbandes über die Pars flaccida („Pars-flaccida-Technik") konnte die Häufigkeit dieser Komplikatio-

nen gesenkt, jedoch nicht komplett beseitigt werden. Die Häufigkeit der fortbestehenden Langzeitkomplikationen wie auch der im Vergleich zu anderen bariatrischen Operationsverfahren geringere Übergewichtsverlust hat schließlich zu einem weltweiten Rückgang des laparoskopischen Gastric Banding geführt.
- Unbenommen davon folgt die Komplikationsrate der bariatrischen und metabolischen Chirurgie einer individuellen Lernkurve für die Anzahl der von einem Chirurgen durchgeführten Eingriffe. Diese zeigt mit zunehmender Erfahrung einen regressiven Verlauf.

Komplikationen des laparoskopischen Gastric Banding

- Das laparoskopische Gastric Banding (Magenband) konnte durch seine vergleichsweise einfache operative Anlage und der Möglichkeit der kompletten anatomischen Reversibilität nach Bandentfernung lange Zeit eine dominante Stellung in der Adipositaschirurgie einnehmen. Durch die Langzeitergebnisse mit entsprechenden Komplikationsraten und erneuter Gewichtszunahme wurde das Verfahren aber in den vergangenen Jahren zunehmend gerade in Europa in den Hintergrund gedrängt.
- **Perioperative Komplikationen** nach laparoskopischem Gastric Banding treten bei 0,5–2 % der Fälle auf und haben damit ein im Vergleich zu anderen Operationsverfahren sehr niedriges Risiko. Zu den frühen Komplikationen zählen
  - Portkammerinfekte,
  - Thrombosen,
  - Dystelektasen,
  - Pneumonien und
  - selten Magenperforationen, die insbesondere zu Beginn der Operationstechnik durch unzureichende Erfahrung des Operateurs aufgetreten sind.
- Gravierender stellen sich in Langzeituntersuchungen die **Spätkomplikationen** dar. Sie werden in Follow-up-Untersuchungen 10–15 Jahre nach Durchführung des Eingriffs mit einer Häufigkeit von 3–30 % beschrieben. Slippage, Pouchdilatation und Bandmigration stehen bei diesen Langzeitkomplikationen im Vordergrund und machen sich nicht selten durch rezidivierendes Erbrechen, Reflux oder erneute Gewichtszunahme bemerkbar.
  - Als **Slippage** wird eine Durchwanderung von Anteilen der Magenwand kaudal des Magenbandes nach kranial bezeichnet, wodurch sich das Bandlager verschiebt und Passagestörungen auftreten können.
  - Die **Pouchdilatation** stellt eine Erweiterung des oberhalb des Bandes separierten Magenanteils durch chronische Überdehnung und Nahrungsüberlastung dar. Patienten können bei Pouchdilatation zumeist wieder deutlich größere Nahrungsmengen bis zum Auftreten eines Sättigungsgefühls aufnehmen. Es resultiert eine Gewichtsstagnation oder erneute Gewichtszunahme.
  - Eine **Bandmigration** beschreibt ein langsames Durchwandern des Magenbandes durch die Magenwand. Durch den kontinuierlichen Druck des verstellbaren Kunststoffbandes auf die Magenwand wird häufig zunächst eine partielle Penetration mit nur geringen oder keinen Beschwerden ausgelöst, die nur durch eine Gastroskopie nachweisbar ist. Die Häufigkeit der Magenbandmigration wird mit bis zu 6,5 % nach Gastric Banding beschrieben.
- Insgesamt führen diese Komplikationen nach Magenbandimplantation zusammen mit einer erneuten Gewichtszunahme im Langzeitverlauf von 10 Jahren zu Reoperationsraten von über 30 % bei denen in der Mehrzahl der Fälle das Magenband dauerhaft entfernt werden [50] [68] muss. Dabei muss häufig ein anderes bariatrisches Operationsverfahren angewandt werden, was als **Redo-Eingriff** bezeichnet wird und ein- oder 2-zeitig durchgeführt werden kann. Die alleinige Entfernung des Magenbandes würde eine erneute Gewichtszunahme induzieren. Dennoch hat das laparoskopische Gastric Banding eine sehr geringe Mortalitätsrate mit 0–0,05 %.

Komplikationen der laparoskopischen Sleeve-Resektion

- Eine der schwersten Komplikationen nach Sleeve-Resektion (Schlauchmagen) ist die **Staple-Line-Leckage**, die zumeist erst zwischen dem 3. und 6. postoperativen Tag auftritt. In selteneren Fällen kann sie sich auch erst nach Monaten oder Jahren durch eine **Fistelung** bemerkbar machen. Sie tritt bevorzugt im Bereich der Klammernaht am His'schen Winkel auf und ist in einer Häufigkeit von bis zu 2 % zu erwarten.

- Mit der primären Operation werden verschiedene Methoden favorisiert, das Risiko für das Auftreten einer Leckage zu minimieren: von der Übernähung bis zur Verstärkung durch Reinforcement mit nicht resorbierbaren bovinen Perikardstreifen (Leckage bis 3 %) oder absorbierbarer Polymermembran (Leckage bis 1 %) [28].
- Eine **Revisionsoperation** ist bei dieser Komplikation in der Regel unumgänglich; durch eine Übernähung allein aber nicht ausreichend korrigiert. In der Regel müssen ableitende Drainagen leckagenah platziert und ausgeleitet werden, um den Entzündungsprozess lokal zu begrenzen und auszutrocknen.
- Begleitend zur operativen Revision kann eine längerfristige **parenterale Ernährung** und **antibiotische Behandlung** erforderlich werden.
- Zeigt die Leckage keine Abheilungstendenz oder handelt es sich bereits primär um eine High-Volume-Leckage, so kann eine Überbrückung und Abdeckung mit einem gecoverten **Stent** endoskopisch versucht werden. Neuere **Over-the-Scope-Clips** (OTSC) bieten eine weitere Möglichkeit, auf endoskopischem Weg einen Verschluss mit Abheilung der Leckage zu erreichen.
- Führen sowohl die primär drainierende Revisionsoperation als auch die endoskopisch-interventionellen Verfahren nicht zu einer Konsolidierung der Situation, so kann eine weitere Revisionsoperation, ggf. auch mit Umwandlung in einen Y-Roux-Magenbypass, erforderlich werden. Bei einem Y-Roux-Magenbypass besteht ein Niederdrucksystem, während der Sleeve ein Hochdrucksystem darstellt. Durch die **Umwandlung in ein Niederdrucksystem** (Redo-Eingriff) kann ggf. eine bessere Abheilung bestehender Leckagen und Fisteln herbeigeführt werden.
- Nur in seltenen Einzelfällen kann auch als letzte Therapieoption zur Beseitigung dieser Komplikation eine Gastrektomie erforderlich werden.
- Minorkomplikationen sind durch Blutungen aus der Klammernahtreihe (0,6 %) und durch Wundinfektionen (ca. 2 %) bedingt, die selten zu Reoperationen zwingen [36].
- Insgesamt ist die Morbidität und Mortalität gering.

Komplikationen der laparoskopischen Y-Roux-Magenbypass-Anlage

- Typische, wenngleich eher selten auftretende gastrointestinale **Anastomosenleckagen** treten in 0,5–1 %, laut einigen Veröffentlichungen in bis zu 3–5 % der Fälle auf, wobei die Anastomosenform der Gastrojejunostomie (Verbindung zwischen kleinem Vormagen und Jejunum) eine unabhängige Variable ist. Neben der zirkulären Anastomose, mit 21 mm oder 25 mm (Klammernaht) Durchmesser, wird die lineare Anastomose am Magen favorisiert, deren Hinterwand durch die Applikation eines linearen Klammernahtmagazins (Endostapler 45 mm) gebildet und deren Vorderwand mit einer Handnaht vervollständigt wird.
    - Morbidität und Mortalität des Y-Roux-Magenbypass werden durch die Anastomoseninsuffizienz wesentlich beeinflusst.
    - **Klinisch** finden sich als frühe Zeichen dieser Komplikation, wie auch bei der Leckage nach Sleeve-Resektion des Magens,
        - eine Tachykardie,
        - Anstieg der Körpertemperatur und der Entzündungsparameter sowie
        - häufig eine respiratorische Insuffizienz.
    - Die Anastomoseninsuffizienz tritt in der Regel in den ersten 72 h postoperativ auf und sollte bei den typischen klinischen Zeichen unverzüglich zu einer **operativen Revision** führen. In der Regel ist zu diesem Zeitpunkt eine laparoskopische Übernähung der Leckage nach Y-Roux-Magenbypass-Anlage möglich.
- Eine abhängige Variable der Anastomosenkonfiguration ist jedoch eine **Striktur oder Stenose**. Diese wird bei der linearen Anastomosenform deutlich seltener beobachtet als bei der zirkulären Anastomose und ist häufiger mit der Anlage einer 21-mm- als mit einer 25-mm-zirkulären Anastomose assoziiert [29] [46].
- Ein **postoperatives Dumpingsyndrom** kann bei Magenbypässen in einer Häufigkeit bis zu 75 % auftreten. Es kann durch besondere Maßnahmen des Essverhaltens deutlich gesenkt oder vermieden werden. Dazu zählen neben der Zufuhr kleinerer Nahrungsmittelmengen die Vermeidung von Getränken innerhalb von 30 min nach der Mahlzeit sowie der weitgehende Verzicht auf süße Kohlenhydrate (Spätdumping).

- Mit allen malabsorptiven Operationsverfahren sind in unterschiedlicher Weise auch **Mangelzustände** verbunden. Niedrige Werte für Eisen, Vitamin B_{12}, Vitamin D und Kalzium sind dominierend nach Y-Roux-Magenbypass-Anlage und bedürfen neben regelmäßiger Kontrollen einer sorgfältigen Substitution.

Komplikationen nach laparoskopischer biliopankreatischer Diversion mit Duodenal Switch

- Neben der primären Anlage einer laparoskopischen biliopankreatischen Diversion mit Duodenal Switch (BPD-DS) kann dieses Operationsverfahren auch 2-zeitig durchgeführt werden. Hierbei wird zunächst eine laparoskopische Sleeve-Resektion durchgeführt und mit einem zeitlichen Versatz von mehreren Monaten oder auch Jahren, ggf. auch im Rahmen eines Redo-Eingriffs, die biliopankreatische Diversion mit Duodenal Switch vervollständigt bzw. ergänzt.
- Die Komplikationen, die sich speziell aus dieser Technik ergeben, betreffen einerseits die duodenojejunale **Anastomose**, andererseits die erhebliche **Verkürzung** des Common Channels auf ca. 70 cm.
- Die Häufigkeit der perioperativen Majorkomplikationen wird mit bis zu 7 % beschrieben, darunter Anastomosenleckagen zwischen 3 % und 4 % [8].
- Die perioperative Mortalität ist mit etwa 1–2 % höher als bei den anderen Operationsverfahren, ebenso wie die **perioperative Morbidität**, die bis zu 15 % betragen kann. Im Vordergrund stehen fetthaltige, bis zur Diarrhö neigende übelriechende Stuhlentleerungen und abdominale uncharakteristische Schmerzen [45].
- Der malabsorptive Effekt und der Gewichtsverlust durch BPD-DS-Operation sind gekoppelt an die Länge der verbleibenden gemeinsamen Dünndarmresorptionsstrecke. Je kürzer diese Strecke, desto größer das Risiko für die **Mangelzustände**. Hypoproteinämie, schwere Vitaminmangelzustände, insbesondere für Vitamin A, B_{12} und D, aber auch Mangelzustände für Eisen, Kalzium, Selen und Zink werden beobachtet. Diese Mangelzustände können bei allen malabsorptiven Operationsarten auftreten, sind aber beim Y-Roux-Magenbypass und auch beim Mini-Magenbypass geringer ausgeprägt als bei der biliopankreatischen Diversion mit Duodenal Switch [9].

Nicht eingriffstypische Komplikationen nach bariatrischer und metabolischer Chirurgie

Vitamin-B1-Mangelzustände

- Vitamin-B_1-Mangelzustände (Thiamin-Mangelzustände) können bei allen Patienten nach bariatrischen Eingriffen beobachtet werden, deren postoperativer Verlauf begleitet wird von heftigem Erbrechen und sehr schnellem Gewichtsverlust. 6 Monate nach Durchführung einer bariatrischen Operation kann mit einer Häufigkeit von 1 auf 500 operierten Patienten mit dem Risiko schwerer Thiaminmangelzustände und dem Auftreten einer Wernicke-Enzephalopathie gerechnet werden.
- Die **Symptome** sind uncharakteristisch und reichen von Müdigkeit bis zu Verwirrtheitszuständen, von Muskelschmerzen bis zur Polyneuropathie.
- Die **Diagnostik** erfolgt durch laborchemische Analysen und eine MRT des ZNS, mit dem typische Veränderungen nachgewiesen werden können.

> **Merke**
>
> Sobald heftiges Erbrechen in der postoperativen Phase auftritt, muss mit einer parenteralen **Substitution** von Thiamin begonnen werden, da irreversible Folgezustände in bis zu 50 % der Fälle nach verspätet begonnener Therapie zu erwarten sind [1].

Cholezystolithiasis

- Das Risiko für das Auftreten einer Cholezystolithiasis beträgt ca. 30 % und ist meistens im 1. Jahr nach erfolgter bariatrischer Operation zu erwarten.
- Gewichtsverluste von mehr als 30 kg innerhalb von 6 Monaten stellen ein Risiko für die Entwicklung und Ausbildung von Gallensteinen dar. Es sollte daher eine Therapie mit Ursodesoxycholsäure nach bariatrischer Operation begonnen und für die Dauer von 6 Monaten beibehalten werden. Bei einer Dosierung von 600 mg täglich konnte eine deutliche Reduktion für das Auftreten von Gallensteinen nach Durchführung einer Magenbypassoperation festgestellt werden [20] [77].

Sekundärer Hyperparathyreoidismus

- Im Verlauf nach einer bariatrischen Operation wird nicht selten ein sekundärer Hyperparathyreoidismus beobachtet, der durch verminderte Aufnahme von Kalzium und Vitamin D bei geringerer Resorption sowie Gallensäuredefizit und möglicher bakterieller Fehlbesiedlung des Dünndarms auftreten kann, insbesondere dann, wenn keine ausreichende Substitution von Kalzium und Vitamin D vorgenommen wird.
- Es kommt dann zu einer Entmineralisierung des Knochens, die begleitet wird von einer katabolen Stoffwechselsituation mit Hypoproteinämie. Ein **Proteinmangel** macht sich durch Symptome wie Haarausfall, Anämie, Ödembildung, körperliche Schwäche und den laborchemischen Nachweis einer Hypoalbuminämie < 3,5 g/dl bemerkbar und ist begleitet vom einem nicht unerheblichen Verlust von Muskelmasse.
- Zu beachten ist, dass viele der adipösen Patienten bereits präoperativ entsprechende Nährstoffdefizite (u. a. Vitamin D) haben, die sich in der postoperativen Phase potenzieren. Die Substitution von Kalzium, Vitamin D sowie Proteinen u. a. ist häufig unvermeidlich [7].

Beeinflussung der Mortalität nach bariatrischen Eingriffen

- Eine engmaschige postoperative Kontrolle und Betreuung der bariatrisch operierten Patienten mit einem entsprechenden Programm zur Supplementierung ist eine wichtige Voraussetzung, die Gesamtprognose der Patienten entscheidend zu verbessern.
- Bariatrisch operierte Patienten zeigen eine deutlich geringere Gesamtmortalität mit < 1 % als Vergleichspatienten, die keiner Operation unterzogen wurden (> 6 %) [18].
- Ähnliche Ergebnisse konnten durch die bekannte SOS-Studie bestätigt werden, die Patienten über 10 bzw. 20 Jahre beobachtet hat und eine geringere Mortalität in Bezug zu Myokardinfarkten und der Entwicklung von Krebserkrankungen bei den bariatrisch operierten Patienten feststellen konnte. Insgesamt zeigte sich bei den mehr als 4000 erfassten Patienten nach 10 Jahren in der operierten Gruppe eine Gesamtmortalität, die 24 % kleiner war als in der Vergleichsgruppe mit Lifestyle-Modifikationen und einer diätetischen Therapie [70].
- Vergleichbare Ergebnisse bestätigten sich in anderen Langzeituntersuchungen, mit Reduktion der Gesamtmortalität in der operierten Gruppe (Magenbypass) um 40 % [2].

Voraussetzungen zur bariatrischen und metabolischen Chirurgie

Interdisziplinarität und Nachsorge

- Adipositas ist eine chronische Erkrankung, die sehr häufig Konsekutiverkrankungen nach sich zieht. Die Behandlung muss daher in aller Regel auch im Falle einer bariatrischen oder metabolischen Operation multimodal erfolgen. Hierzu ist eine **interdisziplinäre Behandlung und Betreuung** der adipösen Patienten erforderlich.
- Sowohl potenzielle verfahrensabhängige Spätkomplikationen als auch möglicherweise entstehende Mangelerscheinungen oder Mangelsyndrome machen eine regelmäßige und dauerhafte **Nachsorge** nach bariatrischer und metabolischer Chirurgie unabdingbar [72].
- Kliniken, die Adipositaschirurgie durchführen, benötigen daher sowohl in der Vorbereitung auf ein operatives Verfahren zur Gewichtsreduktion wie auch zur Nachbetreuung ein entsprechendes fachübergreifendes **Netzwerk**, das in aller Regel aus Internisten (Endokrinologen und Gastroenterologen, ggf. Pulmonologen, Kardiologen), Psychiatern oder Psychotherapeuten, Ernährungstherapeuten (Ernährungsmediziner, Ökotrophologen, Diätassistenten etc.) und Sport- oder Bewegungstherapeuten besteht. Dabei sollte ein in der Adipositastherapie erfahrener Arzt (Adipositaschirurg oder Ernährungsmediziner) die Koordination des Netzwerkes und die primäre Betreuung der Patienten in Abstimmung mit dem Hausarzt übernehmen.
- An das Netzwerk angegliedert sollte auch eine von Patienten organisierte **Selbsthilfegruppe** sein, über die ggf. auch ein Sport- und Bewegungsprogramm etabliert und angeboten werden kann.
  - Sie dient Patienten zum Erfahrungsaustausch, der Stärkung des Selbstverständnisses und Selbstbewusstseins sowie auch der Eigenkontrolle. Darüber hinaus entwickeln sich z. T. unterstützende Freundschaften unter Gleichgesinnten.
  - In Studien konnte gezeigt werden, dass Patienten, die regelmäßig Nachsorgen nach bariatrischer Operation besuchen und auch an Selbsthilfegruppen teilnehmen, ein besseres post-

operatives Ergebnis mit größerer und dauerhafterer Gewichtsabnahme erzielen [30] [31].
- Auch können durch regelmäßige Nachsorgen frühzeitig sich anbahnende Spätkomplikationen, insbesondere aber auch Mangelzustände erkannt werden. Eine auf die jeweilige Situation abgestimmte Therapie und Substitution wird möglich.

Postoperatives Essverhalten und Supplementierung

- Allgemein kann folgendes **Essverhalten** nach bariatrischen Operationen empfohlen werden:
  - tägl. 3–4 kleine Mahlzeiten
  - keine Zwischenmahlzeiten
  - 800–1200 kcal/d
  - Eiweiß 60–80 g/d, zuerst verzehren
  - Portionsgröße max. 150 ml
  - Mahlzeiteneinnahme mind. 20 min
  - minimal 4 h zwischen den Mahlzeiten
  - Beendigung des Essens bei Sättigung
  - keine süßen Getränke
  - Essen und Trinken etwa 30 min voneinander getrennt zuführen
- Empfehlungen zur **Supplementierung** nach bariatrischen Operationen gibt ▶ Tab. 19.3 [7] [47].
- Empfehlungen zu **laborchemischen Kontrollen** nach bariatrischen Operationen nennt ▶ Tab. 19.4.

Mobiliar

Neben den strukturellen Voraussetzungen zur Durchführung der Adipositaschirurgie sind auch ein auf das massive Übergewicht der Patienten ausgerichtetes Mobiliar und schwerlasttragfähige Operationstische unabdingbar.

Tab. 19.4 Empfehlungen zu laborchemischen Kontrollen in der Nachsorge.

Zeitpunkt	Labor
3 Monate post OP	- großes Blutbild - Blutzucker - HbA1c - Lipide
alle 6 Monate post OP über 3 Jahre	- Standard Serumchemie - großes Blutbild - Lipide - Zink, Kupfer, Magnesium - 25-OH-Vitamin D - Folsäure - Ferritin - Thiamin, Vitamin B_{12} - alkalische Phosphatase (AP)
bei Erhöhung des Kalziumwerts im 24-h-Urin	- Knochen-AP - Parathormon

Plastisch-chirurgische Eingriffe nach bariatrischer und metabolischer Chirurgie

- Eine erhebliche Gewichtsabnahme nach bariatrischen Operationen führt in den meisten Fällen zur Ausbildung von Unterbauchhaut- und Fettschürzen. Zudem können sich auch Haut- und Fettschürzen an den Oberarmen, Oberschenkeln sowie bei Frauen hängende und schlaffe Brüste ausbilden.
- Die Ausprägung dieser Haut- und Bindegewebserschlaffung kann nicht nur kosmetisch störend sein, sondern auch zu mechanischen Irritationen mit entzündlichen Veränderungen in sich ausbildenden feuchten Hauttaschen führen.

Tab. 19.3 Tabellarische Zusammenstellung der präventiven Supplemention.

	Magenband	Sleeve Gastrektomie	Roux-en-Y-Magenbypass	BPD BPD-DS
Eiweiß	60(–90)g pro Tag	60–90 g pro Tag	60–90 g pro Tag	(60–)90 g pro Tag
Multivitamin A–Z	RDA[1] 100%	RDA[1] 100%	RDA[1] 200%	RDA[1] 200%
Calcium + Vitamin D_3	1500 Ca^{2+} + 800 IE D_3*	1500 Ca^{2+} + 800 IE D_3*	1500–2000 Ca^{2+} + 1000–3000 IE D_3*	1800–2400 Ca^{2+} + 1000–3000 IE D_3*
Vitamin B_{12}	k.A.	Ggf. 1000 µg alle 3 Monate	1000 µg spätestens alle 3 Monate	1000 µg spätestens alle 3 Monate
Sonstiges	k.A.	k.A.	k.A.	Fettlösliche Vitamine ADEK i. m.

Zu [1]: RDA = Recommended Daily Allowance = Tagesbedarf
Zu *: gemäß DGE-Stellungnahme (http://www.dge.de/pdf/ws/DGE-Stellungnahme-VitD-111 220.pdf)
k.A.: keine Angabe.

- Ein ergänzender plastisch-chirurgischer Eingriff ist im Verlauf oft unausweichlich.

Merke

Patienten müssen bereits im Vorfeld einer bariatrischen Operation über diese möglichen Konsequenzen aufgeklärt und informiert werden.

Literatur

[1] Aasheim ET. Wernicke encephalopathy after bariatric surgery: a systematic review. Ann Surg 2008; 248: 714–720, DOI: 10.1097/SLA.0b013e318 188 4 308
[2] Adams TD. Long term mortality after gastric bypass surgery. N Engl J Med 2007; 357: 753–761
[3] Anderson JW, Konz EC, Frederich RC et al. Long-term weight-loss maintenance: a meta-analysis of US studies. Am J Clin Nutr 2001; 74: 579–584
[4] Angrisani L, Santonicola A, Iovino P et al. Bariatric Surgery Worldwide 2013. Obes Surg 2015; 25: 1822–1832
[5] Ardelt-Gattinger E, Meindl M, Mangge H et al. Beeinflusst bariatrische Chirurgie Sucht und Essstörung? Chirurg 2012; 83: 561–567
[6] ASMBS Guidelines: ASMBS Allied Health Nutritional Guidelines for the Surgical Weight Loss Patient. Surgery for Obesity and Related Diseases 4 (2008) S 73–S 108
[7] Bender G, Allolio B. Welche Bedeutung hat die Nachsorge nach bariatrischer Chirurgie? J Klin Endokrinol Stoffw 2010; 3: 12–16
[8] Biertho L, Lebel S, Marceau S et al. Perioperative complications in a consecutive series of 1000 duodenal switches. Surg Obes Relat Dis 2013; 9: 63–68, DOI: 10.1016/j.soard.2011.10.021
[9] Billeter AT, Fischer L, Wekerle AL et al. Malabsorption as a therapeutic approach in bariatric surgery. Viszeralmedizin 2014; 30: 198–204
[10] Blagojevic M, Jinks C, Jeffery A et al. Risk factors for onset of osteoarthritis of the knee in older adults: a systematic review and meta-analysis. Osteoarthr Cartil OARS Osteoarthr Res Soc 2010; 5: 24–33, DOI: 10.1016/j.joca.2009.08.010
[11] Borst SE. The role of TNF-alpha in insulin resistance. Endocrine 2004; 23: 177–182
[12] Buchwald H, Avidor Y, Braunwald E et al. Bariatric surgery: a systemic review and metaanalysis. JAMA 2004; 292: 1724–1737
[13] Busetto L, Dixon J, De Luca M et al. Bariatric surgery in class I obesity: a position statement from the international federation for surgery of obesity and metabolic disorders (IFSO). Obes Surg 2014; 24: 487–519
[14] Byers T, Sedjo RL. Body fatness as a cause of cancer: epidemiologic clues to biologic mechanisms. Endocr Relat Cancer 2015; 22: R125–134
[15] Chan DSM, Vieira AR, Aune D et al. Body mass index and survival in women with breast cancer – systematic literature review and meta-analysis of 82 follow-up studies. Ann Oncol 2014; 25: 1901–1914
[16] Chan JM, Rimm EB, Colditz GA et al. Obesity, fat distribution, and weight gain as risk factors for clinical diabetes in men. Diabetes Care 1994; 17: 961–969
[17] Chang SH, Stoll CRT, Song J et al. Bariatric Surgery: an updated systemic review and metaanalysis, 2003 – 2012; JAMA Surg 2014; 149: 275–287
[18] Christou NV, Sampalis JS, Liberman M et al. Surgery decreases long-term mortality, morbidity, and health care use in morbidly obese patients. Ann Surg 2004; 240: 416–423
[19] Colquitt JL, Pickett K, Loveman E et al. Surgery for weight loss in adults. Cochrane Database Syst Rev 2014; 8: CD003 641
[20] Coupaye M, Castel B, Sami O et al. Comparison of the incidence of cholelithiasis after sleeve gastrectomy and Roux-en-Y gastric bypass in obese patients: a prospective study. Surg Obes Relat Dis 2015; 11: 779–784, DOI: 10.1016/j.soard.2014.10.015
[21] De Koning L, Merchant AT, Pogue J et al. Waist circumference and waist-to-hip ratio as predictors of cardiovascular events: meta-regression analysis of prospective studies. Eur Heart J 2007; 28: 850–856
[22] Deutsche Adipositas Gesellschaft (DAG), Deutsche Diabetes Gesellschaft (DDG), Deutsche Gesellschaft für Ernährung e. V. (DGE), Deutsche Gesellschaft für Ernährungsmedizin e. V. (DGEM). Interdisziplinäre Leitlinie der Qualität S 3 zur „Prävention und Therapie der Adipositas". AWMF-Register Nr. 050/001. Klasse: S 3. Version 2.0 (April 2014). Im Internet: http://www.adipositas-gesellschaft.de/fileadmin/PDF/Leitlinien/S 3_Adipositas_Praevention_Therapie_2014.pdf; Stand: 11.01.2017
[23] De Zwaan M. Adipositas aus psychosomatischer Sicht. In: Lewandowski K, Bein T, Hrsg. Adipositas – Management in Anästhesie, Chirurgie, Intensivmedizin und Notfallmedizin. Berlin: Medizinisch Wissenschaftliche Verlagsgesellschaft (MWV); 2012: 66–70
[24] Engeli S, May M, Jordan J. Adipositas-assoziierte Hypertonie. Adipositas 2014; 8: 70–75
[25] Europäische Ministerkonferenz der WHO zur Bekämpfung der Adipositas, Istanbul (Türkei), 16. November 2006. Bericht über die Konferenz 2007: 1–37
[26] Finucane M, Stevens G, Cowan M et al. National, regional, and global trends in body-mass index since 1980: systematic analysis of health examination surveys and epidemiological studies with 960 country-years and 9.1 million participants. Lancet 2011; 377: 557–567
[27] Fischer J. Schlafapnoe-Diagnostik. In: Petro W, Hrsg. Pneumologische Prävention und Rehabilitation Berlin, Heidelberg: Springer; 2000: 370–380
[28] Gagner M, Buchwald JN. Comparison of laparoscopic sleeve gastrectomy leak rates in four staple-line reinforcement options: a systematic review. Surg Obes Relat Dis 2014; 10: 713–723, Doi: 10.1016/j.soard.2014.01.016
[29] Giordano S, Salminen P, Biancari F et al. Linear stapler technique may be safer than circular in gastrojejunal anastomosis for laparoscopic Roux-en-Y gastric bypass: a meta-analysis of comparative studies. Obes Surg 2011; 21: 1958–1964, DOI: 10.1007/s11 695–011–0520–0
[30] Gould JC, Beverstein G, Reinhardt S et al. Impact of routine and long-term follow-up on weight loss after laparoscopic gastric bypass. Surg Obes Relat Dis 2007; 3: 627–630
[31] Harper J, Madan AK, Ternovits CA et al. What happens to patients who do not follow-up after bariatric surgery? Am Surg 2007; 73: 181–184
[32] Hauner, H Bramlage P, Lösch C et al. Prevalence of obesity in primary care using different anthropometric measures – Results of the German Metabolic and Cardiovascular Risk Project (GEMCAS). BMC Public Health 2008; 8: 282

[33] Herpertz S, Kielmann R, Wolf AM et al. Do psychosocial variables predict weight loss or mental health after obesity surgery? A systematic review. Obes Res 2004;12: 1554–1569

[34] Hoffmann S, Rupprecht M, Stücker R. Orthopädische Probleme bei Adipositas im Kindes- und Jugendalter – Orthopedic problems in overweight and obese children. Klin Padiatr 2015; 23, DOI: 10.1055/s-0035-1565214

[35] Hursting SD, Berger NA. Energy balance, host-related factors, and cancer progression. J Clin Oncol 2010; 28: 4058–4065

[36] Hutter MM, Schirmer BD, Jones DB et al. On behalf of the ACS-BSCN Advisory Committee. First Report from the American College of Surgeons – Bariatric Surgery Center Network. Laparoscopic sleeve gastrectomy has morbidity and effectiveness positioned between the band and the bypass. Ann Surg 2011; 254: 410–422

[37] International Diabetes Federation (IDF). The IDF consensus worldwide definition of the metabolic syndrome 2006. Im Internet: https://www.idf.org/webdata/docs/MetS_def_update2006.pdf; Stand: 11.01.2017

[38] Kalarchian MA, Marcus MD, Levine MD et al. Psychiatric disorders among bariatric surgery candidates: relationship to obesity and functional health status. Am J Psychiatry 2007; 164: 328–334

[39] Kerner W. Diabetische Makroangiopathie und Insulinresistenz. J Kardiologie – Austrian J Cardiol 2003; 10: 321–324

[40] Klovaite J, Benn M, Nordestgaard BG. Obesity as a causal risk factor for deep venous thrombosis: a Mendelian randomization study. J Intern Med 2015; 277: 573–584, DOI: 10.1111/joim.12299

[41] Koch CE, Lowe C, Pretz D et al. High-fat diet induces leptin resistance in leptin-deficient mice. J Neuroendocrinol 2014; 26: 58–67, DOI: 10.1111/jne.12131

[42] Lonning PE. Aromatase inhibition for breast cancer treatment. Acta Oncol 1996; 35 (Suppl. 5): 38–43

[43] Luppino FS, de Wit LM, Bouvy PF et al. Overweight, obesity, and depression: a systematic review and meta-analysis of longitudinal studies. Arch Gen Psychiatry 2010; 67: 220–229

[44] Maes HH, Neale MC, and Eaves LJ. Genetic and environmental factors in relative body weight and human adiposity. Behav Genet 1997; 27: 325–351

[45] Marceau P, Hould FS, Simard S et al. Biliopancreatic diversion with duodenal switch. World J Surg 1998; 22: 947–954

[46] Markar SR, Penna M, Venkat-Ramen V et al. Influence of circular stapler diameter on postoperative stenosis after laparoscopic gastrojejunal anastomosis in morbid obesity. Surg Obes Relat Dis 2012; 8: 230–235, DOI: 10.1016/j.soard.2011.03.016

[47] Mechanick JI, Youdim A, Jones DB et al. Clinical practice guidelines for the perioperative nutritional, metabolic, and nonsurgical support of the bariatric surgery patient – 2013 update: cosponsored by American Association of Clinical Endocrinologists, the Obesity Society, and American Society for Metabolic & Bariatric Surgery. Endocr Pract 2013; 19: 337–372, DOI: 10.4158/EP12437.GL

[48] Mensink GBM, Schienkiewitz A, Haftenberger M et al. Übergewicht und Adipositas in Deutschland. Ergebnisse der Studie zur Gesundheit Erwachsener in Deutschland (DEGS1). Bundesgesundheitsbl 2013; 56: 786–794, DOI: 10.1007/s00103-012-1656-3

[49] Miner JL. The adipocyte as an endocrine cell. Anim J Sci 2004; 82: 935–941

[50] Mittermair RP, Obermüller S, Perathoner A et al. Results and complications after Swedish adjustable gastric banding-10 years experience. Obes Surg 2009; 19: 1636–1641, DOI: 10.1007/s11695-009-9967-7

[51] Moller DE. Potential role of TNF-alpha in the pathogenesis of insulin resistance and type 2 diabetes. Trends Endocrinol Metab 2000; 11: 212–217

[52] Mühlhans B, Horbach T, de Zwaan M. Psychiatric disorders in bariatric surgery candidates: a review of the literature and results of a German prebariatric surgery sample. Gen Hosp Psychiatry 2009; 31: 414–421

[53] Musil D, Kaletova M, Herman J. Age, body mass index and severity of primary chronic venous disease. Biomed Pap Med Fac Univ Palacky Olomouc Czech Repub 2011; 155: 367–371

[54] National Institutes of Health (NIH). Gastrointestinal surgery for severe obesity. Consensus Statement. Nutrition Today 1991; 26: 32–35

[55] National Institutes of Health, National Heart, Lung, and Blood Institute (NHLBI). Obesity Education Initiative Expert Panel on the Identification, Evaluation, and Treatment of Obesity in Adults (US). Clinical Guidelines on the identification, evaluation, and treatment of overweight and obesity in adults. The evidence report. Obes Res 1998; 6 (Suppl. 2): 51–209 S

[56] O'Brien PE, Mac Donald L, Anderson M et al. Long-term outcomes after bariatric surgery: fifteen-year follow-up of adjustable gastric banding and a systematic review of the bariatric surgical literature. Ann Surg 2013; 257: 87–94

[57] O'Rahilly S, Farooqi IS. The Genetics of Obesity in Humans. In: De Groot LJ, Beck-Peccoz P, Chrousos G, Dungan K, Grossman A, Hershman JM, Koch C, McLachlan R, New M, Rebar R, Singer F, Vinik A, Weickert MO, eds. Endotext [Internet]. South Dartmouth: MD Text; 2000–2016. Im Internet: https://www.ncbi.nlm.nih.gov/books/NBK279064/; Stand: 11.01.2017

[58] Pekkarinen T, Kaukua J, Mustajoki P. Long-term weight maintenance after a 17-week weight loss intervention with or without a one-year maintenance program: a randomized controlled trial. J Obes 2015; 651460, DOI: 10.1155/2015/651460

[59] Pischon T, Nöthlings U, Boeing H. Obesity and cancer. Proc Nutr Soc 2008; 67: 128–145

[60] Puzziferri N, Roshek III TB, Mayo HG et al. Long-term follow-up after bariatric surgery: a systematic review. JAMA 2014 3; 312: 934–942

[61] Renehan AG, Tyson M, Egger M et al. Body-mass index and incidence of cancer: a systematic review and meta-analysis of prospective observational studies. Lancet 2008; 371: 569–578

[62] Rotella CM, Dicembrini I. Measurement of body composition as a surrogate evaluation of energy balance in obese patients. World J Methodol 2015; 5: 1–9

[63] Runkel N, Colombo-Benkmann M, Hüttl TP et al. Chirurgie der Adipositas – clinical practice guideline: bariatric surgery. Dtsch Arztebl Int 2011; 108: 341–346, DOI: 10.3238/arztebl.2011 0341

[64] Schäfer K, Konstantinides SV. Update on the cardiovascular risk in obesity: endocrine and pararcrine role of the adipose tissue. Hellenic J Cardiol 2011; 52: 327–336

[65] Schauer PR, Sangeeta RK, Wolski K et al. Bariatric Surgery versus intensive medical therapy in obese patients with diabetes; N Engl J Med 2012; 366: 1567–1576

[66] Sharma AM, Kushner RF. A proposed clinical staging system for obesity. Int J Obes (Lond) 2009; 33: 289–295
[67] Shelton KE, Woodson H, Gay S et al. Pharyngeal fat in obstructive sleep apnea. Am Rev Respir Dis 1993; 148: 462–466
[68] Shen X, Zhang X, Bi J, Yin K Long-term complications requiring reoperations after laparoscopic adjustable gastric banding: a systematic review. Surg Obes Relat Dis 2015; 11: 956–964, DOI: 10.1016/j.soard.2014.11.011
[69] Sjöström L, Lindroos AK, Peltonen M et al. Lifestyle, Diabetes, and Cardiovascular Risk Factors 10 Years after Bariatric Surgery (SOS Study). N Engl J Med 2004; 351: 2683–2693
[70] Sjöström L, Narbro K, Sjöström CD et al. Effects of bariatric surgery on mortality in Swedish obese subjects. N Engl J Med 2007; 357: 741–752
[71] Sjöström L. Review of the key results from the Swedish Obese Subjects (SOS) trial – a prospective controlled intervention study of bariatric surgery. J Intern Med 2013; 273: 219–234
[72] Stein J, Stier C, Raab H et al. Review article: The nutritional and pharmacological consequences of obesity surgery. Aliment Pharmacol Ther 2014; 40: 582–609
[73] Stickel F, Lammert F. NASH, Insulinresistenz und Diabetes mellitus. Med Welt 2007; 5: 231–239
[74] Stulnig Th. Endokrines Organ Fettgewebe, Steuerungsimpulse mit teilweise fatalen Auswirkungen auf den gesamten Organismus. J f Ernährungsmed 2012; 14: 18–20
[75] Stunkard AJ, Harris JR, Pedersen NL et al. The body-mass index of twins who have been reared apart. N Engl J Med 1990; 322: 1483–1487
[76] Sturm R. Increases in morbid obesity in the USA: 2000–2005. Public Health 2007; 121: 492–496
[77] Sugerman HJ, Brewer WH, Shiffman ML et al. A multicenter, placebo-controlled, randomized, double-blind, prospective trial of prophylactic ursodiol for the prevention of gallstone formation following gastric-bypass-induced rapid weight loss. Am J Surg 1995; 169: 91–97
[78] Tigges H, Hüttl TP. Adipositaschirurgie: Differentialindikation. Viszeralmedizin 2012; 28: 348–354
[79] Varela JE, Hinojosa M, Nguyen N. Correlations between intra-abdominal pressure and obesity-related co-morbidities. Surg Obes Relat Dis 2009; 5: 524–528
[80] Vgontzas AN, Bixler EO, Chrousos GP. Sleep apnea is a manifestation of the metabolic syndrome. Sleep Med Rev 2005; 9: 211–224
[81] WHO Expert Committee on Physical Status. World Health Organization. Physical status: the use and interpretation of anthropometry. Report of a WHO Expert Committee. World Health Organ Tech Rep Ser 1995; 854: 1–452
[82] Wilson A, Longhi J, Goldman C et al. Intra-abdominal pressure and the morbidly obese patients: the effect of body mass index. J Trauma 2010; 69: 78–83
[83] Wirth A. Adipositas: Ätiologie, Folgekrankheiten, Diagnose, Therapie. 3. Aufl. Heidelberg: Springer; 2008
[84] Wirth A, Hauner H, Hrsg. Adipositas. 4. Aufl. Heidelberg: Springer; 2013: 49–119
[85] Wirth A, Wabitsch M, Hauner H et al. Prävention und Therapie der Adipositas. Dtsch Ärztebl Int 2014; 111: 705–713
[86] Wolter S, Mann O. Entwicklungen in der bariatrischen Chirurgie – Past, Present and Future. Allgemein- und Viszeralchirurgie up2date 2015; 9: 73–92, DOI: 10.1055/s-0041-100 224
[87] World Cancer Research Fund/American Institute for Cancer Research. Food, Nutrition, Physical Activity, and the Prevention of Cancer: a Global Perspective. Washington DC: AICR; 2007
[88] Zheng H, Chen C. Body mass index and risk of knee osteoarthritis: systematic review and meta-analysis of prospective studies. BMJ Open 2015; 5: e007 568, DOI: 10.1136/bmjopen-2014-007 568

20 Transplantation

N. T. Schwarz

- Organtransplantationen werden bei Erkrankungen durchgeführt, bei denen es zu einem irreversiblen und vollständigen Funktionsverlust des jeweiligen Organs gekommen ist.
- Es lassen sich inzwischen unterschiedlichste Organe bis hin zu Extremitäten verpflanzen (▶ Abb. 20.1). Viszeralchirurgisch sind Transplantationen von Nieren, Leber, Pankreas, Dünndarm und mehreren Organen (multiviszeral) möglich.
- Durch die Weiterentwicklung moderner Immunsuppressiva und modifizierter Operationstechniken werden inzwischen deutlich verbesserte und zum Teil hervorragende Patientenüberlebenszeiten, Transplantatfunktionsraten und Lebensqualitäten erreicht. Der perioperative Verlauf wird multifaktoriell beeinflusst.

20.1 Rechtliche Grundlagen

- Das Transplantationsgesetz von 1997 regelt Organtransplantationen von der Organspende über die Vermittlung von Organen bis zur durchgeführten Transplantation.
- Für die Organspende wurde zum 1. November 2012 die erweiterte Zustimmungslösung durch die Entscheidungslösung ersetzt. Alle Bundesbürger sollen ihre eigene Bereitschaft zur Organ- und Gewebespende auf Grundlage fundierter Informationen prüfen und schriftlich festhalten.
- Die Deutsche Stiftung Organtransplantation (DSO) ist mit der Organspende beauftragt, Eurotransplant (ET) ist in Deutschland verantwortlich für die Vermittlung der Spenderorgane an die jeweiligen Transplantationszentren.
- Der Bedarf an Spenderorganen liegt international etwa 4-mal höher als die Anzahl zu vermittelnder Spenderorgane (▶ Tab. 20.1, ▶ Abb. 20.2). Die Auswahl der potenziellen Organempfänger erfolgt nach Scores, die die medizinische Dringlichkeit, bestimmte immunologische Übereinstimmungen sowie die Wartezeit berücksichtigen.

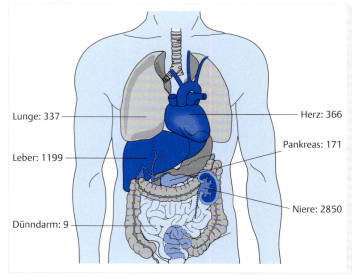

Abb. 20.1 Mögliche Organtransplantationen. Aufgeführt sind die Transplantationszahlen für die jeweiligen Organe in Deutschland aus 2011 (ohne Lebendspende; Daten: Deutsche Stiftung Organtransplantation).

Lunge: 337
Leber: 1199
Dünndarm: 9
Herz: 366
Pankreas: 171
Niere: 2850

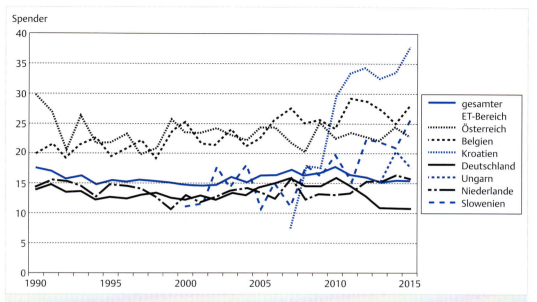

Abb. 20.2 **Postmortale Organspender.** Anzahl postmortaler Organspender pro Million Einwohner aus dem Eurotransplant-Bereich. (Daten: Eurotransplant International Foundation. Annual Report 2015)

Tab. 20.1 Anzahl der Patienten auf der Warteliste und Anzahl postmortaler Organtransplantationen in Deutschland in 2015.

Organ	Anzahl Patienten auf Warteliste	Anzahl postmortaler Organtransplantationen
Niere	7530	1450
Leber	1233	774
Herz	773	283
Lunge	396	27
Pankreas	37	8
Niere – Pankreas	207	93
Herz – Lunge	8	2
Niere – Herz	7	1
Niere – Leber	36	6
Leber – Lunge	5	4
Leber – Pankreas	3	4
Herz – Leber	2	k.A.

aus: www.eurotransplant.nl; Stand 31.12.2015

20.2 Organtransplantationen

20.2.1 Nierentransplantation

Die erste erfolgreiche Nierentransplantation (NTx) erfolgte 1954 in Boston. Inzwischen werden Überlebensdauern nach NTx von über 32 Jahren berichtet.

- **Spenderorgane:** postmortale Spenden und Lebendspenden (Anteil Lebendspenden inzwischen > 30 %)
- **Zuteilung:** erfolgt nach dem Meldestatus hoch dringlich (**HU**, high urgent), transplantabel (**T**, transplantable) und nicht transplantationsfähig (**NT**, non transplantable). T-Patienten erhalten ein AB0-kompatibles oder identisches Organ, wobei die HLA-Übereinstimmung (humanes Leukozytenantigensystem) und zuletzt die Wartezeit Einfluss auf die Zuteilung haben.
- **Indikation:** terminale Niereninsuffizienz durch:
  ○ chronische Glomerulonephritis
  ○ diabetische Nephropathie
  ○ interstitielle Nephritis

- **Vorgehen:** Die NTx erfolgt heterotop extraperitoneal in die Fossa iliaca. Die Iliakalgefäße des Empfängers dienen zur Gefäßanastomose. Der Harnleiter des Spenderorgans wird in die Harnblasenmukosa mit einer antirefluxiven Plastik implantiert, ggf. zusätzlich nach extern drainiert.
- **Prognose:** Die 10-Jahres-Transplantatüberlebenszeiten betragen nach Nierenlebendspende 52,5–77,5 % und nach postmortaler NTx 41,2–44,5 %.

20.2.2 Lebertransplantation

Die erste erfolgreiche Lebertransplantation (LTx) erfolgte 1963 durch Starzl in Denver. Inzwischen werden Überlebensdauern nach LTx von über 31 Jahren berichtet.
- **Spenderorgane:** postmortale Spenden (über 90 %) und Lebendspenden (ca. 5 %)
- **Zuteilung:** erfolgt nach 5 medizinischen Dringlichkeitskategorien (**MUC-Score**). Die Beurteilung der Schwere der Erkrankung erfolgt nach dem **MELD-Score** (MELD: Model for End-stage Liver Disease). Zugrunde liegen: INR-Wert, Serumkreatinin, Bilirubin.
- **Indikationen:** akutes Leberversagen, chronische Lebererkrankungen und maligne lebereigene Tumoren ohne extrahepatische Manifestation (▶ Tab. 20.2):
    - akutes **Leberversagen** durch:
        – fulminante HBV- oder HCV-Infektion
        – Paracetamolintoxikation
        – Amanitaintoxikation
    - fortgeschrittene **Lebererkrankung** durch:
        – HBV- und HCV-Infektionen
        – Alkoholhepatitis
        – Autoimmunhepatitis
        – primär sklerosierende Cholangitis (PSC)
        – primär biliäre Zirrhose
    - lebereigene **Tumoren:**
        – hepatozelluläres Karzinom (HCC); Mailänder Kriterien (HCC < 5 cm oder bis zu 3 HCC-Herde jeweils < 3 cm) sollen eingehalten werden.
        – Metastasen eines neuroendokrinen Tumors
        – Gallengangskarzinom (mit Einschränkungen)
- **Vorgehen:** Von Bedeutung bei der LTx ist die Größenkompatibilität. So sind bei Kindern oder schlanken Erwachsenen Größenreduktionen der Spenderleber notwendig. Seit den 1980er-Jahren wird auch das Verfahren der **Split-LTx** eingesetzt, um mit einer Hälfte der Leber beispielsweise ein Kind und mit der 2. Hälfte einen Erwachsenen zu transplantieren. In 2015 erfolgten in Deutschland 58 Split-LTx. Die erforderliche Mindestlebermasse sollte über 0,8 % des Empfängerkörpergewichts betragen.
- Bei der **Leberlebendspende** erfolgt die Organgewinnung in Form einer Hemihepatektomie des Spenders. Der Leberlappen wird unter Erhalt der empfängereigenen V. cava in Piggy-Back-Technik (▶ Abb. 20.3) transplantiert. Diese Technik kann insbesondere bei der Re-LTx angewandt werden, wo zahlreiche Verwachsungen die Präparation extrem erschweren können.
- Als **Überbrückung** zur LTx bei nicht verfügbarem Spenderorgan kann das extrakorporale Leberersatzverfahren „Molecular Absorbents Recirculating System" (MARS) eingesetzt werden. Zur Behandlung der portalen Hypertension und ihrer Symptome und Komplikationen dient die Anlage eines portosystemischen Shunts oder eines transjugulären intrahepatischen portosystemischen Stents (TIPSS).
- **Prognose:** Die 1- und 5-Jahres-Transplantatüberlebenszeiten betragen nach LTx jeweils > 90 % und 86 %.

Tab. 20.2 Indikationen für eine Lebertransplantation in Deutschland.

ICD-10	Bezeichnung
K70	alkoholische Leberkrankheit
K74	Fibrose und Zirrhose der Leber
C 22	bösartige Neubildung der Leber und der intrahepatischen Gallengänge
K72	Leberversagen, andernorts nicht klassifiziert
Q 44	angeborene Fehlbildungen der Gallenblase, der Gallengänge und der Leber
K83	sonstige Krankheiten der Gallenwege
E88	sonstige Stoffwechselstörungen
K76	sonstige Krankheiten der Leber
E83	Störungen des Mineralstoffwechsels
I82	sonstige venöse Embolie und Thrombose

Bei einem Patienten sind mehrere Diagnosen möglich. Insgesamt 18 Hauptdiagnosen bei 1792 Fällen. Daten: Eurotransplant.

20.2 Organtransplantationen

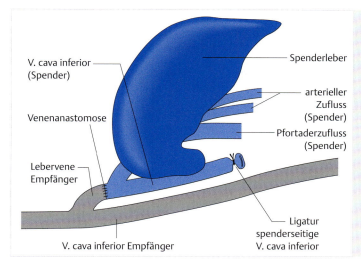

Abb. 20.3 Lebertransplantation und Piggy-Back-Technik.

20.2.3 Pankreastransplantation

Die erste erfolgreiche Pankreastransplantation (PTx) erfolgte 1967 durch Kelly und Lillehei. Inzwischen werden Überlebensdauern nach PTx von über 18 Jahren berichtet. Das Pankreas wird meist simultan mit einer Niere transplantiert (SNPTx).
- **Indikationen:**
  - Patienten nach NTx mit Diabetes mellitus Typ 1 (als PTx)
  - Patienten mit instabilem Diabetes mellitus Typ 1 oder bei Diabetes mellitus Typ 1, wenn mehr als 2 diabetische Folgeerkrankungen vorliegen (als PTx)
  - jüngere Patienten mit instabilem Diabetes mellitus Typ 1 als präemptive SNPTx vor irreversiblen diabetischen Spätschäden wie Nephropathie oder Retinopathie
- **Vorgehen:** Das Pankreas wird als gesamtes Organ mit anliegendem blind verschlossenem Duodenum entweder heterotop in die Fossa iliaca oder physiologischer paratop transplantiert. Wie bei der Niere erfolgt bei heteroper Lage die Gefäßanastomose an die Iliakalgefäße. Die exokrine Ableitung erfolgt über eine Duodenozystostomie oder bei paratoper Lage in Seit-zu-Seit-Anastomose in das Jejunum (▶ Abb. 20.4).
- Eine **Alternative** ist die Transplantation aufgearbeiteter Inselzellen des Pankreas. Bisher wurden Transplantationen der Inselzellen jedoch meist nur zeitgleich mit oder nach einer Nierentransplantation durchgeführt. Die vergangenen 10 Jahre haben gezeigt, dass hiermit auch beim Menschen prinzipiell eine Insulinunabhängigkeit erzielt werden kann, auch wenn dies bisher nur in wenigen Fällen längerfristig gelang.
- **Prognose:** Die 1- und 10-Jahres-Patientenüberlebenszeiten betragen nach PTx jeweils > 95 % und 80 %.

20.2.4 Dünndarmtransplantation

Die erste erfolgreiche Dünndarmtransplantation (SbTx) erfolgte 1967 durch Lillehei. Inzwischen werden Überlebensdauern nach SbTx von über 10 Jahren berichtet. Die SbTx wurde erst nach Weiterentwicklung potenter Immunsuppressiva erfolgreich weiterentwickelt. Zuvor verhinderte die ausgeprägte Transplantatabstoßung langfristige Therapieerfolge.
- **Indikationen:**
  - Patienten mit Kurzdarmsyndrom und nicht mehr durchführbarer total parenteraler Ernährung (TPN)
  - als kombinierte SbTx und LTx bei Patienten mit Komplikationen aus der totalen parenteralen Ernährung (TPN) wie Leberverfettung, cholestatischer Leberzirrhose, Malnutrition
- **Vorgehen:** Der Dünndarm wird orthotop implantiert. Am aboralen Transplantat wird ein Ileostoma angelegt, um im postoperativen Beobachtungszeitraum regelmäßige endoskopische Biopsien zur Beurteilung der Abstoßung vornehmen zu können. Arteriell wird die spenderseitige A. mesenterica superior an die Aorta abdominalis und die V. mesenterica superior an die Pfortader oder infrahepatische V. cava anastomosiert (▶ Abb. 20.5).

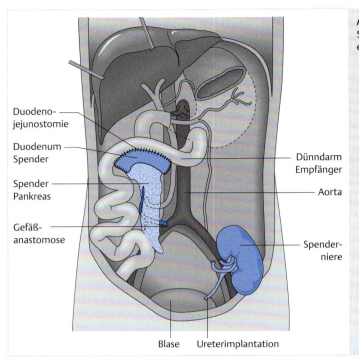

Abb. 20.4 SNPTx mit Anastomosen.
SNPTx; Das Pankreas wird simultan mit einer Niere transplantiert.

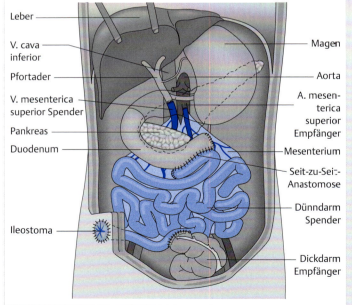

Abb. 20.5 SbTx mit Anastomosen.

- Von Bedeutung ist die unmittelbar postoperative enterale Ernährung zur Regeneration der Darmzotten und korrekten intraluminalen Keimbesiedelung des Transplantats zur Vermeidung von Infektionen.
- Weitere Probleme sind erheblicher postoperativer Volumenbedarf und im weiteren Verlauf Flüssigkeitsverlust und Bikarbonatverlust über das Ileostoma. Häufig entsteht eine metabolische Azidose, der gegengesteuert werden muss.
- **Prognose:** Die 1-Jahres-Patientenüberlebenszeiten betragen nach SbTx etwa 60–70 %.

20.2.5 Multiviszerale Transplantation

Multiviszerale Transplantationen (MTx) werden selten und beinahe ausschließlich an großen Transplantationszentren durchgeführt.

Kombinierte Leber- und Dünndarmtransplantationen oder multiviszerale Transplantationen sind zum einen technisch schwierig, zum anderen wird der Erfolg wie bei der Dünndarmtransplantation (SbTx) entscheidend durch die postoperative Immunsuppression bestimmt.

20.3 Immunsuppression

- Regelmäßiges Drug Monitoring nach Transplantation ist unerlässlich.
- Im Laufe der letzten 20 Jahre erfuhren Immunsuppressiva eine deutliche Weiterentwicklung. Derzeit werden eingesetzt:
  - unspezifisch immunsuppressive Medikamente (Prednisolon)
  - Kalzineurininhibitoren (Ciclosporin, Tacrolimus)
  - Mammalian-Target-of-Rapamycin-Inhibitoren (mTOR-Inhibitoren, z. B. Rapamycin, Everolimus)
  - Inosit-Monophosphat-Dehydrogenase-Inhibitoren (Mycophenolatmofetil = MMF)
  - monoklonale IL-2-Rezeptor-Antikörper (Daclizumab, Basiliximab)
  - mono- und polyklonale T-Zell-Antikörper (OKT 3, ATG)
  - antiproliferative Medikamente (Azathioprin)
- Es werden die initiale Immunsuppression (**Induktion**) von der niedriger dosierten langfristigen Immunsuppression (**Erhaltungstherapie**) unterschieden. Langfristiges Ziel ist die Kombinationsbehandlung bei möglichst geringer Dosis der Einzelpräparate und damit möglichst geringen Nebenwirkungen. Auch wird von erfolgreichen langfristigen Monotherapien mit niedrig dosierten Immunsuppressiva berichtet.

20.4 Komplikationen nach Transplantation

- Mögliche Komplikationen sind:
  - Nichtfunktion oder Dysfunktion transplantierter Organe
  - Abstoßungsreaktionen (hyperakut, akut, chronisch)
  - Anastomosenkomplikationen (Stenosen, Leckagen)
  - Rezidiv der Grunderkrankung (insbesondere bei Hepatitis und Malignomen)
  - bakterielle und mykotische Infektionen
  - Zytomegalie-Infektion (CMV-Infektion) (insbesondere bei CMV-negativen Empfängern)
  - Hautmalignome und lymphoproliferative Erkrankungen
  - neurologische und psychiatrische Verhaltensauffälligkeiten (medikamentös-toxisch bedingt)
  - kardiovaskuläre Erkrankungen
  - Diabetes mellitus (kortisoninduziert)
  - Osteopenie (kortisoninduziert)
- Bei operativen Eingriffen unter Immunsuppression empfehlen sich ein konsequentes Drug Monitoring sowie die perioperative Kortisonbehandlung. Auch hier ist ein sorgfältiges Drug Monitoring für die erfolgreiche Behandlung entscheidend.

> **Cave**
>
> Verschleierung akuter abdominaler Entzündungen wie Appendizitis, Sigmadivertikulitis, Cholezystitis unter Immunsuppression! Insbesondere Klinik und Laborparameter geben nicht das tatsächliche Entzündungsausmaß wieder.

Literatur

[1] Branger P, Samuel U, eds. Eurotransplant International Foundation. Annual Report 2015. Im Internet: http://www.eurotransplant.org/cms/mediaobject.php?file=AR_ET_20 153.pdf; Stand: 12.01.2017

[2] Deutsche Stiftung Organtransplantation (DSO). Im Internet: http://www.dso.de; Stand: 13.01.2017

[3] Eurotransplant International Foundation. Im Internet: http://www.eurotransplant.nl; Stand: 13.01.2017

[4] Starzl TE. The birth of clinical organ transplantation. Am Coll Surg 2001; 192: 431–446

[5] Taylor AL, Watson CJ, Bradley JA. Immunosuppressive agents in solid organ transplantation: mechanisms of action and therapeutic efficacy. Crit Rev Oncol Hematol 2005; 56: 23–46

[6] Wolff M. Kalff JC, Schwarz NT et al. Liver transplantation in Germany. Zentralbl Chir 2003; 128: 831–841

21 Peritoneum[10]

J. Falcke

21.1 Anatomie

- parietales Blatt: vordere und hintere Bauchwand mit Zwerchfell
- viszerales Blatt: intraperitoneal gelegene Bauch- und Beckenorgane
- Gesamtfläche des Peritoneums: 2 m²
- **Histologie:**
  - dünne, lockere, lymph- und blutgefäßreiche Bindegewebsschicht
  - mit einschichtigem Plattenepithel bedeckt, aufgrund mesodermaler Herkunft als Mesothel bezeichnet
  - Zwischen den Mesothelzellen finden sich kleine Stomata (8–12 µm Durchmesser), wodurch die Bauchhöhle mit Lymphkapillaren in Verbindung steht, sodass auch Partikel und Zellen (z. B. Blut) resorbiert werden können.
- **Nerven:**
  - **parietales Peritoneum:**
    - zahlreiche Nervenendigungen, insbesondere an der ventralen und lateralen Bauchwand
    - die gemeinsame Nervenversorgung des parietalen Peritoneums mit der darüberliegenden Bauchdecke erklärt die reflektorische Muskelspannung bei peritonealer Reizung
    - führen zu lokalisierbaren, anhaltenden schneidenden Schmerzen
  - **viszerales Peritoneum:**
    - spärlich sensible Afferenzen, im Verlauf der Mesenterialarterien
    - erzeugen dumpfen, schlecht lokalisierbaren, brennenden, bohrenden, wellenartigen Schmerz durch Zug an den Mesenterien, intestinale Dehnung, Muskelspasmen oder Ischämie, mit vegetativer Begleitsymptomatik
- **Gefäßversorgung:**
  - **Arterien:** Äste der Arterien, die die Bauchdecken, das Zwerchfell, das Becken und das Mesenterium versorgen
  - **Venen:** segmentale oder longitudinale Abflüsse in das Gebiet der oberen und unteren V. cava im Bereich des parietalen Blattes. Das viszerale Blatt wird über das Einzugsgebiet der Pfortader entsorgt.
- **Lymphabfluss:** parallel zu den Arterien; der Hauptabstrom erfolgt über den Ductus thoracicus

21.2 Pathologien des Peritoneums

21.2.1 Peritonitis

Definition

- Bei der Sepsis handelt es sich um eine komplexe, in mehreren Phasen ablaufende immunologische Reaktion auf eine lokalisierte Infektion.
- Die **abdominale Sepsis** stellt eine Sonderform dar. Sie ist definiert als eine intraabdominale Infektion mit extraperitonealer Begleitreaktion. Die Peritonitis ist das Korrelat der abdominalen Entzündung.

Epidemiologie

- Prävalenz der schweren Sepsis und des septischen Schocks auf einer Intensivstation in Deutschland: ca. 11 %
- 90-Tage-Letalität: 54 %
- mit ca. 60 000 Todesfällen pro Jahr stehen septische Erkrankungen an 3. Stelle der Todesstatistik
- Inzidenz der postoperativen Peritonitis: 1 % nach Laparotomie

Ätiologie

- Die Kontamination der Bauchhöhle mit Erregern setzt eine Reihe von komplexen Abwehrmechanismen in Gang:
  - Abtransport der Bakterien durch die Lymphflüssigkeit
  - Phagozytose der Erreger, Sequestration von Bakterien
  - Abkapselung der Bakterien in einem fibrinösen Exsudat
  - frühe inflammatorische Immunantwort durch Aktivierung von Peritonealmakrophagen, Leukozyten und Mesothelzellen
  - Freisetzung von Entzündungsmediatoren wie Zytokinen, Wachstumsfaktoren, Eikosanoiden (zellulären Abwehrmechanismen)

---

[10] Dieses Kapitel ist eine überarbeitete Version des Beitrags aus der 7. Auflage von B. Thiel.

- Aktivierung des Komplementsystems, des Kallikrein-Kinin-Systems, der Gerinnungskaskade, des Renin-Angiotensin-Systems und der Fibrinolyse (humorale Abwehrmechanismen)
- Sollte die lokale peritoneale Reaktion nicht ausreichen, die Kontamination zu beherrschen, und tritt eine überschießende Immunreaktion mit einer Störung des Verhältnisses von pro- und antiinflammatorischen Zytokinen auf, so ist eine systemische Entzündungsreaktion mit Freisetzung von Entzündungsmediatoren im Blut die Folge. Hierdurch kommt es zu Permeabilitätserhöhung, Exsudation und Flüssigkeitsverlusten, die über Dehydratation und Schock zu Multiorganversagen und Exitus führen können.

Klassifikation

(▶ Tab. 21.1).

Primäre Peritonitis

- Die primäre Peritonitis ist selten (1–2 % der Peritonitispatienten).
- Die Keiminvasion geht nicht von einem intraperitonealen Hohlorgan aus, sondern erfolgt hämatogen und lymphogen im Rahmen von schwerwiegenden Grunderkrankungen und Keiminvasion über das weibliche Genitale. Sie besteht meistens aus einer Monoinfektion.
- spontane bakterielle Peritonitis, im Erwachsenenalter oft Patienten mit Leberzirrhose, Translokationsperitonitis
- tuberkulöse Peritonitis
- **Erregerspektrum:**
  - Leberzirrhose: E. coli und andere Enterobakterien
  - Kinder: hämatogene Streuung, Pneumokokken, β-hämolysierende Streptokokken
  - Frauen: aszendierend vom Genitaltrakt, β-hämolysierende Streptokokken, Gonokokken, Chlamydien

Sekundäre Peritonitis

- Die sekundäre Peritonitis ist die häufigste Form.
- hauptsächlich durch Erregereinschleppung aus intraabdominalen Hohlorganen oder von außen; durch Organperforationen (Ulcus ventriculi oder duodeni, Appendizitis, Sigmadivertikulitis, ischämische Darmwandnekrosen oder Cholezystitis), iatrogen (übersehene Verletzungen der Gallenwege oder des Darms bei Laparoskopien), durch Infektion intraabdominaler Organe (intraoperative Kontamination) oder traumatisch verursacht
- postoperative Peritonitis (Nahtinsuffizienz, Anastomoseninsuffizienz, Organverletzung, intraoperative Kontamination)
- diffuse oder lokale Peritonitis aufgrund eines Abszesses
- **Erregerspektrum:** Mischflora
- Letalität für die postoperative Peritonitis mit 60 % höher als für die Perforationsperitonitis mit 14 %

Tertiäre Peritonitis

- persistierende Peritonitis bei Immunsuppression, trotz Fokussanierung, im Sinne einer sich selbst unterhaltenden Inflammationsreaktion, obwohl der Infektionsherd saniert wurde

Tab. 21.1 Klassifikation der Peritonitis.

Ursache	Ausbreitung der Entzündung	Alter der Entzündung	Exsudat/Beläge	Verlauf
primär • spontan • hämatogen	lokal (1–3 Quadranten)	frisch (< 24 h)	serös	akut
sekundär • bakteriell • nicht bakteriell • bei CAPD	diffus (alle 4 Quadranten)	älter (> 24 h)	• fibrinös • eitrig	chronisch
tertiär • persistierend • diffus	k.A.	k.A.	• gallig • kotig	k.A.

CAPD: kontinuierliche ambulante Peritonealdialyse; k.A.: keine Angabe

Symptomatik

Leitsymptome

- **Schmerz:**
  - viszerales Blatt:
    - vegetative sympathische und parasympathische Fasern
    - seitenunabhängig
    - schlecht lokalisierbar
    - krampf-, kolikartig
    - vegetative Symptomatik
    - Lageveränderung
  - **parietales Blatt:**
    - segmental und seitengetrennte somatische Nerven spinalen Ursprungs
    - seitengetrennt
    - punktuell
    - brennend, schneidend
    - auf das betroffene Organ lokalisierbar
- **gestörte Peristaltik:**
  - akute Änderung der Stuhlgewohnheiten, Diarrhö, Obstipation, Stuhl- oder Windverhalt
  - die Schmerzsymptomatik erzeugt über viszerospinale Reflexbahnen eine Paralyse der Darmperistaltik
  - erheblicher Meteorismus mit distendiertem Abdomen
- **Abwehrspannung:**
  - lokale Resistenz
  - erhöhte Bauchdeckenspannung durch reflektorisch erhöhten Muskeltonus
  - bretthartes Abdomen
  - zu unterscheiden vom meteoristisch aufgeblähten, aber weichen, eindrückbaren Abdomen, Aszites

Begleitsymptome

- Übelkeit
- Tachykardie
- Tachypnoe
- Hypotonie, Blässe, Schwitzen
- Erbrechen
- Fieber

Besondere Hinweise auf eine postoperative Peritonitis

- Verschlechterung des Allgemeinzustands
- postoperative Erholung verzögert
- abdominaler Untersuchungsbefund auffällig
- Veränderung der Sekretion aus der Drainage

Diagnostisches Vorgehen

> **Merke**
>
> Das klinische Bild der Peritonitis wird häufig mit dem Begriff des **akuten Abdomens** dargestellt. Es wird die Notwendigkeit einer **sofortigen operativen Therapie** deutlich. Daher muss der zeitliche Ablauf der nun folgenden Diagnostik zügig und eng am klinischen Bild angelehnt erfolgen. Verschlechtert sich der Zustand, sollte man nicht die Diagnostik zu Ende bringen, sondern handeln.

Die Begriffe diffuse Peritonitis oder akutes Abdomen umfassen ein sehr breites Krankheitsbild, ermöglichen aber nicht die Einschätzung der Prognose oder eine Beurteilung für die Wahl eines geeigneten Behandlungskonzepts. Daher wurden verschiedene Prognoseindizes zur Beurteilung des Schweregrads einer Peritonitis evaluiert.

Scoresysteme

Folgende Scoresysteme stehen zur Verfügung:
- MPI (Mannheimer Peritonitis-Index)
- APACHE II (Acute Physiology And Chronic Health Evaluation)
- SOFA (Sepsis-related Organ Failure Assessment)

Mannheimer Peritonitis-Index

- Die breiteste klinische Anwendung findet der Mannheimer Peritonitis-Index (**MPI**), der das Letalitätsrisiko aufgrund chirurgischer Angaben darstellt.
- Dieser Index kann ohne aufwendige Diagnostik und Laborparameter erhoben werden. Er wird wie in ▶ Tab. 21.2 dargestellt berechnet, der Maximalwert beträgt 47. Weitere Indizes zur Beurteilung von intraabdominalen Infektionen und Sepsis sind meist intensivmedizinisch-systemisch orientiert und erfordern eine aufwendige Dokumentation von Labor- und weiteren Parametern.

APACHE-II-Score

- Der APACHE-II-Score ist ebenfalls weit verbreitet, dient aber eher zur Beurteilung von Verläufen septischer Intensivpatienten.

Peritoneum

Tab. 21.2 Berechnung des Mannheimer Peritonitis-Index.

Prognosefaktor	Kriterium erfüllt
Alter über 50 Jahre	5
weiblich	5
Organversagen	7
Malignom	4
Peritonitisdauer präoperativ > 24 h	4
Herd nicht vom Kolon ausgehend	4
Ausbreitung diffus	6
Exsudat klar	0
Exsudat trüb	6
Exsudat kotig-jauchig	12
MPI < 20 Punkte → Letalität nahezu 0 %; MPI > 29 Punkte → Letalität > 50 %	

- Hierbei müssen 12 Parameter (Temperatur, mittlerer arterieller Blutdruck, Herzfrequenz, Atemfrequenz, Oxygenierung, arterieller pH, Serum-Natrium, Serum-Kalium, Serum-Kreatinin, Hämatokrit, Leukozyten, Glasgow Coma Scale) erhoben und berechnet werden. Diese lassen sich in einer Akutsituation nicht so schnell evaluieren.

SOFA-Score

- Der SOFA-Score ist ein in überwiegend in Europa verwendeter Score auf Intensivstationen.
- Dieser errechnet sich aus dem Funktionsgrad von 6 Organsystemen:
    - respiratorisch: p_aO_2/FiO_2 (arterieller Sauerstoffpartialdruck/inspiratorische Sauerstofffraktion)
    - Gerinnung: Thrombozyten
    - Leber: Bilirubin
    - kardiovaskulär: MAP (Mean arterial Pressure)
    - Neurologie: GCS (Glasgow Coma Scale)
    - Niere: Kreatinin
- Der Score korreliert mit dem Ausmaß der Organdysfunkionen und der voraussichtlichen Mortalität der jeweiligen Erkrankung im Verlauf.

Klinische Untersuchung

- **Anamnese:** zielgerichtet, Ulkusanamnese, Medikamenteneinnahme, Grunderkrankungen, Schmerzbeginn, Lokalisation, Verlauf, Voroperationen
- **Inspektion:** reduzierter Allgemeinzustand, Angst, Unruhe, Schonhaltung mit angezogenen Beinen, flache Atmung, Exsikkose, Erschütterungsschmerz
- **Palpation:** Meteorismus, Loslassschmerz, Druckschmerz, Resistenz, Abwehrspannung, „bretthartes Abdomen"
- **Auskultation:** fehlende Darmgeräusche, „Totenstille"
- **Temperaturmessung:** bei schwerer Sepsis (▶ Tab. 21.4) auch Hypothermie
- **rektale Untersuchung:** Douglas-Abszess, Portioverschiebeschmerz, rektale Abszesse bei tiefer Anastomose

Laboruntersuchung

- Routinediagnostik:
    - Leukozyten
    - CRP
    - Prokalzitonin (PCT)

Prokalzitonin (PCT)

- Da bei viralen Infektionen, chronischen Entzündungen und akuten nicht bakteriell bedingten Entzündungen keine bzw. geringgradig erhöhte PCT-Konzentrationen gefunden werden, kann die Bestimmung des PCT bei der Differenzierung folgender Krankheitsbilder eingesetzt werden:
    - infektiöse/nicht infektiöse Krankheiten
    - bakterielle/virale Infektionen
    - akute bakteriell bedingte Infektionen/chronische Entzündungsreaktionen
    - bakterielle/virale Meningitis
    - Fieber unbekannter Genese bei neutropenischen Patienten
- Der PCT-Wert wird im Verlauf zur Beurteilung der Therapie genutzt (▶ Tab. 21.3) und korreliert im Gegensatz zum CRP und der Leukozytenzahl mit der Schwere der bakteriell bedingten Sepsis (▶ Tab. 21.4).

Tab. 21.3 Sepsiswahrscheinlichkeit in Abhängigkeit vom PCT im Serum.

PCT im Serum	Sepsis
< 0,5 ng/ml	unwahrscheinlich
> 0,5 ng/ml < 2 ng/ml	möglich
> 2 ng/ml	sehr wahrscheinlich

21.2 Pathologien

Tab. 21.4 Diagnosekriterien für Sepsis, schwere Sepsis und septischen Schock entsprechend den ACCP/SCCM-Konsensuskonferenz-Kriterien.

Kriterium	Klinik
I: Nachweis einer Infektion	Diagnose einer Infektion über den mikrobiologischen Nachweis oder durch klinische Kriterien
II: Systemic inflammatory Response Syndrome (SIRS) (mindestens 2 klinische Zeichen)	• Fieber ($\geq 38\,°C$) oder Hypothermie ($\leq 36\,°C$), bestätigt durch eine rektale oder intravasale oder -vesikale Messung • Tachykardie: Herzfrequenz ≥ 90/min • Tachypnoe (Frequenz ≥ 20/min) oder Hyperventilation ($p_aCO_2 \leq 4{,}3$ kPa/ ≤ 33 mmHg) • Leukozytose ($\geq 12\,000$/mm^3) oder Leukopenie ($\leq 4\,000$/mm^3) oder $\geq 10\,\%$ unreife Neutrophile im Differenzialblutbild
III: akute Organdysfunktion (mindestens 1 klinisches Zeichen)	• akute Enzephalopathie: eingeschränkte Vigilanz, Desorientiertheit, Unruhe, Delirium • relative oder absolute Thrombozytopenie: Abfall der Thrombozyten um mehr als 30 % innerhalb von 24 h oder Thrombozytenzahl $\leq 100\,000$/mm^3 (eine Thrombozytopenie durch akute Blutung oder immunologische Ursachen muss ausgeschlossen sein) • arterielle Hypoxämie: $p_aO_2 \leq 10$ kPa (≤ 75 mmHg) unter Raumluft oder ein p_aO_2/ FlO_2-Verhältnis von ≤ 33 kPa (< 250 mmHg) unter Sauerstoffapplikation (eine manifeste Herz- oder Lungenerkrankung muss als Ursache der Hypoxämie ausgeschlossen sein) • renale Dysfunktion: eine Diurese von $\leq 0{,}5$ ml/kgKG/h für wenigstens 2 h trotz ausreichender Volumensubstitution und/oder ein Anstieg des Serumkreatinins auf über das Doppelte des lokal üblichen Referenzbereichs • metabolische Azidose: Base Excess ≤ -5 mol/l oder eine Laktatkonzentration auf das mehr als 1,5-Fache des lokal üblichen Referenzbereichs

Sepsis: Kriterien I und II; schwere Sepsis: Kriterien I–III; septischer Schock: Kriterien I und II sowie für wenigstens 1 h ein systolischer arterieller Blutdruck ≤ 90 mmHg bzw. ein mittlerer arterieller Blutdruck ≤ 65 mmHg oder notwendiger Vasopressoreneinsatz, um den systolischen arteriellen Blutdruck ≥ 90 mmHg oder den arteriellen Mitteldruck ≥ 65 mmHg zu halten. Die Hypotonie besteht trotz adäquater Volumengabe und ist nicht durch andere Ursachen zu erklären.
ACCP: American College of Chest Physicians
SCCM: Society of Critical Medicine
FiO$_2$: Fraktion des inhalierten Sauerstoffs
paCO$_2$: arterieller Kohlensäurepartialdruck
paO$_2$: arterieller Sauerstoffpartialdruck

Interleukin-6 (IL-6)

- IL-6 induziert die Synthese der Akute-Phase-Proteine in der Leber.
- Vorteil: bis zu 48 h früherer Anstieg als C-reaktives Protein (CRP), schnelle Dynamik; gilt als **Frühmarker** der Entzündung, die Höhe des initialen IL-6 Spiegels gilt auch als Überlebensmarker bei Sepsispatienten.
- Nachteil: ist häufig nur in großen Routinelaboren verfügbar.

Weitere Laborparameter

- Blutbild, CRP initial erwähnt, Kreatinin, Harnstoff, Elektrolyte, Lipase, D-Dimere, Quick-Wert, partielle Thromboplastinzeit (PTT), International Normalized Ratio (INR), Laktat, Laktatdehydrogenase (LDH), Leberwerte, Kreatinkinase (CK), Blutgruppenbestimmung, Kreuzblut
- TNF-α, Interleukin-1β, lipopolysaccharidbindendes Protein, Matrix-Metalloproteinase-9, Intercellular Adhesion Molecule 1, Myeloperoxidase oder Caspase-3 sind zurzeit nur im wissenschaftlichen Bereich von Bedeutung.

Bildgebende Diagnostik

- **Sonografie:** wenig Zeitverlust, freie Flüssigkeit, Herdsuche, Organveränderungen (Tumor, Appendizitis, Cholezystitis)
- **Röntgen-Abdomen in 2 Ebenen** (im Stehen und Linksseitenlage): freie Luft, Spiegelbildung (Paralyse), Aerobilie, Ileusbild, Meteorismus (Ogilvie-Syndrom)

- **Kontrastmitteldarstellung:** Stopp oder Austritt des Kontrastmittels (KM, wasserlöslich!) beim retrograd gefüllten Kolon (Divertikulitis, Tumor, Perforation); die Magen-Darm-Passage mit oraler KM-Gabe ist bei ausgeprägter Peritonitis nicht sinnvoll
- **CT:** i. v.-KM, transrektale KM-Gabe, oral nicht sinnvoll bei Peritonitis präoperativ, heute eher angewandt als die konventionelle KM-Darstellung, schnelle und umfassende Diagnostik des Abdomens (Differenzierung der Ätiologie, Pankreatitis, Perforation, Tumor etc.), Schweregrad der Erkrankung (Nekrosestraßen, multiple Abszesse, Durchblutungsstörungen zentral oder peripher, Ausmaß der Darmschädigung)
- **Röntgen-Thorax:** zur OP-Vorbereitung, Differenzialdiagnose
- **Endoskopie:** selten, da meist zu lange Vorlaufzeit bei zunehmender Klinik
- **Laparoskopie:** meistens bei lokaler Peritonitis (Appendizitis, Ovarialprozess)
- **EKG:** Ausschluss kardialer Ursachen

Intervention während der Diagnostik

Aufgrund der Abwehrmechanismen des Peritoneums kann eine Entzündung lokal begrenzt bleiben. Ist der Patient zusätzlich in einem instabilen klinischen Zustand, kann während der Diagnostik bei der Durchführung eines CTs ein lokal begrenztes Geschehen, z. B. ein Abszess bei Divertikulitis, mit einer CT-gesteuerten Drainageeinlage abgeleitet werden. Mit dieser Maßnahme hat man möglicherweise ein etwas größeres therapeutisches Fenster und kann den Patienten erst stabilisieren. Eine Fokussanierung ersetzt dieses Verfahren jedoch nicht.

Therapeutisches Vorgehen

Konservative Therapie

Primäre Peritonitis

- Eine chirurgische Herdsanierung ist nicht möglich.
- **antibiotische Therapie:** siehe ▶ Tab. 21.5 zu den Empfehlungen der Paul-Ehrlich-Gesellschaft
- supportive Maßnahmen
- Bei rezidivierenden spontanen primären Peritonitiden ggf. Rezidivprophylaxe, z. B. mit Norfloxacin 400 mg/d, dies verringert die Rezidivhäufigkeit um bis zu 66 %. Eine langfristige Prophylaxe sollte nur bei häufigen Rezidiven oder vor Lebertransplantationen erfolgen. Kurzfristige Antibiotikaprophylaxe ist bei Endoskopien oder anderen invasiven Diagnostiken angezeigt.

Sekundäre Peritonitis

Die **antibiotische Therapie** ist ein wichtiger Bestandteil der Peritonitisbehandlung.
- Besteht der Verdacht auf eine intraabdominale Infektion, sollte vor einer Antibiotikatherapie eine Blutkultur abgenommen werden; die Therapie sollte jedoch so früh wie möglich nach Diagnosestellung begonnen werden.
- Es wird eine kalkulierte Therapie begonnen. Das ausgewählte Antibiotikaregime sollte nach Erhalt der mikrobiologischen Untersuchung angepasst werden. Während der Therapie sollte nach 48–72 h das Antibiotikaregime anhand klinischer und mikrobiologischer Kriterien neu evaluiert werden.
- Die Dauer der Behandlung richtet sich nach dem klinischen Verlauf, sollte aber im Allgemeinen 7–10 Tage nicht überschreiten. Die Diktion, die An-

Tab. 21.5 Empfehlungen der Paul-Ehrlich-Gesellschaft zur Antibiotikatherapie der primären Peritonitis.

Diagnose	häufigste Erreger (oft Monoinfektionen)	Initialtherapie	Tage	EvG	EG
juvenile Peritonitis	• A-Streptokokken • Pneumokokken • seltener: Haemophilus influenzae	Aminopenizillin/BLI	7	A	III
		Acylaminopenizillin/BLI	7	A	III
		Cephalosporin Gruppe 2	7	A	III
Peritonitis bei Leberzirrhose	• E. coli • Enterokokken • Klebsiella spp.	Cephalosporin Gruppe 3a	5–7	A	Ia
		Fluorchinolon Gruppe 2	5–7	A	Ia
		Acylaminopenizillin/BLI	5–7	A	IIb
Peritonitis bei Tbc	Mykobakterien	Kombinationstherapie nach Testung	> 6 Monate	k.A.	k.A.

nach: Bodman KF, Grabein B. Empfehlungen zur kalkulierten parenteralen Initialtherapie bakterieller Erkrankungen bei Erwachsenen – Update 2010. Chemother J 2010; 19: 179–255. EvG: Evidenzgrad; EG: Empfehlungsgrad; BLI: Betalaktamaseinhibitor; k.A.: keine Angabe

21.2 Pathologien

tibiotikatherapie bis zu 2 Tage nach Fieber- und Leukozytensenkung zu verlängern, ist nicht mehr aktuell.

Kriterien zur Auswahl des Antibiotikums (▶ Tab. 21.6) sind:
- Dauer der Erkrankung
- Ursprung der Ursache, Lokalisation
- resistentes Erregerspektrum der eigenen Klinik
- Risikoprofil des Patienten
- **lokal begrenzte oder frische Perforation:**
  - z. B. Appendizits, Magenperforation oder akute Cholezystitis
  - geringere Erregerzahlen und klares oder leicht trübes Sekret
  - aerob-anaerobe Mischinfektionen sind eher selten, wenn die Perforation vom Magen oder Duodenum ausgeht
- **diffuse mittelschwere Peritonitis:**
  - z. B. Perforation der Gallenwege oder des Jejunums
  - mit mittleren Erregerzahlen
  - in 50 % der Fälle aerob-anaerobe Mischinfektionen
- **diffuse schwere Peritonitis:**
  - Perforation des distalen Dünndarms und des Kolons
  - hohe Erregerzahlen
  - fast ausnahmslos aerob-anaerobe Mischinfektionen aus z. B. E. coli, Klebsiellen, Enterobakter, Enterokokken, Streptokokken, Pseudomo-

Tab. 21.6 Empfehlungen der Paul-Ehrlich-Gesellschaft zur Antibiotikatherapie der sekundären bzw. tertiären Peritonitis.

Diagnose	häufigste Erreger	Initialtherapie	Tage	EvG	EG
ambulant erworben, lokalisiert (z. B. perforierte Appendizitis)	• Enterobakterien • Enterokokken • Anaerobier • meistens Mischinfektionen	Acyl-/Aminopenizillin/BLI	1–2	Ia	A
		Cephalosporin Gruppe 2/3a + Metronidazol	1–2	Ia	A
		Fluorchinolon Gruppe 2 + Metronidazol	1–2	Ia	A
		Carbapenem Gruppe 2	1–2	Ia	A
ambulant erworben, diffus (z. B. perforierte Sigmadivertikulitis)	• Enterobakterien • Enterokokken • Anaerobier • meistens Mischinfektionen	Acylaminopenizillin/BLI	3–5	Ib	A
		Cephalosporin Gruppe 3a/v4 oder Fluorchinolon Gruppe 2/3, jeweils + Metronidazol	3–5	Ib/Ib	A/B
		Carbapenem Gruppe 1/2	3–5	Ib	A/A
		Tigecyclin	3–5	Ib	B
		Fluorchinolon Gruppe 4	3–5	Ib	B
nosokomial postoperativ bzw. postinterventionell mit notwendiger Herdsanierung (z. B. Anastomoseninsuffizienz)	• Enterobakterien inkl. ESBL-Bildner • Enterokokken inkl. VRE • Staphylokokken inkl. MRSA • Anaerobier • Candida spp.	Carbapenem Gruppe 1/2	7	Ib/Ib	A/A
		Acylaminopenizillin/BLI	7	Ib	A
		Tigecyclin	7	IIa	A
		Fluorchinolon Gruppe 4	7	Ib	B
nosokomial tertiär (rekurrente Infektion nach Herdsanierung)	• Enterobakterien inkl. ESBL-Bildner • Enterokokken inkl. VRE • Staphylokokken inkl. MRSA • Anaerobier • Pseudomonas spp.	Carbapenem Gruppe 1	7	Ib	A
		Acylaminopenizillin/BLI	7	Ib	A
		Tigecyclin	7	IIa	A
		Carbapenem Gruppe 2	7	IV	B
		Cephalosporin Gruppe 3a/4 + Metronidazol	7	IV	B
invasive intraabdominale Mykosen	Candida spp.	• Fluconazol • bei Resistenzen Anidulafungin, Caspofungin, Voriconazol, Amphotericin B	14	k.A.	k.A.

EvG: Evidenzgrad; EG: Empfehlungsgrad; BLI: Betalactamaseinhibitor; ESBL: Extended spectrum Beta-Lactamase; MRSA: Methicillin-resistenter Staphylococcus ausreus; VRE: Vancomycin-resistente Enterokokken

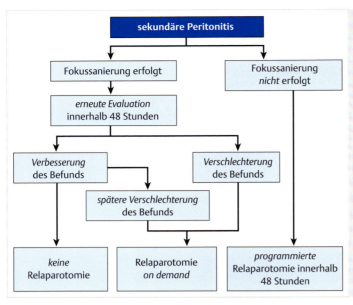

Abb. 21.1 Behandlung der sekundären Peritonitis.

nas aeruginosa, Bacteroides spp., Clostridium spp. und Candida spp.
- trübes, stuhliges Exsudat
- Risikofaktoren: Peritonitisdauer > 2–4 h, Karzinom, Organversagen, nicht vollständig sanierbar

Operative Therapie

Bei der sekundären Peritonitis ist das frühe chirurgische Eingreifen für die Prognose und den Verlauf der Peritonitis und der bestehenden Sepsis entscheidend (▶ Abb. 21.1). Die chirurgische Therapie besteht aus:
- frühzeitiger operativer Intervention mit **Fokussanierung** (Beseitigung der Ursache)
- mechanischer **Reinigung der Bauchhöhle** (Keim- und Endotoxinreduktion, Lavage des Abdomens)
- postinterventioneller Drainage des Infektionsherds (ggf. Laparostoma)

Fokussanierung

- **Notfalleingriff**, kein Verschleppen des Therapiebeginns durch Diagnostik
- Längslaparotomie zur vollständigen Exploration, bei nekrotisierender Pankreatitis auch quere Oberbauchlaparotomie
- Abstrichentnahme, Grobreinigung, komplette Exploration
- Das weitere Vorgehen hängt vom Ausmaß und der Lokalisation des Befunds ab, ob und wie man eine Sanierung erreicht (▶ Tab. 21.7).
- Durch die unten genannten Maßnahmen erreicht man eine definitive anatomische Wiederherstellung oder verhindert eine fortwährende Kontamination. Dies ermöglicht die chirurgische Kontrolle der Infektionsquelle. Zusätzlich sollte ein Débridement von infizierten Weichteilgeweben und die Entfernung von Fremdkörpern erfolgen, wobei die allzu radikale Resektion des umgebenden Gewebes nicht die erhoffte Prognoseverbesserung bringt.

Reinigung der Bauchhöhle

- Ziel ist die Reinigung des Abdomens von Rückständen der Peritonitis, z. B. Fibrinbelägen, und die Reduktion der Keimzahl und Endotoxine.
- **Vorgehen:**
  - Peritoneallavage mit mehreren Litern körperwarmer Ringerlösung unter Einbeziehung aller Kompartimente
  - vorsichtige Lösung von Verwachsungen
  - Die Spülmenge ist umstritten, einerseits ist die Keimzahl- und Endotoxinverdünnung erwünscht, andererseits können exzessive Spülmengen die klinische Situation des Patienten verschlechtern.
  - Die Fibrinbeläge sollten so weit wie möglich entfernt werden, eine radikale Entfernung mit

Tab. 21.7 Maßnahmen zur Kontrolle der Infektionsquelle.

Lokalisation	chirurgisches Verfahren, Fokussanierung
Magenulkus	Exzision/Übernähung
Duodenalulkus	Exzision/Übernähung
hepatobiliärer Fokus	Cholezystektomie, Ableitung über T-Drain, extrahepatische Drainage
Duodenalstumpfinsuffizienz	Extraperitonealisierung, Drainage
Pankreatitis	Kompartmentbildung, Nekrektomie, Drainage
Dünndarm	kurzstreckige Resektion der Perforation oder Gangrän
Zökalpol bis linke Flexur	meist reicht eine Resektion mit primärer Anastomose
unterer Gastrointestinaltrakt	• Diskontinuitätsresektion, Anastomosenresektion • bei milder Peritonitis: Resektion und primäre Anastomose, mit vorgeschaltetem Loop-Ileostoma • bei schwerer Peritonitis: Anlage einer Hartmann-Situation (Resektion mit endständigem Anus praeter, Wiederherstellungsoperation in 3 – 6 Monaten)

Serosadefekten und Blutungen muss vermieden werden.
- Die Dekompression des paralytischen Darms durch vorsichtiges Ausstreifen kann vor Verschluss des Abdomens notwendig sein, ist aber bei stark geschädigter, ödematöser Darmwand zu vermeiden.
- Die Einlage von Drainagen wird kontrovers diskutiert. Man muss unterscheiden zwischen der Einlage von Spüldrainagen, die als relativ rigide Rohrdrainagen eine kontinuierliche Spülung eines Infektionsherds ermöglichen, und der reinen Ablaufdrainage, die als Easyflow zur Kontrolle der Infektion der Bauchhöhle eingelegt wird.

Erweiterte Therapiekonzepte

- Die oben dargestellten Maßnahmen dienen zur Vermeidung von Relaparotomien, die mit Komplikationen und einer erhöhten Mortalität behaftet sind. Bei einer länger bestehenden diffusen eitrigen Peritonitis oder wenn der Fokus nicht sicher saniert werden konnte, muss sich eine Phase mit erneuter Revision und Lavage anschließen. Dazu gibt es mehrere Vorgehensweisen.
- Die Kriterien zur Auswahl des geeigneten Verfahrens sind schwer objektivierbar und von der Erfahrung des Chirurgen abhängig.
  - Lokale Prozesse und einfachere, prognostisch günstigere Peritonitisverläufe sollten mit einem **einzeitigen Standardverfahren** und ggf. mit einer **Relaparotomie on demand** behandelt werden.
  - Liegt z. B. eine mesenteriale Ischämie oder eine schwere nekrotisierende Pankreatitis vor, wird man auf ein **programmiertes Vorgehen mit geplanter Revision** zurückgreifen, um die unsicheren Verhältnisse intraabdominal geplant zu beurteilen.
  - Schwerere Formen (MPI > 26) sollten auch unter dem Aspekt der Dekompression, mit programmierten **Peritoneallavagen** und ggf. mit temporärem Bauchdeckenverschluss aggressiver behandelt werden.

Relaparotomie on demand

- Eine Fokussanierung beim Ersteingriff muss möglich sein, die Operation wird nur einmal durchgeführt.
- Nach der Sanierung wird dem Peritoneum eine entscheidende Rolle bei der Bekämpfung der Peritonitis zugedacht.
- Der Erfahrung des Operateurs obliegt es, zu entscheiden, ob ein einzeitiges oder mehrzeitiges Therapieverfahren anzuwenden ist.
- engmaschige Kontrolle des klinischen Verlaufes und der Laborwerte
- frühzeitige Kontrolle des Befunds mit Sonografie oder CT
- Einlage von Drainagen zur Sekretkontrolle
- bei Verschlechterung des Zustand des Patienten erneute Laparotomie in < 48 h
- **Vorteile:** Operative Komplikationen wie Darmverletzungen, Fistelbildungen, Blutungen, Bauchdeckendehiszenzen, und Entgleisungen intensivmedizinischer Parameter von z. B. Eiweißen und Elektrolyten sind seltener.
- **Nachteile:** Es gibt keine objektivierbaren Parameter zur Relaparotomie on demand, es obliegt der Erfahrung des Chirurgen, die Relaparotomie

durchzuführen. Bei Verzögerung durch länger dauernde Diagnostik oder wechselnde Behandler kann die Indikation zur Relaparotomie zögerlich gestellt werden und so der Patient in einen schlechteren klinischen Zustand abrutschen. Operative Komplikationen sind erst später offensichtlich.

Programmierte Relaparotomie

- **Indikationen:**
  - Fokussanierung chirurgisch nicht sicher möglich
  - sekundäre kotige diffuse Peritonitis
  - Gefahr des abdominalen Kompartments (bei ödematöser Entzündung des Darms)
  - zunehmender Bauchdeckenverlust durch Nekrosen und Infektion (Vakuumverbände anlegen, z. B. V.A.C.)
- Schon beim Ersteingriff der Fokussanierung legt der Chirurg fest, ob eine erneute Intervention erfolgen muss; insbesondere bei nicht sanierbarem Fokus oder schwerer Peritonitis (fraglich ischämischer Darm, ausgedehnte fortschreitende Nekrosen).
- Zunächst beträgt der Abstand zwischen den Relaparotomien 24 h, später in Abhängigkeit vom Befund bis 48 h.
- Auf komplikationsträchtige Drainageneinlagen kann verzichtet werden.
- Erneute Lavage erfolgt mit bis zu 20 l.
- Fibrinbeläge werden vorsichtig entfernt, Verklebungen zwischen den Darmschlingen gelöst.
- **Vorteile:** regelmäßige Kontrolle der Fokussanierung, Inspektion von Anastomosen, Entfernung von sekundär sich bildenden Fibrin- und Sekretansammlungen
- **Nachteile:** bei wiederholenden Wundverschlüssen Wundrandnekrosen, Wunddehiszenz, Folgen der wiederholten Manipulation im entzündeten Abdomen (Darmverletzung, Fistelbildung, Blutungen), allgemeine Risiken der Reoperation, erhöhte Letalität bei zunehmender Anzahl von Laparotomien
- **Möglichkeiten des temporären Bauchdeckenverschlusses:** Um die Heilungsstörungen der Wundränder bei wiederholten Laparotomien zu vermindern, wird häufig die Bauchhöhle als Laparostoma offen gelassen und ein temporärer Bauchdeckenverschluss eingenäht oder spezielle Verbände aufgetragen.
  - **Aufkleben einer Operationsfolie:** Dabei wird eine Inzisionsfolie aufgeklebt. Die Folie klebt nicht auf dem Darm, und die Wundränder lassen sich so zusammenziehen, dass ein abdominales Kompartment vermieden werden kann. Die Situation im Abdomen kann beurteilt werden, bei der Relaparotomie ist der Wechsel des Bauchdeckenverschlusses einfach und schnell durchgeführt, eignet sich für kurze Behandlungsverläufe.
  - **Kunststoffreißverschlüsse, Schienengleitverbände:** Mit diesen Verfahren werden Reißverschlüsse oder besser Schienengleitverbände in die Wundfaszienränder eingenäht, sodass bei der täglichen Relaparotomie nicht immer eine Naht eröffnet und wieder genäht werden muss. Damit vermindert sich die Alteration der Wundränder und man erreicht eine Verringerung der Ausbildung von Wundrandnekrosen. Alle 3 Tage werden schmalere Schienenverbände eingenäht, sodass die Faszienränder redressiert werden.
  - **Vakuumverbände mit spezieller Darmauflage (z. B. V.A.C.-Therapie):** Mit diesem temporären Bauchdeckenverschluss erreicht man eine gute Kontrolle der Sekretion aus dem Laparostoma. Pflegerisch bedeutet das einen enormen Vorteil, gleichzeitig werden Bakterien, Endotoxine und Flüssigkeiten aus dem Bauchraum entfernt.
    - Ist die Faszie offen und das große Netz durch die Infektion und Nekrosenbildung aufgebraucht, legt man eine spezielle Folie zum Schutz auf die Darmschlingen.
    - Darüber kommt ein spezieller Schwamm, der als Medium das Sekret durch Vakuum zur Absaugung leitet. Der Schwamm wird auf die Größe des Laparostomas zurechtgeschnitten. Darüber kommt eine abdichtende Folie. Die Folie wird an einer Stelle perforiert und dort ein Schlauchsystem aufgeklebt, das an eine Vakuumpumpe angeschlossen wird. So erreicht man einen gleichmäßigen Sog am Laparostoma ohne Vakuumspitzen. Die Pumpe ist, je nach Zustand der Darmschlingen und gegebener Situation, kontinuierlich oder intermittierend mit unterschiedlichem Vakuum einzustellen.
    - Durch das Vakuum wird das Sekret aus dem Bauchraum kontinuierlich entfernt und man erreicht eine Einengung der Wundränder. Außerdem wird die Granulation in der Wunde angeregt. Sind die Faszienränder zu weit auseinander, um einen Wund- und Faszienverschluss zu erreichen, ermöglicht die

schnelle Granulation einen kutanen Wundverschluss bei gesäuberten Wundverhältnissen. Ein plastischer Verschluss kann dann bei Stabilisation des Patienten unter günstigeren Voraussetzungen erfolgen.
- **Palisadenverbände (Wundauflagen aus Rohrdrainagen):** Besteht eine sehr diffuse kotige Peritonitis und bekommt man den Fokus nicht unter Kontrolle, dann ist eine frühzeitige und häufige Reintervention programmiert. Zu Beginn eines solch aggressiven Therapieregimes sind die Folienklebung oder ein Vakuumverband nicht effektiv. Um das Abdomen zu schützen und trotzdem Sekret zu drainieren, ist der Einsatz von Palisadenverbänden möglich. Hierbei werden Rohrdrainagen parallel bis auf die Breite des offenen Abdomens zusammengenäht, in die Wunde eingelegt und mit Bauchtüchern abgedeckt. Ist die Grobreinigung abgeschlossen, können andere Verfahren (z. B. V.A.C.-Therapie) folgen. Der Palisadenverband erfordert im Verlauf einen hohen personellen pflegerischen Aufwand, sodass er nicht mehr häufig zum Einsatz kommt.
- **Vorteil** des temporären Bauchdeckenverschlusses ist die problemlose Kontrolle über mögliche Komplikationen und die Möglichkeit der Redression der Wundränder.
- **Nachteil** des temporären Bauchdeckenverschlusses ist das Fehlen objektivierbarer Kriterien für den Zeitpunkt des Verschlusses. Als Kriterien gelten die Abnahme von Fibrinbelägen und das klarer werdende Sekret.

Kontinuierliche Peritoneallavage

- **geschlossene postoperative Peritoneallavage:**
  - Einlage mehrerer Spüldrainagen nach Fokussanierung
  - Verschluss der Bauchdecke
  - Spülmengen ca. 1 l/h mit hyperosmolarer Lösung, 2–5 Tage, bis die Spülflüssigkeit klar ist
  - **Vorteile:** kontinuierliche Reinigung des Abdomens von Bakterien, Endotoxin, Mediatoren, Sekreten, Blut und Detritus, Verzicht weiterer Laparotomien und Narkosen, ggf. Kostaufbau unter laufender Spülung
  - **Nachteile:** hoher enteraler Eiweißverlust, Entstehung von Spülstraßen, zeitweiser Aufbau von hohen intraabdominalen Drücken, Fehlen der Kontrolle von Komplikationen
- **offene postoperative Peritoneallavage:**
  - Einlage von Spüldrainagen ventral und weit nach dorsal als Zulauf
  - kein Bauchdeckenverschluss
  - Ablauf erfolgt über das Laparostoma
  - **Vorteile:** geringerer abdominaler Druck, Kontrolle des Situs möglich, geringere Spülstraßenbildung
  - **Nachteile:** Wasserretention, Kaliumverlust, enormer personeller Aufwand, Auslaufen der Spülflüssigkeit, Dehiszens der Wundränder, schwierige Adaption der Wundränder sekundär
- Aufgrund der Nachteile, insbesondere des enormen personellen Aufwands, finden beide Vorgehensweisen nur noch selten Anwendung, z. B. bei ausgedehnter nekrotisierender Pankreatitis mit abdominaler Hypertension (Kompartment).

Supportive Therapie

Neben der kausalen Therapie (Fokussanierung, Antibiotikatherapie) ist die Behandlung der Peritonitis oftmals eine Sepsisbehandlung (▶ Tab. 21.4) und erfordert weitergehende Maßnahmen. An 1. Stelle steht die frühe konsequente hämodynamische Therapie, um ein adäquates zelluläres Sauerstoffangebot zu erreichen.

Volumensubstitution

- Gabe von Kristalloiden oder Kolloiden erhöht im septischen Schock das Herzzeitvolumen und das systemische Sauerstoffangebot.
- Eine Volumentherapie kann ausreichen, um die hämodynamische Situation zu stabilisieren.
- Humanalbumingabe im septischen Schock wird nicht mehr empfohlen.

Transfusion von Erythrozytenkonzentraten

Wurde die Minderperfusion des Gewebes behoben, kann bei einem Hämoglobinwert von < 7 g/dl eine Anhebung erforderlich werden, insbesondere bei Patienten mit septischem Schock und ischämischen Herzerkrankungen.

Vasopressoren

- **Dobutamin:** wenn die Volumengabe allein nicht ausreicht, zur myokardialen Kontraktilitätssteigerung in der Sepsis
- **Noradranalin:** wenn der Mitteldruck nicht auf einem adäquaten Niveau gehalten werden kann; auch schon früher einsetzbar, bei instabilen Patienten

Beatmung

- Die Indikation zur Beatmung sollte frühzeitig gestellt und insbesondere bei Patienten mit schwerer Sepsis und ALI/ARDS (Acute Lung Injury/Acute Respiratory Distress Syndrome) mit positiv endexspiratorischen Drücken durchgeführt werden.
- **Beatmungsmanagement** von Patienten mit ALI/ARDS gemäß den Empfehlungen des ARDSNet:
    - Tidalvolumen auf 6 ml/kg Gewicht reduzieren
    - Plateaudruck unter 30 cmH$_2$O halten
    - Tidalvolumen auf bis zu 4 ml/kg Sollgewicht reduzieren, um den Plateaudruck unter 30 cmH$_2$O zu halten
    - S$_a$O$_2$ bzw. S$_p$O$_2$ zwischen 90 % und 95 % halten

Ernährung

So bald als möglich sollte eine enterale Ernährung angestrebt werden.

Adjunktive Therapie

- niedrig dosiertes **Hydrokortison** mit einer Dosierung von 200–300 mg/d bei hämodynamischer Instabilität trotz Durchführung einer Volumensubstitution und Katecholamintherapie
- **intensivierte Insulintherapie** (Blutzuckerwert 80–110 mg/dl) bei Patienten mit schwerer Sepsis
- Als nicht wirksam eingestuft werden: aktiviertes Protein C, Antithrombin, Ibuprofen, Prostaglandine, Pentoxifyllin, N-Azetylzystein, Plasmapherese und Hämofiltration ohne Vorliegen eines akuten Nierenversagens.

Literatur

[1] Bodman KF, Grabein B. Expertenkommission der Paul-Ehrlich-Gesellschaft für Chemotherapie e. V. Empfehlungen zur kalkulierten parenteralen Initialtherapie bakterieller Erkrankungen bei Erwachsenen – Update 2010. Chemother J 2010; 19: 179–255

[2] Hagel S, Brunkhorst F. Sepsis. Intensivmed 2011; 48: 57–73

[3] Knaebel HP, Seiler CM, Weigand MA et al. Aktueller Stand der Diagnostik und Therapie der Peritonitis. Zentralbl Chir 2007; 132: 419–426

[4] Rau BM. Peritonitis. Allgemein- und Viszeralmedizin up2date 2015; 6: 447–461

[5] Reinhart K, Brunkhorst FM et al. Diagnose und Therapie der Sepsis. Leitlinien der Deutschen Sepsis-Gesellschaft e. V. und der Deutschen Interdisziplinären Vereinigung für Intensiv- und Notfallmedizin. AWMF-Registernummer 079/001

[6] Westerholt A, Maier S, Heidecke CD. Peritonitis, Sepsis, septischer Schock. Allgemeine und Viszeralchirurgie up2date 2007; 4: 237–252

22 Neuroendokrine Tumoren und gastrointestinale Stromatumoren

J. M. Mayer

22.1 Neuroendokrine Tumoren (NET)

22.1.1 Allgemeines

Definition

- Neuroendokrine Tumoren leiten sich von den neuroendokrinen Zellen ab.
- Diese entstammen entwicklungsgeschichtlich dem Endoderm und nicht wie früher angenommen der Neuralleiste.
- Sie sind in kleinen Zellgruppen oder diffus in die Epithelien des gastroenteropankreatischen Systems (70 %) eingestreut
- Sie bilden Peptidhormone und Neurotransmitter.
- immunhistochemischer Nachweis von Chromogranin A und/oder Synaptophysin
- Selten ist Manifestation im Bronchialsystem (25 %) oder im Thymus.
- Der Begriff „Karzinoid" geht auf Oberndorfer zurück, der die relative Gutartigkeit dieser Tumoren im Vergleich zum Karzinom unterstreichen wollte.
- Im klinischen Sprachgebrauch wird der Begriff Karzinoid häufig auf einen serotoninproduzierenden Tumor mit einem entsprechenden Karzinoidsyndrom eingeengt.

Epidemiologie

- Inzidenz: ca. 5 Erkrankungen pro 100 000 Einwohner/Jahr
- Häufigkeiten von NET: Magen, Pankreas, Appendix jeweils 15 %, Ileum, Rektum jeweils 10 %
- neuroendokrine Karzinome 77 % aller Appendixmalignome, 34 % aller Dünndarmmalignome, 20 % aller Pankreasmalignome und 1 % aller Magen- und Kolonmalignome

Ätiologie

- Ursächlich für die Tumorentstehung sind genetische Veränderungen im Bereich verschiedener Tumorsuppressorgene.
- Das Auftreten ist sporadisch (90 %) oder hereditär (MEN-1,2,4-Syndrom, Von-Hippel-Lindau-Syndrom, Neurofibromatose)

Syndrom der multiplen endokrinen Neoplasien Typ I (MEN I) (Wermer-Syndrom)

- Epidemiologie: Bei bis zu 10 % aller Patienten mit einem NET liegt ein MEN-I-Syndrom vor (▶ Tab. 22.1).
- Voraussetzung: Keimbahnmutation des Tumorsuppressorgens MEN I
- Pathogenese: Tumorentstehung durch Verlust des 2. Wildtyp-MEN-I-Allels auf somatischer Ebene (meist durch „loss of heterozygosity")
- Symptomatik:
  - frühe Tumormanifestation (Jugendliche, junge Erwachsene)
  - syn- und metachrones Auftreten von Zweittumoren
  - primärer Hyperparathyreoidismus (90 %)
  - neuroendokrine Pankreastumoren (50 %), z. B. Gastrinom, Insulinom
  - Hypophysentumoren (40 %)
- Nachsorge: regelmäßige Untersuchungen auf Zweittumoren (Bestimmung von Kalzium, Gastrin, Insulin, Prolaktin im Serum, CT Abdomen)

Tab. 22.1 Indikationen zur MEN-I-Genanalyse bei Patienten mit neuroendokrinen Tumoren (NET).

Liegt ein hereditäres MEN-I-Syndrom vor?	Liegt ein positiver Genträgerstatus vor?

- Patient mit einem gesicherten MEN-I-typischen NET
- plus ein Zusatzkriterium:
  - multifokaler Tumor
  - typische Zweitneoplasie
  - Alter < 40 Jahre
  - positive Familienanamnese
  - rekurrenter Zweittumor
	- im Kontext der Familienuntersuchung bei allen Verwandten 1. Grades von MEN-I-Patienten
	- Verwandte 1. Grades von MEN-I-Mutationsträgern

Tab. 22.2 WHO-Klassifikation der neuroendokrinen Tumoren des Verdauungstrakts (2010).

Grad	WHO-Klassifikation	Anzahl der Mitosen (pro 10 HPF)	Ki-67-Index
NET G1	gut differenzierter neuroendokriner Tumor	<2 Mitosen	≤2%
NET G2	gut differenziertes neuroendokrines Karzinom	2–20 Mitosen	3–20%
NEC G3/4	schlecht differenziertes neuroendokrines Karzinom	>20 Mitosen	>20%

HPF: High Power Field; NEC: neuroendokrines Karzinom; NET: neuroendokriner Tumor

Klassifikation

Das Grading (WHO-Klassifikation) erfolgt anhand der Mitoserate (▶ Tab. 22.2).

Symptomatik

- charakteristische Symptome durch die hormonelle Aktivität der Tumoren
- besonders bei Tumorlokalisation im Vorder- und Mitteldarm
- nicht alle sezernierten Substanzen bedingen klinische Symptome
- am häufigsten Koliken und Diarrhö (50–70%), Flush (20–30%) und tachykarde Herzrhythmusstörungen (10%)
- Durch den First-Pass-Effekt der Leber werden die Hormone, wie beispielsweise beim Karzinoidsyndrom, erst beim Vorliegen von Lebermetastasen symptomatisch.
- Hormoninaktive Tumoren (50–60% aller NET) werden meist erst im fortgeschrittenen Stadium durch unspezifische Symptome wie Ileus oder Ikterus durch Verschluss, Invagination, Adhäsion oder Blutung symptomatisch.

Diagnostisches Vorgehen

Laboruntersuchung

- Die Mehrzahl der NET ist funktionell nicht aktiv ohne Hypersekretionssyndrom.
- Typische Peptidhormone und Neurotransmitter sind in der Regel trotzdem im Präparat immunhistochemisch nachweisbar.

Chromogranin A (CgA)

- Bestandteil der Sekretgranula neuroendokriner Tumoren zusammen mit anderen Peptidhormonen
- nahezu immer bei metastasierten Tumoren nachweisbar

5-Hydroxyindolessigsäure (5-HIES)

- Hauptabbauprodukt des Serotonins (Nachweis im 24-h-Sammelurin)
- regelhaft erhöht beim Karzinoidsyndrom und somit sensitiver und spezifischer Marker besonders für NET des Mitteldarms

Neuronspezifische Enolase (NSE) und Synaptophysin

- unabhängig von der spezifischen Hormonsekretion im Zytoplasma exprimiert
- sehr spezifische Marker für NET

Peptidhormone

- Werden sowohl von neuroendokrinen Zellen als auch von NET exprimiert.
- Zurzeit sind mehr als 12 verschiedene Peptidhormone bekannt, von denen aber nur wenige durch NET exprimiert werden (z. B. Gastrin, Insulin, Glukagon, Somatostatin, VIP).

Bildgebende Diagnostik

CT, MRT, PET

- zur Lokalisationsdiagnostik und zur Metastasensuche Schnittbildverfahren wie CT, MRT und PET
- Durch die Mehrzeilentechnik können mit der CT mittlerweile vergleichbare Sensitivitäten und Spezifitäten wie in der Endosonografie erzielt werden.
- ^{68}Ga-DOTATOC-PET/CT

Szintigrafie

- Somatostatinrezeptorszintigrafie kann im Falle der Rezeptorpositivität (Typ 2 und 5) sowohl den Primarius als auch Metastasen aufdecken.
- Grundlage: Überexpression von Somatostatinrezeptoren in NET
- Tumoren ab ca. 1 cm Durchmesser nachweisbar
- Sensitivität zwischen 70% und 90% und Spezifitäten bis zu 90%

- Hinterdarmtumoren und niedrig differenzierte neuroendokrine Karzinome sind häufig rezeptornegativ und entgehen somit der Szintigrafie.
- ggf. in Kombination mit Einzelphotonen-Emissionscomputertomografie (SPECT) in Fusion mit einer CT/MRT

Invasive Diagnostik
Endoskopie
- zur Lokalisationsdiagnostik im Bereich von Ösophagus, Magen, Duodenum, Pankreas, Dünndarm, Kolon und Rektum
- Gewinnung einer Histologie:
  - uniformes Zellbild, neurosekretorische Granula
  - einzige eindeutige Malignitätskriterien: Infiltration von Nachbarorganen oder die erfolgte Metastasierung
  - somit Charakterisierung des Malignitätsgrads anhand einer Biopsie schwierig
  - Dignitätsbeurteilung durch weitere Parameter wie Tumorgröße und -lokalisation, Mitoserate, Proliferationsindex (Ki-67) und immunhistochemische Färbungen (Peptidhormone, Chromogranin A, Synaptophysin, neuronenspezifische Enolase)
- endosonografische Bestimmung der Infiltrationstiefe und vergrößerter lokoregionärer Lymphknoten
- Ballonenteroskopie, Video-Kapselendoskopie zur Untersuchung des Dünndarms

Therapeutisches Vorgehen
Konservative Therapie
Symptomatische Therapie
Lang wirksame Somatostatinanaloga (Octreotid, Lanreotid) und Interferon-α zur Kontrolle der Hypersekretionssyndrome scheinen zusätzlich eine antiproliferative Wirkung zu besitzen.

Chemotherapie
- Ansprechrate auf Chemotherapeutika mit ca. 35 % bei gut differenzierten neuroendokrinen Karzinom gering
- wirksame Substanzen (NET G1/2): Streptozotocin in Kombination mit Doxorubicin oder mit 5-FU
- zielgerichtete antiproliferative Therapie (Targeted Therapies): mTOR-Hemmer (Everolimus), Tyrosinkinaseinhibitoren (Sunitinib)
- bei niedrig differenzierten neuroendokrinen Karzinomen (NEC): Kombinationstherapie mit Cisplatin/Carboplatin und Etoposid

Radiotherapie
- peptidrezeptorvermittelte Radiotherapie (**PRRT**) als weitere konservative Behandlungsmöglichkeit
- Gabe von mit einem β-Strahler markierten Somatostatinanaloga (z. B. ^{90}Yittrium), die sich rasch und selektiv im Tumorgewebe (NET G1/2) anreichern. Geeignet für eine solche Therapie sind:
  - Patienten mit hepatischen/extrahepatischen Metastasen und langsam wachsenden Tumoren, die erfahrungsgemäß auf eine Chemotherapie schlecht ansprechen und bei denen die chirurgischen Möglichkeiten der Tumorresektion erschöpft sind
  - Patienten mit hepatischen Metastasen, die einen Progress der Erkrankung unter Octreotidtherapie bzw. kombinierter Biotherapie aufweisen
  - Patienten mit ausgeprägter klinischer Symptomatik (Diarrhö, Flush, Gewichtsverlust), die trotz hoch dosierter Octreotidtherapie weiterhin symptomatisch sind

Strahlentherapie
- perkutane Strahlentherapie nach Versagen aller o. g. therapeutischen Verfahren möglich
- Hochpräzisionsbestrahlung in stereotaktischen Verfahren: hoher lokaler Effekt, geringe Morbidität des umgebenden gesunden Gewebes und teilweise hohe Ansprechraten

Operative Therapie
- vollständiges endoskopisches Abtragen kleiner Tumoren
- chirurgische R0-Resektion einziger kurativer Ansatz
- R0-Resektion von Metastasen in kurativer Absicht sinnvoll
- bei inoperablen Tumoren und weit fortgeschrittener Metastasierung Tumordebulking zur Lebensverlängerung oder zur Palliation einer tumorassoziierten Hormonwirkung (Entfernung > 90 % des Tumorgewebes)
- Chemoembolisation, Thermo- oder Mikrowellenablation oder Alkoholinjektionen inoperabler Lebermetastasen

Prognose

- Das biologische Verhalten und somit die Prognose der verschiedenen neuroendokrinen Tumoren ist sehr unterschiedlich.
- Differenzierungsgrad, Lokalisation und das Vorhandensein von Metastasen sind die wichtigsten prognostischen Parameter.

22.1.2 Magen

(▶ Tab. 22.3).

Epidemiologie

Inzidenz: 0,2 pro 100 000 Einwohner/Jahr

Ätiologie

- entwickeln sich aus den histaminproduzierenden ECL-Zellen (enterochromaffinlike) des Magens
- Hauptursache der Tumorentstehung bei den Typen I und II: Hypergastrinämie durch eine Typ-A-Gastritis oder das Gastrinom verursacht
- Tumorentstehung über die Hyperplasie-Dysplasie-Neoplasie-Sequenz
- Pathogenese des Typs III noch ungeklärt

Symptomatik

- kleine Tumoren in der Regel asymptomatisch
- große Befunde auffällig in Abhängigkeit von ihrer Lokalisation
- Metastasen erst ab einer Tumorgröße von 2 cm
- bei Lebermetastasen Flush-Symptomatik möglich

Diagnostisches Vorgehen

- Gastroskopie mit Endosonografie
- Somatostatinrezeptorszintigrafie zur Metastasensuche
- Gastrin, Chromogranin A
- Screening auf MEN I, Typ-A-Gastritis

Therapie

- Typen I, II und III ohne Risikofaktoren: endoskopische Abtragung und regelmäßige endoskopische Kontrollen
- Typen I und II mit Risikofaktoren: onkologische Resektion (ggf. nur Teilresektion, z. B. laparoskopische Wedge-Resektion)
- Risikofaktoren: > 2 cm, Infiltration über die Submukosa, Angioinvasion, Ki-67-Index > 2 %
- Typ III > 1 cm: onkologische Resektion

Tab. 22.3 Neuroendokrine Tumoren des Magens.

Typ	Häufigkeit, Altersverteilung, M : F	assoziiert mit	zusätzliche Befunde	funktionell	Tumorlokalisation/ Charakteristika	Differenzierung	Metastasen	5-Jahres-Gesamtüberleben
I	• 70–80 % • 40–60 Jahre • F > M	Typ-A-Gastritis, perniziöse Anämie	Hypergastrinämie, ECL-Zell-hyperplasie	inaktiv	kleine Funduspolypen, häufig multipel	hoch differenziert, benigne (G1)	< 10 %	entsprechend der Allgemeinbevölkerung
II	• 5–6 % • ca. 45 Jahre • M = F	MEN I/Gastrinom	Hypergastrinämie, ECL-Zell-hyperplasie	inaktiv	kleine Funduspolypen, häufig multipel	hoch differenziert (G1)	10–30 %	60–75 %
III	• 14–25 % • ca. 50 Jahre • M > F	sporadisch	normaler pH, normaler Gastrinspiegel	inaktiv	ubiquitär; große solitäre polypoide oder ulzerierte Tumoren	gut bis mäßig differenziert (G1/2)	50–100 %	< 50 %
IV	• 6–8 % • > 60 Jahre • M > F	sporadisch	normaler pH, normaler Gastrinspiegel	inaktiv	ubiquitär, große solitäre polypoide oder ulzerierte Tumoren	niedrig differenziert (G3)	80–100 %	medianes Überleben 12 Monate

ECL: enterochromaffin-ähnlich

- Typ IV:
  - lokale Erkrankung: onkologische Resektion
  - fortgeschrittene Erkrankung: Polychemotherapie (analog dem kleinzelligen Bronchialkarzinom)

22.1.3 Duodenum

Epidemiologie
- Inzidenz: 0,19 pro 100 000 Einwohner/Jahr
- Auftreten vor allem in der 6. Lebensdekade

Ätiologie
- 60 % Gastrinome, 15 % Somatostatinome, 5 % funktionell inaktive NET
- 90 % der Tumoren entstehen im 1. und 2. Abschnitt des Duodenums
- 75 % der Tumoren sind < 2 cm und beschränkt auf Mukosa/Submukosa
- NET G1 50–75 %, NET G2 25–50 %, NEC G3 < 3 %
- Auftreten von Lymphknotenmetastasen in 40–60 % der Fälle
- Auftreten von Lebermetastasen in < 10 % der Fälle
- meist solitäre Tumoren (multiple bei MEN I)

Symptomatik
- Schmerzen
- Ikterus
- Übelkeit, Erbrechen, Diarrhö
- Blutung, Anämie
- selten hormonassoziierte Symptome (v. a. Zollinger-Ellison-Syndrom, Karzinoidsyndrom)

Diagnostisches Vorgehen
- obere Intestinoskopie mit Endosonografie
- Somatostatinrezeptorszintigrafie zur Metastasensuche
- Chromogranin A
- Hormondiagnostik bei entsprechender Symptomatik

Therapeutisches Vorgehen
- kleine Befunde ohne V. a. Lymphknotenmetastasen: endoskopische Abtragung oder lokale chirurgische Resektion
- bei großen Tumoren (> 2 cm), V. a. Lymphknotenmetastasen: radikale Resektion (Whipple-OP)

- palliative Chemotherapie
- palliative PRRT (peptidvermittelte Radiotherapie)
- Somatostatinanaloga

22.1.4 Pankreas – Gastrinom
(▶ Tab. 22.4).

Epidemiologie
- Inzidenz: 0,5–2 pro 1 000 000 Einwohner/Jahr
- Auftreten v. a. in der 5. Lebensdekade
- Mit ca. 10–20 % sind die NET des Pankreas die zweithäufigsten aktiven NET.

Ätiologie
- Ektope, autonome Gastrinsekretion führt zu gastraler Hyperazidität und multiplen Ulzera.
- Inaktivierung von Verdauungsenzymen und Zottenatrophie der Dünndarmmukosa durch Hyperazidität führt zu Diarrhö.
- Vorkommen: ca. 75 % im Duodenum (< 1 cm), ca. 25 % im Pankreas (> 1 cm). 70–80 % der Gastrinome befinden sich rechts der A. mesenterica superior im sogenannten Gastrinomdreieck (▶ Abb. 22.1).
- Circa 25 % der Gastrinome entstehen im Rahmen eines MEN-I-Syndroms, häufig multipel und überwiegend im Duodenum lokalisiert.

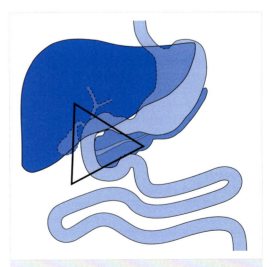

Abb. 22.1 Gastrinomdreieck. (Pankreaskopf – duodenales C – distaler Ductus choledochus).

Neuroendokrine Tumoren

Tab. 22.4 Neuroendokrine Tumoren des Pankreas und Duodenums.

Tumorart	Dignität	Symptome	Lokalisation	MEN-I-assoziiert	Therapie
Insulinom	90 % benigne	Whipple-Trias: Hypoglykämie, Blutzucker < 40 mg/dl, schlagartige Besserung nach Glukosegabe	Pankreas (99 %)	5 %	Enukleation
Gastrinom	60–90 % maligne	Zollinger-Ellison-Syndrom: rezidivierende Ulzera, Diarrhö	Pankreas (25 %), Duodenum (75 %)	20–25 %	chirurgische Resektion, Somatostatinanaloga, palliative Chemotherapie, ggf. Radionuklidtherapie, Protonenpumpeninhibitoren
Glukagonom	50–80 % maligne	Diabetes mellitus, Erythema necrolyticans migrans	Pankreasschwanz (100 %)	1–20 %	chirurgische Resektion, ggf. Tumordebulking, Somatostatinanaloga bei 50 % der Pat. wirksam, palliative Chemotherapie
Somatostatinom	> 70 % maligne	Diabetes mellitus, Cholezystolithiasis, Steatorrhö	Pankreas (55 %), Duodenum (44 %)	45 %	chirurgische Resektion, ggf. Tumordebulking, Cholezystektomie, palliative Chemotherapie
Vipom	40–70 % maligne	Verner-Morrison-Syndrom (WDHH): Diarrhö, Hypokaliämie, Hypochlorhydrie	Pankreas (90 %)	6 %	chirurgische Resektion, ggf. Tumordebulking, Somatostatinanaloga, palliative Chemotherapie, Volumen- und Kaliumsubstitution

Symptomatik

- therapierefraktäre Ulzera des oberen Gastrointestinaltrakts durch Hyperazidität
- zusätzlich Diarrhö, Schmerzen und Erbrechen

Diagnostisches Vorgehen

- obere Intestinoskopie mit Endosonografie
- Somatostatinrezeptorszintigrafie
- ^{68}Ga-DOTATOC-PET/CT
- sensitivster Screeningtest: Nachweis einer Nüchternhypergastrinämie (positiv bei 90 % der Patienten)
- beweisend: Kombination aus Nüchternhypergastrinämie > 1000 pg/ml (475 pmol/l) mit einem intragastralen pH < 2,5
- Gastrinkonzentration zwischen 150 und 1000 pg/ml Bestätigung der Diagnose durch den Sekretintest (Differenz zwischen basaler und stimulierter Gastrinkonzentration > 200 pg/ml nach Gabe von 2 IE Sekretin/kgKG i. v.)
- Chromogranin A in 80–100 % der Fälle erhöht
- Tumornachweis mittels Bildgebung bei kleinen Tumoren häufig schwierig, insbesondere im Duodenum gelegene Befunde oft unter 1 cm groß

Therapeutisches Vorgehen

- medikamentös: lebenslange Säureblockade mit Protonenpumpeninhibitoren
- bei Metastasen: 5-Fluorouracil, Doxorubicin und Streptozotocin chemotherapeutisch und Somatostatinanaloga als Biotherapie, ggf. Radionuklidbehandlung erwägen
- operative Entfernung als kurativer Ansatz durch Enukleation oder Resektion
- bei über 50 % der Patienten bereits Lymphknotenmetastasen, sodass eine Lymphknotendissektion obligat ist
- MEN-I-assoziierte Gastrinome müssen aufgrund ihres geringen Entartungsrisikos erst ab einer Größe von 2 cm reseziert werden (**Cave:** multilokuläres Auftreten!).

Prognose

- 10-Jahres-Überlebensrate beträgt ohne Lebermetastasen 90–100 %, mit Lebermetastasen 10–20 %.
- MEN-I-assoziierte Gastrinome haben eine bessere Prognose als sporadische Gastrinome.

22.1.5 Pankreas – Insulinom

Epidemiologie

- Inzidenz: 1–3 pro 1 000 000 Einwohner/Jahr
- treten meist zwischen dem 40. und 60. Lebensjahr auf
- mit 40–70 % die häufigsten funktionell aktiven NET des Pankreas

Ätiologie

- meist einzeln auftretende sehr kleine Tumoren mit einer autonomen Insulin- und Proinsulinsekretion, nahezu ausschließlich im gesamten Pankreas lokalisiert
- 5 % der Tumoren treten im Rahmen eines MEN-I-Syndroms auf, dann häufig multipel

Symptomatik

- typisch ist die **Whipple-Trias:**
  - hypoglykämische Symptome
  - Nüchternblutzucker < 40 mg/dl
  - schlagartige Besserung nach Glukosegabe
- häufig neuroglykopenische Symptome wie Konzentrationsschwäche, Schwindel, Tremor, Bewusstlosigkeit oder Krampfanfall
- Neigung zu Adipositas durch eine vermehrte Nahrungszufuhr

Diagnostisches Vorgehen

- im Hungertest regelmäßige Bestimmung von Blutzucker, Insulin und C-Peptid (zum Ausschluss einer Hypoglycaemia factitia); beweisend sind Blutzuckerspiegel < 40 mg/dl bei gleichzeitig erhöhten Insulin- und C-Peptidspiegel > 200 pmol/l
- präoperative Lokalisationsdiagnostik aufgrund der meist kleinen Befunde schwierig
- ^{68}Ga-DOTATOC-PET/CT
- Endosonografie ist das sensitivste Verfahren
- Somatostatinrezeptorszintigrafie bei einer geringen Rezeptorexpression nur in 50 % der Fälle erfolgreich
- intraoperative Sonografie allen anderen Methoden deutlich überlegen

Therapeutisches Vorgehen

- Kuration nur durch ein operatives Vorgehen
- in der Mehrzahl der Fälle benigne Tumoren, somit (laparoskopische) Enukleation ausreichend
- bei multiplem Auftreten auch resezierende Verfahren (z. B. Pankreaslinksresektion oder duodenumerhaltende Pankreaskopfresektion)
- beim malignen Insulinom meist > 4 cm: radikale Resektion mit Lymphadenektomie
- Bei fortgeschrittenem Leiden kann ein Tumordebulking zur Symptomkontrolle sinnvoll sein.
- Konservativ kann die Hypoglykämieneigung durch Diazoxid und häufige kleine Mahlzeiten mit langsam resorbierbaren Kohlenhydraten gesenkt werden.
- Somatostatinanaloga sind nur bei rezeptorpositiven Tumoren wirksam.
- Gabe von Streptozotocin, 5-Fluorouracil und Doxorubicin sowie mTOR-Inhibitoren zur palliativen Chemotherapie

Prognose

- bei malignen Insulinomen: medianes Überleben < 2 Jahre

22.1.6 Pankreas – nicht funktionelle Tumoren

Epidemiologie

- Inzidenz: 0,5 pro 100 000 Einwohner/Jahr
- Auftreten in der 6. und 7. Lebensdekade
- 60–90 % der Pankreas-NET sind funktionell inaktiv

Ätiologie

- meist gut differenzierte NET
- in 32 % der Fälle jedoch Lebermetastasen bei Diagnosestellung (> 60 % maligne)
- 19 % der Fälle mit MEN I assoziiert

Symptomatik
- Schmerzen
- Gewichtsverlust
- Übelkeit, Erbrechen
- selten: Blutung, Ikterus

Diagnostisches Vorgehen
- obere Intestinoskopie mit Endosonografie
- Somatostatinrezeptorszintigrafie
- ^{68}Ga-DOTATOC-PET/CT
- Chromogranin A

Therapeutisches Vorgehen
- siehe Kap. 22.1.4

Prognose
- medianes Überleben: 38 Monate

22.1.7 Jejunum – Ileum
Epidemiologie
- Inzidenz: 0,67–0,81 pro 100 000 Einwohner/Jahr
- Hauptmanifestationsalter zwischen dem 60. und 65. Lebensjahr
- ca. 30 % der Patienten weisen multiple Tumoren auf

Ätiologie
- Tumoren entstehen aus den serotoninproduzierenden enterochromaffinen Zellen
- meist im terminalen Ileum lokalisiert
- zum Zeitpunkt der Diagnose in der Regel größer als 2 cm und die Muscularis propria infiltrierend, sodass bei > 85 % der Patienten Lymphknotenmetastasen und häufig Lebermetastasen vorliegen
- ursächlich für das Karzinoidsyndrom sind neben dem Serotonin weitere biogene Amine wie Bradykinin und Kallikrein

Symptomatik
- Karzinoidsyndrom (ca. 10 % der Fälle) mit Flush, Diarrhö und Endokardfibrose (Morbus Hedinger) erst beim Vorliegen von Lebermetastasen
- bei fehlender Lebermetastasierung vollständiger Serotoninabbau in der Leber (First-Pass-Effekt)
- Durch die Endokardfibrose kommt es über eine Trikuspidal- und Pulmonalklappeninsuffizienz zu einer Rechtsherzinsuffizienz (häufigste Todesursache).
- häufige krampfartige Bauchschmerzen durch eine Raffung des Mesenteriums (desmoplastische Reaktion) infolge autokrin freigesetzter Tumorprodukte; schlimmstenfalls Darmischämie
- seltenere Symptome: Blutungen, Husten, Dyspnoe, Teleangiektasien und Hyperpigmentierung

Diagnostisches Vorgehen
- CT, MRT, ^{68}Ga-DOTATOC-PET/CT
- Somatostatinrezeptorszintigrafie
- Video-Kapselendoskopie, Ballonenteroskopie
- Leitparameter: 5-HIES im angesäuerten 24-h-Sammelurin mit einer Sensitivität und Spezifität > 90 %
- Chromogranin A im Serum: sensitiv aber unspezifisch
- Echokardiografie zur Abklärung einer Endokardfibrose und deren Folgen

Therapeutisches Vorgehen
- **medikamentös:** Somatostatinanaloga und Interferon-α als Biotherapie
- palliative Chemotherapie, PRRT möglich
- **operativ:** Aufgrund des hohen Metastasierungsrisikos ist auch bei kleinen Befunden ein radikales Vorgehen mit Dünndarmsegmentresektion einschließlich lokoregionärer Lymphadenektomie indiziert (kurativer Ansatz).
- Zweittumoren müssen intraoperativ ausgeschlossen werden.
- Resektion isolierter Lebermetastasen in kurativer Absicht
- bei fortgeschrittenem Leiden: Tumordebulking zur Kontrolle des Karzinoidsyndroms (Resektion > 90 % des Tumorgewebes)

Prognose
Die 5-Jahres-Überlebensraten betragen bei lokal begrenztem Tumorleiden 80–100 %, beim Vorliegen von Lymphknotenmetastasen 70–80 % und bei Metastasen 35–80 %.

22.1.8 Appendix vermiformis

Epidemiologie

- Inzidenz: 0,15 pro 100 000 Einwohner/Jahr
- Nachweis bei 3–5 pro 1000 Appendektomien, meist als Zufallsbefund
- mittleres Erkrankungsalter 40–50 Jahre

Ätiologie

- Manifestation in ca. 70 % der Fälle an der Appendixspitze
- produziert meist Serotonin
- Bei einer Tumorgröße < 1 cm ist in 100 % der Fälle von einem benignen Verhalten auszugehen.
- Tumoren mit einer Größe zwischen 1 und 2 cm zeigen ein unsicheres Verhalten, mit einem jedoch geringen Metastasenrisiko bis 10 %.
- Ab einer Tumorgröße von 2 cm ist mit einem malignen Verhalten zu rechnen (Metastasenrisiko zwischen 25 und 40 %).
- Weitere Risikofaktoren für ein ungünstiges Verhalten sind basisnahe Lage, Lymphgefäßinvasion, Serosa- oder Mesoinfiltration, niedrige Differenzierung.

Symptomatik

- In der Regel werden die Patienten unter dem Verdacht einer akuten Appendizitis operiert.
- Das Karzinoidsyndrom ist mit < 1 % der Fälle selten und Ausdruck einer hepatischen Filiarisierung.

Diagnostisches Vorgehen

- in der Regel Zufallsbefunde, sodass keine präoperative Diagnostik erfolgt
- postoperative Umfelddiagnostik (CT Abdomen, ggf. Somatostatinrezeptorszintigrafie) bei Metastasenrisiko
- Chromogranin A

Therapeutisches Vorgehen

- Tumoren < 1 cm: Appendektomie ausreichend; bei basisnaher Lage Ileozäkalresektion indiziert
- Tumoren > 2 cm: Hemikolektomie rechts mit lokoregionärer Lymphadenektomie notwendig
- Tumoren zwischen 1 und 2 cm mit Risikofaktoren (s. Ätiologie): radikale Operation
- Resektion isolierter Lebermetastasen in kurativer Absicht
- in fortgeschrittenen Tumorstadien insbesondere bei funktioneller Aktivität operatives Debulking oder systemische Gabe von Somatostatinanaloga oder Interferon-α zur Kontrolle des Hormonsyndroms
- **Sonderform: neuroendokriner Becherzelltumor** (seltenes gemischt adenoneuroendokrines Karzinom mit aggressivem Verhalten): Hemikolektomie rechts als kurative Therapie

Prognose

Die 5-Jahres-Überlebensrate beträgt bei lokaler Erkrankung 95–100 %, bei Metastasen 25 %.

22.1.9 Kolon

Epidemiologie

- Inzidenz: 0,02–0,2 pro 100 000 Einwohner/Jahr (sehr selten)
- mittleres Erkrankungsalter: ca. 60 Jahre

Ätiologie

- in 50 % der Fälle im rechten Hemikolon lokalisiert (hohe Dichte an enterochromaffinen Zellen)
- meist gering differenzierte Karzinome (NEC) mit hohem Metastasierungspotenzial (MANEC: gemischte adenoneuroendokrine Karzinome)

Symptomatik

- Die Symptome sind unspezifisch und vergleichbar mit denen eines Kolonkarzinoms.
- Ein Karzinoidsyndrom ist die Ausnahme.

Diagnostisches Vorgehen

- entspricht dem Vorgehen bei einem Kolonkarzinom
- bei einem undifferenzierten histologischen Befund immer die Diagnose eines neuroendokrinen Karzinoms erwägen
- der Nachweis von 5-HIES nur selten (v. a. bei hoch differenzierten NET des rechten Hemikolons)

Therapeutisches Vorgehen

- operative Behandlung entsprechend einem Kolonkarzinom
- bei inoperablen hoch differenzierten und hormonell aktiven Tumoren: Tumordebulking oder Behandlung mit Somatostatinanaloga oder Interferon-α, Radiotherapie möglich, oder palliative Chemotherapie mit Streptozotocin/5-Fluorouracil, mTOR-Inhibitoren
- inoperable neuroendokrine Karzinome: palliative Chemotherapie (platinhaltig)
- NET G1/2 < 2 cm (selten): endoskopische Abtragung kann erwogen werden

Prognose

Die 5-Jahres-Überlebensrate beträgt über alle Stadien 43–50 %.

22.1.10 Rektum

Epidemiologie

- Inzidenz: 0,86 pro 100 000 Einwohner/Jahr
- mittleres Erkrankungsalter: 56 Jahre

Symptomatik

- in der Regel asymptomatisch mit zufälliger Diagnose im Rahmen einer endoskopischen Untersuchung
- selten Blutungen oder Obstipation
- in der Regel funktionell inaktiv

Diagnostisches Vorgehen

- endoskopisch häufig kleine polypoide Läsion
- bei Tumoren > 2 cm Umfelddiagnostik entsprechend der eines Rektumkarzinoms (Metastasierungsrate zwischen 60 und 80 %)

Therapeutisches Vorgehen

- bei Tumoren < 2 cm, endosonografisch T 1/T 2, N0, niedriger Mitoseindex, G1: transanale Vollwandexzision
- bei Tumoren > 2 cm, bei einem T 3/T 4-Befund, hoher Mitoserate, G3 oder dem Nachweis eines lokoregionären Lymphknotenbefalls unter der Voraussetzung eines M0-Stadiums: radikale Resektion (TME)
- M1-Situation: palliative Primärtumorresektion, palliative Chemotherapie (Kap. 22.1.9)

Prognose

- 5-Jahres-Überlebensrate bei einem lokalen Geschehen zwischen 80 und 90 %, bei Fernmetastasen nur noch zwischen 7 und 18 %
- häufig Diagnose in einem frühen Stadium mit guter Gesamtprognose

22.2 Gastrointestinale Stromatumoren (GIST)

22.2.1 Definition

- häufigste mesenchymale Tumoren des Gastrointestinaltrakts (ca. 0,2 % aller gastrointestinalen Malignome)
- Manifestation vom Ösophagus bis zum Rektum, selten auch im Mesenterium (Magen 50–60 %, Dünndarm 20–30 %, Kolon 10 %, Ösophagus, Rektum < 5 %)
- treten nahezu immer sporadisch und singulär auf (selten assoziiert mit Neurofibromatose Typ I)
- makroskopisch rundliche und scharf zur Umgebung abgegrenzte Tumoren ohne Kapsel
- weiche Tumoren, die bei Manipulation leicht rupturieren
- histomorphologisch spindelzellige (ca. 70 %), epitheloide (ca. 20 %) und gemischte (10 %) Wachstumsmuster

22.2.2 Epidemiologie

- Inzidenz: ca. 15 pro 1 000 000 Einwohner/Jahr
- medianes Erkrankungsalter: 55–65 Jahre
- Männer etwas häufiger betroffen als Frauen (60 : 40)

22.2.3 Ätiologie

- Ursprungszelle ist die in der Muscularis propria der Darmwand gelegene Cajal-Zelle.
- Diese fungiert als intestinale Schrittmacherzelle zur Steuerung der Darmmotilität.
- Der Auslöser für die Entstehung eines GIST ist bisher ungeklärt.
- Ursächlich ist eine Mutation im c-KIT-Gen (80–85 %) oder im PDGFRα-Gen (5–7 %), die Tyrosinkinasen (Rezeptorproteine) kodieren, bei ca. 10–15 % der GIST findet sich kein Mutationsnachweis (Wildtyp).

Tab. 22.5 Risikoabschätzung für Progression/Metastasierung bei GIST.

Mitoserate (pro 50 HPF)	Größe (cm)	Magen	Duodenum	Jejunum/Ileum	Kolon/Rektum
≤ 5	≤ 2	kein	kein	kein	kein
	> 2 ≤ 5	sehr gering	gering	gering	gering
	> 5 ≤ 10	gering	hoch	mäßig	hoch
	> 10	mäßig	k.A.	hoch	k.A.
> 5	≤ 2	(keine/geringe Fallzahlen)	(keine/geringe Fallzahlen)	hoch	hoch
	> 2 ≤ 5	mäßig	hoch	hoch	hoch
	> 5 ≤ 10	hoch	hoch	hoch	hoch
	> 10	hoch	hoch	hoch	hoch

nach: Miettinen M, Lasota J. Histopathology of gastrointestinal stroma tumor. J Surg Oncol 2011; 104. HPF: High Power Field; k.A.: keine Angabe

- Durch die Mutationen entsteht eine unkontrollierte Daueraktivierung, wodurch das Zellwachstum beschleunigt und die Apoptose gehemmt wird (Induktion nachgeschalteter Signaltransduktionsketten: RAS-RAF-MAPK und PI3K-AKT-mTOR).
- Verschiedene Mutationsorte sind bekannt (bei c-KIT v. a. Exon 9 mit 10 % und Exon 11 mit 70 %, bei PDGF Exon 18 mit 6 % betroffen).
- Abschätzung der Wirksamkeit der Tyrosinkinaseinhibitoren bei Kenntnis des genauen Mutationsorts
- GIST zeigen ein ausgesprochen heterogenes biologisches Verhalten.
- Selbst kleine Tumoren mit geringer Mitoserate haben grundsätzlich ein Metastasierungspotenzial (eindeutige Klassifizierung in benigne und maligne Tumoren ist aufgrund fehlender klassischer histomorphologischer Malignitätskriterien nicht möglich).
- Die Risikoabschätzung erfolgt nach Tumorgröße und Mitoserate (▶ Tab. 22.5) sowie nach der Lokalisation (GIST des Magens mit besserer Prognose als GIST des Dünn- oder Dickdarms).

22.2.4 Symptomatik

- uncharakteristisch und von der Lokalisation abhängig
- in ca. 30 % der Fälle Zufallsbefunde im Rahmen diagnostischer Maßnahmen oder bei operativen Eingriffen anderer Indikationen
- Bauchschmerzen (50–70 %), tastbare Resistenzen (30 %), gastrointestinale Blutung (10 %), seltener Dysphagie (Ösophagus) oder Ileus (Dünndarm)
- bei ca. 20–50 % der Patienten zum Zeitpunkt der Erstdiagnose bereits Metastasen (häufig Leber [65 %] und Peritoneum [20 %]; Lunge, Knochen und Lymphknoten nur selten betroffen)

22.2.5 Diagnostisches Vorgehen

- Wichtigstes Diagnostikum ist die gastrointestinale Endoskopie: Tumoren als halbkugelige submuköse Vorwölbung mit intaktem Schleimhautüberzug, bei großen Tumoren sind Schleimhautulzera und Blutung möglich.
- Endosonografisch finden sich gut demarkierte Befunde mit echoarmem Muster, Punktion ist möglich.
- CT, MRT und Abdomensonografie dienen zur Beurteilung der lokalen Tumorausbreitung sowie zum Nachweis von Metastasen (Leber, Peritoneum).
- Im FDG-PET gelingt Aussage über die Vitalität der Tumorzellen, wichtig zur Verlaufsbeurteilung unter systemischer Therapie mit Imatinib.
- Durch den Pathologen erfolgt Nachweis von c-KIT (CD 117), Ermittlung der Mitoserate und Mutationsanalyse (→ Abschätzen des Ansprechens auf Imatinib).

Cave

Keine transkutane Tumorpunktion wegen der Gefahr der Tumorzellverschleppung!

22.2.6 Therapeutisches Vorgehen

(▶ Abb. 22.2).

Konservative Therapie

- herkömmliche Strahlen- oder Chemotherapie kaum wirksam (Ansprechraten < 5 %)
- Gabe von Tyrosinkinaseinhibitoren Imatinib oder Sunitinib zur systemischen Therapie
- durch kompetitive Hemmung der c-KIT-Tyrosinkinase keine Daueraktivierung dieses Rezeptors
- zurzeit Zulassung für die Behandlung von Patienten mit einem metastasierten oder irresektablen GIST, nach inkompletter Resektion oder nach intraoperativer Tumorperforation und als adjuvante Therapie nach R0-Resektion
- Remissionsraten von 68 %, jedoch keine Vollremission oder Heilung möglich
- bei genetischer Resistenz durch Sekundärmutation Behandlung mit anderen Inhibitoren (z. B. Sunitinib) erwägen

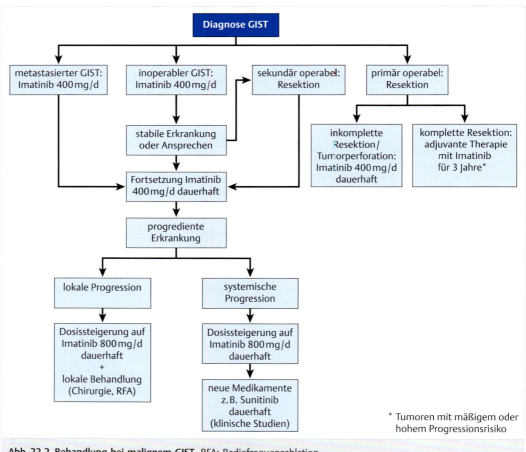

Abb. 22.2 Behandlung bei malignem GIST. RFA: Radiofrequenzablation.

> **Merke**
>
> **Fakten zu Imatinib**
> - Wirkstoff: Imatinibmesilat
> - Produktname: z. B. Glivec
> - Wirkmechanismus: Tyrosinkinaseinhibitor
> - gehemmte Enzyme: c-KIT, PDGFR, Bcr-Abl
> - Zulassung: adjuvante Therapie (mäßiges und hohes Progressionsrisiko) metastasierte, inoperable GIST
> - zukünftig geplante Zulassung: neoadjuvante Therapie
> - Dosierung: 400 mg/d per os
> - 800 mg/d per os bei Exon-9-Mutation oder bei Progress
> - Nebenwirkungen: Ödeme, Übelkeit, Durchfall, Muskelkrämpfe, Fatigue, Blutungen

Operative Therapie

- Goldstandard ist die chirurgische R0-Resektion mit einem Sicherheitsabstand von ca. 2 cm bei größenprogredienten Tumoren oder Befunden > 2 cm.
- Kleine Befunde (< 2 cm) am Magen können verlaufsbeobachtet werden.
- Intraoperative Tumorperforation ist unbedingt zu vermeiden (**Cave:** weiche Konsistenz), sonst R1-Situation mit hohem Risiko für lokoregionäres Rezidiv durch Tumorzellaussaat.
- Lymphknotendissektion ist bei lymphogenen Metastasierungsraten unter 5 % nicht notwendig, sodass in Abhängigkeit von der Tumorgröße begrenzte Resektionen wie Magenwandteilresektion, Dünndarmsegmentresektion oder transanale Vollwandresektion des Rektums onkologisch ausreichen (laparoskopisches Vorgehen erwägen, ggf. in Rendezvoustechnik mit endoskopischer Hilfe am Magen).
- Große Tumoren (> 5 cm) sollten über eine Laparotomie reseziert werden.
- Bei lokal fortgeschrittenen Tumoren ist Multiviszeralresektion als R0-Resektion indiziert.
- Neoadjuvante Therapie mit Imatinib bei primär irresektablem Tumor erwägen.

Nachsorge

- keine kontrollierten Daten zur Nachsorge
- strukturierte Nachsorge nach R0-Resektion eines GIST mit intermediärem oder hohem Risiko aufgrund des hohen Rezidivrisikos sinnvoll
- niedriges Progressionsrisiko: körperliche Untersuchung, Abdominalsonografie und ggf. eine CT/MRT des Abdomens in 6- bis 12-monatlichem Abstand in den ersten 5 Jahren, anschließend jährlich
- mäßiges und hohes Progressionsrisiko: körperliche Untersuchung, Abdomensonografie und ggf. eine CT/MRT des Abdomens alle 3–4 Monate für 3 Jahre, anschließend bis zum 5. Jahr halbjährlich, anschließend jährlich
- kleine Tumoren ohne Progressionsrisiko: regelmäßige Kontrolle (Endoskopie, Endosonografie)

Prognose

- 5-Jahres-Überlebensrate nach alleiniger R0-Resektion etwa 50 %
- mediane Überlebenszeit im metastasierten Stadium ohne Imatinib-Behandlung von 19 Monaten, mit Imatinib-Behandlung von 50 Monaten
- Rezidivrisiko innerhalb der ersten 2 Jahre nach R0-Resektion oder Beendigung einer adjuvanten Therapie ca. 50 %

Literatur

[1] Fendrich V, Bartsch DK. Gastrointestinale Stromatumoren. Chirurg 2014; 85: 545–556
[2] Miettinen M, Lasota J. Histopathology of gastrointestinal stroma tumor. J Surg Oncol 2011; 104: 865–873
[3] Salazar R, Wiedenmann B, Rindi G et al. ENETS 2011 Consensus Guidelines for the Management of Patients with Digestive Neuroendocrine Tumors: an update. Neuroendocrinology 2012; 95: 71–73

23 Weichteiltumoren[11]

N. Ahlgrimm

23.1 Definition

- Es handelt sich um von mesenchymalem Gewebe ausgehende tumoröse Veränderungen: lipomatöse, fibroblastische/myofibroblastische, fibrohistozytäre, glattmuskuläre, perivaskuläre, skelettmuskuläre, vaskuläre sowie Nervenscheidentumore.
- Die Einteilung erfolgt nach der WHO-Klassifikation.

23.2 Epidemiologie

- Über 90 % der Weichteiltumoren sind benigne, am häufigsten kommen Fibrome und Lipome vor.
- Bösartige Weichteiltumoren machen etwa 0,5–1 % aller malignen Tumoren aus (im Kindesalter etwa 6–8 % aller malignen Erkrankungen):
  - Am häufigsten sind Liposarkome und Leiomyosarkome.
  - Häufigstes Weichteilsarkom im Kindesalter ist das Rhabdomyosarkom.
- Die jährliche Inzidenz von malignen Weichteiltumoren wird mit 50 Fällen pro 1 Million Einwohner beziffert (Ätiologie in den meisten Fällen ungeklärt).
- 15 % der Weichteiltumoren sind zentral lokalisiert: Retroperitoneum, Mesenterium, Mediastinum
- 85 % sind periphere Weichteiltumoren: Extremitäten, Rumpf, Kopf, Hals
- Die häufigste Lokalisation sind die Extremitäten.
- Weichteiltumoren können in jeder Altersklasse auftreten, die Häufigkeit nimmt bei älteren Menschen jedoch zu (medianes Alter 65 Jahre bei Erstdiagnose)

23.3 Klassifikation

- Es treten benigne, maligne sowie intermediäre (biologisches Verhalten nicht sicher beurteilbar) Tumoren auf (▶ Tab. 23.1). Die intermediären Tumoren werden unterteilt in
  - lokal aggressiv und
  - selten (> 2 %) metastasierend.
- Ein Weichteiltumor ist bis zum Beweis des Gegenteils als malignitätsverdächtig einzustufen, wenn er die folgenden Befunde aufweist:
  - größenprogredient
  - > 5 cm im Durchmesser
  - unterhalb der Faszie lokalisiert

Tab. 23.1 Einteilung der Weichteiltumoren (Beispiele der häufigsten Tumoren).

nach Ursprungsgewebe	benigne Tumoren	intermediäre Tumoren	maligne Tumoren
fibroblastische Tumoren	Fibrome	Lipofibromatose	Fibrosarkome
adipozytäre Tumoren	Lipome	hoch differenzierte Liposarkome	Liposarkome (NOS)
glattmuskuläre Tumoren	Leiomyome		Leiomyosarkome
skelettmuskuläre Tumoren	Rhabdomyome		Rhabdomyosarkome
vaskuläre Tumoren	Hämangiome	Kaposi-Sarkom	Angiosarkome
Lymphgefäß-Tumoren	Lymphangiome		Lymphangiosarkome
Nervenscheidentumoren	Schwannome, Neurofibrome		maligner peripherer Nervenscheidentumor (MPNST)
chondroossäre Tumoren	Chondrome		Osteosarkome, Chondrosarkome

NOS: not otherwise specified

---

[11] Dieses Kapitel ist eine überarbeitete Version des Beitrags aus der 5. Auflage von R. Reutter und aus der 7. Auflage von H. Brunn.

Tab. 23.2 Klassifikation der malignen Weichteiltumoren.

Stadium	UICC-/FNCLCC-Grad	T (Tumor)	N (Lymphknoten)	M (Metastasen)
IA	niedrigmaligne	T 1a/b	N0/NX	M0
IB	niedrigmaligne	T 2a/b	N0/NX	M0
IIA	hochmaligne	T 1a/b	N0/NX	M0
IIB	hochmaligne	T 2a	N0/NX	M0
III	hochmaligne	T 2b	N0/NX	M0
	hochmaligne	T 2b	N1	M0
	jedes G	jedes T	N1	M0
IV	jedes G	jedes T	jedes N	M1

FNCLCC: Féderation Nationale des Centres de Lutte contre le Cancer; G: Grad; UICC: Union Internationale contre le Cancer

23.3.1 Klassifikation der malignen Weichteiltumoren

- Eine Klassifikation erfolgt sowohl nach UICC-Stadien als auch nach dem TNM-System (▶ Tab. 23.2).
- Eine klinisch wichtige Unterscheidung erfolgt in
  - High-Grade-Sarkome (wenig differenziert, hohes Metastasierungspotenzial, Grad 1 und 2)
  - Low-Grade-Sarkome (hoch differenziert, geringes Metastasierungspotenzial, Grad 3 und 4)

23.4 Symptomatik

- **periphere Weichteiltumoren:**
  - schmerzlose Schwellung als Leitsymptom
  - Lymphknotenvergrößerung
  - Schmerzen unklarer Genese; Schmerzen treten in der Regel erst auf, wenn benachbarte Strukturen (z. B. Nerven, Gefäße, Organe) befallen oder verdrängt werden.
  - lokale Entzündungszeichen (Rötung, Überwärmung)
- **zentrale Weichteiltumoren:** unspezifische abdominale Beschwerden oder gastrointestinale Symptome
- **zusätzliche Symptome, die einen malignen Tumor wahrscheinlicher machen:**
  - rasches Wachstum
  - B-Symptomatik (Fieber, Gewichtsverlust, Nachtschweiß)
  - Unverschieblichkeit
  - Lähmungen

23.5 Diagnostisches Vorgehen

23.5.1 Klinische Untersuchung

- genaue Anamnese
- Größe des Tumors (größer oder kleiner als 5 cm)
- Druckdolenz
- Konsistenz
- Verschieblichkeit (bei peripheren Tumoren)

23.5.2 Bildgebende Diagnostik

- Sonografie
- MRT: Methode der Wahl (besserer Kontrast zwischen Tumor und Umgebung als im CT)
- konventionelles Röntgen und CT
- Angiografie (zur Abklärung elektiver Embolisation)

Metastasensuche

- lokoregional (z. B. Lymphknoten)
- extraregional (Untersuchung der Metastasierungsorgane)
- systemisch (Skelettszintigrafie, PET)

23.5.3 Invasive Diagnostik

- **Diagnosesicherung durch Biopsie**
- **Exzisionsbiopsie (= Resektionsbiopsie):** radikale Entfernung bei Tumoren < 2 cm mit Randzone ohne Verletzung von funktionell wichtigem Umgebungsgewebe
- **Inzisionsbiopsie:** Bestimmung des Malignitätsgrads und des Tumortyps, Biopsiegröße etwa 2 cm × 1 cm. **Cave:** Schnittführung! Weichteilsarkome haben eine hohe Neigung zur Tumorzell-

verschleppung. Der Schnitt sollte, wenn möglich, innerhalb des später geplanten Resektionsbereichs liegen.
- **geschlossene Stanzbiospie:** keine Anästhesie notwendig und geringer Zeitaufwand; der Biopsiekanal muss markiert werden.

> **Merke**
> Hämatome müssen sowohl bei der offenen Biopsie als auch bei der Stanzbiopsie unbedingt vermieden werden!

23.6 Therapeutisches Vorgehen

Weichteilsarkome setzten immer ein interdisziplinäres Vorgehen voraus. Das Therapieziel sollte in einer interdisziplinären Tumorkonferenz abgestimmt werden.

23.6.1 Konservative Therapie

Neoadjuvante Radiochemotherapie

- Verkleinerung des Primärtumors und dadurch Vermeidung von verstümmelnden und funktionsbeeinträchtigenden Operationen
- Reduktion von Fernmetastasen
- Verbesserung der Prognose
- neoadjuvante Chemotherapie ggf. durch Hyperthermie intensivieren
- **Indikationen:**
  - High-Grade-Sarkome
  - primär keine radikale Operation möglich (primär keine R0-Resektion möglich)

23.6.2 Operative Therapie

Eine operative Therapie sollte an einem spezialisierten Zentrum erfolgen.

OP-Taktik

- Weichteilsarkome sind von einem tumorinfiltrierten Randsaum (Pseudokapsel) umgeben, der mit entfernt werden sollte, um Rezidive zu vermeiden (gilt auch für abdominale und retroperitoneale Weichteilsarkome).
- Sarkome breiten sich zuerst in longitudinaler Richtung entlang anatomischer Grenzflächen aus oder innerhalb der Muskulatur eines Kompartments. Die transversale Ausbreitung (z. B. durch Faszien hindurch) erfolgt erst relativ spät.
- Durch den Einsatz der neoadjuvanten Radiochemotherapie lassen sich viele Tumoren so verkleinern, dass eine R0-Resektion bzw. gliedmaßenerhaltende OP möglich ist.
- Auch bei abdominalen und retroperitonealen Sarkomen erfolgt Kompartmentresektion (multiviszerale En-bloc-Resektion).
- Patientenorientierte, onkologisch vernünftige Therapie ist notwendig.

Limitierte Resektion (Exzisionsbiopsie)

- Entfernung des Tumors mit einem Randsaum aus dem gesunden Gewebe
- **Indikationen:**
  - benigne Weichteiltumoren
  - zentrale Weichteiltumoren, die in enger Beziehung zu lebenswichtigen Strukturen wachsen, nur in Verbindung mit Radiochemotherapie

Weite Resektion (eingeschränkt radikale Resektion)

- Tumorexzision mit weitestmöglichem Sicherheitsabstand zum Tumor unter Berücksichtigung funktioneller Gegebenheiten, weitestgehende Mitnahme angrenzender Strukturen (Faszien, Gefäßadventitia, Perineurium, Periost). Die Weichteilrekonstruktion erfolgt durch lokale Verschiebelappen und/oder Spalthauttransplantate.
- **Indikationen:**
  - kleine Weichteilsarkome der Extremität; bei High-Grade-Sarkomen ist eine Chemo- und/oder Strahlentherapie notwendig
  - Low-Grade-Sarkome (Grad 1 und 2)

Kompartmentresektion

- komplette Ausräumung des gesamten tumortragenden Kompartments (z. B. Muskulatur, Arterien/Venen/Nerven), anschließend Rekonstruktion der Strukturen (z. B. Gefäß- und Nervenersatz, Wiederherstellung der Gelenkfunktion durch Muskeltransposition). Es handelt sich somit um einen gliedmaßenerhaltenden Eingriff.
- multiviszerale En-bloc-Resektion bei abdominalen oder retroperitonealen Sarkomen

- Indikationen:
  - Weichteilsarkome in den Muskellogen
    - Die betroffenen Muskeln müssen stets vom Ursprung bis zum Ansatz entfernt werden.
    - Skip-Metastasen (diskontinuierliche Ausbreitung des Tumors an Bindegewebssepten, Muskeln oder Sehnen) werden mit erfasst.
  - abdominale und retroperitoneale Sarkome (durch multiviszerale Resektion sind histologisch tumorfreie Resektionsränder möglich → geringere Lokalrezidivrate)

>
> **Cave**
> Kompartmentresektion ist nicht möglich bei primär extrakompartmentaler Lokalisation des Sarkoms, z. B. in den Gelenkbeugen (z. B. Kniekehle/Leiste) oder am distalen Unterarm.

Amputation

- Die Amputationshöhe hängt von den betroffenen Muskeln ab.
- Alle knöchernen Ursprünge der tumortragenden Muskelgruppen müssen entfernt werden. Amputation bedeutet nicht unbedingt höhere Radikalität.
- **Indikation:** große Sarkome der Extremität mit Einbruch in Gelenke oder in nicht rekonstruierbare große Nerven (z. B. Plexus) und Gefäße, bei denen keine Kompartmentresektion möglich ist.

Supraradikale Eingriffe

- Exarticulatio, interskapulothorakale Amputation (Armamputation mit Schultergürtel und Axillainhalt), Hemipelvektomie
- **Indikation:** sehr gelenknahe und in die Gelenke eingebrochene Sarkome

Intraläsionale Resektion

- Resektion durch den Tumor hindurch, eine R0-Resektion kann nicht erreicht werden.
- **Indikationen:**
  - häufig bei abdominalen Sarkomen (wenn multiviszerale Resektion nicht möglich ist), eine Radiochemotherapie ist notwendig
  - zur palliativen Tumorverkleinerung

23.7 Prognose

- **ungünstige prognostische Faktoren:**
  - simultanes Auftreten von Metastasen
  - Grading des Tumors (Grad 3 und 4)
  - Größe des Tumors (> 5 cm im Durchmesser)
  - zunehmendes Stadium des Tumorleidens
  - histopathologischer Subtyp
  - tiefe Lokalisation (Kopf, Nacken, Axilla, paraspinal, Leistenbeuge, Schenkeldreieck, Kniekehle, Ellenbeuge, Hand- und Fußwurzel, Ferse und Mittelfuß, mediastinal, retroperitoneal und pelvin)
  - Lokalisation am Körperstamm oder in Kopf-Hals-Region
  - hohes Alter des Patienten
- **Rezidivrate:**
  - weite Resektion:
    - ohne adjuvante Therapie Lokalrezidivrisiko 40–60 %
    - mit adjuvanter Strahlentherapie gute lokale Tumorkontrolle
  - Kompartmentresektion: Lokalrezidivrisiko 0–10 %
  - intraläsionale Resektion: Lokalrezidivrate 100 %
- **5-Jahres-Überlebensraten** in Abhängigkeit vom UICC/AJCC-Stadium:
  - ca. 85–96 % im Stadium I
  - 72–78 % im Stadium II
  - 50 % im Stadium III
  - ca. 10 % im Stadium IV

Literatur

[1] Albertsmeier M, Werner J, Lindner LH et al. Operative Therapie der abdominellen und retroperitonealen Sarkome. Chirurg 2014, 85: 391–397
[2] Feuerbach S, Schreyer A, Schlottmann K. Standards radiologisch bildgesteuerter Biopsien – Indikationsstellung, Technik, Komplikationen. Radiologie up2date 2003; 3: 207–224
[3] Hardes J, Gosheger G, Streitbürger A. Benigne Tumoren der Bewegungsorgane. Orthopädie und Unfallchirurgie up2date 2014; 9: 307–335
[4] Müller JS, Grote R, Lippert H. Die bildgebende Diagnostik bei Weichteiltumoren. Viszeralchirurgie 2001; 36: 209–221
[5] Petersen I. Die neue WHO-Klassifikation und aktuelle Ergebnisse in der Weichteiltumorpathologie. Pathologe 2013; 34: 436–448
[6] Prietzel T, Schmidt C, von Salis-Soglio G. Benigne Tumoren der Bewegungsorgane. Orthopädie und Unfallchirurgie up2date 2008; 3: 247–276
[7] Schalk E, Garlipp B, Bruns CJ, Fischer T. Weichteiltumoren. Allgemein-klinische Aspekte – chirurgische und medikamentöse Therapie. Onkologe 2015, 21: 1147–1161
[8] Steinau HU, Steinsträsser L, Hauser J et al. Bösartige Weichgewebsgeschwülste. Chirurg 2012; 7: 673–684

24 Gefäßchirurgie[12]

A. Selch

24.1 Arterien

24.1.1 Allgemeines

Anatomie

- Bei allen Arterien 3-schichtiger Wandaufbau:
  - Tunica interna aus Endothelzellage und Bindegewebszone (Lamina elastica interna)
  - Tunica media aus elastischen Membranen (z. B. Aorta) oder ringförmig angeordneter glatter Muskulatur (z. B. Extremitätenarterien), an die sich die Lamina elastica externa anschließt
  - Tunica adventitia, äußere Schicht mit vegetativem Nervengeflecht und Vasa vasorum
- Typen:
  - elastischer Typ: Aorta, Anfangssegmente großer Abgänge; Windkesselfunktion durch konzentrisch angeordnete elastische Membranen
  - muskulärer Typ: herrscht in den peripheren Arterienästen vor; Regulation des Blutdurchflusses durch Änderung des Gefäßdurchmessers
- altersbedingte Veränderungen:
  - Abnahme der elastischen Längsspannung
  - Verdickung der Tunica interna (Physiosklerose)
  - Atrophie der Tunica media und Verdickung der Tunica adventitia

Gefäßersatz

Körpereigene Venen

- beste Ergebnisse bezüglich Inkorporation, Infektionsrisiko und Funktionsdauer des Transplantats
  - Nachteilig ist der zeitliche Aufwand für Entnahme und Präparation der Vene.
  - Wundinfektionen und Narbenbeschwerden im Saphenaentnahmebett können auftreten.
- Venenbypass als reverse oder In-situ-Bypass möglich:
  - reverse Bypass: komplette Entnahme der Vene, Verwendung in umgekehrter Richtung
  - In-situ-Bypass: Vene wird belassen, Klappen werden mit Valvulotom zerstört.

Synthetischer Gefäßersatz

- Ersatz großlumiger Gefäße (z. B. Aorta); besteht aus Polyester oder Polytetrafluorethylen (PTFE).
- Dacron-Prothesen (Polyester) sind unterschiedlich stark porös, müssen vor der Anastomosierung eine Abdichtung durch Blutbenetzung (Preclotting) erfahren.
  - Dacron-Prothesen zeigen gute Gewebeverträglichkeit, wachsen in das Gewebe ein und bilden eine Neointima.
  - Modifikation der Prothesenoberfläche mit Velour, entweder nur innen (Velour-Prothese) oder innen und außen (Doppelvelour-Prothese).
- Durch Oberflächenbeschichtung, z. B. mit Gelatine, Kollagen oder Albuminen, kann bei Dacron-Prothesen eine primäre Dichtigkeit erreicht werden und das Preclotting entfallen.
- PTFE-Prothesen sind primär dicht, besitzen eine glatte Oberfläche, daher sind kleinere Durchmesser (bis 4 mm) möglich, wobei mit abnehmendem Prothesendurchmesser die Verschlussrate erheblich ansteigt.
  - PTFE-Prothesen heilen schlechter in das umliegende Gewebe ein (sogenannte Perigraftreaktion).
  - Ringverstärkung oder Spiralverstärkung bei Verlauf über Gelenke oder durch Narbengewebe.
- Gefäßprothesen mit antiinfektiösen Eigenschaften:
  - silberbeschichtete Prothesen, Silberbeschichtung in Kombination mit antiseptischen Substanzen (z. B. Triclosan)
  - rifampicinimprägnierte Prothesen

Allgemeines diagnostisches Vorgehen

- Anamnese
- klinische und apparative Untersuchungen

---

[12] Dieses Kapitel ist eine überarbeitete Version des Beitrags aus der 5. Auflage von A. Weber.

Bildgebende Diagnostik

- Oszillografie, Rheografie, Doppler-Sonografie und Duplexsonografie
  - beliebig oft wiederholbar, dienen zum Screening und zur Verlaufsbeobachtung
  - Weichenstellung für weitergehende invasive Untersuchungstechniken

Invasive Diagnostik

- Arteriografie, digitale Subtraktionsangiografie, Angio-CT und Magnetresonanzangiografie ermöglichen exakte Abbildung pathomorphologischer Gefäßbefunde.
- Bei invasiven Gefäßuntersuchungen können lokale oder systemische **Komplikationen** auftreten:
  - Lokale Komplikationen treten an der Punktionsstelle auf; sie umfassen Hämatombildung, Gefäßwandaneurysma und arteriovenöse Fisteln. Auch Gefäßstenose und Gefäßverschluss sind möglich.
  - Systemische Komplikationen umfassen allergische Reaktionen auf das Kontrastmittel, Verschlimmerung einer vorbestehenden Niereninsuffizienz oder eine kontrastmittelinduzierte Hyperthyreose.

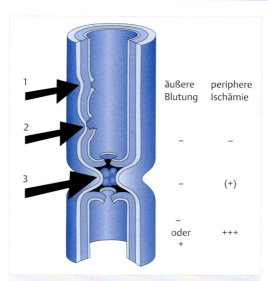

Abb. 24.1 **Gefäßverletzungen.** Einteilung nach Vollmar.
- Grad 1: Strombahn nicht verlegt, keine Blutung, keine periphere Ischämie
- Grad 2: Eröffnung des Lumens oder Intima- und Medialäsion mit Blutung oder lokalen thrombotischen Ablagerungen, fakultativ mit peripherer Ischämie
- Grad 3: Durchtrennung oder Zerquetschung der Arterie mit schwerer Blutung oder komplettem Verschluss, obligat mit peripherer Ischämie.

24.1.2 Gefäßverletzungen

Klassifikation

- Man unterscheidet direkte Gefäßverletzungen, bei denen die Gefäßwand von außen nach innen penetriert wird (Schnitt, Stich, Schuss usw.), von indirekten, stumpfen Gefäßverletzungen bzw. Dezelerationstraumen mit einer Läsion der Gefäßwand von innen. Minderdurchblutung der Peripherie oder gar ein kompletter Gefäßverschluss durch Intima- und Mediaverletzungen mit nachfolgendem Einrollphänomen und thrombotischen Ablagerungen an der lädierten Gefäßwand sind möglich.
- Die Einteilung der Gefäßverletzungen nach Vollmar zeigt ▶ Abb. 24.1.

Therapeutisches Vorgehen

Operative Therapie

Behandlungsziel ist die Wiederherstellung der arteriellen Perfusion innerhalb der ischämischen Toleranzzeit.

OP-Technik

- Angio-CT zur Bestimmung des Ausmaßes der Gefäßverletzung und zur Planung der Operation
- Freilegung der betroffenen Gefäße am Ort der Läsion
- Resektion der verletzten Gefäßabschnitte
- Selten ist primäre Gefäßnaht möglich, fast immer muss ein Interponat eingesetzt werden (Interponat wegen der Infektionsgefahr möglichst Vene).
- Bei 3.- oder 4.-gradig offenen Frakturen Versorgung idealerweise interdisziplinär (Traumatologe, Gefäßchirurg, Neurochirurg). Nach kurzer Stabilisierung der Fraktur werden die Venen, die Arterien sowie die Nerven versorgt, zuletzt Versorgung der Weichteile.
- Anschließend erfolgt Faszienspaltung zur Prävention eines Kompartmentsyndroms.

Komplikationen

- thrombotischer Frühverschluss
- Infektion (besonders bei der Verwendung von synthetischem Gefäßersatz fatal)
- Kompartmentsyndrom
- arteriovenöse Fisteln
- Nahtaneurysmen

24.1.3 Aneurysmen

Definition

- Aussackungen der Gefäßwand, bei denen – im Gegensatz zur Ektasie – mindestens eine Schicht der Wand einen Defekt aufweist
- ursächlich Arteriosklerose, Entzündungen (mykotische Aneurysmen), Traumata, genetische Defekte (Marfan-Syndrom)

Klassifikation

- **Aneurysma verum:** sack- oder spindelförmige Erweiterung aller 3 Wandschichten
- **Aneurysma dissecans:** Riss der Intima führt zur Dissektion der Gefäßwand nach distal mit Ausdehnung der äußeren Wand; Distal Reentry des Blutes aus dem Dissektionsraum in das originäre Gefäßlumen möglich; Okklusion der abgehenden Arterienäste (sog. absteigendes Ischämiesyndrom) ist möglich.
- **Aneurysma spurium:** sog. falsches Aneurysma. Entsteht durch Läsion der Gefäßwand, meist nach penetrierender Verletzung, aus der sich ein paravasales Hämatom bildet, das nach Organisation von einer bindegewebigen Kapsel begrenzt wird.

Lokalisation

- Häufigste Lokalisation der Aneurysmen ist die Aorta. Etwa 85 % liegen infrarenal, etwa 15 % treten im thorakalen Abschnitt der Aorta auf.
- Thorakoabdominale und suprarenale Lokalisation sind selten betroffen, scheinen aber an Häufigkeit zuzunehmen. Periphere Aneurysmen sind deutlich seltener, bevorzugt im Bereich der Aa. iliaca communis und interna, der A. poplitea, der A. subclavia und der A. carotis.

Symptomatik

- **asymptomatisches Stadium:** Zufallsbefund bei einer Untersuchung, verursacht keine Beschwerden. Dies ist der weitaus häufigste Fall.
- **symptomatisches Aneurysma:** Beschwerden durch Expansion des Aneurysmas oder durch Druck auf benachbarte Organstrukturen.
- **rupturiertes Aneurysma:** Ruptur meist nach retroperitoneal. Klassische Zeichen sind der hämorrhagische Schock und der heftige Vernichtungsschmerz. Bei einer freien Ruptur in die Bauchhöhle tritt meist ein rascher Tod des Betroffenen ein.
- Symptome der **akuten Dissektion** sind schwerster, schneidender retrosternaler Schmerz (Differenzialdiagnose: Herzinfarkt, Lungenembolie, Pneumothorax), Übelkeit, Erbrechen und akute Atemnot. In etwa 20–30 % der Fälle Aortenklappeninsuffizienz.

Therapeutisches Vorgehen

Konservative Therapie

Eine konservative Behandlung im eigentlichen Sinne gibt es nicht; es wird lediglich eine Normalisierung des Blutdrucks (ca. 60 % der Patienten) angestrebt.

Therapieoptionen

- Im asymptomatischen Stadium besteht Behandlungsindikation für das thorakale und das abdominale Aneurysma bei einem Querdurchmesser ab 5 cm, bei Frauen ab 4,5 cm.
  - Entscheidung zwischen offener, chirurgischer Therapie oder endovaskulärer Implantation geeigneter Stentgraftprothesen.
  - Auch die Kombination offener, chirurgischer Maßnahmen und endovaskulärer Techniken ist möglich.
- Im symptomatischen Stadium oder in der Ruptur ist sofortige Behandlung erforderlich. Auch in der Ruptur sind offen chirurgische und endovaskuläre Therapieverfahren möglich.

Offen chirurgische Therapie

- Darstellung und Resektion des Aneurysmas, Wiederherstellung der Gefäßkontinuität durch Interposition einer Rohrprothese oder einer Bifurkationsprothese in Inlaytechnik. Dabei wird das Aneurysma in situ belassen und vor der Prothese zum Infektionsschutz wieder vernäht.
- Laparotomie, entweder über einen medialen Zugang oder eine quere Oberbauchlaparotomie
- **Hauptindikationen** der offen chirurgischen Behandlung sind schwierige, komplexe Anatomien der Aorta, junge Patienten sowie rupturierte Aneurysmen bei Kreislaufinstabilität.

Endovaskuläre Therapie

- Alternative zur offenen Aortenchirurgie bei infrarenalen, juxtarenalen und thorakalen Aneurysmen
- Behandlung durch endoluminal platzierbare Stentgraftprothesen möglich, mit Freilegung der Zugangsarterien oder ausschließlich perkutan
- Bei Aneurysmen der infrarenalen Aorta ist die morphologische Klassifikation der Aneurysmatypen als Hilfe zur Verfahrenswahl noch üblich. Weit verbreitet ist weiterhin die Heidelberger-Allenberg-Klassifikation (▶ Abb. 24.2), sie wird jedoch zunehmend durch exakt definierte Messprotokolle ersetzt.

- **Typ 1:** gesundes infrarenales Aortensegment (proximaler Aneurysmahals) und gesundes Aortensegment vor der Bifurkation
- **Typ 2:** erhaltener proximaler Aneurysmahals
  - Die Ausdehnung des Aneurysmas nach distal reicht bei Typ 2A bis zur Bifurkation, bei Typ 2B über die Bifurkation hinaus. Die Typen 2A und 2B können mit einem endovaskulären Stentgraft in Form einer Y-Prothese behandelt werden.
  - Typ 2C reicht nach distal bis zur Iliakagabel, eine endovaskuläre Therapie unter Erhalt der A. iliaca interna durch geeignete Stentgraftprothesen oder eine offen chirurgische Behandlung ist möglich.
- **Typ 3:** kein infrarenaler Hals, keine infrarenale Fixierung einer Stentgraftprothese möglich. In diesen Fällen erfolgt Verwendung spezieller aortaler Stentgraftprothesen mit Fenestrierung und/oder Seitenästen zur sicheren Fixierung der Stentgraftprothese in der suprarenalen Aorta unter Erhaltung der Perfusion der Nierenarterien, der A. mesenterica superior sowie des Truncus coeliacus.
- Die endovaskuläre Therapie kann mittlerweile bei etwa 80–90 % der therapiebedürftigen Aortenaneurysmen zur Anwendung kommen.

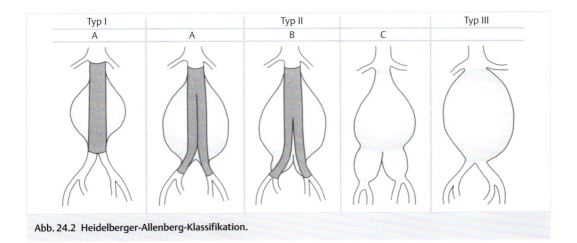

Abb. 24.2 Heidelberger-Allenberg-Klassifikation.

24.1.4 Akuter Extremitätenarterienverschluss

Pathogenese

- Ursache des akuten Arterienverschlusses entweder Embolie durch verschlepptes thrombotisches Material oder akute arterielle Thrombose bei vorgeschädigter Arterienwand
- Hauptquelle der arteriellen Embolie: Herz (Vorhofthromben bei absoluter Arrhythmie, Postinfarktembolie bei parietalen Herzwandthromben), seltener Aneurysmen (z. B. Aorta) oder aufgebrochene arteriosklerotische Plaques (A. carotis)
- in Ausnahmefällen Vorhofmyxom als Emboliequelle (Histologie des Embolus!) oder eine sog. paradoxe Embolie eines venösen Thrombus durch ein offenes Foramen ovale
- Seltene Ursachen sind Traumata bzw. posttraumatische Gefäßveränderungen oder ein Aneurysma dissecans.

Symptomatik

- Distal des Arterienverschlusses progrediente Gewebsischämie; Ausbildung der typischen klinischen Symptomatik in Abhängigkeit von der Hypoxieempfindlichkeit der jeweiligen Gewebe (1. Nerven, 2. Muskulatur, 3. Haut).
- Charakteristische Symptome sind die 6 „P" nach Pratt: pain (Schmerz), pulslessness (kein Puls), paralysis (Paralyse), paleness (Blässe), paresthesia (Gefühlstörungen), prostration (Schock).
- Typisch für die arterielle Embolie ist ein perakuter Beginn der Symptome bei anamnestischer Herzerkrankung oder vorhandener absoluter Arrhythmie.
- Arterielle Thrombose ist meist subakut beginnend bei anamnestisch vorbestehender arterieller Durchblutungsstörung.

Diagnostisches Vorgehen

- Pulspalpation und körperliche Untersuchung sind nicht ausreichend zuverlässig, daher bei Verdacht auf akute Extremitätenischämie immer Doppler-Untersuchung und/oder Duplexsonografie der peripheren Gefäße. Bei akutem embolischem Gefäßverschluss keine Doppler-Signale über den Knöchelarterien.
- Bei nicht eindeutiger Klinik, insbesondere bei inkomplettem Ischämiesyndrom und vorbekannter arterieller Verschlusskrankheit, sind Angiografie oder Angio-CT empfehlenswert, sofern die Ischämietoleranz dieses zulässt.

Therapeutisches Vorgehen

- Bei akuter Extremitätenischämie erfolgt sofortige parenterale Antikoagulation, um eine Appositionsthrombose zu vermeiden. Indiziert ist die Gabe von 5 000 IE Heparin intravenös.
- Methode der Wahl beim kompletten Ischämiesyndrom ist die operative Wiederherstellung der Perfusion durch Fernembolektomie mittels Fogarty-Katheter. Intraoperativ ist eine Therapiekontrolle mittels Angiografie indiziert. Besonders bei Verschluss eines Prothesenbypass Fibrinolysetherapie mit rt-PA über lokale Katheterlyse.
- Lokale Katheterlysen können mit perkutanen Interventionstechniken wie Aspirationsthrombembolektomie und/oder mechanischer Thrombolyse kombiniert werden.

Fernembolektomie mittels Fogarty-Katheter

OP-Technik

- Freilegung der Gefäße an leicht zugänglichen Stellen (Leistenregion, Ellenbeuge) meist in Lokalanästhesie möglich
- Nach Anschlingen und Exklusion der Gefäße Arteriotomie, im Bein bevorzugt als Längsarteriotomie, am Arm als quer verlaufende Arteriotomie
- Bei Längsarteriotomie bessere Übersicht über das eröffnete Gefäß mit leichterer Extraktion der Thromben bzw. der Embolie
- Verschluss der Arteriotomie mittels Direktnaht oder bei Stenose mit Erweiterungspatch (Vene, bovine Gefäßpatches oder Polytetrafluorethylen)

24.1.5 Akuter Mesenterialarterienverschluss

Pathogenese

- Der akute Mesenterialarterienverschluss betrifft in der Regel die A. mesenterica superior und ist meist durch eine Embolie, seltener durch eine arterielle Thrombose bedingt.
- Meist ist absolute Arrhythmie oder ein Myokardinfarkt in der Vorgeschichte wegweisend.

Symptomatik

Typisch für den akuten Mesenterielarterienverschluss ist der 3-phasige Verlauf:
- akut einsetzende Ober- und Mittelbauchschmerzen mit Übelkeit und Erbrechen, gelegentlich auch mit blutigen Durchfällen
- nach ca. 6 h: Ausbildung eines paralytischen Ileus mit relativ geringer Schmerzsymptomatik (freies Intervall für etwa 6–12 h)
- Ausbildung einer Durchwanderungsperitonitis mit rasch progredienter Verschlechterung des Allgemeinzustands und zunehmender Schocksymptomatik

Diagnostisches Vorgehen

- Bei Verdacht auf akuten Mesenterialinfarkt sofortige Darstellung der Aorta abdominalis mit ihren viszeralen Ästen durch eine Angiografie oder ein Angio-CT.
- Ist eine Bildgebung nicht ohne Zeitverlust möglich, sollte bei klinischem Verdacht eine Laparotomie erfolgen.

Differenzialdiagnose

Differenzialdiagnostisch kommen alle Ursachen des „akuten Abdomens" in Betracht:
- Hohlorganperforation
- Bridenileus
- Appendizitis
- Pankreatitis
- Myokardinfarkt
- oder auch die sogenannte nonokklusive mesenteriale Ischämie

Therapeutisches Vorgehen

Ziel ist die schnellstmögliche Wiederherstellung der Darmperfusion durch Embolektomie bzw. Thrombektomie der A. mesenterica superior oder die Reperfusion durch Bypassverfahren.

> **Merke**
>
> Da ein akuter Mesenterialinfarkt unbehandelt zum Tode führt, gibt es auch bei hohem Alter bzw. hohen Allgemeinrisiken keine Kontraindikationen.

OP-Technik

- Eröffnung des Abdomens durch mediane Laparotomie
- Klärung der Operabilität
- Vorlagern des Colon transversum, großes Netz nach kranial, Dünndarm nach rechts
- Exposition der A. mesenterica superior am Pankreasunterrand
- Anschlingen der A. mesenterica superior und Längsarteriotomie abgangsnah
- Durchführung der Embolektomie bzw. Thrombektomie mittels Fogarty-Katheter
- Verschluss der Arteriotomie durch Direktnaht oder Patchplastik, möglichst mit Vene
- selten aortomesenterialer Bypass mit Vene erforderlich
- Vermeidung von synthetischem Material auch durch aortale Transposition der A. mesenterica superior möglich
- nach erfolgreicher Reperfusion Resektion infarzierter Darmanteile
- bei nicht sicher beurteilbarer Vitalität des Darms programmierte Relaparotomie nach 24 h (Second Look)

24.1.6 Chronische arterielle Verschlusskrankheit der Extremitäten

Pathogenese

- Chronische arterielle Verschlusskrankheit ist in über 80 % der Fälle durch Arteriosklerose bedingt.
- Obliterierende und dilatierende Form werden unterschieden.
- Seltene Ursachen sind
  - die Mediaverkalkung vom Typ Mönckeberg (steinharte, oft spangenartige Kalkeinlagerungen der Gefäßwand ohne Intimaverdickung bei offenem Gefäßlumen),
  - die diabetische Angiopathie (kleinere und mittlere Gefäße betroffen) sowie
  - die entzündlichen Gefäßprozesse wie die Endangitis obliterans oder die Riesenzellarteriitis.
- Seltener sind fibromuskuläre Hyperplasien.
- **Risikofaktoren** für die Entstehung einer Atherosklerose sind Ethnie, Geschlecht, Alter, Rauchen, Diabetes mellitus, Hypertonus, Dyslipidämie, Entzündungsmarker, Hyperviskosität und -koagulabilität, Hyperhomozysteinämie und chronische Niereninsuffizienz.

Atherogenese

- Die genauen Mechanismen der Atherogenese sind noch nicht im Detail aufgeklärt. Es ist noch umstritten, ob plasmatische Faktoren (z. B. Erhöhung des Low-Density-Lipoprotein-Cholesterins [LDL-Cholesterin]) unmittelbar zu atherosklerotischen Gefäßveränderungen führen oder ob eine Gefäßwandverletzung der primäre Prozess ist („response to injury").
- In der „vereinigten Hypothese" werden die beiden Ansätze verknüpft: Hiernach können erhöhte LDL-Spiegel das Endothel beschädigen und so die folgende Kaskade aus Thrombozytenaggregation, Freisetzung von Platelet-derived Growth Factor (PDGF) und Proliferation der glatten Muskelzellen auslösen. Faktoren, die zu einer initialen Endothelschädigung führen können, sind hohe Scherkräfte, toxische Stoffe (z. B. in Zigarettenrauch), Viren oder Bakterien (Chlamydia pneumoniae).
- Die wichtigsten **Schritte der Atherogenese** sind im Folgenden zusammengestellt:

- **Endothelschädigung:**
  - Bildung von Adhäsionsmolekülen
  - Adhäsion von Monozyten am Endothel
  - Durchlässigkeit für Serumlipide und zelluläre Blutbestandteile
- **Bildung von „fatty streaks":**
  - Lipidakkumulation in der Intima
  - Transmigration von Monozyten in die Intima und Transformation zu Makrophagen
  - Phagozytose und Oxidation von Lipiden durch Makrophagen
- **Bildung einer Neointima:**
  - Immigration von Gefäßmuskelzellen
  - Plaquewachstum durch Proliferation von Muskelzellen und Makrophagen
  - Bildung einer extrazellulären bindegewebigen Matrix
- **Gefäßverschluss:**
  - Organisation und Verkalkung der Plaques
  - Retraktion und Plaqueruptur
- **Anlagerung von Thrombozyten und Thrombose**

Lokalisation

- Die chronische arterielle Verschlusskrankheit (AVK) betrifft zu über 90 % die untere und zu etwa 10 % die obere Extremität.
- An der unteren Extremität unterscheidet man nach Verschlusslokalisation einen Beckentyp (aortoiliakale Etage), Oberschenkeltyp (femoropopliteale Etage), Unterschenkeltyp (krurale Etage) und Mehretagentyp bei Befall mehrerer Etagen.

Klassifikation

- Stadieneinteilung nach **Fontaine:**
  - Stadium 1: arterielle Verschlüsse bzw. Stenosen ohne Symptomatik
  - Stadium 2: Schmerzen unter Belastung (Claudicatio intermittens)
  - 2a: freie Gehstrecke > 200 m
  - 2b: freie Gehstrecke < 200 m
  - Stadium 3: Ruheschmerzen, insbesondere nachts
  - Stadium 4: lokaler Gewebeuntergang (Nekrose, Gangrän)
- alternative, vor allem im angloamerikanischen Sprachraum verbreitete Stadieneinteilung nach **Rutherford**

Symptomatik

Die Beschwerden hängen von der Verschlusslokalisation ab:
- aortoiliakaler Verschluss: Schmerzen im Gesäß-/Oberschenkelbereich, Potenzstörungen
- Oberschenkeltyp: Schmerzlokalisation im Unterschenkel (Wade)
- Unterschenkeltyp: Schmerzen distaler Unterschenkel/Fußbereich, Wundheilungsstörung

Diagnostisches Vorgehen

Die Sicherung der Diagnose und Therapieplanung erfolgt mittels Angiografie (digitale Subtraktionsangiografie), Angio-CT oder Magnetresonanzangiografie.

Therapeutisches Vorgehen

Indikationsstellung

- Die Therapie richtet sich nach dem klinischen Stadium und der Verschlusslokalisation. Das Spektrum reicht von konservativen Maßnahmen wie Ausschaltung und Therapie der Risikofaktoren sowie Gehtraining über perkutane transluminale Angioplastien mit und ohne Stents bis hin zu aufwendigen Gefäßrekonstruktionen.
- In der TASC-2-Klassifikation werden die gängigen Gefäßläsionen sowohl für den aortoiliakalen Gefäßbereich als auch für den femoropoplitealen Gefäßabschnitt in 4 unterschiedliche Läsionen unterteilt, denen dann eine interventionelle oder operative Behandlungsoption zugeordnet wird.

Operative Therapie

- Bypassimplantationen mit anatomischen als auch extraanatomischen Rekonstruktionen unter Verwendung von körpereigener Vene oder synthetischen Prothesen
- Thrombendarteriektomien mit und ohne Patchplastiken
- Profundarevaskularisationen
- Ein Hybrideingriff ist eine Kombination aus einer operativen Gefäßrekonstruktion mit einer Intervention in einem anderen, benachbarten Gefäßabschnitt.

Komplikationen

- Nachblutungen
- Frühverschlüsse, meist durch fehlerhafte Anastomosentechnik oder falsche Indikationsstellung (mangelhafter Outflow)
- Wundheilungsstörungen, besonders häufig im Bereich der Leiste
- Protheseninfektionen, erfordern in der Regel den Ausbau der Prothese
- ischämische Kolitis nach Eingriffen an der infrarenalen Aorta und unzureichender Kollateralisierung über die Riolan-Arkade und/oder die A. iliaca interna
- Potenzstörungen bei Eingriffen an der distalen Aorta
- Bypassspätverschlüsse, meist durch Verschlechterung der Ein- oder Ausstrombahn

24.1.7 Subclavian-Steal-Syndrom

Definition

- Dem Subclavian-Steal-Syndrom liegt ein proximaler Verschluss oder eine hochgradige Stenosierung der A. subclavia vor dem Abgang der A. vertebralis zugrunde. Meist ist die linke Seite betroffen.
- Charakteristisch ist ein Umkehrfluss in der A. vertebralis.

Pathogenese

- selten angeboren, meist auf dem Boden arteriosklerotischer Veränderungen entstanden
- bei Frauen auch eine entzündliche Genese möglich

Symptomatik

- unter Belastung des Armes Blutentzug aus dem vertebrobasilären Stromgebiet mit neurologischen Symptomen wie Schwindel, Ataxie oder Drop Attacks
- Blutdruckdifferenz zwischen rechtem und linkem Arm

Diagnostisches Vorgehen

Diagnose mittels Duplexsonografie; charakteristische Strömungsumkehr in der betroffenen A. vertebralis, Stenosegrad in der proximalen A. subclavia oder Verschluss darstellbar.

Angio-CT oder MR-Angiografie sinnvoll, selektive Angiografie nur bei unklaren Befunden und zur Durchführung einer Intervention indiziert.

Therapeutisches Vorgehen

- Therapie der Wahl ist die periphere transluminale Angioplastie (PTA) mit und ohne Stentimplantation.
- Nur nach Scheitern der Interventionen kommen bei symptomatischen Patienten operative Maßnahmen wie eine Transposition der A. subclavia auf die A. carotis communis oder die Erstellung eines Karotis-Subklavia-Bypass zur Anwendung.
- Bei asymptomatischen Patienten erfolgt konservative Behandlung.

24.2 Venen
24.2.1 Allgemeines
Anatomie

- Venen sind dünnwandige, weitlumige Gefäße mit Taschen- und Mündungsklappen.
- Intakte Klappen vermindern den hydrostatischen Druck auf die Gefäßwand.
- Histologisch 3-schichtiger Wandaufbau mit Tunica interna, media und adventitia.
- Aufgrund ihrer Lage unterscheidet man tiefe, subfaszial gelegene Venen von oberflächlichen, epifaszial gelegenen Venen.
- Zwischen den verschiedenen Venensystemen gibt es über die Vv. communicantes direkte Verbindungen („Perforansvenen").

Allgemeines diagnostisches Vorgehen

- klinische Inspektion und Palpation, Funktionstests wie Trendelenburg oder Perthes-Test
- einfache Doppler-Sonografien und Duplexsonografie bis hin zur Phlebografie
- funktionelle Aussagen auch mit Venenverschlussplethysmografie und Lichtreflexionsrheografie möglich

24.2.2 Varikose
Definition

Nach einer WHO-Definition bezeichnet man sackförmige Dilatationen von Venen, häufig mit geschlängeltem Verlauf, als Varizen.

Epidemiologie

- häufigste gefäßchirurgische Erkrankung der Venen
- etwa 20 % der Männer und bis zu 35 % der Frauen in Europa betroffen

Klassifikation

- Pathogenetisch unterscheidet man primäre und sekundäre Varikosen. Die sekundäre Varikose ist Folge anderer Grunderkrankungen, meist tiefer Beinvenenthrombose oder Dysplasien.
- Weitere Unterteilung nach betroffenen Gefäßprovinzen in Stammvarizen, Seitenastvarizen und Varizen vom Perforanstyp:
    - Stammvarizen sind variköse Veränderungen der V. saphena magna und parva.
    - Seitenastvarizen betreffen größere Seitenäste wie die V. saphena accessoria lateralis oder medialis.
    - Varizen vom Perforanstyp gehen von insuffizienten Perforansvenen aus.
- Stammvarikosen der V. saphena magna sind am häufigsten; sie werden mittels dopplersonografischer Kriterien nach Hach in 4 Stadien unterteilt.

Therapeutisches Vorgehen
Indikationsstellung

Behandlungsindikation besteht zur Prävention der chronisch venösen Insuffizienz oder beim Vorliegen von Komplikationen wie Varizenblutung oder Varikophlebitis.

Behandlungsoptionen

Zur Behandlung der Varikose stehen zahlreiche Optionen zur Verfügung, das Spektrum reicht von der konservativen Behandlung bis zur klassischen Varizenoperation.
- konservative Therapie: Kompressionstherapie
- Sklerosierung: mit Aethoxysklerol, bei großlumigen Varizen als Schaumsklerosierung
- interventionelle, katheterassoziierte Therapieverfahren:
    - Radiofrequenztherapie
    - Lasertherapie
    - Sklerosierung über spezielle dünnlumige Katheter

Operative Therapie

- zur Operationsvorbereitung exaktes Mapping der Varizen mittels Duplexsonografie oder aszendierender Phlebografie
- Sicherung der Durchgängigkeit des tiefen Venensystems

OP-Technik

- Freilegung des proximalen Insuffizienzpunkts; bei Stammvarikose meist Mündungsbereich der V. saphena magna oder parva
- Darstellung und Durchtrennung aller Äste der Krosse („Venenstern")
- Darstellung des distalen Insuffizienzpunkts und Exhairese mittels Venenstripper von zentral nach peripher
- Exhairese variköser Seitenäste über kleinste Hilfsschnitte (Miniphlebektomie)
- Aufsuchen insuffizienter Perforansvenen, subfasziale Ligatur derselben
- Prinzipiell ist eine Kombination aller möglichen Therapieoptionen bei der Behandlung von Varizen möglich.

Komplikationen

- Wundheilungsstörungen, insbesondere in der Leiste
- Läsion des N. saphenus
- Lymphfistel
- Rezidivvarikose

24.2.3 Phlebothrombose

Definition

- Akute komplette oder inkomplette thrombotische Verschlüsse der tiefen Venen, überwiegend der unteren Extremität und des Beckens sowie der Venen des Halses und des Armes.
- Venöse Gerinnsel neigen zur Progression und können in die Lunge embolisieren.

Pathogenese

Virchow-Trias der Thromboseentstehung:
- Gefäßwand-/Endothelalteration: entzündlich, degenerativ, traumatisch, allergisch
- verlangsamte Blutströmung: Immobilisation, Varikose, Lähmungen, lokale Abflusshindernisse, Frakturen

Tab. 24.1 Klinische Thrombosezeichen.

Zeichen	Schmerz
Payr-Zeichen	Fußsohlenschmerz, z. B. beim Klopfen
Bisgaard-Zeichen	Kulissendruckschmerz retromalleolar
Homans-Zeichen	Wadenschmerz bei Plantarflexion
Lowenberg-Test	Wadenschmerz mittels Blutdruckmanschette
Meyer-Druckpunkte	Druckschmerzpunkte über tiefen Venen
Pratt-Zeichen	Druckschmerz in der Kniekehle

- Veränderung der Blutzusammensetzung: Polyzythämie, Polyglobulie, Thrombozytose, Hyperfibrinogenämie, Thrombophilie, Aktiviertes-Protein-C-Resistenz (Faktor-V-Mutation)

Symptomatik

- dumpfe, ziehende Schmerzen im ganzen Bein
- Schweregefühl
- akute Ödembildung mit sichtbarer Umfangsvermehrung des Beines, Zyanose, Venenentzündung über dem Fußrücken (sog. Pratt-Warn-Venen)

Diagnostisches Vorgehen

- klinische Zeichen, alle recht sensitiv, Treffsicherheit dennoch nur ca. 50 % (▶ Abb. 24.2)
- Bestimmung der D-Dimere erlaubt bei negativem Ergebnis Ausschluss einer Thrombose
- CW-Doppler: einfaches Suchverfahren für proximale Thrombosen, Duplexsonografie kann Phlebografie bei Routinediagnostik ersetzen!
- Phlebografie bei unklaren Befunden
- Kompressionssonografie: Methode der Wahl zum Nachweis oder Ausschluss einer Thrombose

Therapeutisches Vorgehen

Indikationsstellung

- **frische Unterschenkel- und Oberschenkelthrombosen:**
  - Bei gehfähigen Patienten erfolgt Kompressionstherapie (elastische Beinwickelung oder gut sitzender Kompressionsstrumpf) sowie sofortige Antikoagulation (am besten mit niedermolekularen Heparinen).

Tab. 24.2 Nachbehandlung der Phlebothrombose.

Indikation	Dauer der Antikoagulation
Ersteignis	
transienter Risikofaktor (z. B. Operation)	3 Monate
idiopathische Genese – distal	3 Monate
idiopathische Genese – proximal	>3 Monate
bei geringem Blutungsrisiko und gutem Monitoring	zeitlich unbegrenzt
bei aktiver Krebskrankheit	• niedermolekulare Heparine: 3–6 Monate • danach niedermolekulare Heparine oder Vitamin-K-Antagonist oder direkte orale Antikoagulantien: zeitlich unbegrenzt
Rezidiv	
bei idiopathischer Genese	zeitlich unbegrenzt

- An die initiale Antikoagulation soll sich möglichst früh eine Erhaltungstherapie von 3–6 Monaten anschließen.
- Nach 3–6 Monaten sollte eine Entscheidung über die Beendigung oder Fortführung der Antikoagulation getroffen werden.
- Die Erhaltungstherapie wird üblicherweise mit direkten oralen Antikoagulanzien oder Vitamin-K-Antagonisten durchgeführt, es sind aber auch niedermolekulare Heparine oder das Pentasacharid Fondaparinux zugelassen.
- Es ist keine Immobilisierung erforderlich.
- **massive Beckenvenenthrombose:**
  - passagere Immobilisierung über 5–7 Tage
  - temporärer Kavaschirm bei flottierenden Thromben in zentralen Venen und bei stattgehabter bilateraler Lungenarterienembolie möglich
  - Fibrinolysebehandlung mit Streptokinase, Urokinase oder rt-PA nur in Ausnahmefällen. Das Gleiche gilt für die operative Thrombektomie (nur isolierte akute Beckenvenenthrombose).
- **Phlegmasia coerulea dolens:** vitale Bedrohung der Extremität; rasche operative Maßnahmen wie Thrombektomie in Kombination mit einer Faszienspaltung am Ober- und Unterschenkel

Nachbehandlung

- Es ist regelmäßige Risiko-Nutzen-Analyse bei zeitlich unbegrenzter Antikoagulation erforderlich (▶ Tab. 24.2).
- Neben der Antikoagulation ist eine Kompressionstherapie erforderlich, mindestens für 6 Monate, bei proximalen Thrombosen oder bei Mehretagenthrombosen mindestens über 2 Jahre.

Literatur

[1] Diehm C, Allenberg JR, Nimura-Eckert K. Farbatlas der Gefäßkrankheiten. Berlin, Heidelberg: Springer; 1999
[2] Interdisziplinäre S 3-Leitlinie: Diagnostik und Therapie der Venenthrombose und der Lungenembolie. Vasa 2010; 39 (Suppl. 78): 1–39
[3] Norgren L, Hiatt WR, Dormandy JA et al. Konsensuspapier der Fachgesellschaften zur Behandlung der peripheren arteriellen Verschlusskrankheit (TASC 2). gefaessmedizin.net 2007; 3 (Suppl. 2)
[4] Vollmer J. Rekonstruktive Chirurgie der Arterien. Stuttgart: Thieme; 1996

25 Notfall- und Unfallchirurgie

M. Fuchs

25.1 Polytrauma

25.1.1 Definition

Polytrauma ist das gleichzeitige Vorliegen mehrerer Einzelverletzungen, die die hämodynamischen und immunologischen Kompensationsmöglichkeiten des Organismus überfordern können und damit Lebensbedrohung darstellen.

25.1.2 Scoresysteme, Dokumentation

- Identifizierung des Verletzten bereits am Unfallort als Polytrauma, konsekutive Behandlung in einem „Traumazentrum"
  - Glasgow Coma Scale (GCS)
  - CRAMS Scale (Circulation, Respiration, Abdomen, Motor, Speech)
- Scores zur Verletzungsschwere: Entscheidungshilfe für OP-Verfahren, Intubation und Beatmung, primäre Amputation, Validierung der Versorgungsqualität
  - Abbreviated-Injury-Scale (AIS)
  - Injury-Severity-Score nach Baker et al. 1974 (ISS)
  - Polytraumaschlüssel (PTS)
- Traumaregister-Erhebungsbogen der Deutschen Gesellschaft für Unfallchirurgie (DGU) zu 4 festgelegten Zeitpunkten:
  - S: Stammdaten, Unfallanamnese
  - A: Präklinik
  - B: Notaufnahme
  - C: Intensivstation
  - D: Abschluss

25.1.3 Management des Polytraumas

Die außerordentlich komplexe medizinische Fragestellung erfordert zeitkritisches Handeln und große fachliche Kompetenz. Im Zentrum einer engen interdisziplinären Zusammenarbeit stehen Unfallchirurgie/Chirurgie, Anästhesie und Intensivpflege. Weitere Fachdisziplinen erweitern je nach Verletzungsmuster das Team. Leitlinienorientiertes Vorgehen verbessert die Versorgungsqualität, eine fundierte Dokumentation dient der Qualitätssicherung (Dokumentationsbögen finden Sie unter http:\\www.traumaregister.de).

25.1.4 Akute Therapieziele

- Wiederherstellung/Erhalt des Kreislaufs (Makro-, Mikrozirkulation), RR > 80 mmHg
- Sauerstoffangebot auf pulmonaler und zellulärer Ebene mit O_2-Sättigung > 90 %
- Schmerzbekämpfung
- Vermeidung einer Sepsis

25.1.5 Therapieprinzipien

- zeitkritisches Handeln in der Akutphase
  - rationale chirurgische Maßnahmen
  - Blutstillung
  - Débridement, Faszienspaltung
  - Frakturstabilisierung, z. B. Fixateur externe
  - Vermeidung belastender Operationen und langer OP-Zeiten
- Beachtung der Traumareaktion, Strategien zur Abmilderung des SIRS (Systemic Inflammatory Response Syndrome)
  - differenzierter Volumenersatz
  - Organstütztherapie, Organsubstitutionstherapie (Beatmung, Hämofiltration, Dialyse)
- konsequente Prophylaxe septischer Komplikationen
  - Antibiotikatherapie, Thromboseprophylaxe, Substitution von Gerinnungsfaktoren
  - parenterale Ernährung, frühzeitiger Umstieg auf enterale Ernährung
  - Lagerungsbehandlung

25.1.6 Phasenabhängige Diagnostik und Therapie

Diagnostik und chirurgische Therapie werden an die Gesamtschwere des Traumas adaptiert und erfolgen phasenabhängig.

Präklinische Phase

- orientierende klinische Untersuchung (Vitalparameter, Verletzungsmuster)
- initiale Schockbehandlung (Volumenersatz, O_2-Gabe)
- Intubation
  - Indikation: Hypoxie, instabiler Thorax, paradoxe Atmung, Aspiration, Blutung aus dem Oropharynx, GCS < 7, schwerer Schockzustand

Notfall-/Unfallchirurgie

- Thoraxdrainage
  - Indikation: instabiler Thorax, Hautemphysem, hoher Beatmungsdruck, Atemfrequenz < 10/min oder > 30/min, Halsvenenstauung bei korrekter Tubuslage
- Herstellung der Transportfähigkeit

Schockraumphase

- klinische Untersuchung „von Kopf bis Fuß" nach den ATLS-Prinzipien (Advanced Trauma Life Support)
- technische Untersuchungen: Röntgen von Thorax, Becken, Wirbelsäule und Sonografie von Abdomen und Pleura als FAST-Sonografie (Focused Assessment with Sonography for Trauma) oder CT als „Traumaspirale"; klinikabhängig Röntgen der Extremitäten
- Einlage eines Urinkatheters, bei blutigem Urin: Urogramm

Notfalloperationssaal, Intensivstation

(▶ Tab. 25.1).
- Osteosynthese offener Frakturen, chirurgische „Basisversorgung", operative Entlastung bei Kompartmentsyndromen
- Laparotomie (Blutung parenchymatöser Organe, Perforation)
- Stabilisierung (Kreislauf, Gasaustausch, Laborparameter)
- Funktionskontrolle der Organsysteme mit Registrierung der „Tendenzen"
- ergänzende Röntgenuntersuchungen, z. B. CCT (kranielle CT), Angiografie

Intensivstation, OP

- Stabilisierung (Kreislauf, Gasaustausch, Laborparameter)
- Sepsisprotektion durch Débridement ausgedehnter Nekrosen und Ausräumung großer Hämatome (im Rahmen programmierter, den Verletzten wenig belastender Second-Look-Operationen)

„Verzögerte Primäreingriffe"

- Operationszeitpunkt: planbare ausgedehnte Operationen erfolgen in stabilem Zustand > 5.–6. Tag (2.–4. Tag ist Inzidenz von Multiorganversagen signifikant erhöht)
- Frakturstabilisierung durch definitive Osteosynthesen (ORIF)
- Einflussgrößen für immunologische Belastungsreaktion: präoperativer Zustand des Patienten, Ausmaß des operativen Eingriffs
- Laborparameter mit prädiktivem Wert:
  - Thrombozytenzahl (< 90 000/µl)
  - P_aO_2/FiO_2 (< 200)
  - 24-h-Bilanz (> 3 l)
  - Kreatinin (> 90 µmol/l)
  - Bilirubin (> 25 µmol/l)

Tab. 25.1 Phasenabhängigkeit der operativen Therapie.

Phase	operative Therapie
OP-Phase 1: „vitale Indikation"	• Kontrolle von Massenblutungen (offen chirurgisch/interventionell) • Dekompression bei: Spannungs-/Hämatothorax, epidurales Hämatom
OP-Phase 2: Primär-OPs	• intrakranielle Blutung • Läsion großer Stammgefäße • Hohlorganläsion • offene Fraktur • instabile Becken-Wirbelsäulen-Läsion • Kompartmentsyndrom • Luxation • Gelenkfraktur
„vulnerable Phase": Second-Look-OPs	**Cave:** hohe Inzidenz Multiorganversagen
OP-Phase 3: verzögerte OPs	• Rekonstruktion der Weichteile • Verfahrenswechsel (Fixateur externe – Marknagel) • Gelenkrekonstruktion • periphere ORIF (Open Reduction Internal Fixation) • Rekonstruktionen: Urologie; Mund-, Kiefer-Gesichts-Chirurgie; Neurochirurgie

25.1.7 Prognose

- Die Versorgungsstufe der primär behandelnden Klinik (Basisversorger oder lokales, regionales, überregionales Traumazentrum) beeinflusst die Gesamtprognose.
- Zielkriterien von Scoresystemen: Verletzungsschwere, Überleben nach Polytrauma (ISS, AIS, PTS, RTS [Revised-Trauma-Score], TRISS-Methode [Trauma Injury Severity Score], PRE-Chart [preliminary outcome based evaluation])

25.2 Schädel-Hirn-Trauma (SHT)

25.2.1 Definition

- Direkte (stumpfe, scharfe) oder indirekte (Akzeleration) Gewalteinwirkung auf Schädel bzw. Gehirn und Umgebung, die zu einer Funktionsstörung führt.
- Es besteht ein Zusammenhang zwischen der primären mechanischen Schädigung und der Entwicklung eines sekundären Hirnschadens.

Klassifikation

Einteilung des Schädel-Hirn-Traumas (Glasgow Coma Scale [11]; ▶ Tab. 25.2) erfolgt nach klinischen Befunden in 3 Schweregrade [6]:
- leicht (GCS 13–15 Punkte)
- mittelschwer (GCS 9–12 Punkte)
- schwer (GCS 3–8 Punkte)

25.2.2 Diagnostisches Vorgehen

- klinische Untersuchung: Lokalbefund, Bewusstseinslage, Vitalparameter
- radiologische Diagnostik mit differenzierter Indikation:
  - Schädel vorwiegend bei Verdacht auf Fremdkörper, Halswirbelsäule bei Rasanztrauma
  - klinisch höhergradiges SHT oder unklare Befunde: CCT und ggf. CT-HWS, Kontroll-CT nach 12–24 h

Tab. 25.2 Klassifikation des Schädel-Hirn-Traumas nach der Glasgow Coma Scale.

Reaktion	Stimulus	Bewertung (Punkte)
Augenöffnung		
Augenöffnung	spontan	4
Augenöffnung	auf Aufforderung	3
Augenöffnung	auf Schmerzreiz	2
keine Augenöffnung	trotz Schmerzreiz	1
Motorik		
gezielte motorische Reaktion	auf verbale Aufforderung	6
gezieltes Abwehrverhalten	Schmerzreiz	5
ungezieltes Abwehrverhalten	Schmerzreiz	4
tonische Beugung	Schmerzreiz	3
Streckbewegung	Schmerzreiz	2
keine Abwehrreaktion	Schmerzreiz	1
Sprache		
ist orientiert	auf Ansprechen	5
ist verwirrt	auf Ansprechen	4
Wortsalat	auf Ansprechen	3
unverständliche Äußerungen	auf Ansprechen	2
keine Reaktion	auf Ansprechen	1

25.2.3 Therapeutisches Vorgehen bei höhergradigem Schädel-Hirn-Trauma

- präklinische Versorgung:
  - Sicherung der Vitalfunktionen
  - moderate Hyperventilation
  - Sedierung
- Intensivtherapie:
  - Beatmung
  - Hirnödembehandlung
  - Ausgleich von Elektrolyten und Gerinnungsfaktoren
  - RR-Einstellung
  - parenterale und enterale Ernährung
  - Monitoring des intrakraniellen und zerebralen Perfusionsdrucks
- operative Maßnahmen:
  - Entlastung raumfordernd dislozierter Frakturen
  - Duraverschluss: frontobasale Frakturen (Infektionsgefahr), offene Frakturen
  - Hämatomentlastung: osteoklastische Trepanation bei raumfordernder Blutung
  - Entfernung größerer perforierender Fremdkörper

Komplikationen

- umschriebener oder ausgedehnter Funktionsausfall des Gehirns bis zum Hirntod
- posttraumatische Epilepsie
- Hirnnervenschädigung mit Funktionsausfall
- A.-carotis-Sinus-cavernosus-Fistel

25.3 Frakturen

25.3.1 Definition

- Direkte oder indirekte Gewalteinwirkungen übersteigen die Elastizität des Knochens. Periost, Endost, Kortikalis und nutritive Gefäße sind durchtrennt.
- Benachbarte Strukturen wie Gefäße, Nerven, Muskeln, Sehnen, Haut können verletzt sein.

25.3.2 Klassifikation

(▶ Tab. 25.3, ▶ Tab. 25.4, ▶ Tab. 25.5).

Frakturformen

- Schaftfrakturen
- Gelenkfrakturen
- Frakturen kleiner und flacher Knochen
- kindliche Frakturen

Tab. 25.3 Klassifikation der offenen Frakturen.

Grad	Beschreibung
I	Hautwunde < 1 cm, unbedeutende Verschmutzung, Durchspießung von innen, einfache Frakturform wie Quer- oder Schrägfraktur
II	Hautwunde > 1 cm, ausgedehnter Weichteilschaden, bis mäßige Muskelquetschung, Lappenbildung oder Décollement, einfache Quer- oder Schrägfraktur mit kleiner Trümmerzone
III	• ausgedehnte Weichteildestruktion (Haut, Muskulatur, Gefäße, Nerven), starke Wundkontamination, ausgedehnte Knochenzertrümmerung • IIIa: adäquate Knochendeckung, Stückbruch • IIIb: Deperiostierung, Knochen liegt frei, massive Kontamination • IIIc: rekonstruktionspflichtige Gefäßverletzung
IV	„subtotale" (d. h. unvollständige) Amputationsverletzung, wobei weniger als 1 Viertel des Weichteilmantels intakt ist und ausgedehnte Verletzungen von Nerven und Blutgefäßen vorliegen

nach: Gustilo RB, Anderson JT. Prevention of infection in the treatment of one thousand and twentyfive open fractures of long bones: retrospective and prospective analyses. J Bone Joint Surg Am 1976; 58: 453–458

25.3 Frakturen

Tab. 25.4 Klassifikation des Weichteilschadens bei geschlossenen Frakturen.

Grad	Beschreibung
0	fehlende, unbedeutende Weichteilverletzung, indirekte Gewalteinwirkung, einfache Frakturform
I	oberflächliche Schürfung, Kontusion mit Fragmentdruck, einfache, mittelschwere Frakturform
II	tiefe kontaminierte Schürfung, Haut- und Muskelkontusion durch direkte Gewalteinwirkung, drohendes Kompartmentsyndrom, mittelschwere bis schwere Frakturform
III	ausgedehnte Hautkontusion oder -quetschung, subkutanes Décollement, manifestes Kompartmentsyndrom, Blutgefäßverletzung, schwere Frakturform

nach: Tscherne H, Oestern HJ. Die Klassifizierung des Weichteilschadens bei offenen und geschlossenen Frakturen. Unfallheilkunde 1982; 85: 111

Tab. 25.5 Klassifikation kindlicher Frakturen.

Salter-Harris	Aitken	Beschreibung	Abbildung
I	0	Epiphysenlösung	
II	I	Epiphysenlösung + metaphysärer Keil	
III	II	Epiphysenfraktur + epiphysärer Keil (Gelenkfraktur)	
IV	III	Epiphysenfraktur: epi- + metaphysärer Keil (Gelenkfraktur)	
V	–	Crush-Verletzung der Wachstumsfuge	(ohne Abb.)

> **Merke**
>
> **Grundprinzipien der AO-Klassifikation der Frakturen**
> 1. **Kodierung von Knochen und Segment**
>   - 1 = Humerus
>   - 2 = Unterarm
>   - 3 = Femur
>   - 4 = Unterschenkel
>   - 5 = Wirbelsäule
>   - 6 = Becken
>   - 7 = Hand
>   - 8 = Fuß
> - Position innerhalb der Region
>   - 1 = proximal
>   - 2 = Schaft
>   - 3 = distal
> 1. **Typisierung der Fraktur**
> - Schaftfraktur
>   - A = einfach (Kontakt > 90 %)
>   - B = Keil (geringer Kontakt)
>   - C = komplex (kein Fragmentkontakt)
> - Gelenkfraktur
>   - A = extraartikulär
>   - B = partielle Gelenkfraktur
>   - C = vollständige Gelenkfraktur
> 1. **Gruppenzuteilung nach Schwierigkeit und Prognose**
>   - 1 = einfach
>   - 2 = schwierig
>   - 3 = sehr schwierig
> 2. und 5.: Subgruppen (n = 27) und **Qualifizierungen** (n = 9)

Sonderformen der Frakturen

- **Fissur:** nicht die gesamte Knochenstruktur ist durchtrennt
- **pathologische Fraktur** (Spontanfraktur): kein adäquates Trauma; Ursachen sind Knochentumor, Zyste, Metastase, Osteoporose
- **Übergangsfrakturen:** im Übergangsalter vom Jugendlichen zum Erwachsenen bei bereits partiellem Schluss der Fugen (Two-Plane- und Tri-Plane-Fraktur)
- **Grünholzfraktur** bei Kindern: Periostschlauch intakt oder nur teilweise zerstört

25.3.3 Diagnostisches Vorgehen

Klinische Untersuchung

- sichere Frakturzeichen:
  - Krepitatio
  - sichtbares Knochenfragment bei offener Fraktur
  - bei Schaftfraktur imponiert die abnorme Stellung/Beweglichkeit
- unsichere Frakturzeichen:
  - Schmerz
  - eingeschränkte Funktion
  - Schwellung
  - Schmerzen
  - Fehlstellung bei Fraktur im Gelenkbereich

Bildgebende Diagnostik

- radiologische Untersuchung in 2 Ebenen (mit Abbildung der benachbarten Gelenke)
- ggf. ergänzende Schräg- oder Zielaufnahmen, Stressaufnahmen
- CT-Untersuchung (bei Bedarf mit 2-D- und 3-D-Rekonstruktion)
- MRT (okkulte Fraktur, Begleitverletzungen: Kapsel-Band-Strukturen, Meniskus, Limbus, Knorpel)
- Angiografie bei Luxationsfraktur mit Verdacht auf Gefäßläsion
- Sonografie bei Verdacht auf Sternumfraktur, kindliche Schädelfraktur

25.3.4 Therapeutisches Vorgehen

Therapieziele

- Wiederherstellung eines funktionstüchtigen Skelettabschnitts
- Rekonstruktion von Länge, Rotation und Achse
- stabile Osteosynthese ermöglicht frühfunktionelle Nachbehandlung

Indikationsstellung

Die meisten Frakturen heilen sowohl unter konservativer als auch operativer Therapie. Ein individuelles Behandlungskonzept unterliegt folgenden Überlegungen:
- Welche Behandlung ist medizinisch/technisch, logistisch und bei dem spezifischen Verletzungskomplex möglich?

- Ist der Patient für das Behandlungskonzept geeignet?
  - Compliance
  - Allgemeinzustand
  - Lebensalter (kindliche Fraktur mit Beteiligung der Wachstumsfuge)
  - Welchen Anspruch hat der Patient (Funktionalität, OP-Risiko)?
- Ist die Fraktur für das Behandlungskonzept geeignet?
  - undislozierte/dislozierte Fraktur
  - stabile/instabile Fraktur
  - geschlossene/offene Fraktur
  - Fraktur mit/ohne Weichteilschaden (Gefäße, Nerven, Weichteile)
  - Gelenkbeteiligung mit/ohne Dislokation
  - Knochenqualität (Osteoporose)

Konservative Therapie

- Grundprinzipien der konservativen Therapie nach Böhler:
  - Reposition (Einrichten in die Stellung, in der der Bruch verheilen soll)
  - Retention (Festhalten des Repositionsergebnisses durch Gips, Cast oder Extension)
  - Rehabilitation (Übungsbehandlung zur Vermeidung funktioneller Einschränkungen)
- konservativ-funktionell: Wenig dislozierte, fest eingekeilte, stabile und von einem kräftigen Muskelmantel umgebene Frakturen werden ohne äußeren, die Gelenke immobilisierenden Verband mit früher physiotherapeutischer Übungsbehandlung therapiert.

Operative Therapie

- Die Reposition (Länge, Rotation und Achse) erfolgt chirurgisch (offen, halboffen oder in „gedeckter Technik").
- Die Retention durch eine stabile innere (Platten, Nägel, Schrauben etc.) oder äußere (Fixateur externe) Osteosynthese ermöglicht eine frühfunktionelle Nachbehandlung.
- Bei Gelenkfrakturen erfolgt anatomische Rekonstruktion der Gelenkflächen und der Gelenkkongruenz.
- Bei kindlichen Frakturen erfolgt Reposition der Wachstumsfuge (Aitken II, III) mit Minimalosteosynthese („Adaptationsosteosynthese") in Verbindung mit Gips/Cast.

OP-Taktik und operative Technik

- OP-Zeitpunkt (primär, postprimär, sekundär)
- ein-, zwei- oder mehrzeitiges Vorgehen
- Lagerung zur OP und operativer Zugangsweg
- Repositionstechnik (direkt, indirekt)
- weichteilschonende OP-Technik (minimale Deperiostierung), „biologische" Osteosynthese
- Implantatwahl (bei zu erwartender Osteonekrose aufgrund ausgedehnter Zertrümmerung/Dislokation erfolgt die Implantation einer primären Endoprothese)
- ggf. primär Defektauffüllung (Spongiosa, Knochenersatzmaterial, Knochenbank) oder Wachstumsfaktoren (z. B. BMP [Bone morphogenetic Protein])
- Weichteilschonung (temporäre Weichteildeckung, VAC-Verband [vacuum-assisted Closure-Therapy])
- Notwendigkeit eines Verfahrenswechsels im Verlauf

Nachbehandlung

- Besonders nach konservativer Behandlung mit längerer Ruhigstellung ist die intensive krankengymnastische Übungsbehandlung zur Vermeidung immobilisationsbedingter Begleitschäden („Frakturkrankheit") unverzichtbar.
- Lymphdrainage erfolgt bei prolongierter Schwellneigung.
- Die Belastbarkeit orientiert sich an Frakturlokalisation, -form und -typ, der Stabilität der Osteosynthese und dem Fortschreiten der Frakturheilung.
- Bei alten Patienten ggf. Weiterbehandlung mit unfallchirurgisch-geriatrischer Interdisziplinarität im Zentrum für Alterstraumatologie.

Komplikationen

- Pseudarthrose
  - avitale Pseudarthrose
  - hypertrophe Pseudarthrose
  - Defektpseudarthrose
  - Infektpseudarthrose
- Implantatversagen
- postoperative Infektion (Weichteil, Knochen)
- posttraumatische Arthrose
- Bewegungseinschränkung, Instabilität
- heterotope Ossifikation
- Kompartmentsyndrom

- Reflexdystrophiesyndrom (Morbus Sudeck = CRPS, Complex regional Pain Syndrome)
- Fehlwachstum und Stillstand des Längenwachstums bei kindlichen Frakturen

25.4 Luxationen

25.4.1 Definition

- meistens indirekte Gewalteinwirkung
- Kapsel-Band-Zerreißungen verursachen eine Gelenkinstabilität.
- An großen Gelenken sind begleitende Gefäß-Nerven-Verletzungen möglich.
- Zusätzliche Frakturen führen zur Luxationsfraktur.
- Die Subluxation gilt es abzugrenzen.

25.4.2 Klassifikation

- traumatisch
- chronisch rezidivierend
- habituell
- angeboren

25.4.3 Symptomatik

- sichere Zeichen
  - federnde Fixation durch Spannung von Kapsel, Bändern und Muskeln
  - Deformität
  - tastbar leere Pfanne
  - abnorme Lage des Gelenkkopfs
- unsichere Zeichen
  - Schmerz
  - Schwellung
  - Hämatom

25.4.4 Diagnostisches Vorgehen

- Röntgenaufnahmen in 2 Ebenen vor und nach Reposition
- Stressaufnahmen: Ermittlung von Richtung und Ausmaß einer Instabilität
- MRT: Begleitverletzung an Knorpel, Kapsel, Bändern, Meniskus, Limbus, Muskeln
- Doppler-Sonografie, Angiografie: bei Verdacht auf Gefäßverletzung

25.4.5 Therapeutisches Vorgehen

- **geschlossene Reposition:**
  - bei Schulterluxation Methode nach Hippokrates, Arlt oder Kocher
  - Reposition durch Zug und Gegenzug in Gegenrichtung zur Verletzungsbewegung
  - zur Vermeidung zusätzlicher Druckschäden so früh wie möglich in Analgesie bzw. Regional- oder Allgemeinnarkose
- **offene Reposition:**
  - bei Repositionshindernis durch Interposition von Bändern, Sehnen oder Knochenfragmenten (Luxationsfraktur)
  - bei offener Luxation als Soforteingriff aufgrund der Infektionsgefahr
  - bei begleitender Gefäßverletzung zwecks Rekonstruktion der Gefäßbahn
- **Immobilisation:** Nach der Reposition (offen/geschlossen) erfolgt Immobilisation in Abhängigkeit vom betroffenen Gelenk, der Instabilität, der durchgeführten Therapiemaßnahme.

Komplikationen

- **Begleitverletzungen** (Blutgefäße, Nerven, Knorpel, Meniskus, Bänder, Sehnen, Muskeln, Knochen). Vielfach müssen die Begleitverletzungen postprimär rekonstruiert werden, um rezidivierende Luxationen zu vermeiden.
- **Spätschäden** (Arthrose, Reluxation, Schlottergelenk, Bewegungseinschränkung)

25.5 Weichteilverletzungen

Das Traumamanagement des Weichteilschadens fußt auf der Kenntnis aller relevanten Einflussgrößen der Verletzung und bestimmt die Abfolge diagnostischer und therapeutischer Maßnahmen im Sinne eines individuell optimierten Behandlungskonzepts („Master Plan").

25.5.1 Klassifikation

Einteilung der Weichteilverletzung erfolgt
- nach einwirkender Energie (▶ Tab. 25.6) und
- anhand der AO-Klassifikation (▶ Tab. 25.7).

25.5 Weichteilverletzung

Tab. 25.6 Einteilung der Weichteilverletzungen nach der Höhe der einwirkenden Energie.

Art der Verletzung	einwirkende Energie
offene Weichteilverletzungen	
Schnitt-, Stich-, Bisswunde	Niedrigenergieverletzung
Schürf-, Riss-, Pfählungs-, Schusswunde	Niedrig- bis Hochenergieverletzung
Zerreißungs-, Explosionswunde, traumatische Amputation	Hochenergieverletzung
geschlossene Weichteilverletzungen	
Kontusion, Quetschung, Schürfung, Décollement, Avulsion	Niedrig- bis Hochenergieverletzung

Tab. 25.7 Klassifikation des Weichteilschadens nach AO (Arbeitsgemeinschaft für Osteosynthesefragen).

IC = Haut geschlossen (integument closed)	IO = Haut offen (integument open)	MT = Muskel-Sehnen-Verletzung (muscle-tendon injury)	NV = neurovaskulärer Schaden (neurovascular injury)
IC 1: Haut intakt	IO 1: Hautdurchspießung von innen	MT 1: keine Muskel- oder Sehnenverletzung	NV 1: keine Verletzung neurovaskulär
IC 2: Kontusion	IO 2: Hauteröffnung von außen < 5 cm	MT 2: umschriebener Verlust einer Muskelgruppe	NV 2: isolierte Nervenverletzung
IC 3: umschriebenes Décollement	IO 3: Hauteröffnung von außen > 5 cm	MT 3: Verletzung von 2 oder mehr Muskelgruppen	NV 3: isolierte Gefäßverletzung
IC 4: ausgedehntes Décollement	IO 4: umschriebenes Décollement mit Hautverlust	MT 4: Durchtrennung/Verlust ganzer Muskelgruppen	NV 4: kombinierte Verletzung neurovaskulär
IC 5: Kontusionsnekrose	IO 4: ausgedehntes Décollement mit Hautverlust	MT 5: Kompartmentsyndrom	NV 5: subtotale/totale Amputation

25.5.2 Diagnostisches Vorgehen

- sichtbare Hautschädigung
- Kontaminationsgrad der Wunde
- Kontaktfläche des traumatisierenden Objekts
- direkte/indirekte Krafteinwirkung
- Richtung der einwirkenden Kraft
- betroffene Körperregion
- Allgemeinzustand des Verletzten

> **Merke**
>
> Die Weichteilverletzung ist als multifaktorielles Geschehen zu verstehen.

Als Verletzungsfolge tritt die Ausbildung eines lokalen Schockzustands unterschiedlichen Ausmaßes auf, der die Prognose der Verletzung bestimmt.

Klinisches Bild und Art der Verletzung ermöglichen Rückschlüsse auf die kausal einwirkende kinetische Energie und das wahre Ausmaß des Traumas. Diese Zuordnung ist bei den offenen Verletzungen leichter als bei geschlossenen.

25.5.3 Therapeutisches Vorgehen

(▶ Abb. 25.1).

- **Erstversorgung am Unfallort:**
  - sterile Wundabdeckung (wird durchgängig bis zur OP belassen)
  - Frakturreposition
  - Immobilisation durch Schienung
  - Blutstillung durch lokale Kompression (Tourniquet nur in Ausnahmefällen)
- **klinische Behandlung:**
  - Reposition von Luxationen und Frakturen
  - systemische Antibiotikatherapie, Tetanusschutz
  - radikales chirurgisches Débridement (evtl. programmierte Revision nach 24–48 h)
  - Gefäß-/Nervenrekonstruktion mit Naht/Interponat (Nerven ggf. auch sekundär)
  - Immobilisation durch Schiene oder Orthese
  - Weichteilentlastung durch Transfixation benachbarter Gelenke mit Fixateur externe
  - Osteosynthese (Fixateur externe, ungebohrter Verriegelungsnagel), ggf. im Verlauf mit Verfahrenswechsel

Notfall-/Unfallchirurgie

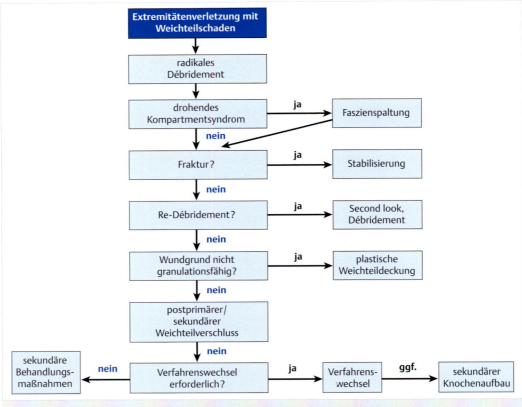

Abb. 25.1 Therapeutisches Vorgehen bei akuter Extremitätenverletzung mit Weichteilschaden.

- Wunddrainage, ggf. lokale antiseptische Wundauflage
- offene Wundbehandlung bei Bissverletzung mit gesichertem Sekretabfluss, Drainage
- **Weichteilverschluss:**
  - temporär mit synthetischem Hautersatz
  - Primär-, Sekundärnaht, dynamischer Wundverschluss („banding")
  - Weichteildistraktion
  - lokale oder freie Lappenplastik
  - Sekundärheilung
  - nach Wundkonditionierung Spalt- oder Vollhauttransplantat

Komplikationen

In Abhängigkeit von der Verletzungsschwere sind Komplikationen möglich. Ihr Auftreten ist grundsätzlich in die therapeutischen Überlegungen einzubeziehen.
- Serom, Hämatom
- Nekrose
- Infektion
- Kompartmentsyndrom
- sekundäre Läsion an Gefäßen, Nerven, Sehnen, Bändern

Spätkomplikationen

- Funktionsverlust und Bewegungseinschränkung an Gelenken
- beeinträchtigtes kosmetisches Ergebnis

25.6 Knocheninfektion

25.6.1 Definition

Infektion des Knochens (Ostitis, Osteomyelitis) mit klinischen und laborchemischen Entzündungszeichen sowie Keimnachweis.

25.6.2 Ätiologie

- unspezifische Form: Staphylococcus aureus, aber auch Proteus, E. coli, Pseudomonas aeruginosa, Streptokokken, Staphylococcus epidermidis
- spezifische Knocheninfektion durch die Erreger von Tuberkulose, Syphilis, Typhus
- **Ausbreitungsweg:**
  - hämatogen: z. B. Staphylokokken bei hämatogener Osteomyelitis
  - direkt: nach offener Fraktur oder per continuitatem bei Infektion in Umgebung
  - postoperativ: nach Osteosynthese, Gelenkpunktion, Endoprothese, Osteotomie

25.6.3 Klassifikation

Verlauf der Infektion und klinisches Bild werden bestimmt von der Virulenz der Erreger einerseits und der Stärke der Abwehrkräfte andererseits (▶ Abb. 25.2).
Erscheinungsformen sind:
- hochakute Form, mit septischem Verlauf
- akute Ostitis/Osteomyelitis
- chronische Ostitis/Osteomyelitis
- Brodie-Abszess
- chronisch-sklerosierende Form

25.6.4 Diagnostisches Vorgehen

- klinische Symptome: lokale Entzündungszeichen, Fistel
- Allgemeinsymptome: Fieber, Krankheitsgefühl
- Erregernachweis (Punktion, Blutkultur)
- laborchemische Entzündungsparameter (Leukozyten, CRP, PCT, BSG)
- bildgebende Verfahren:
  - Kernspintomografie mit Kontrastmittel
  - 3-Phasenszintigrafie, Leukozytenszintigrafie
  - konventionelles Röntgen in 2 Ebenen
  - Sonografie
  - Fistelfüllung

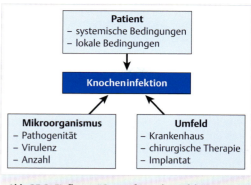

Abb. 25.2 Einflussgrößen auf Knocheninfektion.

> **Merke**
>
> Keimnachweis unbedingt anstreben.

25.6.5 Therapeutisches Vorgehen

Konservative Therapie

- schnellstmöglicher Therapiebeginn
- Die akute hämatogene Osteomyelitis beim Kind wird konservativ mit konsequenter Immobilisation therapiert.
- systemisch hoch dosiert Antibiotika

Operative Therapie

- radikales chirurgisches Débridement:
  - avitaler Knochen, Sequester, Markraumeröffnung
  - angrenzende infizierte, nekrotische Weichteile, Fistelgang
- ausgiebige Wundspülung, Jet-Lavage
- lokale Applikation von Antibiotikaträgern (Kette, Vlies, Spacer) nach Antibiogramm
- Defektmanagement:
  - Höhlenbildung vermeiden, Drainage
  - plastische Deckung durch Haut-/Muskellappen
  - autologe Spongiosaplastik
  - offene, halboffene, geschlossene Wundbehandlung
- programmierte Revisionsoperation einplanen
- Stabilisierung:
  - nach Osteosynthese: bei vitalem Implantatlager zunächst Implantat (z. B. Platte) belassen, sonst Wechsel auf Fixateur externe
  - Fixateur externe: bei Infektfreiheit später Wechsel auf interne Osteosynthese
  - Arthrodese

- Antibiotika: initial empirisch kalkuliert, bei Keimnachweis nach Antibiogramm
- hyperbare Oxygenationstherapie als additive Maßnahme
- bei infizierter Endoprothese:
  - Frühinfekt mit Erhalt der Prothese: lokal chirurgisch, lokal und systemisch Antibiotika
  - ein- oder 2-zeitiger Prothesenwechsel
  - Resektionsarthroplastik (z. B. Girdlestone-Hüfte)
- sekundäre ossäre Rekonstruktion (Kallusdistraktion, Knochentransplantate)
- Amputation

Komplikationen

- Infektpersistenz mit Übergang in chronische, chronisch-rezidivierende Verlaufsform:
  - Sepsis
  - Abszessbildung, Fistelung
  - Pseudarthrose
  - pathologische Fraktur
  - Rezidiv
  - chronischer Verlauf
- Wachstumsstörung bei Kindern aufgrund der Beteiligung der Epiphysenfuge

25.7 Nervenverletzung

25.7.1 Klassifikation

- direkte Schädigung (Schnitt, Stich)
- indirekte Schädigung (Kontusion, Zug, Dezeleration)

25.7.2 Diagnostisches Vorgehen

- subtile klinische Untersuchung: Welcher Nerv, wo verletzt, welcher Schweregrad? (▶ Tab. 25.8)
- Nervenleitgeschwindigkeiten, Elektromyogramm: Objektivierung des klinischen Befunds und zur Verlaufsbeobachtung

25.7.3 Therapeutisches Vorgehen

- **konservativ (Stadium I und II):**
  - Physiotherapie: passive Gelenkbewegungen, Vermeidung von Kontrakturen
  - Elektrostimulation
- **operativ (Stadium III):**
  - OP-Zeitpunkt: primär, postprimär (< 2 Wochen), sekundär (> 6 Wochen)
  - Rekonstruktion des Nervs in mikrochirurgischer Technik
  - Nahttechnik: epineural, perineural, interfaszikuläre Interponate

Spätfolgen

- motorischer Funktionsausfall, Muskelatrophie
- sensibler Ausfall mit trophischen Störungen
- Gelenkkontrakturen
- Ausbildung von Neuromen mit Neuromschmerzen

25.8 Sehnenruptur

25.8.1 Ätiologie

- selten: Überschreitung der physiologischen Reißfestigkeit einer gesunden Sehne
- häufig: inadäquate Belastung oder Vorschädigung der Sehnentextur

Unfallmechanismus

- unkoordinierte Schnellkraftleistung mit Überlastung der Reißfestigkeit
- direktes Trauma (Schlag, Stoß, Tritt)
- Impulsbelastung bei Vorschädigung (Degeneration, Kortison, Systemerkrankung)

Tab. 25.8 Klassifikation der Verletzungen peripherer Nerven.

Läsionsform	Beschreibung
Neurapraxie (I)	passagere Funktionsstörung (Nervenkontusion) ohne Kontinuitätsunterbrechung, keine periphere Degeneration, reversibel
Axonotmesis (II)	Zerstörung der Axone und Markscheiden, periphere Degeneration, wenig bindegewebige Proliferation, Regeneration vollständig
Neurotmesis (III)	totale/subtotale Durchtrennung von Nervenfasern und Hüllstrukturen, periphere Degeneration, Regeneration hochgradig beeinträchtigt bis unmöglich, OP-Indikation

nach: Seddon HJ. Three types of nerve injury. Brain 1943; 66: 237

25.8.2 Symptomatik
- Funktionsausfall der betroffenen Muskulatur (z. B. mit verlagertem Muskelbauch)
- Fehlstellung beteiligter Gelenke
- unspezifische lokale Symptome (Schmerz, Schwellung, Hämatom, tastbare Lücke)

25.8.3 Diagnostisches Vorgehen
- spezifische Tests positiv (z. B. Thompson-Test bei Achillessehnenruptur)
- Bildgebung (Sonografie, Kernspintomografie)
- Röntgenaufnahmen (knöcherner Ausriss, als indirektes Zeichen Gelenkfehlstellung)

25.8.4 Therapeutisches Vorgehen

Indikationsstellung
- konservativ, funktionell, operativ – je nach Sehne, anatomischer Region, Ursache
- Je weniger Kompensationsmöglichkeiten im Bewegungssegment vorliegen und konservative/funktionelle Therapiemaßnahmen etabliert sind, umso eher erfolgt eine operative Therapie.

Indikation für konservative Therapie
- partielle Sehnenruptur mit erhaltener Funktion
- Sehnenruptur eines mehrbäuchigen Muskels mit Kompensation durch intakte Anteile
- ältere Menschen mit reduziertem funktionellem Anspruch und mit Risikofaktoren
- gegenüber der operativen Therapie sind die Ergebnisse vergleichbar (Achillessehne)

Indikation für operative Therapie
- vollständige Sehnenzerreißung mit Dehiszenz
- Funktionsausfall, ohne Möglichkeit der Kompensation
- offene Sehnenverletzung
- veraltete Ruptur mit klinisch relevantem Funktionsausfall
- Defektverletzung (plastische Rekonstruktion: Umkippplastik, Interponat)

Konservative Therapie
- konfektionierte Schiene („functional bracing") oder Spezialorthese limitiert Bewegungsausmaß und sichert Kontakt der Sehnenstümpfe
- isometrische Übungen unter krankengymnastischer Anleitung

Operative Therapie
- atraumatische Darstellung der Sehnenstümpfe
- Schonung der Gleitschichten und der Gefäßversorgung (Peritendineum, Ringbänder, Retinakula etc.)
- atraumatische Adaptation, Instrumentarien und Nahtmaterial sind dem Sehnenkaliber anzupassen
- minimalinvasive Technik (z. B. Achillessehne)

Nachbehandlung
- Eine funktionelle Therapie (anfangs passiv supportiv, später aktiv) verbessert die histomorphologische Ausheilung und Funktionalität.
- dynamische Fixierung (z. B. Methode nach Kleinert bei Beugesehnennaht der Finger)
- Protektion der Rupturzone vor stärkerem axialen Zug (Orthesen, Schienen)
- limitiertes Bewegungsausmaß (Orthesen, Spezialschuh bei Achillessehne)
- Physiotherapie agonistischer/antagonistischer Muskulatur und benachbarter Gelenke

Literatur

[1] Baker SP, O'Neill B, Haddon W, Long WB. The Injury Severity Score: a method for describing patients with multiple injuries and evaluating emergency care. J Trauma 1974; 14: 187
[2] Debrunner AM. Orthopädie, Orthopädische Chirurgie. Bern: Hans Huber; 2002
[3] Dittel KK, Weise K. Komplikationsmanagement in der Traumatologie. Stuttgart: Thieme; 2003
[4] Ewerbeck V, Wentzensen A. Standardverfahren in der operativen Orthopädie und Unfallchirurgie. Stuttgart: Thieme; 2006
[5] Gustilo RB, Anderson JT. Prevention of infection in the treatment of one thousand and twentyfive open fractures of long bones: retrospective and prospective analyses. J Bone Joint Surg Am 1976; 58: 453 – 458
[6] Herrmann HD. Neurotraumatologie. Weinheim: Edition Medizin VCH; 1991
[7] von Laer L, Kraus R, Linhart WE. Frakturen und Luxationen im Wachstumsalter. 5. Aufl. Stuttgart: Thieme; 2007
[8] Mutschler W, Haas N. Praxis der Unfallchirurgie. 2. Aufl. Stuttgart: Thieme; 2004
[9] Seddon HJ. Three types of nerve injury. Brain 1943; 66: 237
[10] Stürmer KM. Leitlinien Unfallchirurgie. Stuttgart: Thieme; 2001
[11] Teasdale G, Jennett B. Assessment of coma and impaired consciousness. A practical scale. Lancet 1974; 2: 81
[12] Tscherne H, Oestern HJ. Die Klassifizierung des Weichteilschadens bei offenen und geschlossenen Frakturen. Unfallheilkunde 1982; 85: 111
[13] Wirth CJ, Kohn D. Gelenkchirurgie. Stuttgart: Thieme; 1999

Sachverzeichnis

A

ABBA (axillo-bilateral-breast approach) 33
Abbreviated-Injury-Scale 373
Abdomen
- aufgetriebenes 240
- bretthartes 336
- offenes 289
Abdomenübersichtsaufnahme
- in Linksseitenlage 174
- Pankreasparenchymverkalkung 291
Abdominalschmerz
- kolikartiger 239
- Leberhämangiom 254
- Mesenterialarterienverschluss, akuter 367
- Peritonitis 335
Absaugen, koloskopisches 243
Abszess 384
- analer 226
- Divertikulose 185
- Morbus Crohn 166, 169–170
- parakolischer 188
- perihepatischer 266
- perityphlitischer 171
- postoperativer 206
- subphrenischer 266
Abwehrspannung, abdominale 241, 280, 335
ACC (adrenokortikales Karzinom) 61, 64
Achalasie 111
- Formen 111
Achillessehnenruptur 385
ACTH (adrenokortikotropes Hormon) 59
Acut-Respiratory-Distress-Syndrom 76
Adalimumab 168
Adaptationsosteosynthese 379
Addison, Morbus 59
Addison-Krise 68
Adenokarzinom
- anales 231–232
- duktales, pankreatisches 294
- ösophageales 117
- ösophagogastraler Übergang 117, 146, 154
Adenom 195
- hepatozelluläres 254
- Nebennierenrinde 59
- tubovillöses 195
- tubuläres 195
- villöses 195
Adenom-Karzinom-Sequenz 197

Adhäsion 235, 248
- Adhäsiolyse 245
Adhäsionsileus 237
Adipokine 304
Adiponektin 305–306
Adipositas 302
- Depression 307
- Diabetes mellitus Typ 2 305–306, 316
- Diät 309
- Druck, intraabdominaler 306
- Genetik 303
- Karzinomerkrankung 307
- Komorbidität 306, 310
- Komorbidität, Remission 316
- Psyche 307
- Risiko, kardiovaskuläres 304, 306
- Schlafapnoe 308, 317
- Selbsthilfegruppe 321
- Therapie, konservative 308
- Ursachen 303
Adipositaschirurgie 309
- Eingriff, plastisch-chirurgischer 322
- Essverhalten 322
- Indikationen 309–310
- Interdisziplinarität 321
- Komplikationen 317
- Kontrolle, laborchemische 322
- laparoskopische 317
- Mangelzustand 316, 320
- minimalinvasive 311
- Nachsorge 321–322
- offene 311
- Redo-Eingriff 318–319
- Supplementierung 322
Adrenalektomie 65
- laparoskopische transabdominale 65
- offene transabdominale 65
- retroperitoneoskopische 66
AEG-Tumor 146, 154
Afferent-Loop-Syndrom 141
Aflatoxin 255
Aktinomykose 83
Aktivitätsindex nach Best, Morbus Crohn 164
Akute-Phase-Protein 337
Akutes Abdomen 129, 141
- Mesenterialarterienverschluss, akuter 367
Aldosteron-Renin-Quotient 60
Alkoholabusus 288, 290
Alkoholinjektion, perkutane 257
Alphafetoprotein 256
Altemeier-Operation 219

Ammoniak 268
Amoxicillin 131
Ampulla recti 208
Amputation 361, 384
- interskapulothorakale 361
Analabszess 226
- Therapie 227
Analdilatation 226
Analfissur 225
Analfistel 226
- Therapie 227
Analkanalkarzinom 231
- TNM-Klassifikation 231
Analkarzinom 231
- 5-Jahres-Überlebensrate 232
- Therapie 232
Analkrypten 209
Analpapille, hypertrophe 221, 225
Analprolaps 221
Analrandkarzinom 231
- TNM-Klassifikation 231
Analregion 209
Analsphinkterfunktion, gestörte 229
Analsphinktermanometrie 229
Analsphinkterrekonstruktion 228, 230
Analsphinkterspasmus 225
Anämie, perniziöse 348
Anastomose
- biliodigestive 262, 299
- biliopankreatische 320
- ileorektale 193
- koloanale 215
- mesenterikokavale 269
- splenorenale, distale 269
Anastomoseninsuffizienz 140, 247
- nach Magenbypass-Anlage 319
- nach Rektumresektion 217
Anastomosenstenose 140, 319
Anastomosenstriktur 319
Anastomosierung, peranale 194
Anastomosierungsplastik, gastroduodenale 138
Aneurysma 364
Angio-CT 363
Angioplastie, transluminale, periphere 370
Anoderm 209, 223
- Ulkus 225
- Verlust 222–223, 229
Anokutanreflex 229
Antazida 131
Ante-Situ-Resektion 262
Anti-TNF-α-Antikörper 168, 191

Antibiotikaprophylaxe
- invasive Diagnostik 338
- perioperative 245
Antibiotikatherapie, Peritonitis 338–339
Antibiotikaträger 383
Antibiotikumauswahl 339
Antikoagulation 18, 372
- parenterale 366
- Pausieren 18
Antikörper
- antineutrophile, zytoplasmatische, perinukleäre 190
- monoklonale 168
Antirheumatika, nicht steroidale 128
Anulus inguinalis 91
Anulus umbilicalis 107
Anus 209
Anus-praeter-Anlage 169, 200, 206
AO-Klassifikation 378
Aortenaneurysma 364
- Ruptur 364
- Typen 365
Aortendissektion 364
APACHE-II-Score 335
APC-Tumorsuppressorgen 195
Appendektomie 175, 177, 179–180, 353
- laparoskopische 175
- laparoskopische, Kontraindikation 175
- NOTES (Natural Orifice transluminal endoscopic Surgery) 178
Appendicitis acuta 171, 173
- Differenzialdiagnose 174
- Klassifikation 171
- Operation, Komplikation 178
- Therapie 174, 176
Appendikografie 174
Appendikopathie, neurogene 171
Appendix vermiformis 171
- Durchmesser 173
- retrozäkale 172
Appendixdivertikulitis 180
Appendixendometriose 180
Appendixkarzinoid 179
Appendixkarzinom 179
Appendixtumor 179
- neuroendokriner 353
Appendizitiszeichen 164, 170, 172
ARDS (Acut respiratory Distress Syndrome) 76
Armamputation 361
Armplexusschaden 75

386

Sachverzeichnis

Arteria
- appendicularis 171
- colica dextra 181, 201–202
- colica media 154, 181, 201–202, 204
- colica sinistra 181, 203–205
- cystica 273, 278
- gastrica 151
- gastrica dextra 253
- gastrica sinistra 126
- gastroduodenalis 146, 253
- gastroepiploica dextra 146
- hepatica 273, 278
- hepatica communis 253
- hepatica dextra 253
- hepatica propria 253
- hepatica propria, Ausklemmung 262
- hepatica sinistra 253
- ileocolica 171, 181, 202
- iliaca interna 208
- lienalis 249, 251
- mesenterica inferior 181, 203, 205
- mesenterica superior 163, 181, 253
- mesenterica superior, Verschluss 367
- musculophrenica 86
- pancreatica transversa 287
- pancreaticoduodenalis 146, 286
- pericardiacophrenica 86
- phrenica 86
- rectalis 208
- rectalis superior 181, 208
- renalis 58
- sacralis media 208
- splenica 153
- subclavia 369
- suprarenalis 58
- thyroidea 21, 29

Arteriae
- gastricae brevis 126, 249
- pudendae 208
- rectales inferiores 208
- rectales mediae 208
- sigmoideae 181

Arterienchirurgie 362
Arterienersatz 362
- synthetischer 362
Arterienverletzung 363
Arteriotomie 366
Arthritis 164
ASA-Klassifikation 15
Aspiration, stille 19
Aspirationspneumonie 112
ASS (Azetylsalizylsäure) 128
Aszites 257, 268
Ateminsuffizienz, posttraumatische 74–75, 77
Atherogenese 368
Atlanta-Klassifikation, Pankreatitis 288

Atmung, paradoxe 75
Autoimmunthyreoiditis 25
Axillo-bilateral-Breast Approach 32
Axonotmesis 384
Azathioprin 168
Azetylsalizylsäure 128
Azinuszellkarzinom 294

B

B-Symptomatik 198
B-Zell-Lymphom 160
Backwash-Ileitis 189
Bardet-Biedl-Syndrom 303
Barrett-Karzinom 118
Barrett-Metaplasie 87
Barrett-Ösophagus 113, 119
Barrett-Schleimhaut-Ablation 114
Barron-Hämorrhoiden-Gummibandligatur 222
Basedow, Morbus 36, 38
- Therapie 39
Bassini-Herniotomie 95
Bauchdecke 101
Bauchdeckenverschluss, temporärer 342
Bauchdeckenverstärkung 99
Bauchhöhlenkontamination 333
- intraoperative 334
Bauchhöhlenreinigung 340
Bauchpresse 87
Bauchtrauma 270
- penetrierendes 270
Bauchumfang 302
Bauchwandersatz 105
Bauchwandhernie 90
BCLC (Barcelona-clinic-Liver-Cancer) 255
Beatmung 344
Becherzelltumor, neuroendokriner 353
Beckenboden 217
- Kompartimente 217
Beckenbodeninnervationsstörung 229
Beckenbodeninsuffizienz 217–218
- Operationsverfahren 219, 230
Beckenbodensenkung 218
Beckenfaszie 212
Beckenvenenthrombose 372
Beger/Frey-Pankreaskopfresektion 292–293
Begleitpankreatitis 288
Beinschmerz 371
Beinumfangsvermehrung 371
Billroth-I-Magenresektion 132, 135
- Rezidivulkus 142

Billroth-II-Magenresektion 132, 136–137
- Rezidivulkus 142
Billroth-II-Rekonstruktion
- antekolisch-anisoperistaltische 136
- retrokolisch-anisoperistaltische 136
- Umwandlung in Billroth-I-Rekonstruktion 141
Bisgaard-Zeichen 371
Bismuth-Corlette-Klassifikation 284
Bismutsalz 131
Blanchard/Bensaude-Hämorrhoidensklerosierung 222
Blond-Hämorrhoidensklerosierung 222
Blumberg-Zeichen 172
Blut im Stuhl 130, 198
Bluterbrechen 143
Blutstillung
- endoskopische 144
- Leberverletzung 270
- Milz 251
Blutung
- gastroduodenale 143
- gastrointestinale, obere 143–144
Blutungsaktivität 143
Blutungsquelle, unbekannte 145
Bochdalek-Hernie 86–87
Body-Mass-Index 302
Boerhaave-Syndrom 83, 124
Borborygmus 240
Borrmann-Klassifikation, Magenkarzinom 148
Brachyösophagus, sekundärer 114
Braun-Fußpunktanastomose 136, 141, 152, 298
Breitbandantibiotikatherapie 187
Bride 235
Bridenileus 237
Bridging 105
Brodie-Abszess 383
Bronchitis, chronische 113
Bronchoskopie 79
Bronchusruptur 82
Bronchusverletzung 79, 82
Bruchhülle 90
Bruchpforte 90, 99, 241
Bruchsack 90
Brustkrebs 307
Budd-Chiari-Syndrom 268
Budesonid 168
Bulbushinterwandulkus 137
Bypass 369
- Magen 313
- Magen, Komplikationen 319
- Magen, Mini 315

C

c-KIT-Gen 354
C-Zell-Karzinom 44, 47
CA 19-9 284, 294, 296
Cajal-Zelle 354
Calot-Dreieck 272
Calprotectin/Lactoferrin im Stuhl 190
Canalis analis 208
Carbimazol 37
CDAI (Crohn's Disease Activity Index) 164–165
CEA (karzinoembryonales Antigen) 284
Centrum tendineum 85
Chemoembolisation, transarterielle 257
Chemokine 304
Chemotherapie
- adjuvante 149, 211, 259
- Gallenblasenkarzinom 282
- Magenkarzinom 148–150, 199
- MALT-Lymphom 161
- neoadjuvante 148–150, 211, 258, 360
- neuroendokriner Tumor 347
- Ösophaguskarzinom 120
- Pankreaskarzinom 297
- Plattenepithelkarzinom, anales 232
- regionale, über arteriellen Port 259
- Rektumkarzinom 211
Child-Klassifikation, Leberzirrhose 257
Chirurgie
- Erkrankung, metabolische 309
- plastisch-chirurgische 322
Chirurgie, bariatrische, *siehe* Adipositaschirurgie
Cholangiografie
- endoskopisch retrograde 256
- intravenöse 275
- perkutane transhepatische 275
Cholangiopankreatikografie, endoskopisch retrograde 275–276, 284, 288–289, 291, 296
Cholangitis
- eitrige 274
- primär sklerosierende 190
Cholaskos 280
Choledocholithiasis 274, 289
Choledochoskopie 279
Choledochotomie 279
Choledochusrevision 276, 279–280
- Nachbehandlung 280

387

Sachverzeichnis

Choledochusstenose 293
Cholelithiasis, *siehe* Gallensteinleiden
Cholestaseparameter 275, 289
Cholesterinstein 276
Cholezystektomie 260, 275
– anterograde 279
– Komplikation 280
– laparoskopische 276–278, 281
– Nachbehandlung 280
– offene 279, 281
– transgastrale 276
– transvaginale 276
Cholezystitis 274, 280
– chronisch kalzifizierende 281
– Operationsindikation 281
Cholezystolithiasis 274
– Adipositaschirurgie 320
Cholinesterase 257
Chromoendoskopie 190
Chromogranin A 179, 300, 345–346, 350, 352–353
Chvostek-Zeichen 57
Chylaskos 79
Chylothorax 79
CIONM (Kontinuierliches intraoperatives Neuromonitoring) 30
Clamp Crushing 262
Clarithromycin 131
Colitis
– Crohn 163
– ulcerosa 189
– ulcerosa, akuter Schub 191
– ulcerosa, Befallsmuster 164
– ulcerosa, Differenzialdiagnose 190
– ulcerosa, Differenzierung von Morbus Crohn 166
– ulcerosa, Karzinomprophylaxe 191
– ulcerosa, Krankheitsaktivität 189
– ulcerosa, Operationsdringlichkeit 190
– ulcerosa, Remission 191
Colon
– ascendens 181
– descendens 181
– sigmoideum 181
– transversum 181
Commotio thoracis 73
Composite-Netz 105
Compressio thoracis 74
Computertomografie 27
– Abdomenuntersuchung 174, 338
– triphasische, der Leber 256
Conn, Morbus 59
Contusio cordis 75
Corona mortis 96

Corpus cavernosum recti 209, 221
Courvoisier-Zeichen 282, 295
CRAMS Scale (Circulation, Respiration, Abdomen, Motor, Speech) 373
CRH (Kortikotropin-Releasing-Hormon) 59
Crohn, Morbus 163
– Aktivitätsindex 164–165
– Appendixbefall 180
– Befallsmuster 163–165
– Differenzierung von Colitis ulcerosa 166
– extraintestinale Manifestation 164
– Komplikation 169
– Operationsprinzip 168
– steroidrefraktärer 168
– Therapie 166–167
Crohn's Disease Activity Index 164–165
CRP (C-reaktives Protein) 290, 304
Cul de Sac 218
Cushing-Syndrom 60, 304
CW-Doppler 371
Czerny-Leistenkanaleinengung 99

D

D-Dimere 371
Dacron-Gefäßprothese 362
Dalrymple-Zeichen 38
Darm, intrathorakaler 87
Darmatonie, postoperative 19
Darmdekompression, offene 245
Darmdilatation, toxische 170
Darmerkrankung, chronisch entzündliche, Befallsmuster 163–165
Darmgeräusche, Ileus 240
Darmnaht 182
Darmobstruktion 236
Darmsteifung 240
Darmvorbereitung 16
Darmwandeinklemmung 238
Darmwandstarre 165–166
Darmwandverdickung 190
De-Quervain-Punkt 22
De-Quervain-Thyreoiditis 41
Débridement 290
– radikales 383
– thorakoskopisches, videoassistiertes 73
Defäkation 210
– nächtliche 189
Defäkationsschmerz 225
Defäkationsstörung 221
Defäkationssyndrom, obstruktives 218

Defäkografie 230
Dekortikation 73
Delorme-Operation 219
Denervationssyndrom 116
Denonvilliers-Faszie 208
Descending-perineum-Syndrom 229
Descensus perinei 218, 230
Deszendorektostomie 188, 205
Deszendostoma, endständiges 188, 216
Dexamethason-Hemmtest 60
Diabetes mellitus, Typ 2, bei Adipositas 306, 316
Diabetes mellitus Typ 2 312
Diabetes mellitus Typ 2, Adipositas 305
Diaphragma thoracoabdominale, *siehe* Zwerchfell
Diarrhöe, paradoxe 240
Diät, hypokalorische, Adipositas 309
Dickdarmileus 235, 247
– Symptomatik 240
Dickdarmstenose, divertikulitische 235
Dieulafoy-Ulkus, Blutung 145
Diskontinuitätsresektion nach Hartmann 200
– Morbus Crohn 169
Diversion, biliopankreatische 314–315
– Komplikationen 320
– Übergewichtsreduktion 316
Divertikel 112, 170, 184
Divertikelblutung 185, 188
Divertikelkrankheit 184
Divertikulitis 170, 184–185
– Nahrungskarenz 187
– Notfalloperation 187–188
– Operationsindikation 187
– Prävention 189
– Therapie 187
Divertikulose 170, 185
Dobutamin 343
Dom-Zeichen 185
Dopamin, bei Phäochromozytom 61
Doppelflintenphänomen 275
Doppler-Sonografie, farbkodiert 25
Dormiakörbchen 279
Douglas-Schmerz 172
DPS (Descending Perineum Syndrome) 218
Drainage 18
– interventionelle 174
– postinterventionelle 340–341
– Thorax 70
Drainageeinlage, CT-gesteuerte 338
Druck, intraabdominaler 87

Druckerhöhung, intrathorakale 74
Drummond-Arkade 181
Ductus
– choledochus 272, 274
– cysticus 272–273, 278
– omphaloentericus 170
– pancreaticus 153, 272, 286, 293
– pancreaticus accessorius 272
– Santorini 272, 286
– Wirsungianus 272, 286, 293
Ductus-thoracicus-Verletzung 79
Dumpingsyndrom 152, 319
Dunhill-Operation 36
Dünndarm 163
Dünndarmadhäsion 235
Dünndarmbridenileus 243, 246
Dünndarmdivertikel 170
Dünndarmileus 235
– Symptomatik 239
Dünndarminterposition nach Longmire 154, 156
Dünndarmsegmentresektion 170, 352
Dünndarmstenose 169
Dünndarmtransplantation 329–330
Dünndarmvolvulus 237
Duodenal Switch 314–315
– Komplikationen 320
Duodenalpassage 154–155
Duodenalsaftreflux 128
Duodenalstenose 293
Duodenalstumpfverschluss 133, 136
Duodenalulkus, *siehe* Ulcus duodeni
Duodenojejunostomie 169
Duodenopankreatektomie 293
– partielle 284, 297–298
Duodenum 126
– Mobilisierung nach Kocher 133–134, 279, 286, 301
– Nahttechnik 133
– Stenose 169
Duodenumtumor, neuroendokriner 349
Duplexsonografie 25
Durchfall
– blutig-schleimiger 189
– wässriger 299
Durchwanderungsperitonitis 367

E

Echinococcus alveolaris 266
Echinococcus cysticus 266
Echinokokkose 266
Efferent-Loop-Syndrom 141
Einblutung, petechiale 74

Sachverzeichnis

Einflussstauung 77, 82
Einzelknopfnaht 182
Elastografie 26
Elektrode, transligamentäre 30
Elektrokoagulation 145, 262
Elektrolytstörung, Ileus 236
Elektrostimulation, Sakralnerven 230
ELPA (Endoskopische Parathyreoidektomie) 53
Embolektomie 367
Embolie 366
Embolisation, angiografische, selektive 145–146, 188
Embolisation, interventionelle, radiologische 259
Empyema nessesitatis 72
End-zu-Seit-Anastomose, portokavale 269
End-zu-Seit-Hepatikojejunostomie 298
End-zu-Seit-Roux-Anastomose 138
Endograftprothese, endovaskuläre, transluminäre 365
Endokardfibrose 352
Endometriumkarzinom 307
Endoskopie 243, 347, 355
Endosonografie 147, 275
Endothelschädigung 368, 371
Enolase, neuronspezifische 346
Enteroanastomose 246
Enterocolitis regionalis 163
Enterozele 218
Entlastungskolostomie 200
Entzündung unter Immunsuppression 331
Entzündungsparameter 383
Enzephalopathie, portosystemische 268
Eosinophilie 173
Epithelkörperchen 29
Erbrechen
– galliges 274
– postoperatives 16, 320
ERC (Endoskopische retrograde Cholangiografie) 256
ERCP (Endoskopische retrograde Cholangiopankreatikografie) 276, 284, 288–289, 291, 296
Erkrankung, kolorektale 183
– maligne 183
Ernährung, Adipositaschirurgie 322
Ernährung, hypokalorische 309
Ernährung, parenterale 289
– Sleeve-Gastrektomie 319
Erosion 127
Ersatzmagen 154
Ersatzmagenbildung 133, 141, 154, 158

Erschütterungsschmerz 172–173, 241
Esomeprazol 131
Essverhalten 322
ESWL (Extrakorporale Stoßwellenlithotripsie) 276
Eurotransplant 326
Exartikulation 361
Excess Weight Loss 316
Exophthalmus 38
Expanded-Polytetrafluoroethylene-Netz 104
Exploration, zervikale, bilaterale 52, 54
Exsudat 69
Extremitätenarterienverschluss, akuter 366
Extremitätenischämie 366
Exzision
– lokale 200
– mesokolische, komplette 199
– mesorektale 212
– Perianalvenen 225
Exzisionsbiopsie 360

F

Fadendrainage 228
Fahr, Morbus 57
Fansler-Arnold-Operation 224
Fascia pelvis 208
– parietalis 208
– visceralis 208
Fascia transversalis 95
FAST-Sonografie 374
Fast-Track-Chirurgie 19
Fasziendopplung nach Mayo-Dick 107
Fatty Streaks 368
Feinnadelbiopsie 27
Feinnadelpunktionszytologie 52
Femoralhernie 100
– Inkarzeration 100
Fernembolektomie 366
Fettgewebe 304
– Adipokine 304
– Aktivität, endokrine 304–305
– Verteilung 306
Fettgewebsnekrose, peripankreatische 288
Fibroosteoklastie 55
Fieber 173
Fingerfracture-Methode 262
Finney-Gastroduodenostomie 138–139
Fissur 378
Fistel 384
– anale 226
– biliodigestive 274
– bronchopulmonale 73

– Divertikulose 185
– enterogenitale 170
– enterokutane 169
– enterovaginale 169
– enterovesikale 169–170
– gastrokolische 130
– interenterische 169
– Morbus Crohn 166, 169
– ösophagotracheale 112
– perianale 169
– retroperitoneale 169–170
– Sleeve-Gastrektomie 318
Fistelsondierung 227
Fistelspaltung 228
Fistelverschluss, plastischer 228
Fixateur externe 383
Flexura duodenojejunalis 163
Flush-Symptomatik 347–348, 352
Flüssigkeit, freie, intraabdominale 281
Flüssigkeitssequestration, retroperitoneale 289
Flüssigkeitssubstitution 19
FNH (fokale noduläre Hyperplasie der Leber) 254
Foetor ex ore 112
Fogarty-Katheter 279, 366
Fokussanierung 340–341
Fontaine-Stadieneinteilung, arterielle Verschlusskrankheit 368
Foramen, Winslowii, Hernie 90
Foramen omentale 273
Foramen venae cavae 86
Forrest-Klassifikation, Blutungsaktivität 143
Fraktur 376
– AO-Klassifikation 378
– Behandlungskonzept 378
– Brustbein 75
– Defektauffüllung 379
– Fragmentreposition 379
– kindliche 377, 379
– offene 376
– Operationstechnik 379
– Therapie nach Böhler 379
Frakturkrankheit 379
Frakturzeichen 378
Fremdkörper 83
Frey-Pankreaskopfresektion 293
Frischplasma 269
Früh-Dumping 141
Frühkarzinom
– gastrales s. Magenfrühkarzinom 147
– kolorektales 200
– ösophageales 118
Frühsyndrom, postalimentäres 141

Frykmann/Goldberg-Resektionsrektopexie 220
Fundophrenikopexie 88, 115
Fundoplikatio nach Nissen 88
Fundoplikatio, laparoskopische 115
– nach Nissen-Rosetti 115

G

^{68}Ga-DOTATOC-PET/CT 346, 350–351
Gabriel-Fissurektomie 226
Gabriel-Operation 226
Galleableitung 283
Galleleckage 263
Gallenblase 272
Gallenblasenempyem 274, 280
Gallenblasenhydrops 274, 280
Gallenblasenkarzinom 281
– Stadieneinteilung nach AJCC 282
– TNM-Klassifikation 282
Gallenblasensonografie 275, 281–282
Gallenblasenvergrößerung, schmerzlose 282, 295
Gallengangkarzinom 283, 328
– Operationsindikation 284
– Stadieneinteilung nach AJCC 284
– TNM-Klassifikation 283
Gallensäureverlustsyndrom 164
Gallensteinauflösung, medikamentöse 276
Gallensteineinklemmung 274, 280
Gallensteinextraktion 279
Gallensteinileus 238, 247, 274
Gallensteinleiden 274
– Komplikation 276
Gallensteinpenetration 274
Gallenwege 272
– Katheterdrainage, transhepatische, perkutane 299
Gallenwegskonkrement 289
Ganglioneuromatose, intestinale 43
Gas-bloat-Syndrom 116
Gastrektomie 148, 151, 162
– Rekonstruktionsmethoden 154–155
Gastric Banding 311
– adjustable 312
– Bandmigration 318
– Komplikationen 318
– Pouchdilatation 318
– Slippage 318
– Übergewichtsreduktion 316
Gastrinbestimmung 131

389

Sachverzeichnis

Gastrinom 130, 142, 299, 348–350
Gastrinomdreieck 349
Gastritis
– atrophische 140
– Diagnostik 130
Gastritis B 128, 160
– chronische 146
Gastroduodenostomie 135
– nach Finney 138–139
– nach Jaboulay 138
Gastroenterostomie 159, 299
Gastrojejunostomie 136, 152, 169, 298
Gastroskopie 130, 275
Gastrostomie, endoskopische, perkutane 159
Gefäßersatz 362
– rifampicinbeschichtet 362
– silberbeschichtet 362
– synthetischer 362
Gefäßverletzung 363, 379–380
GERD (Gastroesophageal Reflux Disease) 113
Gewebsischämie 366
Ghrelin 312
GIST (Gastrointestinaler Stromatumor) 354
– Progression/Metastasierung 355
– Therapie 356
Glasgow Coma Scale 375
Gleithernie 90, 115
– axiale 86
Glisson-Triade 254
Glukagonom 350
γ-Glutamyltransferase 190
Gonarthrose 308
Goodsall-Regel 226
Gottstein-Heller-Myotomie 112
Grading, histopathologisches 147, 198
Graefe-Zeichen 38
Grazilisplastik, dynamische 230
Grob-Leistenkanaleinengung 99
Grünholzfraktur 378

H

Haemocculttest 198, 207
HAL (Hämorrhoidalarterien-Ligatur) 222
Hamartom 196
Hämatemesis 269
Hämatothorax 75, 78
Hämochromatose 255
Hämorrhoidalarterien-Ligatur 222
Hämorrhoidalleiden 221
– Stadien 221

Hämorrhoidektomie 223
Hämorrhoiden 221
– äußere 225
– Gummibandligatur 222
– Operationsverfahren 222
– Sklerosierung 222
– stadienorientierte Therapie 222
Hämostasedefekt, thrombophiler 17
Handnaht 133
Handnahttechnik 157
Hanging-Manoeuvre 262
Häring-Tubus 159
^{13}C-Harnstoff-Atemtest 130
Hartmann-Diskontinuitätsresektion 216
Hartmann-Operation 188, 247
Hashimoto-Thyreoiditis 25, 41
Hautemphysem 82–83
Hautersatz 382
HCC (Hepatozelluläres Karzinom) 255
Hedinger, Morbus 352
Heidelberger-Allenberg-Klassifikation, Aortenaneurysma 365
Heiserkeit 44
Helicobacter-pylori-Eradikation 131
Helicobacter-pylori-Infektion 128, 146, 160
– Nachweis 130
Hemifundoplikatio 115
– nach Toupet 88
Hemihepatektomie 259, 262
– erweiterte 283
– Leberlebendspende 328
– linksseitige 264
– linksseitige, erweiterte 265
– linksseitige, Parenchymdurchtrennung 264
– rechtsseitige 263, 284
– rechtsseitige, erweiterte 263
Hemikolektomie
– erweiterte 200–202, 204
– Kolonkarzinom 200
– linksseitige 202
– rechtsseitige 179, 201, 247, 353
– zweizeitige 179
Hemipelvektomie 361
Hemithyreoidektomie 29, 31, 35–36, 47, 57
– mit subtotaler Resektion der Gegenseite 31, 36, 39, 47
Heparin 18, 366
Hepatikojejunostomie 284
Hepatitis B 255
Hepatitis C 255
Hepatomegalie 267
Herfarth-Operation 158

Hernia
– cicatricia, siehe Narbenhernie
– completa 92
– femoralis, siehe Femoralhernie
– incipiens 92
– inguinalis, siehe Leistenhernie
– labialis 92
– scrotalis 92
– umbilicalis, siehe Nabelhernie
Hernie 90, 235
– äußere 90
– epigastrische 107
– inkarzerierte 90, 95, 235, 238, 246
– innere 90, 108
– irreponible 90
– kongenitale 87
– paraösophageale 87–88, 115
– parastomale 108
– pleuroperitoneale 86–87
– Prophylaxe nach Laparotomie 103
– reponible 90
– symptomatische 91
– traumatische 87, 89
Hernieninkarzeration 86, 93
Hernioplastik
– nach Stoppa 99
– nach Zimmermann 99
– total extraperitoneale 98
– transabdominale 98
Herniotomie
– nach Bassini 95
– nach Lichtenstein 97
– nach Lotheissen/McVay 101
– nach Moschkowitz/Fabricius 101
– nach Shouldice 96
– Säugling/Kleinkind 99
Herz-Kreislauf-Insuffizienz 77
Herzenzyme 76
Herzrhythmusstörung 76
Heyrowsky-Ösophagogastrostomie 159
Hiatoplastik 88, 115
Hiatus
– aorticus 86
– oesophageus 86–87
– oesophageus, narbige Stenose 116
Hiatushernie 86, 88
– Operationsindikation 88
High-Grade-Sarkom 359
Hirschsprung, Morbus 238
HNPCC (Nicht-polypöses hereditäres Kolonkarzinom) 197
Homans-Zeichen 371
Hormon, thyroideastimulierendes 23–24

Hot Crohn 170
Hüllfaszie 212
Hundebandwurm 266
Hungertest 351
Hunt-Lawrence-Rodino-Ersatzmagenbildung 158
Hydatektomie 267
Hydrokortison 344
– Substitution 61
5-Hydroxyindolessigsäure 346
Hydrozele 93
Hyperaldosteronismus, primärer 59
Hyperazidität 129, 142, 349
Hypergastrinämie 348
Hyperkalzämie 55
Hyperkortisolismus, primärer 60
Hyperlipidämie 317
Hyperostose 57
Hyperparathyreoidismus 26
– postoperativer 321
– primärer 50–51
– primärer, Differenzialdiagnosen 51
– primärer, Reoperation 53
– sekundärer 54
– sekundärer, Reoperation 56
– tertiärer 56
Hyperphosphatämie 55
Hyperplasie, noduläre, fokale, der Leber 254
Hyperspleniesyndrom 249
Hypertension, portale 249, 268
– Kollateralbildung 268
Hyperthyreose 25, 36
– Dunhill-Operation 31
– immunogene 36, 38
– immunogene, Therapie 39
Hypertonie, arterielle 306, 317
Hypertonus, arterieller 59
Hypertriglyzeridämie 306
Hypoglykämie 299
– reaktive 142
Hypokaliämie 59
Hypokalzämie 34, 54
Hypokortisolismus 59
Hypoparathyreoidismus 34, 57
– postoperativer 57
Hypophysenadenom, TSH-produzierendes 36
Hypoproteinämie 321
Hypothyreose 42
Hypovolämie 19
– passagere 141
Hypoxie, arterielle 76

Sachverzeichnis

I

Ikterus
- schmerzhafter 274–275
- schmerzloser 284, 295

IL-2-Rezeptor-Antikörper, monoklonale 331
Ileokoloskopie 166
Ileokolostomie 182–183
Ileostoma 247
- doppelläufiges 192–193
- endständiges, nach Brooke 193
- protektives 194–195

Ileotransversostomie 202
Ileozäkalresektion 353
Ileummobilisierung 194
Ileumtumor, neuroendokriner 352
Ileus 235
- Auskultationsbefund 240
- Bildgebung 241
- Diagnostik 240
- Erstmaßnahmen 243
- Fremdkörper 247
- funktioneller 236
- kolonkarzinombedingter 200, 247
- mechanischer 235, 239
- Nachbehandlung 248
- Okklusionslokalisierung 241–242
- Operation 245
- Operationsindikation 243
- Palpationsbefunde 241
- paralytischer 140, 236, 240, 244, 367
- postoperativer 239
- postoperativer, präventive Maßnahmen 244
- rezidivierender 164
- Symptomatik 93, 239
- Therapie, konservative 244

Ileuskrankheit 236
Imatinib 357
Immunsuppression 191, 331
Impedanzmessung, bioelektronische 302
Impfung, bei Splenektomie 251
In-situ-Bypass 362
Infliximab 168
Infusionsmenge, überhöhte 19
Injektionstherapie, blutstillende 145
Injury-Severity-Score 373
Inosit-Monophosphat-Dehydrogenase-Inhibitoren 331
INR (International normalized Ratio) 257
Inselzellkarzinom 294
Insuffizienz, chronisch venöse 307
Insulinom 299, 350–351

Insulinresistenz 305–306
- postoperative 16

Insulintherapie, intensivierte 344
Interferon-α 352–353
Intubation 74, 373
Intussuszeption 218
Invagination 235
- jejunogastrale 141

Invaginationsileus 238, 246
Inzisionsbiopsie 359
IONM (intraoperatives Neuromonitoring) 30
IPMN (Intraduktale papillärmuzinöse Neoplasie) 295, 299
IPOM (Intraperitoneales Onlay-Mesh) 105
Isaacson-Klassifikation, gastrointestinales Non-Hodgkin-Lymphom 160
Ischämiesyndrom, absteigendes 364

J

J-Pouchbildung 215
Jaboulay-Gastroduodenostomie 138–139
Jammerecke 135–136
Jejunaldivertikel 170
Jejunoplikatio 158
Jejunuminterposition 141, 154, 156
- anisoperistaltische 142

Jod-131 39
Jodmangel 35
Johnson-Klassifikation, Ulcus ventriculi 129

K

Kalzineurininhibitoren 331
Kalzitonin 23, 25, 45, 47, 49
Kalziumantagonisten 226
Kalziumglukonatlösung 58
Kalziumkonzentration im Serum 49, 51
Kalziumkonzentration im Urin 51
Kalziummangel 55
Kalziummimetikum 55
Kalziumsubstitution 58
Karzinoid 345
Karzinoidsyndrom 346, 349, 352
Karzinom
- adenoneuroendokrines, gemischtes 353
- Adipositas 307
- adrenokortikales 61, 64
- cholangiozelluläres 255–256

- hepatozelluläres 255–256, 328
- kolorektales 183, 196, 235
- kolorektales, Lebermetastasen 258
- kolorektales, Nachsorgeschema 207
- kolorektales, Stadieneinteilung 198
- kolorektales, Vorsorge 207
- medulläres familiäres 43
- neuroendokrines 345, 347, 353
- periampulläres 294, 297
- Schilddrüsen 42

Karzinomoperation, laparoskopische 183
Katarakt, tetanischer 34
Katecholamin 59
Katheterdrainage, transhepatische, perkutane 299
Kausch-Whipple-Pankreaskopfresektion 292
Killian-Dreieck 112
Killian-Schleudermuskel 112
Klammernaht 133, 183
Klammernahtanastomose 213
Klammernahttechnik 157
Klatskin-Tumoren, Klassifikation 284
Klaviertasten-Phänomen 242
Knochenentmineralisierung 321
Knocheninfektion 383
Knochenmarkpunktion 249
Knochenresorption, subperiostale 50
Knochenschmerz 55
Koagulationsnekrose 124
Kocher-Manöver 133–134, 279, 286, 301
Kocher-Seitenvene 22
Kochsalzbelastungstest 60
Kolektomie 193
- subtotale 195, 200

Kolik 274, 280
Kolitis 191
- distale 191
- ischämische 369

Kollagenstoffwechselstörung 102
Kolliquationsnekrose 124
Kolokolostomie 183
Kolon
- Anastomosentechnik 182
- Gefäßversorgung 181
- Lymphabfluss 182

Kolonchirurgie 182
- Karzinomtherapie 199
- minimalinvasive 183

Koloneingriff 19
Kolonfisteln, entlastende 195
Kolonkarzinom 196

- 5-Jahres-Überlebensraten 207
- Chemotherapie 199
- Chemotherapie, palliative 206
- Grading, histopathologisches 198
- Ileus 247
- Metastasen 206
- Metastasierung 197
- Nachsorge 206
- non-polypöses, hereditäres 196–197
- obstruierendes 200
- Operation, eingeschränkte Radikalität 200
- Operation, Indikation 199
- Operation, radikale 200
- palliative Maßnahmen 206
- Stadieneinteilung 198
- Stagingunterschung, präoperativ 198
- Therapie 199
- TNM-Klassifikation 197

Kolonkontrasteinlauf 165
Kolonplastikpouch, transverser 215
Kolonpolyp 195
Kolonpseudoobstruktion, akute 238
Kolonrahmen, leerer 242
Kolonresektion 200
- Komplikation 206
- laparoskopische 184
- laparoskopische, Single-Port-Technik 184
- Nachbehandlung 206

Kolonstenose 169
- karzinombedingte 200

Kolontänien 171
Kolontumor, neuroendokriner 353
Kolonüberblähung 238
Koloskopie 118, 186, 190, 196, 232
Kolostoma 247
- endständiges 231
- passageres 228

Kolostomie, entlastende 200
Kompartmentresektion 360
Komponentenseparation nach Ramirez 106
Kompressionsschere, elektrische 262
Kompressionssonografie 371
Kompressionstherapie 370–372
Konglomerattumor 166
Kontrastmittel-CT, Pankreasuntersuchung 296
Kontrastmitteluntersuchung, Ileusdiagnostik 242
Kontrastmitteluntersuchung, Peritonitis 338

391

Sachverzeichnis

Kontrazeptiva 254
Körpergewebe, Verteilung 302
Körpergewicht, WHO-Klassifikation 302
Kortisol 59
– Bestimmung, mitternächtliche 60
Krampfanfälle 57
Kremer-Operation 158
Krikomyotomie 113
Krise, Addison 68
Krise, hypertensive 62
Krise, thyreotoxische 32, 40
– Stadien 40
– Trigger 40
Kryoablation 259
Kryotherapie 257
Kryptenabszess, granulozytärer 189
Kugelzellanämie 250
Kunststoffreißverschluss 342
Kurvatur
– große, Skelettierung 133–134
– kleine, Skelettierung 133
Kurzdarmsyndrom 329
Kurzzeitbestrahlung 211
Kutisplastik nach Loewe und Rehn 106

L

Langerhans-Inseln 288
Lansoprazol 131
Lanz-Punkt 172
Laparoskopie 282
Laparostoma 289, 340
Laparotomie 18, 20
– Ileusoperation 245
Lappenplastik 382
Larrey-Hernie 87
Laserablation 257, 259
Laserkoagulation 145
Laugenverätzung 124
Lauren-Klassifizierung, Magenkarzinom 147
Laxanzienabusus 221, 236
Leber 253
– Gefäßversorgung 253
Leber-Dünndarm-Transplantation 329, 331
Leberabszess 274
Leberbiopsie 269
Leberbisegmentresektion 265
Leberechinokokkose 266
Lebererersatzverfahren, extrakorporales 328
Leberhämangiom 254
Leberhilus 264
– Gefäßversorgung 263
Leberhilusausklemmung 262
Leberhiluspräparation 260

Leberkarzinom 307
– 5-Jahres-Überlebensrate 258
– BCLC-Klassifikation 256
– Chemoembolisation, transarterielle 257
– Metastasierung 255
– Palliativsituation 257
– Resektion 256
– TNM-Klassifikation 255
– UICC-Stadien 255
Leberkeilresektion 265
Leberläppchen 253
Leberlebendspende 256, 328
Lebermetastase 258, 297, 346, 348
– Chemotherapie 258–259
– Operation 259
Leberparenchymläsionen 270
Leberresektion 258
– Anästhesie 260
– anatomische 259
– atypische 262, 265
– Blutstillung 263
– Galleleckage 263
– Gefäßdarstellung 261
– intraoperative Sonografie 260
– Komplikation 266
– laparoskopische 266
– Leberhiluspräparation 260
– Parenchymdissektion 261
– Resektionslinie 262
– zentrale 265
– zweizeitige 259
Lebersegmente 253
Lebersegmentresektion 262, 265
Lebertransplantation 256, 328
– Indikation 328
– Piggy-Back-Technik 328–329
Lebertumor
– benigner 254
– maligner 255
Lebervenen 253
Lebervenenobstruktion 268
Lebervergrößerung 267
Leberverletzung 270
Leberversagen, akutes 328
Leberzirrhose 255–256, 268
– Child-Klassifikation 257
– Peritonitis 338
Leberzyste 255
Leberzystenentdeckelung, laparoskopische 255
Leistenhernie 91
– direkte 90, 92
– indirekte 90, 92
– Inkarzeration 93
– Klassifikation 93
– Komplikation 99
– Operationsindikation 94
– Reponierbarkeit 93
– Reposition 95

Leistenkanal 91
– Einengung, siehe Leistenring, Einengung
– Einengung nach Czerny 99
– Einengung nach Grob 99
Leistenring, Einengung
– nach Marcy/Ogilvie 99
– nach Zimmermann 99
Leptin 303, 305
LES-Stimulation 88
Lesion-Lifting-Methode 151
Leukozytose mit Linksverschiebung 173
Leukozytose mit Neutrophilie 185
Ligamentum
– Cooperi 98, 101
– duodenocolicum 151, 201
– gastrocolicum 151, 201–204, 299, 301
– gastrolienale 299
– hepatocolicum 201
– hepatoduodenale 273, 283–284, 297
– inguinale 91
– pectineale 101
– phrenocolicum 203
– splenocolicum 151
Linea
– anocutanea 209
– dentata 208–209, 221
Linea dentata 227
Lipom, präperitoneales, inkarzeriertes 107
Lithotripsie 276
Lobektomie 265
Loewe/Rehn-Kutisplastik 102
Longmire-Dünndarminterposition 154
Longo-Hämorrhoidektomie 224
Loslassschmerz 241
– abdominaler 241
– abdominaler, kontralateraler 172
Lösung, kolloidale 19
Lotheissen/McVay-Herniotomie 101
Low-Grade-Sarkom 359
Lowenberg-Test 371
Lues 83
Luft, intraabdominale, freie 174, 242, 244
Luftembolie 266
Lunge 69
Lungenfistel 82
Lungenkollaps 73
Lungenkontusion 74–76
Luxation 380
Luxationsfraktur 380
Lymphadenektomie 119, 150
– lokoregionäre, systematische 199

Lymphknoten
– Leberhilus 261
– mediastinale 23
– paraösophageale 118
– parapylorische 151
– perigastrische 126
– peripankreatische 287, 297
– zervikale, Sonografie 26
– zervikolaterale 23, 48
– zervikozentrale 23, 48
– zöliakale 118
Lymphknotendissektion 162
– zervikale 48
Lymphom 160
Lymphproduktion, hepatische 254
Lynch-Syndrom 197
Lysetherapie 72

M

Magen 126
– Anatomie 126, 129
– Drüsenverteilung 129
– intrathorakaler 87
– Lymphabfluss 126
– Lymphknotenstationen 126
– Nahttechnik 133
– operierter 146
– – Siehe auch Adipositaschirurgie
Magen-Darm-Passage 130, 165
Magen-MALT 160
Magen-Ösophagus-en-bloc-Resektion 123
Magenantrumkarzinom 149
Magenausgangsstenose, ulkusbedingte 130
Magenband 311
– Komplikationen 318
– Migration 318
– Pouchdilatation 318
– Slippage 318
– Übergewichtsreduktion 316
– verstellbares 312
Magenbypass 313
– Komplikationen 319
– Mini 315
– Übergewichtsreduktion 316
Magendevaskularisation 269
Magenfrühkarzinom 147, 149
– laparoskopisch-endoskopische Therapie 149
Magenfundusvarizen 268
Magenkarzinom 118, 146
– 5-Jahres-Überlebensrate 160
– blutendes 159
– Chemotherapie 149–150
– diffuser Typ 149
– Downsizing 150
– Downstaging 148

Sachverzeichnis

- Histologie 147
- intestinaler Typ 149
- Klassifikation 147–148
- Lymphknotendissektion 149
- Metastasierung 126
- Mukosaresektion 151
- Nachsorge 160
- nicht resezierbares 159
- Palliativoperation 159
- Palliativsituation 159
- Penetration 150
- Regeloperationen 148
- Resektion 150
- Standard-Lymphadenektomie 150
- stenosierendes 159
- TNM-Klassifikation 147
- Tubusimplantation 159
- UICC-Stadiengruppierung 148
- Vollwandexzision, lokale 151

Magenlymphom 160
Magenresektion
- distale 133–134, 148, 152, 297–298
- Gastrektomie 151
- Komplikation 140
- Nachbehandlung 140
- subtotale 162

Magenschleimhaut, ektope 170
Magenschleimhautprotektion 131
Magensonde 19
Magenstumpfkarzinom 132, 142, 149
Magensturzleerung 141
Magentumor, neuroendokriner 348
Magenvollwandexzision, lokale 149
- laparoskopisch-endoskopische 151

Magnetresonanz-Cholangiopankreatikografie 275
Magnetresonanztomografie 27, 359
Mailand-Kriterien 256
Malignom, epitheliales 210
MALT (Mucosa associated lymphatic Tissue) 160, 163
MALT-Lymphom 160
- Stadieneinteilung 161
- Therapie 161

Mammalian-Target-of-Rapamycin-Inhibitoren 331
MANEC (Gemischtes adenoneuroendokrines Karzinom) 353
Manometrie 111
Mantelpneumothorax 78

Marcy/Ogilvie-Hernioplastik 99
Marfan-Syndrom 364
Marginalarterie 181
Mariske 221, 225
MARS (Molecular Absorbents Recirculating System) 328
McBurney-Punkt 172
Meckel-Divertikel 170
- Blutung 170
Mediastinalemphysem 82, 125
Mediastinalpendeln 77
Mediastinalverschiebung 77
Mediastinitis 83, 124–125
Mediastinoskopie 81
Mediastinostomie 84
Mediastinum 80
- Inhalt 81
Mediaverkalkung 368
Medikamente, antiproliferative 331
Megakolon, toxisches 190
- Turnbull-Verfahren 195
Mekoniumileus 235
MEN IIA (Multiple endokrine Neoplasie IIA) 50
MEN-I-Syndrom (Multiple endokrine Neoplasie Typ I, Genanalyse) 345
MEN-I-Syndrom (Multiple endokrine Neoplasie Typ I) 345
- Gastrinom 350
MEN-I-Syndrom (Multiple endokrine Neoplasie Typ II) 43–44, 46–47
Ménétrier, Morbus 146
6-Mercaptopurin 168
Merseburger Trias 38
Mesenterialarterienverschluss, akuter 367
Mesenterialinfarkt 367
Mesoappendix, Karzinoidinfiltration 179
Mesokoloninzision 156, 204
Mesorektumdurchtrennung 205
Mesosigmadurchtrennung 205
Metanephrin, Bestimmung 62
Metaplasie, intestinale 146
Methotrexat 168
Metronidazol 131, 168
Meyer-Druckpunkte 371
Mikrochirurgie, endoskopische, transanale 211
Mikrokarzinom, thyroidales 46
Mikrosatelliteninstabilität 197
Milligan-Morgen-Operation 222
- Modifikation nach Ferguson 223

Milz 249
- Magenkarzinompenetration 150
Milzsegmentresektion 251
Milzverletzung 250–251
- Klassifikation 250
Mini-Magenbypass 315
Minilaparotomie 276, 278
Minimalosteosynthese 379
Miniphlebektomie 371
Mirizzi-Syndrom 274
Miserere 240
MIVAP (Minimalinvasive, videoassistierte Parathyreoidektomie) 53
MIVAT (Minimalinvasive videoassistierte Operationstechnik) 32
Mönckeberg-Mediaverkalkung 368
Monro-Linie 172
Morbus, *siehe* Eigenname
Morgagni-Hernie 87
Morphinsulfat 20
Moschkowitz/Fabricius-Herniotomie 101
Motilität, gastrointestinale, postoperative 239, 246
MPI (Mannheimer Peritonitis-Index) 335–336
MRCP (Magnetresonanz-Cholangiopankreatikografie) 275
MRT (Magnetresonanztomografie) 359
mTOR-Inhibitoren (Mammalian-Target-of-Rapamycin-Inhibitoren) 331
Mukosaresektion 149
- endoskopische 151
- laparoskopisch-intragastrale 151
Multiorganversagen 236, 290
Multiple endokrine Neoplasie
- Typ I 50
- Typ II 43–44, 46–47
- Typ IIA 50
Multiviszeralresektion 64
Murphy-Druckpunkt 275
Musculus
- cricopharyngeus 112
- levator ani 230
- sphincter ani 230
- sphincter ani externus 209, 227
- sphincter ani internus 209, 223, 227
- suspensorius duodeni 85
Muskellogensarkom 361
Muskelschwäche 38, 50
Mycophenolatmofetil 331
Myotomie
- anteriore, nach Gottstein-Heller 112
- endoskopische, perorale 112

N

Nabelhernie 107
Nachblutung 18
Nahrungskarenz 19
Nahrungsunverträglichkeit 274
Naht
- einreihige 182
- fortlaufende 183
Nahtgerät 133
Nahtinsuffizienz 140
- Sleeve-Gastrektomie 318
Narbenhernie 101
- Operationsverfahren 102
- Risikofaktor 102
Narkoseführung 19
Natural Orifice transluminal endoscopic Surgery 276
Near-Total-Thyreoidektomie 35, 39
Nebenmilz 251
Nebenniere 58
- Blutversorgung 58
- Hormone 59
- Hyperplasie, bilaterale 64
- Inzidentalom 62
- Metastase 62
- Operationsindikation 64
- Rindenkarzinom 64
- Rindenkarzinom, hormonproduzierend 61
- Tumor 59
- Zugangsweg, minimalinvasiver 64
- Zugangsweg, operativer 64
Nebenschilddrüse 48
- dystope 53
- intraoperative Darstellung 29
- Kryokonservierung 53, 56
- Lage 49–50, 52
- Reimplantation 29
Nebenschilddrüsenadenom 26, 50
- Entfernung 52
- nicht auffindbares 53
Nebenschilddrüsenaplasie 57
Nebenschilddrüsenhyperplasie 50
Nebenschilddrüsenkarzinom 50, 57
Nebenschilddrüsenoperation, Technik 52
3½-Nebenschilddrüsenresektion 52, 55, 57
Nebenschilddrüsensonografie 51
Nebenschilddrüsenszintigrafie 51
Neointima 368

Sachverzeichnis

Neoplasie
- endokrine, multiple s. MEN 345
- epitheliale 195
- intraepitheliale 196
- papillär-muzinöse, intraduktale 295, 299
- serös-zystische 296

Neoplasie, intraepitheliale 118
Nephrokalzinose 50, 57
Nephrolithiasis 50
Nervenverletzung 384
Nervus
- laryngeus 22, 29–30
- laryngeus, Läsion 34
- phrenicus 86, 89
- vagus 127
- vagus, Verletzung 127

Netzimplantation 103, 220
- Bridging 105
- intraperitoneale 105
- Onlaytechnik 104
- Sandwichtechnik 108
- Sublaytechnik 103

Neurapraxie 384
Neuromonitoring, intraoperatives 30
- kontinuierliches 30

Neurotmesis 384
Niereninsuffizienz 54
Nierentransplantation 327
- Indikation 327

Nissen-Rosetti-Fundoplikatio 115
Nitrate 226
No-Touch-Isolation-Technik 199
No-Touch-Technik 183
Non-Hodgkin-Lymphom 160
Noradrenalin 343
Norfloxacin 338
Normalgewicht 302
Normetanephrin, Bestimmung 62
Normovolämie 19
NOTES (Natural Orifice transluminal endoscopic Surgery) 178, 276
Notfallgastroskopie 269
Notfalloperationssaal 374
Notfallthyreoidektomie 41
NSAR (Nicht steroidale Antirheumatika) 128
Nüchternglukose 306
Nüchternheit 16
Nüchternhypergastrinämie 350
Nüchternschmerz 129
Nussknacker-Ösophagus 112
Nyhus-Klassifikation, Leistenhernie 93

O

Oberbauchcomputertomografie 275
Oberbauchlaparotomie 121, 125, 133, 297
Oberbauchperitonitis, rechtsseitige 280
Oberbauchschmerz 255, 275, 288, 295
- rechtsseitiger 172
Oberbauchsonografie 296
Oberbauchtrauma 300
Obstipation, postoperative 220
Obstruktionsileus 238
Ogilvie-Syndrom 238
Omeprazol 131
OMIP (Offene minimalinvasive Parathyreoidektomie) 53
Operationsfolie 342
Operationstechnik 18
- minimalinvasive 18, 32–33
OPSI (Overwhelming post Splenectomy Infection) 252
Orbitopathie, endokrine 38–39
Organdegeneration, polyzystische 255
Organperforation 334
Orthese 385
Ösophagektomie 119
- subtotale 120
Ösophagitis, Klassifikation 113
Ösophagogastrektomie 119
Ösophagogastroskopie 166
Ösophagogastrostomie 159
Ösophagojejunostomie 154
- Handnahttechnik 157
- Klammernahttechnik 157
- nach Roux, *siehe* Roux-Y-Rekonstruktion
- terminolaterale 157
Ösophagoskopie 111, 114, 118
Ösophagus 109
- Dilatation, pneumatische 112
- Funktionsstörung 111
- Gefäße 109
- Lymphabfluss 110
- Obstruktion, funktionelle 111
- Ring, magnetischer, Implantation 88
Ösophagus-pH-Metrie 114
24-h-Ösophagus-pH-Metrie 114
Ösophagusanastomoseninsuffizienz 83
Ösophagusbreischluck 111–112

Ösophagusdevaskularisation 269
Ösophagusdivertikel 112
Ösophaguskarzinom 117, 307
- Endoskopieindikation 118
- inoperables 123
- Klassifikation 117
- Metastasierung 117–118
- Operationsindikation 119
- Palliativsituation 120, 123
- Stadien nach UICC 117
- Tumormarker 118
Ösophagusmanometrie 111, 114
Ösophagusmuskulatur 111
Ösophagusperforation 82–83, 112, 124
- traumatische 124
Ösophagusresektion
- abdominothorakale 120
- abdominothorakale, minimalinvasive 123
- transmediastinale 123
- zervikale 119
Ösophagusruptur, spontane 124
Ösophagusschleimhaut 111
- Erosion 111, 114
Ösophagusspasmus, diffuser, idiopathischer 112
Ösophagussphinkter 111
Ösophagusstent 123, 125
Ösophagussulkus 113
Ösophagusvarizen 268
Ösophagusvarizenblutung 143, 268–269
Ösophagusverätzung 124
Ösophagusverletzung 124
Osteomyelitis 383
Osteopathie, renale 55
Osteopenie 331
Osteosynthese 378
Ostitis 50, 383

P

6 P nach Pratt 366
Palisadenverband 343
pANCA (Perinukleäre antineutrophile zytoplasmatische Antikörper) 190
Pankreas 286
- arterielle Versorgung 286
- Funktionsdiagnostik 291
- Kontrastmittel-CT 291, 296
- Linksresektion 149, 153, 293, 297, 299
- Lymphknoten 287
- Magenkarzinominfiltration 153
- Sonografie 289, 291
- Ulkuseinbruch 130, 137
- Zugangswege 286

Pankreasabszess 290
Pankreasenzyme 288, 300
Pankreasgänge, Kaliberschwankungen 291
Pankreasgangkonkrement 291
Pankreasgangstenose 293
Pankreasgewebe, ektopes 170
Pankreashormone 288
Pankreaskarzinom 294
- Chemotherapie 297
- endokrines, Stadieneinteilung 295
- neuroendokrines 299
- periampulläres, Stadieneinteilung 295
- periampulläres, TNM-Klassifikation 295
- TNM-Klassifikation 295
Pankreaskonkrement 291
Pankreaskopfkarzinom 297
Pankreaskopfresektion 292–293, 297
- duodenumerhaltende 292–293, 297
Pankreasnekrose 290
Pankreasparenchymverkalkung 291
Pankreaspseudozyste 290, 293
- innere Drainage 294
- Punktion 294
Pankreasresektion 292
Pankreassekret 288
Pankreastransplantation 329
- Anastomosen 329–330
- Indikation 329
Pankreastrauma 300
Pankreastumor
- 5-Jahres-Überlebensrate 300
- endokriner 299
- neuroendokriner 299, 349, 351
- nicht funktioneller 351
- zystischer 296
Pankreaszyste 293
Pankreatektomie 292, 297
Pankreatitis 130, 275
- akute 288
- akute, Behandlung 289–290
- akute, Laborparameter 289
- akute, nekrotisierende 289–290
- Atlanta-Klassifikation 288
- chologene 274, 289
- chronische 290
- chronische, Drainageverfahren 291
- chronische, Resektionsverfahren 292
- chronische, therapeutisches Vorgehen 291–292
- hämorrhagisch-nekrotisierende 288

Sachverzeichnis

Pankreatogastrostomie 298
Pankreatojejunostomie 298
- laterolaterale 291–293
Pantoprazol 131
Papilla duodeni Vateri 286
Papillenexzision 297
Papillenkarzinom 297
- 5-Jahres-Überlebensrate 299
Papillotomie 275–276
Paramedianschnitt 133
Paraproktium 208
Parathormon 23, 48
- Bestimmung, intraoperative 52
- Konzentration im Serum 49
- Regelkreis 49
Parathyreoidektomie 53
- minimalinvasive, videoassistierte 53
- mit Autotransplantation 55
- mit Hemithyreoidektomie 57
- subtotale 55
- totale 56
Parks-Anastomose, transanale 214
Parks-Operation 223
Pars-flaccida-Technik 317
Partington-Rochelle-Pankreatojejunostomie 291–292
Patientenaufklärung 16
- Schilddrüse 28
Patientenbetreuung, postoperative 19
Payr-Zeichen 371
PCT (Perkutane transhepatische Cholangiografie) 275
PDA (Periduralanästhesie) 20
PDGFRα-Gen 354
PEG (Perkutane endoskopische Gastrostomie) 159
PEG-Sonde 123
Pendelperistaltik 242
Penetration 127
Peptidhormone 346
Perchlorat 37
Perforansvene, insuffiziente 370
Perforationsperitonitis 334, 339
Perianalvenenthrombose 225
Pericholezystitis 281
Periduralanästhesie 18
- thorakale 20
Peritonealkarzinose 238, 246, 297
Peritoneallavage 147, 340
- kontinuierliche 343
- programmierte 341
Peritoneum 333

Peritonitis 129, 333
- Anastomoseninsuffizienz 206
- Fokussanierung 340–341
- Ileus 237, 244, 247
- juvenile 338
- Klassifikation 334
- nosokomiale 339
- postoperative 178, 334–335
- primäre 334
- primäre, Antibiotikatherapie 338
- Rezidivprophylaxe 338
- Scoresystem 335
- sekundäre 334, 340
- sekundäre, Antibiotikatherapie 338–339
- tertiäre 334
- tertiäre, Antibiotikatherapie 339
- Therapie 338
- Therapie, erweiterte 341
Perizystektomie 268
mTc-Pertechnat 26
Perthes-Syndrom 74
PET (Pancreatic neuroendocrine Tumor) 299
Peyer-Plaques 163
Pflastersteinrelief 165–166
Pfortaderastembolisation 259
Pfortaderastligatur 259
Pfortaderausklemmung 262
Pfortadereinengung 293
Pfortaderthrombose 268
pH-Metrie 114
Phäochromozytom 43, 61
- bilaterales, hereditäres 64
- extraadrenales 62
- malignes 61, 64
3-Phasen-CT 259
Phenol-Mandelöl-Lösung 222
Phlebografie, aszendierende 371
Phlebothrombose 371
Phlegmasia coerulea dolens 372
Phosphatkonzentration im Serum 49, 51
Phosphatkonzentration im Urin 51
Plattenepithelkarzinom, anales 231–232
- Nachsorge 234
Plattenepithelkarzinom, ösophageales 117
Platzbauch 101, 248
Pleura 69
Pleuradrainage 78
Pleuraempyem 72
- Stadien 72
Pleuraerguss 69, 266, 291
- maligner 70
Pleurahöhle 69

Pleurapunktion 70, 78
Pleurodese 70
Plexus
- coeliacus 163
- haemorrhoidalis 210, 224
- hypogastrici 212
- mesentericus superior 163
- myentericus 163
- periösophagealer 127
Pneumokokkeninfektion, nach Splenektomie 252
Pneumokokkenschutzimpfung 152
Pneumonie, posttraumatische 73–74, 76
Pneumoperitoneum 277
Pneumothorax 75
- äußerer 77
- geschlossener 77
- innerer 77
- offener 77
- traumatischer 77
Polyethylenterephthalat-Netz 104
Polyglactin-Polypropylen-Netz 104
Polyglecapron-Polypropylen-Netz 104
Polyp
- entzündlicher 195
- hyperplastischer 195
- serratierter 196
Polypektomie, endoskopische 200, 216
Polypeptid, vasoaktives intestinales 299
Polyposis, adenomatöse, familiäre 195
Polypropylen-Netz 104
Polytrauma 373
- operative Therapie, Phasen 374
- Scoresystem 373
Polytraumaschlüssel 373
PONV-Syndrom 16
Porzellangallenblase 281
Postanal pelvic Floor Repair 230
Postpartum-Thyreoiditis 42
Postsplenektomiesepsis 252
Pouchanastomose
- ileoanale 192
- koloanale 215
Pouchbildung 154, 158, 194
- Magen 315
- Magenband 311
Pouchdilatation, Magenband 318
Pouchoskopie 196
Pränal pelvic Floor Repair 230
Prader-Willi-Syndrom 303

Präkanzerose 124
- Barrett-Ösophagus 113
- chronische Gastritis 146
- Polyposis 195
Prämedikation 16
Pratt-Warn-Venen 371
Pratt-Zeichen 371
Pringle-Manöver 262
Processus vaginalis, offener 90, 92, 99
Prokalzitonin 336
Prokinetika 244–245
Proktitis 228
Proktodealdrüse 209, 227
Proktokolektomie 191–192
- kontinenzerhaltende 192, 194
- prophylaktische 197
Proktomukosektomie, transanale 194
Proktoskopie 232
Protein, lipopolysaccharidbindendes 337
Protein, C-reaktives 290
Proteinmangel 321
Protein C, aktiviertes 344
Protonenpumpenhemmer 114, 131, 350
Pseudarthrose 379
Pseudodivertikel 170, 185
Pseudohypoparathyreoidismus 57
Pseudomyxoma peritonei 179
Pseudopolypen 189
Psoas-Zeichen 172
PTFE-Gefäßprothese 362
Puborektalisschlinge 208
Pudendus-Latenz-Messung 230
Pudendusneuropathie 218, 229
Pulsionsdivertikel 112, 185
- epiphrenischer 113
Punktion, Thorax 70
Purpura, thrombozytopenische, idiopathische 250
Pyloromyektomie, extramuköse 138
Pyloroplastik 138
- nach Heinecke-Mikulicz 131, 138
Pylorusdilatation 138
Pylorusstenose 128
- ulkusbedingte 130
Pyoderma gangraenosum 165, 190
Pyothorax 72

Q

Quadrupel-Therapie 131
Querkolonsegmentresektion 154
Quickwert 257

395

Sachverzeichnis

R

Rabeprazol 131
Radikalresektion, multiviszerale 200
Radiochemotherapie 119
– adjuvante 211
– neoadjuvante 211, 360
– Ösophaguskarzinom 120
– Plattenepithelkarzinom, anales 232
– Rektumkarzinom 211
Radiofrequenzablation 256
Radiofrequenzthermoablation 259
Radiojodtherapie 39, 42, 48
– Thyreoiditisauslösung 41
Radiotherapie s Strahlentherapie 347
Rami criminales 127
Ramirez-Komponentenseparation 106
Ramus
– externus nervi laryngei superioris 22
– internus nervi laryngei superioris 22
RAR (Recto Anal Repair) 222
Rechts-links-Shunt, intrapulmonaler 76
Rechtsherzinsuffizienz 352
Reflux
– duodenogastraler 128, 132
– gastroösophagealer 87
Refluxgastritis 140
Refluxkrankheit, gastroösophageale 88, 113
Refluxösophagitis 113, 152
6-F-Regel 274
Rehabilitation 379
Rektosigmoidoskopie 190
Rektosigmoidresektion, laparoskopische 220
Rektoskopie 227, 230
Rektozele 218
Rektum 208
– epikritische Sensibilität 209
– Gefäßversorgung 208
– Innervation 209
– Lymphabfluss 209
– Reservoirfunktion, gestörte 229
– Verschlussmechanismus 209
Rektumamputation 232
– abdominoperineale 216, 232
Rektumkarzinom 210
– 5-Jahres-Überlebensrate 217
– Downstaging 211
– En-bloc-Resektion 212
– endoskopische, transanale 211
– Exzision, lokale, transanale 211
– Exzision, mesorektale 212
– Inoperabilität 216
– Metastasierung 210
– Palliativmaßnahmen 216
– Radikaloperation 212
– Sicherheitsabstand 211
– Stadium, Therapie 211
– Tastbefund, Klassifikation 210
– Therapie, adjuvante 211
– Therapie, neoadjuvante 211
– Therapie, operative 211
Rektummobilisierung 205, 213
Rektumpolyp, prolabierter 221
Rektumprolaps 218, 221
Rektumresektion 212
– Anastomose 213
– Anastomose, nach Parks 214
– anteriore 212
– Komplikation 217
– Sicherheitsabstand 212
Rektumresektion, intersphinktäre, abdominoperineale 214
Rektumstumpf, Blutversorgung 208
Rektumtumor, neuroendokriner 354
Rektumvollwandresektion, tubuläre, transanale 220
Rekurrensläsion 34
Rekurrensparese 34, 44
Relaparotomie 140
– on demand 341
– programmierte 342
Rendez-vous-Technik 278
Reposition 379
Resektion, intersphinktäre, abdominoperineale 214
Resektion, multiviszerale 153–154, 361
– Rektumkarzinom 212
Resektionsarthroplastik 384
Resektionsrektopexie 220
– laparoskopische 220
Reservoirbildung 194
Retention 379
Rezidiv, biologisches 101
Rezidivhernie, inguinale 93
Rezidivulkus 142
Rhabdomyosarkom 358
Riedel-Thyreoiditis 42
Riolan-Anastomose 181
Rippenfraktur 74
Rippenserienfraktur 74–75
Rippenstückbruch 74
Ripstein-Operation 219
Risikofaktor
– operationsspezifischer 15–16
– patientenspezifischer 15
Roux-Y-Dünndarmschlinge 299
Roux-Y-Rekonstruktion 133, 138, 152, 154, 158
Rovsing-Zeichen 172

S

Saccharomyces cerevisiae, Antikörper 165
Sakroiliitis 164
Samenstrang, schmerzhafter 99
Saug-/Spüldrainage 72
Säureverätzung 124
Savary/Miller-Klassifikation, Ösophagitis 113
Schädel-Hirn-Trauma 375
Schenkelhernie, siehe Femoralhernie
Schiene 385
Schienengleitverband 342
Schilddrüse 21
– Elastografie 26
– Feinnadelbiopsie 27
– Herdbefund 25
– Hyperplasie 23
– Neuromonitoring 30
– Sonografie 25
– Sonografie, Echoarmut 25
– Szintigrafie 26
– Vaskularisation 25
– Volumetrie 25
Schilddrüsenadenom, autonomes 26, 36
– befundorientierte Operation 37
– dekompensiertes 26
– kompensiertes 26
Schilddrüsenautonomien 36
Schilddrüsenfollikel 21
Schilddrüsenfunktion
– Laboruntersuchung 24
– Regelkreis 23
Schilddrüsengewebe
– Antikörper 25
– dystop 26
Schilddrüsenhormone
– Regelkreis 23
– TSH-Suppression 36
Schilddrüsenhormonresistenz, hypophysäre 36
Schilddrüsenhormonsubstitution 37
Schilddrüsenkarzinom 42
– 10-Jahres-Überlebensrate 48
– anaplastisches 44
– differenziertes 36, 47
– Feinnadelbiopsie 27, 46
– folliküläres 27, 43, 46
– hereditäres, klinisch manifestes 47
– kapselüberschreitendes 46–48
– Lymphknotenmetastase 22, 48
– medulläres 45–47
– Metastasierung 44
– papilläres 46
– sporadisches 46
– Therapie 47
– Thyreoidektomie 32
– TNM-Klassifikation 43
– undifferenziertes 44, 46
Schilddrüsenknoten 25, 42
– Enukleation 30–31, 35–36
– Feinnadelbiopsie 46
– Operationsindikation 28, 37
– szintigrafisch heißer 26
– szintigrafisch kalter 26
– toxischer 37
Schilddrüsenlobektomie 31
Schilddrüsenlymphom 42
Schilddrüsenoperation
– Indikation 28
– Komplikation 34
– minimalinvasive 32
– minimalinvasive, Zugang 32–33
– Nachbehandlung 34
– Substitutionsprophylaxe 35
– Taktik 28
– Technik 29
Schilddrüsenresektion, subtotale 30–31
– befundadaptierte 31, 36
– gegenseitige, bei Hemithyreoidektomie 31, 36
Schilddrüsenszintigrafie
– De-Quervain-Thyreoiditis 41
– posttherapeutische 48
Schlafapnoesyndrom 308, 317
Schlauchmagen 312, 314
– Komplikationen 318
Schleimhautprotektion 131
Schluckakt 111
Schmerz
– abdominaler 254, 320
– Dickdarmileus 240
– Dünndarmileus 239, 243
– lumbaler 172
– nach Leistenhernienoperation 99
– neuropathischer 99
– postprandialer 129
– retrosternaler 83, 87, 111
– somatischer 172
– viszeraler 172
Schmerzausschaltung 19
Schmerzpunkte, bei Appendizitis 172

Sachverzeichnis

Schmerztherapie 289
Schock
- septischer 337, 343
- traumatisch bedingter 381
Schocklunge 76
Schockraum 374
Schrumpfsteingallenblase 274
Schulterluxation 380
Schwangerschaft
- Appendizitisnachweis 173
- Morbus Basedow 38
SCN (serös-zystische Neoplasie) 296
Scope-to-treat-Vorgehen 130
Sehnenruptur 384
Separation (Fraktur) 74
Sepsis 289–290, 333, 337, 384
- Behandlung 343
- Diagnosekriterien 337
- schwere 337
Sepsisprotektion, Polytrauma 374
Sepsiswahrscheinlichkeit, Prokalzitonin 336
Septum rectovaginale 208, 214
Sequenzszintigrafie, hepatobiliäre 275
99mTc-Sestamibi-Szintigrafie 51
Sexualhormon, Produktion durch Tumor 61
Sherren-Dreieck 172
Shouldice-Herniotomie 96
Shunt, portosystemischer, perkutaner, transjugulärer 269
Shuntoperation 269
Siewert-Peiper-Operation 158
Sigma elongatum 218, 220
Sigmakarzinom 202, 205
Sigmaresektion 188, 205
Silent Thyreoiditis 42
Silikonleichtflussdrainage 263, 266, 278
SILS (Single Port Incision laparoscopic Surgery) 276
Single Port Incision laparoscopic Surgery 276
Single-Port-Technik 184
SIRS (Systemic inflammatory Response Syndrome) 337
Skelettszintigrafie 118
Skip Lesions 163
Skip-Metastasen 361
Sklerenikterus 275
Sklerosierung 370
Sleeve-Gastrektomie 312
- Komplikationen 318
- Übergewichtsreduktion 316
Sleeve-Resektion, siehe Sleeve-Gastrektomie
Slippage, Magenband 318
Small Inflammation Disease 304

SOFA-Score 336
Somatostatinanalogon 179, 347, 350–353
Somatostatinom 350
Somatostatinrezeptorszintigrafie 346, 348–352
Sonde, nasogastrale 19
Sonografie
- abdominale 165, 173, 355
- Gallenblasenuntersuchung 275, 282
- Nebenschilddrüse 26
- Pankreasuntersuchung 289, 291, 296
- Schilddrüse 25
Sorafenib 257
Spannungspneumothorax 77
Spät-Dumping 142
Spätsyndrom, postalimentäres 142
Speichelfistel 113
Sperroperation 269
Sphärozytose, hereditäre 250
Sphinktermanometrie 229
Sphinkterotomieverfahren 226
Sphinkterrekonstruktion 230
Spieghel-Hernie 90
Spitzenpneumothorax 78
Splenektomie 149–150, 152–153, 250–251, 269, 297, 299
- Impfung, präoperative 251
- laparoskopische 251
Splenorrhaphie 251
Spontanfraktur 378
Spülbehandlung 174
SPV (Selektive proximale Vagotomie) 132, 138, 140
Staging-Laparoskopie 147
Stammganglienverkalkung 57
Staple-Line-Leckage 318
Stapled transanal rectal Resection 220
Stapler-Hämorrhoidektomie 224–225
STARR (Stapled transanal rectal Resection) 220
Stellwag-Zeichen 38
Sternumfraktur 75
Steroidhormon 59
Stimmbandnervenlähmung 44
Stoma
- Komplikation 193
- protektives 212
Stoppa-Hernioplastik 99
Stoßwellenlithotripsie, extrakorporale 276
Strahlenexposition 43
Strahlentherapie
- fraktionierte 211
- neuroendokriner Tumor 347
- zervikale 43

Strahlenthyreoiditis 41
Strangulationsileus 237
Streptokinase 72
Streptokokken, β-hämolysierende 334
Stressulkus 128–129
Strikturoplastik 169
Stromatumor, gastrointestinaler siehe GIST 354
Struma 23, 38
- euthyreote 35
- nodosa 31–32, 36
- Operationsindikation 28
- per magna 32
- Volumenverkleinerung 31
- WHO-Klassifikation 35
Stufenbiopsie 190
Stuhldrang, imperativer 189, 215
Stuhlfistel 206
Stuhlfrequenz, hohe 215
Stuhlgewohnheit, Änderung 198, 240
Stuhlinkontinenz 228
- konservative Therapie 230
- Operation 230
Stuhlkonsistenz 229
Stuhlkontinenz 228
Stuhlschmieren 215, 221
Stuhltagebuch 229
Stuhlverhalt 172, 240
Subclavian-Steal-Syndrom 369
Subileus, rezidivierender 164, 243
Sudeck, Morbus, der Leiste 99
Sudeck-Operation 219
Sudeck-Punkt 182
Synaptophysin 346
Syndrom
- der abführenden Schlinge 141
- der multiplen endokrinen Neoplasien s. MEN 345
- der zuführenden Schlinge 141
- hepatorenales 268
- metabolisches 306
- PONV 16
Systemic Inflammatory Response Syndrome 337
Szintigrafie 26

T

T_3 (Trijodthyronin) 23, 25
T_3-Suppression 27
T_4 (Thyroxin) 23, 25
T-Lifter 151
T-Zell-Antikörper 331
T-Zell-Lymphom 161
T-Zell-Non-Hodgkin-Lymphom 160

TACE (Transarterielle Chemoembolisation) 257
Tachykardie 38, 40
Taille-Hüft-Verhältnis 302, 306
TAK (Thyreoglobulinantikörper) 25
Talkum-Pleurodese 70
TAPP (Transabdominale Hernioplastik) 98
TASC-2-Klassifikation, Gefäßläsion 368
Tastbefund, rektaler 210
Teerstuhl 143, 147, 269
Teleskopphänomen 116
Temperaturdifferenz, retroaxilläre 173
TEP (Total extraperitoneale Hernioplastik) 98
Test-to-treat-Vorgehen 130
Tetanie 57
Tetrazyklinhydrochlorid 131
Thermoablation 123, 265
Thiamazol 37
Thompson-Test 385
Thorakotomie 73, 84, 113, 121–122, 125
Thorax 69
- instabiler 74–75
Thoraxdrainage 70, 78–79, 374
Thoraxmagen 87–88
Thoraxprellung 73
Thoraxquetschung 74
Thoraxtrauma 73, 77
Thoraxverletzung
- penetrierende 77
- stumpfe 73
Thoraxwandverletzung 74
Thrombektomie 367
Thrombendarteriektomien 369
Thromboembolieprophylaxe 17
Thromboembolierisiko 17
Thrombophilie 17
Thrombose
- Adipositas 307
- arterielle 366, 368
- Häufigkeit 17
- venöse 371
Thromboseprophylaxe 17
Thrombosezeichen 371
Thrombozytose 252
Thyreoglobulin 21, 25
Thyreoglobulinantikörper 25
99mTc-Thyreoidea-Uptake 26
Thyreoidektomie 29, 32, 35–36, 39, 42, 47
- minimalinvasive, videoassistierte 32
- notfallmäßige 41

397

Sachverzeichnis

Thyreoiditis 25, 36, 41
- destruktive 42
- eitrige, akute 41
- fibröse 42
- lymphozytäre, chronische 41
- medikamentös induzierte 42
- post partum 42
- schmerzhafte 41
- schmerzlose 41
- subakute 41
Thyreoliberin 23
Thyreotropin 23–24
- humanes, rekombinant hergestelltes 48
Thyroid Releasing Hormone 23
Thyroidperoxidaseantikörper, mikrosomale 25
Thyroxin 23, 25
Tiegel-Kanüle 78
TIPS (Transjugulärer intrahepatischer portosystemischer Shunt) 269
TIPSS (Transjugulärer intrahepatischer portosystemischer Stent) 328
Total pelvic Floor Repair 230
Totenstille 241, 336
Totraumventilation 75
TPO-Antikörper 42
Tracheaperforation 83
Trachearuptur 82
Tracheaverletzung 79, 82
TRAK (TSH-Rezeptorantikörper) 25, 38
Traktionsdivertikel 112–113
Transfusionsbedarf 144
Transplantation 326
- Abstoßungsreaktion 331
- Immunsuppression 331
- Komplikation 331
- multiviszerale 331
- postmortale, Anzahl 327
- Warteliste 327
- Zustimmungslösung, erweiterte 326
Transplantationsgesetz 326
Transsudat 69
Transverorektostomie 203
Transversosigmoidostomie 203
Transversostomie, entlastende 200
Transversumresektion 200, 204
Traumaregister 373
Treitz-Band 85, 163, 314
Treitz-Hernie 90
TRH (Thyroid Releasing Hormone) 23
TRH-Test 25
Triangle of Doom 92, 98

Triangle of Pain 92, 98
Trigonum
- lumbocostale 86
- sternocostale 86–87
Trijodthyronin 23, 25
Triple-Therapie 131
Trousseau-Zeichen 57
Truncus, thyreocervicalis 109
Truncus coeliacus 126, 163, 253
TSH (Thyroideastimulierendes Hormon) 23–24
- Thyreotropin 48
TSH-Rezeptorantikörper 25, 38
TSH-Stimulation 27
- Suppression 36
Tuberkulose 83
Tubuselektrode 30
Tumor, adrenaler 59
Tumor, katecholaminproduzierend 61
Tumor, neuroendokriner 345
- Dignitätsbeurteilung 347
- Dünndarm 352
- Duodenum 349–350
- Kolon 353
- Magen 348
- Pankreas 350–351
- Rektum 354
- WHO-Klassifikation 346
Tumordebulking 347, 351
Tumorkonferenz 118, 259, 360
Tumormarker
- Ösophaguskarzinom 118
- Pankreaskarzinom 296
Tumorresektion
- eingeschränkt radikale 360
- intraläsionale 361
Türflügelplastik 105
Turnbull-Verfahren 195
Typ-A-Gastritis 348
Tyrosinkinaseinhibitoren 356

U

Übelkeit, postoperativ 16
Übergangsfraktur 378
Übergewicht 302
- Reduktion, Ausmaß 316
Ulcus
- duodeni 50, 127, 129, 131, 142, 145
- simplex Dieulafoy 129, 145
- ventriculi 50, 127, 129, 131–132, 137, 142, 145
Ulkus 127
- akutes 129
- Anodermbereich 225
- atypisch lokalisiertes 299
- chronisch rezidivierendes 130
- Komplikation 130
- Rezidiv 142

Ulkusblutung 143
- Forrest-Klassifikation 143
Ulkusexzision 131–132
Ulkuspenetration 130–131, 137
Ulkusperforation 127, 129–130
- laparoskopische Behandlung 132
Ulkusumstechung 145–146
Ulkusunterrand-Duodenumvorderwand-Naht 137
Ultraschalldissektion 262
Ultraschalldissektor 183
Ultraschallschere 262
Unterbauchschmerz
- linksseitiger 185
- rechtsseitiger 164, 172, 180
Untersuchung, digital-rektale 241
Upside-down-Stomach 87
Urease-Schnelltest 130
24-h-Urin-Kalziumbestimmung 51
Urokinase 72

V

V.A.C.-Therapie 342
Vagotomie 140
- proximale, selektive 132, 138, 140
- trunkuläre 151
Vagusast
- hinterer 127
- vorderer 127
Vakuumverband 342
Varikose 370
Varizen 268, 370
Vedolizumab 168
Vena
- azygos 86
- coronaria ventriculi 253
- cystica 253
- hemiazygos 86
- lienalis 253, 287
- mesenterica superior 287
- phrenica 86
- portae (siehe auch Pfortader) 253, 273
- rectalis 209
- renalis 58
- saphena magna, Stammvarikose 370
- splenica 153
- suprarenalis 58
- thyroidea 22
Vena-lienalis-Thrombose 268
Venenbypass 369
Venenchirurgie 370
Venenstern 371
Venenthrombose, perianale 225

Verätzung 124
Verkalkung, extraossäre 55, 57
Verkalkung, paradoxe 34
Verletzung, intraabdominale 75
Verner-Morrison-Syndrom 299, 350
Verschlusskrankheit, arterielle, chronische 366, 368
- Stadieneinteilung 368
Verwachsungsbauch 237
Verwachsungsileus, chronischer 243
Vipom 299, 350
Virchow-Trias 371
Vitamin-B$_1$-Mangelzustand 320
Vitamin B$_{12}$-Substitution 152
Vitamin-D-Substitution 55
Vitamin-K-Antagonist 18
Volvulus 235, 237
- Sigma 247
Vorhofmyxom 366

W

Waist Circumference 302
Waist-to-Hip-Ratio 302, 306
Waldeyer-Raum 208, 212
Warren-Shunt 269
Wasserstrahldissektion 262
Wedge-Resektion 151
Weichteilsarkom im Kindesalter 358
Weichteiltumor 358
- 5-Jahres-Überlebensrate 361
- Biopsie 359
- maligner 358
- maligner, Klassifikation 359
Weichteilverletzung 379–380
- akute, Extremität 382
- AO-Klassifikation 381
Weichteilverschluss 382
Wells-Operation 219
Werlhof, Morbus 250
Wermer-Syndrom s. MEN-I-Syndrom 345
Whipple-Operation 284, 297
Whipple-Trias 350–351
Whitehead-Deformation 223
Witzel-Fistel 159–160
Wundbehandlung 383

Y

Y-Roux-Magenbypass 313, 319
- Komplikationen 319

Z

Zäkostomie, entlastende 200
Zäkum 181
– Mobilisierung 202
Zäkumkarzinom 201
Zenker-Divertikel 113
Zimmermann-Hernioplastik 99
Zirkularklammernahtgerät 212–213
Zitronensäure 131
Zollinger-Ellison-Syndrom 130, 142, 299, 349–350
Zustimmungslösung, erweiterte 326
Zwerchfell 85
– funktionelle Störung 89
– Schwachstelle, Operation 88
– Schwachstellen 86
Zwerchfellduplikatur 89
Zwerchfelleventeration 89
Zwerchfellhernie 86
– Operationsindikation 88
– traumatische 88
Zwerchfellhochstand 87
– rechtsseitiger 267
Zwerchfellrelaxation 89
Zwerchfellruptur 89
Zwerchfelltumor 89
Zwerchfellzyste 89
Zystadenokarzinom 294
Zystadenom, muzinöses 179
Zyste, bronchogene 89
Zystektomie 267
Zysterna-chyli-Verletzung 79
Zystoduodenostomie 294
Zystoenterostomie 294
Zystogastrostomie 294
Zystojejunostomie 294
Zytokine 304